内科疾病的临床诊疗研究

陈英 郑丽平 李丽 崔丽华 葛汝刚 刘贞祥 主编

云南科技出版社
·昆明·

图书在版编目（CIP）数据

内科疾病的临床诊疗研究 / 陈英等主编. -- 昆明：云南科技出版社, 2024. 10. -- ISBN 978-7-5587-5958-1

I. R5

中国版本图书馆 CIP 数据核字 2024E4N436 号

内科疾病的临床诊疗研究
NEIKE JIBING DE LINCHUANG ZHENLIAO YANJIU

| 陈英 郑丽平 李丽 崔丽华 葛汝刚 刘贞祥 主编 |

出 版 人：温 翔
责任编辑：刘浩君
封面设计：刊 易
责任校对：秦永红
责任印制：蒋丽芬

书　　号：ISBN　978-7-5587-5958-1
印　　刷：云南金伦云印实业股份有限公司
开　　本：889 mm x 1194mm　　1/32
印　　张：25
字　　数：600 千字
版　　次：2025 年 3 月第 1 版
印　　次：2025 年 3 月第 1 次印刷
定　　价：59.00 元

出版发行：云南科技出版社
地　　址：昆明市环城西路 609 号
电　　话：0871-64101969

版权所有　侵权必究

内科疾病的临床诊疗研究
编委会

主 编
  陈英（内蒙古自治区人民医院）
  郑丽平（聊城市第三人民医院）
  李丽（山东省聊城市东阿县人民医院）
  崔丽华（山东省潍坊市临朐县冶源中心卫生院杨善分院）
  葛汝刚（寿光市稻田中心卫生院）
  刘贞祥（寿光市中医医院）

副主编
  高荣（联勤保障部队第九四三医院）
  权卓（联勤保障部队第九四三医院）
  曹永桂（中山大学附属第三医院肇庆医院）
  龚芸辉（成都市双流吉祥诊所）
  吴世国（合浦县人民医院）
  马科（什邡市马祖中心卫生院）
  齐锦卉（上饶市婺源县人民医院）
  张渝科（陆军军医大学西南医院江北院区（陆军第九五八医院））
  毛英丽（宁波市奉化区人民医院）
  杨叶（广州中药大学）

参 编
  王鲲（青岛市市北区人民医院）
  陈丽芬（汕头大学医学院第一附属医院）

前言

内科学与基础医学和临床医学各学科之间关系密切，是临床医学中的核心学科。其涉及面广、系统性强，在临床医学中起着举足轻重的作用。内科学阐述的内容在临床医学的理论和实践中具有指导意义，是学习和掌握其他临床学科的重要基础。随着医学基础理论的不断发展，辅助诊断技术的日益增多，治疗方案和药物可选择的余地也就愈来愈广。然而，医师在临床工作中的首要任务，就是以最适应特定病例、特点情况的原则，在短时间内就诊断和治疗做出最佳的决策，这些对临床医师的工作提出了新的、更高的要求。

现代医学发展迅速，内科学的新理论、新技术、新诊断方法、新治疗手段层出不穷，亟待推广以服务于广大人民群众。一方面，作为全国高等医学院校教材的《内科学》，更新周期相对较长，所阐述的内容相对有限，并不能完全满足临床需要；另一方面，目前，我国年轻临床医师工作任务繁重，没有足够的时间和精力去了解和掌握内科各亚专业的研究进展。在这种背景下，本书继承祖国医学的辉煌成果，运用现代医学和祖国医学的基础理论，结合临床实践经验，遵循实用的原则，主要从西医的角度全面、系统地总结了内科常见疾病的诊疗方案，旨在帮助基层医务工作者，特别是内科主治医师，及时诊断和规范化治疗疾病，以更大程度解除病人的痛苦及挽救患者生命。

医学知识与多个学科有着密切的联系，本书立足于基础知识，对于较难理解的相关知识，往往给予较翔实的描述，使读者容易阅读及理解。书中力争，希望读者能在轻松愉快中阅读。本书对一些有争议的看法或者理论，尽可能列举出不同看法所基于的研究基础，提出将来需要解决的根本问题或者迫切需要解决的问题，因此，本书不仅可以丰富读者的知识，同时也适合医务工作者阅读。我国现有医生200余万，工作在基层的占一半以上，是社会卫生工作的主体，本书将大内科知识汇集在一起，总的篇幅明显缩小，方便了学习与查阅，同时，本书也不失为一本全科医师的参考工具书。由于一个人往往可能患有多种疾病，所以本书对于专业性较强的医师，也不失为一种补充。

本书共七章，主要介绍了呼吸、循环、消化、神经、血液和造血、泌尿、内分泌等各大系统常见内科疾病的诊断、治疗方法，结合了国内外最新的文献，对一些与生活密切相关的疾病如儿科的儿童支气管哮喘等也有描述，力求内容翔实丰富，同时又不过于烦琐。因为要突出"新进展"，所以本书在写作上不过分拘泥于形式，不求面面俱到，但是本书仍然主要以传统医学课本的结构形式编写而成。本书注重先进性和实用性，很多内容在全国高等医学院校教材中未涉及或涉及很少。希望本书的出版能为读者在短时间内掌握内科疾病及相关诊疗技术进展提供帮助。

在本书的编撰过程中，参阅了国内外大量的文献。这些出版物的作者、编者在辛勤耕耘中所总结出的有关知识，为本书提供了非常有价值的参考资料，在此特向这些同道表示衷心感谢！

由于时间仓促，加之水平有限，难免存在纰漏之处，恳请读者提出宝贵意见。

目 录

第一章 呼吸系统疾病 ··· **001**
第一节 慢性支气管炎 ··· 001
第二节 慢性阻塞性肺疾病 ··································· 006
第三节 肺 炎 ·· 016
第四节 肺脓肿 ·· 026
第五节 肺结核 ·· 030
第六节 支气管哮喘 ··· 040

第二章 循环系统疾病 ··· **048**
第一节 先天性心脏病 ··· 048
第二节 心脏瓣膜病 ··· 054
第三节 冠心病 ·· 072
第四节 心肌炎 ·· 098
第五节 原发性高血压 ··· 102

第三章 妇产科疾病 ·· **108**
第一节 正常妊娠与分娩 ······································ 108
第二节 妊娠期并发症 ··· 112
第三节 妇科常见疾病 ··· 124
第四节 计划生育与不孕不育 ································ 130
第五节 乳腺疾病 ·· 136

第四章 神经系统疾病 ··· **142**
第一节 周围神经疾病 ··· 142
第二节 短暂性脑缺血发作 ··································· 150
第三节 脑出血 ·· 155
第四节 脑梗死 ·· 159
第五节 蛛网膜下隙出血 ······································ 169
第六节 脊髓疾病 ·· 172
第七节 帕金森病与运动障碍 ································ 179
第八节 癫痫与发作性疾病 ··································· 183
第九节 脑炎与脑膜炎 ··· 189

I

第十节 神经系统肿瘤……193

第五章 血液和造血系统疾病……**203**

第一节 缺铁性贫血……203

第二节 白血病……208

第三节 营养性巨幼细胞性贫血……221

第四节 再生障碍性贫血……225

第五节 淋巴瘤……235

第六节 急性粒细胞缺乏症……246

第六章 内分泌和代谢疾病……**252**

第一节 甲状腺疾病……252

第二节 代谢性疾病……268

第三节 下丘脑—垂体疾病……286

第四节 肾上腺疾病……296

第五节 胰腺疾病……302

第六节 性腺疾病……309

第七节 甲状旁腺疾病……317

第八节 骨质疏松和代谢性骨病……329

第九节 多囊卵巢综合征……337

第十节 肥胖症和相关代谢疾病……344

第七章 急诊重症疾病……**355**

第一节 急性中毒……355

第二节 休克……359

第三节 心脏骤停与心肺复苏……363

第四节 多器官功能障碍综合征……368

第五节 严重创伤的急救处理……374

参考文献……**379**

第一章 呼吸系统疾病

第一节 慢性支气管炎

慢性支气管炎是气管、支气管黏膜及其周围组织的慢性非特异性炎症。其病理特点是支气管黏膜炎症腺体增生、黏液分泌增多。临床主要表现为反复发作的咳嗽、咳痰或气喘等。早期症状轻微，多在冬季发作；晚期炎症加重，症状常年存在，不分季节。有慢性气流阻塞（第 1 秒用力呼气量降低）的慢性支气管炎可归属慢性阻塞性肺疾病（COPD）。

本病为常见多发病，根据我国 20 世纪 70 年代全国 6 千万人的普查，患病率为 3.82%。随着年龄增长，患病率递增，50 岁以上的患病率高达 15% 或更多。本病流行与吸烟、地域和环境卫生等有密切关系。吸烟患者患病率远高于不吸烟者。北方气候寒冷，患病率高于南方。工矿地区大气污染严重，患病率高于一般城市。

一、病因

慢性支气管炎的病因极为复杂，迄今尚有许多因素还不够明了。

（一）吸烟

现今公认吸烟为慢性支气管炎最主要的发病因素，吸烟能使支气管上皮纤毛变短，不规则，纤毛运动发生障碍，降低局部抵抗力，削弱肺泡吞噬细胞的吞噬、灭菌作用，促使腺体增生与肥大，平滑肌收缩，引起支气管痉挛，增加气道阻力。流行病学调查显示，慢性支气管炎患者吸烟者比例高于非吸烟者，且吸烟量与病情严重程度相关。

（二）空气污染

化学气体如氯、氧化氮、二氧化硫等烟雾，对支气管黏膜有刺激和细胞毒性作用。二氧化硫能刺激腺体分泌增加，使痰量增多；二氧化氮能诱导实验动物的小气道阻塞。空气中的烟尘或二氧化硫超过 $1000\mu g/m^3$ 时，慢性支气管炎的急性发作显著增多。

（三）职业

职业性接触烟雾、粉尘和有害气体与慢性支气管炎发病有关。流行病调查显示，某些职业工人肺功能减退速度较无职业史者更快。

（四）感染

呼吸道感染可能是慢性支气管炎发作的重要因素。在慢性支气管炎急性发作期呼吸道病毒感染的发生率为7%～64%不等。主要有鼻病毒、流感病毒和副流感病毒、冠状病毒等。

病毒感染造成呼吸道上皮损害，有利于细菌感染，常见细菌为肺炎链球菌、流感嗜血杆菌和卡他莫拉菌。但是感染作为慢性支气管炎的病因目前仍不能做出肯定结论，而且有研究表明，感染并不造成本病肺功能的进行性恶化。

二、病理

慢性支气管炎的病理变化主要有：

（1）黏膜上皮细胞变性、坏死、增生及鳞状上皮化生，其纤毛变短，参差不齐或脱落。

（2）杯状细胞增生，黏膜下腺体增生肥大，分泌亢进。以黏液腺为主，浆液腺及混合腺相应减少。但到后期，黏液腺可出现分泌衰竭。

（3）黏膜下炎性细胞浸润，毛细血管充血、水肿。随着病情进展，炎性反应可向上及周围蔓延。到病情晚期，可出现肺细小动脉壁硬化，支气管平滑肌增生，纤维组织增生，软骨退变、骨化等改变。从而造成管腔狭窄或局部扩张，弹性减退等。

经电镜检查，慢性支气管炎病例的肺泡壁可见如下变化：①Ⅰ型肺泡上皮细胞肿胀变厚，其中线粒体肿胀，内质网扩张呈空泡状，Ⅱ型肺泡上皮细胞增生。②毛细血管基底膜增厚，内皮细胞损伤，血栓形成和管腔纤维化、闭塞。③肺泡壁纤维组织弥漫性增生。这些变化在并发肺气肿和肺源性心脏病者中尤为显著。

三、呼吸功能变化

慢性支气管炎早期病变主要在内径＜2mm的小气道，临床症状不明显，常规肺功能测验大多正常，但闭合气量可见增大。当炎症蔓延至较大的支气管时，在急性加重期，气道狭窄，阻力增加，常规通气功能测验如最大通气量、1秒钟呼气量、最大呼气中段流速均轻度减低。残气量轻度增加，但肺活量正常。在缓解期，肺功能变化有可能恢复正常。并发阻塞性肺气肿后，呼吸功能的损害更为明显。

四、临床表现

常在寒冷季节起病，出现咳嗽、咳痰，尤以晨起为著。痰呈白色黏液状，黏稠不易咳出，量不多。在急性呼吸道感染时，症状迅速加剧，痰量增多，黏稠度增加或为黄色脓性，偶有痰中带血，可伴喘息。随着病情发展，终年咳嗽、咳痰不停，秋冬加剧。并发肺气肿后，呼吸困难逐渐增剧。

本病早期多无体征。有时在肺底部可听到湿性和干性啰音。喘息型支气管炎在咳嗽或深吸气后可听到哮鸣音，发作时，有广泛湿啰音和哮鸣音。长期发作的病例可见到肺气肿的体征。

单纯型慢性支气管炎，X 线检查阴性，或仅见两下肺和纹理增粗，或呈索条状，这是支气管壁纤维组织增生变厚的征象。若合并支气管周围炎，可有斑点阴影重叠其上。支气管碘油造影，可见到支气管变形，有的狭窄，有的呈柱状扩张，有的由于痰液潴留，呈截断状。由于周围瘢痕组织收缩，支气管可并拢呈束状。有时可见支气管壁有小憩室，为黏液腺开口扩张的表现。临床上为明确诊断，透视或摄平片即可满足要求。支气管碘油造影只用于特殊研究，不作常规检查。

五、并发症

（一）阻塞性肺气肿

为慢性支气管炎最常见的并发症。

（二）支气管肺炎

慢性支气管炎蔓延至支气管周围肺组织中，患者有寒战、发热，咳嗽增剧，痰量增加且呈脓性。白细胞总数及中性粒细胞增多。X 线检查可见两下肺叶有斑点状或小片阴影。

（三）支气管扩张

慢性支气管炎反复发作，支气管黏膜充血、水肿，形成溃疡，管壁纤维增生，管腔或多或少变形，扩张或狭窄。扩张部分多呈柱状变化。

六、诊断

诊断主要依靠病史和症状。在排除其他心、肺疾患（如肺结核、尘肺、支气管哮喘、支气管扩张、肺癌、心脏病、心功能不全等）后，临床上凡有慢性或反复的咳嗽、咳痰或伴喘息，每年发病至少持续 3 个月，并连续 2 年或以上者，诊断即可成立。如每年发病持续不足 3 个月，而有明确的客观检查依据（如 X 线、肺功能等）亦可诊断。

根据临床表现，我国将慢性支气管炎分为单纯型与喘息型两型。前者主要表现为反复咳嗽、咳痰；后者除咳嗽、咳痰外尚有喘息症状，并伴有哮鸣音。国外有分为单纯型、阻塞型或另加黏液脓性型等不同分型方法。

根据病程经过可分为 3 期，以便治疗有所侧重。

（一）急性发作期

指在 1 周内出现脓性或黏液脓性痰，痰量明显增加，或伴有发热等炎症表现，或 1 周内"咳""痰""喘"任何一项症状显著加剧，或重症患者明显加重者。

（二）慢性迁延期

指有不同程度的"咳""痰""喘"症状，迁延到 1 个月以上者。

（三）临床缓解期

经治疗或自然缓解，症状基本消失或偶有轻微咳嗽和少量痰液，保持 2 个月以上者。

七、鉴别诊断

（一）肺结核

活动性肺结核常伴有低热、乏力、盗汗、咯血等症状；咳嗽和咳痰的程度与肺结核的活动性有关。X 线检查可发现肺部病灶，痰结核菌检查阳性。老年肺结核的毒性症状不明显，常因慢性支气管炎症状的掩盖，长期未被发现，应特别注意。

（二）过敏性哮喘

起病年龄较轻，常有个人或家族过敏性病史；气管和支气管对各种刺激的反应性增高，表现为广泛的支气管痉挛，临床上有阵发性呼吸困难和咳嗽，发作短暂或持续。胸部叩诊有过清音，听诊有呼气延长伴高音调的哮鸣音。

（三）支气管扩张

多发生于儿童或青少年，常继发于麻疹、肺炎或百日咳后，有反复大量脓痰和咯血症状。两肺下部可听到湿啰音。胸部 X 线检查可见两肺下部支气管阴影增深，病变严重者可见卷发状阴影。CT 和支气管碘油造影示柱状或囊状扩张。

（四）心脏病

由于肺淤血而引起的咳嗽，常为干咳，痰量不多。详细询问病史可发现有心悸、气急、下肢浮肿等心脏病征象。体征、X 线和心电图检查均有助于鉴别。

（五）肺癌

多发生在 40 岁以上的男性，长期吸烟者，常有痰中带血，刺激性咳嗽。胸部 X 线检查肺部可见有块影或阻塞性肺炎。痰脱落细胞或纤维支气管镜检查可明确诊断。

（六）其他原因所致慢性咳嗽

非吸烟者慢性咳嗽的其他原因主要有鼻后滴漏综合征、胃食管反流。前者是一种上呼吸道非特异性病变，患者有流涕、自感有分泌物流过喉部，常需"清喉"而出现咳嗽，检查可见鼻咽部或口咽部有黏液性或黏脓性分泌物和（或）鹅卵石样改变，需注意排除鼻窦炎。后者患者常有"胃气痛"和感觉口腔酸味，食管 pH 监测和钡餐检查可确诊。慢性咳嗽另一易被忽视的原因是血管紧张素转化酶抑制剂引起，仔细询问服药史不难鉴别。

八、预防与治疗

（一）预防为主

吸烟是引起慢性支气管炎的重要原因，其烟雾对周围人群也会带来危害，应大力宣传吸烟的危害性，要教育青少年杜绝吸烟。同时，针对慢性支气管炎的发病因素，加强个人卫生，包括体育、呼吸和耐寒锻炼，以增强体质，预防感冒。改善环境卫生，处理"三废"，消除大气污染。

（二）缓解期的治疗

应以增强体质，提高抗病能力和预防复发为主。免疫调节剂对预防继发感染，减少发作可有一定效果。核酪注射液（麻疹病毒疫苗的培养液）每周肌内或皮下注射2次，每次2～4mL；或卡介苗素注射液每周肌内注射3次，每次1mL（含卡介苗提取物干重0.5mg），在发病季节前用药，可连用3个月。必思添（克雷白杆菌提取的糖蛋白）首次治疗8d，2mg/d，停服3周；第2次治疗8d，1mg/d，停服3周；第3次治疗8d，1mg/d，连续3个月为一个疗程。

（三）急性发作期及慢性迁延期的治疗

应以控制感染和祛痰、镇咳为主；伴发喘息时，加用解痉平喘药物。

1. 抗感染治疗

一般将慢性支气管炎急性发作均归因于感染，事实上，大气或微环境污染和存在变应原以及吸烟等均可导致急性发作。所以急性发作期抗感染治疗的指征应是痰量增加、脓性痰和气急加重3项指征完全具备。所用药物抗菌谱应覆盖上述几种主要致病菌。可选用氨苄西林、阿莫西林及其与酶抑制剂复方制剂，头孢菌素类，喹诺酮类，新大环内酯类。具体用法可参考"抗菌药物治疗"。

2. 祛痰镇咳药

可给盐酸氨溴索（沐舒坦）30mg，或化痰片（羧甲基半胱氨酸）500mg，每日3次口服；溴己新（必嗽平）、氯化铵棕色合剂等均有一定的祛痰作用。当痰黏稠不易咳出时，可用蒸汽吸入，或用超声雾化吸入，以稀释气道内分泌物。慢性支气管炎除刺激性干咳外，不宜单纯采用镇咳药物，以免影响痰液排出，使病情加重。

3. 解痉平喘药

喘息型支气管炎常选用解痉平喘药物，如氨茶碱0.1～0.2g，每日3次口服；盐酸普鲁卡地鲁（美喘清）50μg，每日2次口服；特布他林2.5mg，每日3次口服；沙丁胺醇2～4mg，每日3次口服；复方氯喘片1片，每日3次口服。也可应用吸入型支气管扩张剂，如特布他林、沙丁胺醇或异丙托溴铵（溴化异丙托品）气雾剂吸入治疗。

第二节 慢性阻塞性肺疾病

慢性阻塞性肺疾病（chronic obstructive pulmonary disease，COPD）是一种重要的慢性呼吸系统疾病，患病人数多，病死率高。目前，COPD 在全球已成为第 4 位的致死原因，在我国为第 3 位。

慢性阻塞性肺疾病（COPD）是一种具有气流受限特征的肺部疾病，气流受限不完全可逆，呈进行性发展。确切的病因还不十分清楚，但认为与肺部对有害气体或有害颗粒的异常炎症反应有关。COPD 与慢性支气管炎和肺气肿密切相关，慢性支气管炎是指支气管壁的慢性、非特异性炎症。如患者每年咳嗽、咳痰达 3 个月以上，连续 2 年或更长，并可除外其他已知原因的慢性咳嗽，可以诊断为慢性支气管炎。肺气肿则指肺部终末细支气管远端气腔出现异常持久的扩张，并伴有肺泡壁和细支气管的破坏而无明显的肺纤维化。

一、病因

确切的病因尚不清楚。与下列导致慢性支气管炎的因素有关。

（一）吸烟

吸烟为重要的发病因素，烟草中含焦油、尼古丁和氢氰酸等化学物质，可损伤气道上皮细胞，使纤毛运动减退和巨噬细胞吞噬功能降低；支气管黏液腺肥大、杯状细胞增生，黏液分泌增多，使气道净化能力下降；支气管黏膜充血、水肿，黏液积聚，容易继发感染，慢性炎症及吸烟刺激黏膜下感受器，使副交感神经功能亢进，引起支气管平滑肌收缩，气流受限。烟草、烟雾还可使氧自由基产生增多，诱导中性粒细胞释放蛋白酶，抑制抗蛋白酶系统，破坏肺弹力纤维，诱发肺气肿形成。

（二）空气污染

空气污染是重要发病原因之一。

（三）感染

感染是 COPD 发生、发展的重要因素之一。

（四）蛋白酶

抗蛋白酶失衡蛋白酶和抗蛋白酶维持平衡是保证结构免受损伤和破坏的主要因素。蛋白酶增多或抗蛋白酶不足均可导致组织结构破坏而产生肺气肿。

（五）内在因素

如机体的内在因素、自主神经功能失调、营养、气温的突变等都有可能参与COPD的发生、发展。

（六）其他职业性粉尘和化学物质。

二、病理

慢性阻塞性肺疾病（COPD）的病理改变主要表现为慢性支气管炎及肺气肿的病理变化。慢性支气管炎主要的病理特征是支气管腺体增生，黏膜分泌增多。同时，支气管黏膜上皮细胞变性、坏死，形成溃疡。纤毛倒伏、不齐、粘连，部分脱落。缓解期黏膜上皮修复、增生，鳞状上皮化生和肉芽肿形成。肺气肿的病理改变可见肺过度膨胀，弹性减退。根据肺气肿发生部位，可将阻塞性肺气肿分为小叶中央型、全小叶型及介于两者之间的混合型3类。其中以小叶中央型为多见。

（一）小叶中央型

多见于肺上部，气腔位于三级小叶的中央，即细支气管的部位。

（二）全小叶型

可侵犯全肺，呈弥漫性，但多见于肺脏的前部和下部，病变累及整个肺小叶，即呼吸性细支气管、肺泡管、肺泡囊和肺泡均有扩张，气肿囊腔较小，遍布肺小叶内。

（三）混合型

即在同一肺内存在上述2种病理变化。

三、诊断

COPD的诊断要根据病史、体征、辅助检查综合进行。

（一）临床特点

1. 病史

慢性咳嗽、咳痰、气短或呼吸困难、喘息和胸闷，晚期患者有体重下降，食欲缺乏等。患者多有吸烟史、职业史。

2. 体征

早期体征可无异常，通常COPD胸部听诊可有呼气延长或呼气时干性啰音。随疾病进展出现肺气肿体征，桶状胸、触觉语颤减低、叩诊有过清音、双肺呼吸音降低，部分患者可闻及干性啰音和（或）湿性啰音。晚期患者，呼吸困难加重，口唇发绀，部分患者出现右心心力衰竭体征。

（二）辅助检查

1. 肺功能检查

肺功能检查对 COPD 诊断以及估计其严重程度、疾病进展和预后有重要意义。在早期，一般反映大气道功能的检查如第 1 秒用力呼气容积（FEV1）、最大通气量、最大呼气中期流速多为正常。但有些患者小气道功能（直径 < 2mm 的气道）已发生异常。随着病情加重，气道狭窄，阻力增加，常规通气功能检查可有不同程度异常。缓解期大多恢复正常。随着疾病发展，气道阻力增加、气流受限成为不可逆。慢性支气管炎并发肺气肿时，视其严重程度可引起一系列病理生理改变，早期仅闭合容积增大，动态肺顺应性降低，肺通气功能明显障碍，最大通气量均降低，残气量及残气量占肺总量的百分比增加。换气功能发生障碍。

（1）第 1 秒用力呼气容积占预计值的百分比（FEV1%），即用力肺活量百分比（FEV1/FVC）是评价气流受限的一项敏感指标，正常人 FEV1/FVC > 70%。吸入支气管舒张药后，FEV1/FVC < 70% 及 FEV1 < 80% 预计值者，可确定为不完全可逆的气流受限。

（2）肺总量（TLC）、功能残气量（FRC）和残气量（RV）增高，肺活量（VC）降低，RV/TLC 增大，表明肺过度充气，且与肺气肿严重程度成正比。

（3）肺一氧化碳弥散量（DLCO）及其与肺泡通气量（VA）比值（DLCO/VA）下降，该项指标供诊断参考。

2. 胸部 X 线

检查可表现为肺纹理增加，肺容量扩大，胸腔前后径增大，横膈位置降低。并发肺动脉高压和肺心病时可出现右下肺动脉增宽，右心增大。

3.CT 检查

特别是高分辨 CT，可以确定小叶中心型或全小叶型肺气肿，了解肺大疱的大小和数目。

4. 化验通气和换气功能

化验通气和换气功能障碍可引起缺氧和二氧化碳潴留，发生不同程度的低氧血症和高碳酸血症，最终会出现呼吸衰竭。当动脉血氧分压（PaO_2）低于 55mmHg（1mmHg≈0.133kPa，全书特此说明）时常继发血红蛋白、红细胞增多。COPD 感染加重时痰液为脓性，痰涂片主要为嗜中性粒细胞。

（三）诊断要点

1.COPD 新的定义

2001 年 4 月，在新规定的"慢性阻塞性肺疾病全球会议"（GOLD）中，对 COPD 作出了新的定义，并制定了诊断 COPD 的新标准。GOLD 提出在诊断 COPD 时应该注意：

（1）COPD 的诊断基础是患者有明显的危险因素接触史以及有气流受限且不能完全

逆转的实验室检查证据，可伴有或不伴有临床症状。

（2）如果患者有咳嗽和多痰的症状，并且有危险因素接触史，无论有无呼吸困难，均应做气流限制的测定，即进行肺功能检查。

（3）诊断和评估 COPD 病情时，肺功能测定可作为一项"金标准"，能客观测定气流受限的程度。

（4）所有 FEV1% ＜ 40% 或临床症状提示有呼吸衰竭或右心衰竭时，均应进行血气分析。

总之，COPD 的诊断应该根据病史、危险因素接触史、体征以及实验室检查等资料，综合分析确定。存在不完全可逆性气流受限是诊断 COPD 的必备条件。肺功能检查是诊断 COPD 的"金标准"。在吸入支气管扩张药后，FEV1/FVC ＜ 70% 及 FEV1 ＜ 80% 预计值者，可确定为不完全可逆的气流受限。COPD 早期气流受限时可有或无临床症状。胸部 X 线检查有助于确定肺过度充气的程度及与其他肺部疾病鉴别。

2. 严重程度分级

根据 FEV1/FVC、FEV1% 预计值和症状可对 COPD 的严重程度做出分级。

（1）0级：高危，有罹患 COPD 的危险因素，肺功能在正常范围，有慢性咳嗽、咳痰症状。

（2）Ⅰ级：轻度，FEV1/FVC ＜ 70%，FEV1≥80% 预计值，有或无慢性咳嗽、咳痰症状。

（3）Ⅱ级：中度，FEV1/FVC ＜ 70%，50%≤FEV1 ＜ 80% 预计值，有或无慢性咳嗽、咳痰症状。

（4）Ⅲ级：重度，FEV1/FVC ＜ 70%，30%≤FEV ＜ 50% 预计值，有或无慢性咳嗽、咳痰症状。

（5）Ⅳ级：极重度，FEV1/FVC ＜ 70%，FEV1 ＜ 30% 预计值或 FEV1 ＜ 50% 预计值，伴慢性呼吸衰竭。

3. COPD 病程分期

急性加重期（慢性阻塞性肺疾病急性加重）指在疾病过程中，短期内咳嗽、咳痰、气短和（或）喘息加重、痰量增多，呈脓性或黏液脓性，可伴发热等症状；稳定期则指患者咳嗽、咳痰、气短等症状稳定或症状轻微。

（四）不典型表现与易误诊、漏诊的原因

（1）某些 COPD 喘息和呼吸困难伴有明显的哮鸣音，常被误诊为支气管哮喘。支气管哮喘也具有气流受阻，但支气管哮喘是一种特殊的气道炎症性疾病，其气流受阻具有可逆性，所以它不属于 COPD。

（2）COPD 与慢性支气管炎和肺气肿密切相关，既往二者与 COPD 的概念常混淆。由于目前强调肺功能检查为诊断 COPD 的"金标准"，所以当慢性支气管炎和（或）肺气肿患者肺功能检查出现气流受阻并且不能完全可逆时，才能诊断COPD。如患者只有慢性支气管炎和（或）肺气肿，而无气流受阻，则不能诊断为COPD，而视为COPD的高危期。

（3）某些患者有明显的危险因素接触史，但缺少临床症状，有时会导致漏诊，但是如进行肺功能检查发现有气流受阻且不能完全逆转的实验室检查证据，则可以诊断COPD，所以对有危险因素接触史者应给予肺功能检查以便早期发现。

（4）COPD患者由于存在慢性呼吸系统症状，所以当合并其他疾病如肺癌、肺结核时症状变化不明显，而且老年患者表现常不典型，如老年肺结核常缺乏结核中毒症状。所以，对于COPD患者加重期应常规给予X线胸片检查以便排除合并疾病。

（5）有些疾病患者肺功能也表现为气流受限，容易诊断为COPD。但病因已知，或具有特征的病理表现，如肺囊性纤维化、弥漫性广泛细支气管炎以及闭塞性细支气管炎等，则不属于COPD。目前COPD病因尚不清楚，病理改变主要表现为慢性支气管炎及肺气肿的病理变化。

四、鉴别诊断

本病应与以下疾病进行鉴别：

（一）支气管哮喘

常见于年轻人，可有过敏史，鼻炎等；可有家族史。临床上以反复发作的伴有哮鸣音的呼气性呼吸困难、咳嗽为特征。胸部听诊可闻及呼气性哮鸣音。气流阻塞大部分可逆，应用支气管扩张药或皮质激素后肺功能显著改善（FEV1改善≥15%）支持哮喘的诊断。少部分患者中，两种疾病可重叠存在。

（二）支气管扩张

多发生于儿童或青年期，有反复咳大量脓痰和咯血，可闻及患侧固定性粗湿啰音，可伴有杵状指。HRCT可见支气管壁增厚及印戒征。

（三）肺癌

多见于40岁以上吸烟患者，常有刺激性咳嗽、痰中带血，胸部X线示肺部有团块状影或阻塞性肺炎。

（四）充血性心力衰竭

由肺淤血引起的咳嗽常为干咳，痰量不多。患者有心脏病存在，呼吸困难在坐位时减轻，卧位时加重；肺底部出现中、小水泡音；X线检查示心影增大、肺水肿征；肺功能测定示限制性通气障碍，而非气流受限。

（五）肺结核

所有年龄均可发病。活动性肺结核常伴有低热、盗汗、乏力、咯血等，X线胸片示肺部浸润性病灶或结节状阴影，查痰找到结核杆菌可确诊，流行地区高发。

五、治疗

（一）治疗目的

（1）减轻症状，阻止病情发展。

（2）阻止或缓解肺功能下降。

（3）改善活动能力，提高生活质量。

（4）降低病死率。

（二）治疗方法

1. 一般疗法

教育和劝导患者戒烟，脱离污染环境。控制职业性或环境污染。

2. 抗菌药物的应用

COPD 急性加重多与感染有关，包括病毒感染和细菌感染。使用抗菌药物是治疗 COPD 细菌感染急性加重的主要措施。临床常用的抗菌药物包括 β 内酰胺类（青霉素类、头孢菌素类、非典型 β 内酰胺类），氟喹诺酮类，大环内酯类，氨基苷类。痰或气道分泌物培养的致病菌对抗生素选择有一定的指导作用，针对感染的病原菌选择药物是抗生素治疗的原则。在未能确定 COPD 感染病原菌的情况下，则需要进行经验性用药。经验用药主要根据常见的 COPD 感染病原菌以及病情的轻重程度来选择药物。

3. 支气管扩张药治疗

支气管扩张药可松弛支气管平滑肌、缓解气流受限，是控制 COPD 症状的主要治疗措施。短期按需应用可缓解症状，长期规则应用可预防和减轻症状，增加运动耐力。主要的支气管扩张药有 β 肾上腺素受体激动药、茶碱类以及抗胆碱能药物，根据药物的作用及患者的治疗反应选用。不同作用机制与作用时间的药物联合应用可增强支气管扩张作用，减少不良反应。

（1）β2 肾上腺素受体激动药：主要有沙丁胺醇、特布他林等。气雾吸入数分钟起效，15～30min 作用最强，持续 4～5h。剂量：每次吸入 100～200μg，3～4 次 /d，24h 不超过 800～1200μg。主要用于缓解症状，按需使用。其长效缓释剂口服或者长效定量吸入剂如沙美特罗与福莫特罗作用持续 12h 以上，对夜间或清晨症状控制有利。

（2）抗胆碱能药物：目前常用的抗胆碱能药物吸入剂异丙托溴铵是阿托品的四胺衍生物，对气道平滑肌有较高的选择性，有较强的直接松弛作用，难溶于脂质，因此经呼吸道和胃肠道黏膜吸收的量很少，故不良反应较少。本品起效较慢，出现峰值时间为 30～120min，作用维持 6～8h。用法：每次 40～80μg，3～4 次 /d，剂量愈大则作用时间愈长。不良反应较少,可有轻度口干,对痰量及痰黏稠度均无明显影响,老年人亦不会引起尿潴留。新近研制的长效抗胆碱能药噻托溴铵作用长达72h,已开始上市。

(3)茶碱类:茶碱对气道平滑肌有较强的直接舒张作用,对中心气道和周围气道的作用相同,但其作用强度不及G受体激动药。另外,茶碱可直接加强呼吸肌的收缩力,尤其对疲劳的膈肌;有兴奋呼吸中枢作用,可增强呼吸深度;能够促进气道纤毛运动,加强黏膜纤毛的转运速度。此外,茶碱还有强心作用,可改善心肌收缩力,扩张血管,降低肺和冠状动脉的血管阻力,并有利尿作用。茶碱口服易吸收,生物利用率几乎为100%,半衰期1～3h。有效血浓度为10～20μg/mL,快速吸收的茶碱一般在口服后1～2h,慢释放茶碱在4～6h,每日1次的缓释药通常在服药后8～12h达血药峰浓度。茶碱的安全范围很窄,血药浓度超过治疗水平(>20μg/mL)时常发生不良反应,故最好按照患者所用药物剂型、用法等监测血药浓度。茶碱的不良反应多见的有厌食、恶心、呕吐、不安、烦躁、失眠、易激动等;当茶碱血药浓度超过35mg/L时可发生心动过速、心律失常、发热、脱水、谵妄、精神失常、严重腹痛、腹泻、胃出血、惊厥、昏迷等症状,甚至呼吸、心跳停止而死亡。吸烟、饮酒、服用抗惊厥药或利福平等可引起肝脏酶受损并减少茶碱半衰期;老年人,持续发热、心力衰竭和肝功能明显障碍者,同时应用西咪替丁、大环内酯类药物、氟喹诺酮类药物和口服避孕药等可使茶碱血药浓度增加。

4. 糖皮质激素

COPD急性加重时,可能合并支气管哮喘。肾上腺素受体激动药有肯定效果时,可考虑口服或静脉滴注糖皮质激素,但要避免大剂量长期应用。COPD稳定期应用糖皮质激素,仅10%左右的患者FEV1得到改善。吸入激素很少具有全身不良反应,但其疗效存在争议。研究表明,口服激素比吸入激素效果好。全身用药不良反应较多,尤其是骨质疏松和诱发显性糖尿病。

5. 祛痰药

COPD气道内可产生大量黏液分泌物,促使继发感染,并影响气道通畅。祛痰药主要有两类:黏液溶解药使黏蛋白破坏,痰液调节药通过改变黏蛋白合成以减少黏稠度。常用药物有盐酸氨溴索、乙酰半胱氨酸等。在选用祛痰镇咳药物时,除非刺激性咳嗽,不宜单独使用镇咳药,因其使痰液不易排出,使病情加重。

6. 呼吸兴奋药

目前尚无对COPD治疗可靠而有效的药物,尼可刹米对部分COPD伴有呼吸衰竭者有一定增加通气和减轻二氧化碳潴留的作用,但其作用时间短,又增加氧耗量,滴注过快可发生不良反应。

7. 氧疗

长期家庭氧疗(LTOT)已证明可改善COPD伴呼吸衰竭患者的生存率。LTOT应在

Ⅲ级重度COPD患者中应用，通常是经鼻导管吸氧，流量1.5～2.5L/min，吸氧时间每日不应少于15h，包括睡眠时间。医院内氧疗的目的是使血氧饱和度（SaO_2）上升超过90%及（或）PaO_2≥60mmHg而不使二氧化碳分压（PCO_2）上升超过基础值的10mmHg或pH＜7.25。给氧应从低剂量开始，但对严重低氧血症、二氧化碳潴留不很严重者，可逐步增大吸氧浓度。

8. 康复治疗

康复治疗目的是改善患者的活动能力、提高生活质量，是COPD的一项重要的治疗措施。它包括呼吸生理治疗、肌肉训练、营养支持、精神治疗及教育等多方面措施。在呼吸生理治疗方面包括帮助患者咳嗽，用力呼气以促进分泌物清除；使患者放松，进行缩唇呼吸以及避免快速浅表的呼吸以帮助克服急性呼吸困难等。在肌肉训练方面有全身运动与呼吸肌锻炼，前者包括步行、登楼梯、踏车等，后者有腹式呼吸锻炼等。在营养支持方面，应达到理想的体重，同时避免过高糖类饮食和过高热量摄入，以免产生过多二氧化碳。

9. 外科治疗

肺减容术（LVRS）是近来新发展的手术治疗COPD合并重度肺气肿的方法，即通过手术切除部分肺组织，以缓解COPD患者的临床症状，改善肺功能。但是其适应证、疗效、手术方法都有待进一步评估。肺大疱切除术应用于有指征的患者；术后可减轻呼吸困难的程度并使肺功能得到改善，其效果仍需进一步研究。肺移植术对于晚期合适的COPD患者可改善肺功能，但技术要求高，很难推广应用。

（三）稳定期COPD的治疗原则

稳定期COPD一般不用抗菌药物治疗，其处理原则根据病情的严重程度不同，选择的治疗方法也有所不同，即COPD的分级治疗。

轻度COPD患者，当呼吸困难发生时，可使用β2肾上腺素受体激动药定量气雾吸入或异丙托品定量吸入。当症状较重、呼吸困难持续存在时，主要应用异丙托品定量吸入，需要时加用β2肾上腺素受体激动药，或加用缓释茶碱。对痰液黏稠不易咳出者，可同时给予祛痰药。

中、重度COPD患者，当应用各种支气管扩张药不能缓解呼吸困难症状时，如果能显著改善症状和肺功能或反复加重的患者，可考虑口服糖皮质激素。当症状改善后，应逐步减少剂量，改用吸入激素治疗，如症状无改善，应停用激素。应用激素过程中要防止感染加重。同时，应注意血气分析结果，评估是否给予LTOT。另外，配合进行康复治疗对改善患者生活质量非常重要。

（四）COPD急性加重期的治疗原则

1. 确定COPD急性加重的原因

COPD急性加重最常见的原因是气管-支气管感染，主要是病毒、细菌感染。部分患者加重的原因尚难以确定。

2. 判断病情的严重性

（1）肺功能测定，通常 FEV1 < 1L 提示严重发作。

（2）动脉血气分析，如 PaO_2 < 50mmHg，PCO_2 > 70mmHg，pH < 7.30，提示病情危重。

（3）X 线胸片有助于与其他具有类似症状的疾病鉴别。

（4）ECG 对右心室肥厚、心律失常、心肌缺血等诊断有帮助。

（5）螺旋 CT 和血管造影或同时检测血浆 D-二聚体是诊断 COPD 合并肺栓塞的重要手段。低血压和高流量吸氧后 PaO_2 不能升到 60mmHg 以上也提示肺栓塞可能。

（6）血生化检查有助于明确有无电解质紊乱、糖尿病危象或营养不良等，并有助于了解有无合并代谢性酸碱平衡失调。

3. 未发生威胁生命情况时患者的处理

（1）氧疗。

（2）支气管扩张药：适当增加以往所用支气管扩张药的量及频度。剂量应充分，可联合用药。可以使用较大剂量的雾化治疗。如沙丁胺醇分 5mg 用 0.9% 氯化钠溶液稀释至 2～3mL；异丙托品 0.5mg 用 0.9% 氯化钠溶液稀释至 2～3mL；以压缩空气或氧气驱动雾化吸入。可静脉滴注茶碱类药物。全身使用糖皮质激素对加重期治疗有益，如患者的 FEV1 < 50% 预计值，除支气管扩张药外可考虑加用糖皮质激素如泼尼松龙，连用 10d。积极应用有效的抗菌药物，特别是有痰量增加并呈脓性时。抗生素的选用需依据所在地常见病原菌类型及药物敏感情况决定。注意补充营养，保持液体及电解质平衡。

4. 威胁生命情况时患者的处理

当患者出现严重呼吸困难且对初始治疗反应欠佳，出现精神错乱、嗜睡、昏迷、呼吸和心跳停止，呼吸空气时 PaO_2 < 50mmHg，PCO_2 > 70mmHg，pH < 7.30 等情况时应给予加强护理治疗。主要的治疗措施包括：

（1）控制性氧疗：氧疗是 COPD 加重期患者住院的基础治疗。

（2）抗生素：抗生素治疗很重要。COPD 急性加重多有支气管-肺部感染反复发作及反复应用抗生素的病史，较易产生耐药。

（3）支气管扩张药及糖皮质激素：COPD 加重期患者宜在应用支气管扩张药的基础上加服或静脉应用糖皮质激素。皮质激素的剂量要权衡疗效和安全性。

（4）补充营养：注意补充营养，保持液体及电解质平衡。

（5）无创性机械通气：应用无创性机械通气可以降低 PCO_2，减轻呼吸困难，降低有创机械通气的使用，缩短住院天数。注意掌握好应用指征和操作方法，从低压力开始逐渐增加压力。

(6) 有创性机械通气：经积极治疗，如患者呼吸衰竭进行性恶化，出现危及生命的酸碱异常或神志改变时宜采用有创机械通气。

(7) 并发症的治疗：如伴有肺心病、气胸等，处理相应并发症。

（五）治疗中应注意的问题

(1) 部分 COPD 患者合并肺炎、充血性心力衰竭、气胸、胸腔积液、肺栓塞和心律失常等，可引起与 COPD 加重类似的症状，注意加以鉴别，明确病因或诱因后给予相应治疗。

(2) COPD 加重期的治疗要根据病情严重程度来选择。判断病情的严重程度不能单纯以本次肺功能和动脉血气分析结果的绝对值为主要依据，需要与加重前的病史、症状、体格检查、肺功能测定、血气分析结果和其他实验室检查指标进行比较。如发生严重变化，对判断 COPD 加重的严重性甚为重要。本次加重期肺功能和动脉血气分析结果与既往对比可提供重要信息，这些指标的急性改变较其绝对值更为重要。神志改变是病情变化的重要指标，一旦出现需及时送医院诊治。辅助呼吸肌是否参与呼吸运动、胸腹矛盾呼吸、发绀、外周水肿、右心衰竭、血流动力学不稳定等征象可有助于判断病情的严重程度。

(3) 长期应用抗生素和激素易导致真菌感染，应及早预防和处理。急性加重期激素应用要掌握指征，注意激素的不良反应，有可能使感染加重。所以激素应用要权衡利弊，注意不要长期应用。

(4) 尽管抗胆碱能药物扩张气道的作用不如 β2 受体激动药，但对于 COPD 患者吸入抗胆碱能药物扩张支气管的作用强于 β2 受体激动药。原因是 COPD 患者的迷走神经张力较高，而支气管基础口径是由迷走神经张力决定的，迷走神经张力愈高，则支气管基础口径愈窄；此外，各种刺激，均能刺激迷走神经末梢，反射性地引起支气管痉挛。而且研究表明，两种支气管扩张药物合用效果更强，所以使用时可先吸入抗胆碱能药物，然后吸入 β2 受体激动药，可同时作用于交感、副交感神经，同时舒张大、中、小气道，延长作用时间，达到最理想的气道扩张作用。

(5) 临床上应用茶碱治疗 COPD 时应注意以下几点：

①开始应使用相对较低的剂量，如治疗效果不明显，可适当增加剂量。

②如有低氧血症、发热、心力衰竭或肝功能不全时，应降低茶碱的剂量。

③加用其他药物时应慎重，尤其是西咪替丁、喹诺酮时尤为小心，因为二者可迅速增加茶碱的水平。

④发现茶碱的毒性反应时，应立即测定茶碱的血药浓度，并降低茶碱的剂量。

(6) COPD 加重期氧疗为控制性氧疗，治疗后应达到的目标是 $PaO_2 > 60mmHg$ 或 $SaO_2 > 90\%$，但有发生潜在的二氧化碳潴留的危险。氧疗 30min 后应复查动脉血气以确认氧合满意而未引起二氧化碳潴留或酸中毒。不要给予长期高浓度吸氧，以免发生氧中毒。

（7）COPD患者的营养支持非常重要，应达到理想的体重，增加呼吸训练，增强呼吸肌力量，防止呼吸肌无力。同时，避免过高糖类饮食和过高热量摄入，以免产生过多二氧化碳。

（8）尽管COPD的基本损害是进行性发展的，但对COPD稳定期患者仍应采取积极态度给予管理与适当治疗，通过这些措施可使患者症状得到改善，可提高患者生活质量。戒烟、避免职业性污染和环境污染是重要的治疗手段。同时，应注意预防呼吸道感染。流感疫苗、肺炎球菌肺炎疫苗等对于预防流感病毒、肺炎球菌感染可能有一定意义，但目前尚未广泛应用。

（9）稳定期COPD一般不用抗菌药物治疗，以免产生耐药。

第三节 肺 炎

一、肺炎链球菌肺炎

肺炎链球菌肺炎是肺炎链球菌引起的急性肺部炎症，病变常呈叶、段性分布，即病变始于肺泡，迅速扩展到一个肺段或至整个肺叶，通常叫作大叶性肺炎。

（一）病原学

肺炎链球菌为革兰氏阳性球菌，有荚膜，直径约0.8μm，常成对呈矛头样，或成链排列。其荚膜为多糖类物质，荚膜的厚度依不同菌株而异。

在37℃条件下过夜培养，即可出现黏液样有光泽的圆丘样菌落。在血琼脂上，在菌落周围有绿色区域环绕，这是其α溶血所致。继续培养，老化细菌即可自溶，圆丘样菌落中心凹陷，呈脐状。肺炎链球菌的生物学特征与其他链球菌的一个重要区别是可溶于胆汁。具有毒力的肺炎链球菌最重要的特点是具有一个高分子质量的多糖复合体荚膜，它可抑制中性粒细胞的吞噬作用。根据荚膜的免疫血清试验，现至少已分出84个血清型或亚型。20世纪60年代，分离出耐青霉素肺炎链球菌（PRSP），并在近年有上升趋势。目前有不少高流行地区，例如澳大利亚在1980年为33%，日本为27.8%，匈牙利高达58%。我国报道，临床分离对青霉素高度耐药肺炎链球菌（PRSP）为5%左右，低于国外发生率。肺炎链球菌对青霉素产生耐药的机制与质粒介导的β内酰胺酶无关，而是由于细菌的靶蛋白即青霉素结合蛋白（PBP）的改变和细菌细胞膜通透性降低所致，PRSP除对青霉素耐药外，还对其他β内酰胺类、红霉素、林可霉素、复方磺胺甲恶唑等也显示不同程度的耐药。

肺炎链球菌常通过吸入含菌的口咽分泌物进肺。在进肺后，经纤毛运动、黏液痰免疫球蛋白、肺表面活性物质、肺泡巨噬细胞、中性粒细胞及淋巴引流等作用而被清除。吸入菌量较多，或机体防御功能削弱，则会发病。在寒冷季节，健康人口咽部肺炎链球菌量较多，肺炎链球菌肺炎发生较多。

（二）发病机制与病理

当肺炎链球菌入侵后，早期炎症反应是局部毛细血管扩张、水肿，白细胞附于血管壁，白细胞渗出。免疫球蛋白或激活的补体引起多形核白细胞趋化。渗出物充满肺泡，细菌进入终末细支气管，向邻近的肺组织扩展。在此阶段，若机体清除及免疫功能健全，病变可消散；若防御机能受损，则病变可进一步发展，扩展到胸膜或叶间裂，肺泡内有大量红细胞、白细胞，形成肺实变。

肺炎链球菌肺炎可占据一个全肺叶（大叶肺炎）或几个肺叶（多叶肺炎），或仅在一个肺叶中的某个或几个肺段（节段性肺炎），在婴儿或老年病患中，有时可呈支气管肺炎。在病变的中心，即感染的开始部位，有大量的以多形核白细胞为主的细胞，形成实变区，在中心周围，有新的感染区，有出血、大量红细胞及白细胞浸润、水肿。原来曾将肺炎链球菌肺炎按病理形态分期，分为充血期、红色肝变期、灰色肝变期及消散期描述其发展阶段。实际上，上述不同的病理改变的四期可同时存在于同一肺炎的不同区域，四期在时空上并不能截然分开。肺炎消散后，肺组织可以完全恢复正常，不遗留纤维化或瘢痕。仅少数病人，或由于细菌毒力强，或由于机体抗病能力差，病变不能完全吸收，消散延迟，发生纤维化，最终成为机化性肺炎。

（三）临床表现

1. 症状

多数病人在发病前有受凉、潮湿、劳累、酗酒或有上呼吸道感染病史。多数发病急骤，常有寒战，继而高热，体温可达 39～41℃，热型不一，但多为稽留热。早期多为干咳，继以咳嗽、咳痰，呈黏痰或黏液脓性痰，有些病人咳铁锈样痰，被认为是肺炎链球菌肺炎的典型表现之一，但较少见。咯血者不多见。病变范围较大时，可有呼吸困难。半数以上的病人有患侧胸痛，系因病变侵及胸膜所致。当深呼吸或咳嗽时，胸痛加重，病人不敢深吸气。多数患者喜侧卧位以限制病侧的胸廓运动，下叶肺炎可刺激膈胸膜，引起腹痛。全身症状尚可有头痛、肌肉酸痛、疲惫感、食欲不振。少数病人有恶心、呕吐、腹胀、腹泻等消化道症状。严重肺炎可有神经系统症状、神志模糊、烦躁不安、谵妄，甚至昏迷，也可呈休克状态。

2. 体征

体检可见病人呈急性病容，体温升高，呼吸浅快，血压降低或呈休克状态，口唇可有轻度发绀，鼻翼扇动。部分患者口唇、鼻周有疱疹。心率增快，气管居中。胸部体征有患侧呼吸运动减弱，病变部位语言震颤增强，叩诊浊音，呼吸音降低，呈支气管肺泡音，可有局部湿性啰音,可呈捻发音。病变侵及胸膜者可出现病侧胸膜摩擦音和胸膜摩擦感。如胸腔积液明显,则可叩诊浊音或实音,语音震颤减弱,呼吸音减低。本病的自然病程为5~10d,体温下降,症状缓解,病变消散。5%~10%的病人,感染可直接蔓延随血流扩展至胸、膜腔,可以形成脓胸。细菌经血流可扩展到肺外部位发生迁徙性、继发性感染,其中最重要的是脑膜炎,其他有化脓性关节炎、心包炎、心内膜炎,可侵及心瓣膜。

(四)诊断

1. 辅助检查

血白细胞计数多升高,常为$(10\sim25)\times10^9$/L,中性粒细胞增多,核左移,可见中毒颗粒。

痰涂片染色观察,可见多数中性粒细胞,并可见大量革兰氏染色阳性、成对排列的双球菌,这对诊断有意义,痰培养在24~48h后,可得到肺炎链球菌,但阳性率一般不高,可能与培养不及时、已经应用了抗生素等有关。在发病初期,可有菌血症,血培养可阳性,有的阳性率可高达20%~30%。痰培养或血培养应在应用抗生素前取材,以提高阳性率。

痰、血、尿等标本用对流免疫电泳或协同凝集试验可检出肺炎链球菌荚膜多糖抗原。此抗原特异性高,可作为肺炎链球菌感染的诊断依据。

胸部X线检查病变早期,病变部位肺纹理增重,在肺叶、肺段或亚段可有淡薄均匀阴影,容易漏诊。病变发展后,可出现肺实变,病变内不含气,为渗出物充盈,表现为大叶,肺段或亚段分布的均匀致密阴影,边缘不清;与叶间胸膜为界时,边界可以清楚。病变内可见支气管气影。病变消散时,阴影密度降低、透光度逐渐增加,呈不规则散在片状阴影,一般经2~3周可以完全消散。病变一般不破坏肺组织,病灶吸收后不遗留痕迹。在少数由强毒力细菌感染者,如血清型3型荚膜型肺炎链球菌所致的肺炎,可最后发展成为机化性肺炎,表现为形态不规则、密度较高而不均匀的致密阴影,持续时间较长,可残留纤维索条影。肺炎链球菌肺炎多侵犯一侧肺、一个叶或段,呈单发病变,可发生于肺的任何部位,右侧较多见、下叶较多见。少数可侵及两侧肺、多个肺叶或段,病变呈散在、不规则斑片影,多在肺的中下部位。少数病例可侵及胸膜,可有胸腔积液的X线征象。

2. 诊断要点

诊断本病一般并不困难。根据临床急性发病,寒战、高热、咳嗽、咳痰、咳铁锈样痰、胸痛,体检肺实化体征,血白细胞计数增高,中性粒细胞增多,胸部X线上肺实化或片状阴影;痰涂片检出革兰氏阳性球菌,痰或血培养有肺炎链球菌生长,诊断可以确立。痰、血、尿中肺炎链球菌荚膜多糖抗原物检查阳性,也可作为诊断的依据。

(五)治疗

肺炎链球菌肺炎需尽早给予有效的抗生素治疗,可减少病死率及合并症的发生。不要等待细菌培养证实诊断后再用药。

目前青霉素 G 仍为首选药物。敏感菌株其 MIC ＜ 0.1μg/mL，给予 80 万～ 160 万 U，每日 2 ～ 3 次能在组织内达到抑菌浓度，一般效果良好。亦可应用阿莫西林、哌拉西林及第一代、第二代头孢菌素类等。对青霉素过敏者，可用红霉素等大环内酯类或林可霉素。

近年来，对青霉素耐药的肺炎链球菌日益增多。对中度耐药者（PISP），MIC 介于 0.1 ～ 2μg/mL 者，可加大青霉素 G 剂量，每日 $6×10^6$U 可以收效；如果青霉素 G 无效，可应用头孢地尼、头孢曲松、头孢噻肟等第三代头孢菌素、大环内酯类、碳青霉烯类等。如反复多次培养为青霉素高度耐药肺炎链球菌，MIC ＞ 2μg/mL，则不应使用青霉素 G。这种高度耐青霉素 G 的菌株，又常对其他 β 内酰胺类抗生素耐药，因此，应换用万古霉素，每日 2g，分 2 次静脉滴注；或用去甲万古霉素，每日 1.6g，分 2 次静脉滴注；或可应用替考拉宁、利福平、新一代氟喹诺酮类。氨基糖苷类不宜选用，对四环素类抗生素耐药者多，亦不宜选用。

支持疗法与对症治疗亦不容忽视。对高热病人应采取降温措施，常用物理降温，如头部放置冰袋。药物降温可造成大量出汗，甚至导致休克，应尽量少用。缺氧者应吸入氧气。剧咳者，特别是剧咳时胸痛加剧者，可以给予镇咳、止痛药，可给兼有此两种作用的可待因。要补给适量液体、营养物质、电解质，对有休克者，补充血容量尤为重要，以维持血压及有效的组织灌注，必要时可给血管活性药物、肾上腺皮质激素。治疗过程中要观察心率、血压、呼吸、尿量等。

二、葡萄球菌肺炎

葡萄球菌肺炎是葡萄球菌引起的急性化脓性肺部炎症。近年来有增多趋势，病情严重，病死率较高，尤其是耐药金黄色葡萄球菌引起的肺炎，治疗困难，预后差，引起人们广泛关注。

（一）病原学

葡萄球菌属细球菌科，为需氧和兼性厌氧的革兰氏阳性球菌，其中以金黄色葡萄球菌致病性最强。凡凝固酶阳性、甘露醇发酵的葡萄球菌称为金黄色葡萄球菌，大部分菌株可产生黄色素，故此得名金黄色葡萄球菌。凝固酶阴性、甘露醇不发酵者为表皮葡萄球菌，属条件致病菌。

葡萄球菌直径约 0.8μm（0.4 ～ 1.2μm），在一般培养基上，无论有氧无氧均生长良好。痰涂片中呈葡萄串状。一般无荚膜。葡萄球菌被白细胞吞噬后不易被杀灭消化，故化验时在白细胞内可见被吞噬的葡萄球菌。

（二）发病机制与病理

致病性葡萄球菌可产生各种毒素，具有溶血、坏死、杀灭白细胞、血管痉挛的作用。还可产生溶菌酶、过氧化氢酶、肠毒素、表皮脱落毒素、纤溶酶、透明质酸酶、脂肪酶、核酸酶、β内酰胺酶、磷酸酶、脱氧核糖核酸酶、蛋白酶和凝固酶。凝固酶的产生和甘露醇的发酵作用与细菌致病性有关。血浆凝固酶可在细菌周围产生纤维蛋白，保护细菌不被吞噬。

表皮葡萄球菌在葡萄球菌中仅次于金黄色葡萄球菌，对多种抗生素耐药。有相当一部分表皮葡萄球菌菌株可产生黏液。这种黏液既可增加细菌黏附性能，又可起一种细菌生物被膜保护作用，阻挡抗生素对细菌的作用。

近年来，金黄色葡萄球菌的耐药问题日趋严重。由于金黄色葡萄球菌可产生β内酰胺酶，破坏青霉素类药物，使之失效，故而产生耐药。1961年，Jevons和Barber等就分别报道了耐甲氧西林的金黄色葡萄球菌菌株（MRSA）。20多年来，MRSA引起的感染遍及全世界，对人体健康造成了严重威胁。目前，国内MRSA占金黄色葡萄球菌的20%左右，少数地区甚至高达70%。MRSA对临床应用的大多数抗菌药物几乎均呈不同程度耐药，治疗困难，病死率高，已经成为临床上治疗的一大难题。目前认为，MRSA耐药机制主要有两个方面：染色体介导产生新型的青霉素结合蛋白PBP2a；产生大量的β内酰胺酶。

（三）临床表现

1. 症状

吸入途径感染以金黄色葡萄球菌肺炎为多见。越来越多的证据表明，流感发生后易发生金黄色葡萄球菌肺炎。病人通常有一个急性上呼吸道感染时期，并有典型的流感症状。之后症状明显减轻，2周内病情又迅速恶化，典型病例起病急骤，高热、寒战、体温波动较大、乏力、大汗、胸痛、进行性呼吸困难、发绀、咳嗽，开始阶段为黏稠的黄痰，后转为脓痰或脓性血痰，并有全身中毒症状，衰弱，全身肌肉关节疼痛。病情重者早期就可出现周围循环衰竭或ARDS样症状。约1/3的病人临床上无明确的分期。少数病人呈亚急性经过，症状较轻，低热，咳少量脓痰。老年人可无发热或仅呈低热，无典型肺炎症状。血源性金黄色葡萄球菌肺炎者起病缓慢，中毒症状明显。这类患者可有皮肤、软组织感染病史，或外伤、烧伤、静脉导管感染及经常滥用静脉注射药物史。

2. 体征

早期肺部体征不明显，常与严重的全身中毒症状、呼吸道症状不相称。当出现支气管肺炎或肺脓肿形成时可听到湿啰音，但少有实变体征。如病变累及胸膜腔发生脓胸、脓气胸时可有相应的胸腔积液体征。血源性金黄色葡萄球菌肺炎患者可有肺外感染病灶。此外，一些病人还可出现皮疹。

（四）诊断

1. 辅助检查

白细胞常在 $(15\sim25)\times10^9/L$，有时可高达 $50\times10^9/L$，中性粒细胞百分率增高，核左移，并可见中毒颗粒。痰涂片革兰氏染色可见大量成堆的葡萄球菌和脓细胞，在白细胞内见到革兰氏阳性球菌有诊断价值。痰培养有助于诊断。原发吸入性金黄色葡萄球菌肺炎患者血培养阳性率不高，而血源性感染者血培养阳性率较高。

X线胸片：呈多发性肺段性浸润或大叶性肺炎改变，在背部或下肺多见，常累及多叶。起初呈片絮状阴影，其后密度加深，出现空腔或蜂窝状透亮区。在炎症阴影周围可出现气囊肿，迅速变大或短时消失。如发生脓胸、脓气胸则在X线胸片上呈现相应的表现。

血源性金黄色葡萄球菌肺炎在X线胸片上呈现双侧多发性斑片状或团块状阴影，中央密度高，周围可出现气囊肿。病灶变化迅速，可出现空腔，也可呈现胸腔积液表现。

婴幼儿金黄色葡萄球菌肺炎的X线胸片特征是多发性小脓肿、肺气囊肿，广泛性脓气胸。

总之，金黄色葡萄球菌肺炎的X线特征具有多形性和速变性。肺浸润、肺脓肿、肺气囊、脓胸或脓气胸是金黄色葡萄球菌肺炎的四大X线征象，可呈现不同组合形式。由于肺部病变表现出易变、多变，可在1d内由一个很小的单一病灶发展为广泛的或大片状阴影，或者表现为炎症浸润在一处消失后却又在另一处出现，甚至融合形成脓腔。气囊肿的形态和数量也有变化，因此需要短期内进行X线动态观察。

2. 诊断要点

典型病例，根据病史、临床体征、外周血象、X线胸片特点、细菌学检查结果，不难做出诊断。但临床上诊断时应注意以下几点。

（1）老年人罹患金黄色葡萄球菌肺炎时，常缺乏发热等全身中毒症状和肺炎症状，容易被漏诊；血源性金黄色葡萄球菌肺炎病人早期肺部体征不明显，尤其是当其肺外感染灶隐蔽不易发现时易被误诊。

（2）痰标本的革兰氏染色检查。病原学诊断只能提供一个初步线索，因为即使是金黄色葡萄球菌肺炎病人的痰菌检查，结果常常也是阴性的。痰检前应审查每份痰标本质量，保证是真正来自下呼吸道，每个低倍镜视野中鳞状上皮细胞数 < 10 个，而中性粒细胞数 > 25 个。

（3）胞壁酸抗体测定有助于早期诊断。胞壁酸是一种存在于葡萄球菌外层的含磷复杂多聚体。95%的致病金黄色葡萄球菌细胞壁内含有胞壁酸。用对流免疫电泳法测定，血清抗体滴度 ≥1：4 为阳性。此检查特异性较高，对于金黄色葡萄球菌败血症或血源性感染患者在血培养阳性之前即可获得阳性结果，因此有助于早期诊断。

(五)治疗

金黄色葡萄球菌肺炎的治疗应根据病人易感性、感染途径、药物敏感性、抗生素药物动力学选择适当疗法，第一线抗金黄色葡萄球菌抗生素是耐β内酰胺酶的半合成新型青霉素，如苯唑西林、邻氯西林、双氯西林等。亦可选用头孢唑啉、头孢拉定等第一代头孢菌素类，如果合用阿米卡星可增加疗效。对青霉素过敏者可试用磷霉素或克林霉素。耐药者可改用氨苄西林+舒巴坦、哌拉西林+他唑巴坦类等耐β内酰胺酶抑制剂复合制剂。到目前为止，对于MRSA最有效的仍是万古霉素，但不良反应较多，包括药物热、皮疹、静脉炎、耳毒性、肾毒性、中性粒细胞减少等。MRSA还可选用利福平、泰宁、替考拉宁、褐霉素、磷霉素、氟喹诺酮类、链阳霉素类、阿贝卡星、米诺环素、阿米卡星等药物联合治疗。据报告，现已发现对万古霉素耐药的金黄色葡萄球菌菌株，可采用链阳菌素类、新糖肽类、恶唑烷酮类等。

治疗疗程取决于感染途径。对于吸入性感染者持续用药14～21d或更长些。如为血源性感染，静脉用药至少4～6周，以求彻底清除血液循环中细菌和控制肺外病灶。

三、军团菌肺炎

(一)病因

军团菌肺炎是指由革兰氏阴性军团杆菌引起的细菌性肺炎。本病流行于夏秋季节，细菌主要通过污染水的气雾传播，该菌存在于水和土壤中，常经供水系统、空调器和雾化吸入而引起呼吸道感染，可呈暴发流行趋势；散发病例以机会感染和院内感染为主。

(二)临床表现

（1）年老体弱、慢性疾病及免疫功能缺陷者好发。

（2）亚急性起病多见，疲乏、无力、肌痛、畏寒、发热；也可经2～10d潜伏期后急骤发病，高热、寒战、胸痛。咳黏痰带少量血丝或血痰。早期消化道症状明显，神经症状常见。

（3）常有多系统损害。

①肾脏：可引起急性肾小管坏死、急性间质性肾炎，可致急性肾功能衰竭。

②肝脏：可引起血清氨基转移酶升高。

③神经系统：可有轻度神志改变，少数出现谵妄、昏迷、癫痫。

④心脏病：可表现为心肌炎、心内膜炎、心包炎。

⑤肌肉：可有肌肉、关节疼痛。肌酶可升高。

⑥低钠血症。

（三）诊断

1. 辅助检查

（1）X线胸片可见片状浸润、肺实变，多见于下叶。部分病例进展迅速，吸收慢。

（2）血清学检查。

①抗体检测：前后两次检测抗体滴度4倍以上增长可诊断。

②尿液抗原检测：特异性较强，有早期诊断价值。

2. 诊断要点

（1）有以下表现者，应考虑本病：①发热、体温＞40℃、相对缓脉，有肺内浸润性阴影。②伴有低钠血症（血清钠＜130mmol/L）。③有消化道症状，尤其是有腹泻。④肾功能损害。⑤氨基糖苷类及β内酰胺类抗生素治疗无效。⑥伴有上述的神经、精神症状。⑦痰标本见多量中性粒细胞。

（2）本病的确诊有赖于实验室特殊检查：①临床标本如痰液、血液和胸腔积液中分离出军团杆菌，对本病诊断有决定意义。②军团菌抗原检测对早期、快速确定诊断有重要、意义。③血清间接荧光抗体试验，滴度上升4倍（至1∶128），或恢复期血清滴度1∶256，为阳性。

（四）治疗

1. 一般治疗

患者应注意休息，纠正水、电解质和酸碱平衡紊乱。有低氧血症的，应予吸氧。根据患者的症状，予以对症处理。

2. 药物治疗

目前，治疗军团菌肺炎仍以红霉素为首选，红霉素1～2g/d，分次口服；或用红霉素1～1.5g加入5%葡萄糖注射液500mL中静脉滴注；疗程为2～3周。也可加用利福平450mg，1次/d，口服，多主张与红霉素联合应用。亦可选用其他有效药物，如新大环内酯类药物如阿齐霉素、克拉霉素或罗红霉素、氟喹诺酮类药物等。

四、肺炎支原体肺炎

肺炎支原体肺炎是肺炎支原体引起的急性呼吸道感染伴肺炎，过去曾称为Eaton因子肺炎、冷凝集素肺炎。

（一）病原

肺炎支原体是兼性厌氧、能独立生活的最小微生物，大小为200nm。无细胞壁，可在无细胞的培养基上生长与分裂繁殖，含有RNA和DNA，经代谢产生能量，对抗生素敏感。支原体为动物多种疾病的致病体，目前已发现8种类型，其中只有肺炎支原体肯定对人致病，主要是呼吸系统疾病。在20%马血清和酵母的琼脂培养基上生长良好，初次培养于显微镜下可见典型的呈圆屋顶形桑葚状菌落，多次传代后转呈煎蛋形状。支原体发酵葡萄糖，具有血吸附作用，溶解豚鼠、羊的红细胞，对美蓝、醋酸铊、青霉素等具有抵抗力。最后尚须做血清鉴定。它由口、鼻分泌物经空气传播，引起散发和小流行的呼吸道感染。主要见于儿童和青少年，现在发现在成年人中亦非少见，秋冬季较多。呼吸道感染有咽炎和支气管炎，少数累及肺。支原体肺炎约占非细菌性肺炎的1/3以上，或各种肺炎的10%。

（二）发病机制

肺炎支原体在发病前2～3d直至病愈数周，皆可在呼吸道分泌物中发现。它通过接触感染，不侵入肺实质，其细胞膜上有神经氨酸受体，可吸附于宿主的呼吸道上皮细胞表面，抑制纤毛活动和破坏上皮细胞，同时产生过氧化氢进一步引起局部组织损伤。其致病性可能与患者对病原体或其代谢产物的过敏反应有关。感染后引起体液免疫，大多数成年人血清中都已存在抗体，所以较少发病。

（三）病理

肺部病变呈片状或融合性支气管肺炎或间质性肺炎，伴急性支气管炎。肺泡内可含少量渗出液，并可发生灶性肺不张、肺实变和肺气肿。肺泡壁和间隔中有中性粒细胞和大单核细胞浸润。支气管黏膜细胞可有坏死和脱落，并有中性粒细胞浸润。胸膜可有纤维蛋白渗出和少量渗液。

（四）临床表现

潜伏期2～3周，一般起病缓慢，约1/3的病例无症状。以气管支气管炎、肺炎、耳鼓膜炎等形式出现。而以肺炎最重。发病初有乏力、头痛、咽痛、发冷、发热、肌肉酸痛、食欲减退、恶心、呕吐等，头痛显著。发热高低不一，可高达39℃，2～3d后出现明显的呼吸道症状如阵发性刺激性咳嗽，干咳或少量黏痰或黏液脓性痰，有时痰中带血。发热可持续2～3周。体温恢复正常后尚可遗有咳嗽，伴胸骨下疼痛。

体检示轻度鼻塞、流涕，咽中度充血。耳鼓膜常有充血，约15%有鼓膜炎。颈淋巴结可肿大。少数病例有斑丘疹、红斑和唇疱疹。胸部体征约半数可闻及干性或湿性啰音，约10%～15%的病例发生少量胸腔积液。

病情一般轻微，有时可较重，但很少死亡。发热3d至2周，咳嗽可延长至6周左右。有10%复发，见于同一肺叶或另一肺叶。偶有血管内溶血，往往见于退热时，或发生于受凉时。

极少数病例可伴发中枢神经症状，如脑膜炎、脑膜脑炎、多发性神经根炎，甚至精神失常等。出血性耳鼓膜炎、胃肠炎、关节炎、血小板减少性紫癜、溶血性贫血、心包炎、心肌炎、肝炎也有发现。

（五）诊断

1. 辅助检查

X线上肺部病变表现多样化，早期间质性肺炎，后发展为斑点片状或均匀的模糊阴影，近肺门较深，下叶较多。约半数为单叶或单肺段分布，有时可侵犯至多叶，有实变。儿童可见肺门淋巴结肿大。少数病例有少量胸腔积液。肺炎常在2～3周内消散，偶有延长至4～6周者。

2. 诊断要点

流行期间根据临床和X线表现可作出临床诊断。散发性病例临床特征亦可提示诊断，确诊需要病原学检查证据。

痰、鼻和喉拭子培养可获肺炎支原体，但需时约3周，同时可用抗血清抑制其生长，也可借红细胞的溶血来证实阳性培养。发病后2周，约半数病例产生抗体。红细胞冷凝集试验阳性，滴定效价在1:32以上，恢复期效价4倍增加有诊断意义。40%～50%病例的链球菌MC凝集试验阳性，血清MG链球菌凝集素效价1:40或更高，滴度逐步增至4倍则更有意义。血清中特异性抗体可通过补体结合试验、代谢抑制试验、间接血凝试验、间接荧光法、酶联免疫吸附试验等测定。这些均有助于诊断。咽拭子、支气管肺泡灌洗液等标本可应用新的诊断技术如单克隆抗体免疫印迹法做肺炎支原体抗原测定；通过核酸杂交技术和PIER技术检测标本中肺炎支原体特异性核酸，其特异性和敏感性均高，并可作早期诊断之用。但在临床推广应用尚需进一步做深入研究。

（六）治疗

临床上用大环内酯类如红霉素及四环素类治疗肺炎支原体感染，能减轻症状，缩短病程，减少并发症，为首选治疗药物，但不能消除肺炎支原体的寄居。疗程以10～14d为宜。有关肺炎支原体红霉素耐药的报道很少。大环内酯类药物的新产品，如罗红霉素、克拉霉素及阿奇霉素等，对肺炎支原体活性增强，血及组织浓度高，其能渗透进细胞内，半衰期长，用量小，间隔长，日服1～2次即可，耐受性比红霉素好。近年来有报道，氟喹诺酮类药物，如氧氟沙星、环丙沙星、左氟沙星、加替沙星、莫西沙星等对肺炎支原体作用很强，肺及支气管分泌物中药物浓度很高，半衰期长，可用于治疗肺炎支原体感染。

肺炎支原体感染引起的并发症，临床观察用抗菌药物治疗无效，考虑为肺炎支原体感染引起的免疫病理反应，严重者可加用激素类药物。有报道表明，严重的进展型支原体肺炎病人用红霉素治疗无效，加用激素后病情迅速好转。对严重的溶血性贫血，可输入红细胞，避免输入补体，减少造成溶血的条件。

对有阵发性呛咳者，应适当给予镇咳药物和雾化吸入治疗。病情较重时，应加强支持疗法。发生严重的皮肤病变、中枢神经系统异常、自身免疫性溶血性贫血时，应加用糖皮质激素治疗，对自身免疫性溶血性贫血患者还应输注浓缩的红细胞。对其他严重的肺及肺外（心脏、消化道、血液系统等）并发症，应给予相应的处理。如继发细菌感染，则可根据痰病原学检查，选用针对性的抗生素治疗。

第四节 肺脓肿

肺脓肿是由多种病原体所引起的肺组织化脓性病变，早期为化脓性肺炎，继而坏死、液化，脓肿形成。临床表现为急起高热、畏寒、咳嗽、咳大量脓臭痰，X线显示一个或数个含气液平的空洞为特征。

一、病原体

肺脓肿绝大多数是内源性感染，主要由吸入口咽部菌群所致。其常见病原体与上呼吸道、口腔的寄居菌一致。厌氧菌是肺脓肿最常见的病原体，通常包括革兰氏阳性球菌如消化球菌、消化链球菌以及革兰氏阴性杆菌如脆弱拟杆菌、产黑色素拟杆菌和坏死梭形菌等。肺脓肿病原谱中需氧菌和兼性厌氧菌亦占一定比例，其主要包括金黄色葡萄球菌、肺炎链球菌、溶血链球菌和肺炎杆菌、大肠杆菌、变形杆菌、绿脓杆菌等。院内感染中需氧菌比例通常较高。血源性肺脓肿中病原菌以金黄色葡萄球菌最为常见，肠道术后则以大肠杆菌、变形杆菌等较多，腹腔盆腔感染可继发血源性厌氧菌肺脓肿。其他可引起肺部脓肿性改变的少见病原体尚有诺卡菌、放线菌、真菌、分枝杆菌和寄生虫如溶组织内阿米巴等，但临床所谓的"肺脓肿"含义中通常不包括此类特殊病原体所致者。

二、发病机制

（一）吸入性肺脓肿

口鼻咽腔寄居菌经口咽吸入，是急性肺脓肿的最主要原因。扁桃体炎、鼻窦炎、齿槽溢脓等脓性分泌物，口腔鼻咽部手术后的血块、齿垢或呕吐物等，在昏迷、全身麻醉等情况下，经气管而被吸入肺内，造成细支气管阻塞，病原菌即可繁殖致病。另有一些患者未能发现明显诱因，可能由于受寒、极度疲劳等因素的影响，全身免疫状态与呼吸道防御功能减低，在深睡时吸入口腔的污染分泌物而发病。

本型常为单发性，其发生部位与解剖结构及体位有关。由于右总支气管较陡直，且管径较粗，吸入性分泌物易进入右肺。在仰卧时，好发于上叶后段或下叶背段，在坐位时，好发于下叶后基底段。右侧位时，好发于右上叶前段后段形成的腋亚段。

（二）血源性肺脓肿

皮肤创伤感染、疖痈、骨髓炎、腹腔感染、盆腔感染、亚急性感染性心内膜炎等所致的菌血症，病原菌脓毒栓子，经小循环至肺，引起小血管栓塞，进而引发肺组织炎症、坏死，形成脓肿。此型病变常为多发性，叶段分布无一定，但常发生于两肺的边缘部，中小脓肿为多。病原菌多为金黄色葡萄球菌。

（三）继发性肺脓肿

多继发于其他肺部疾病。空洞性结核、支气管扩张、支气管囊肿和支气管肺癌等继发感染，可引起肺脓肿。肺部邻近器官化脓性病变或外伤感染、膈下脓肿、肾周围脓肿、脊柱旁脓肿、食管穿孔等，穿破至肺亦可形成脓肿。阿米巴肺脓肿多继发于阿米巴肝脓肿。由于肝脓肿好发于肝右叶的顶部，易穿破膈肌至右肺下叶，形成阿米巴肺脓肿。

三、病理

早期吸入部位细支气管阻塞，进而肺组织发生炎症，小血管栓塞，肺组织化脓、坏死，终至形成脓肿。病变可向周围组织扩展，甚至穿越叶间裂侵犯邻接的肺段。菌栓使局部组织缺血，助长厌氧菌感染，加重组织坏死。液化的脓液积聚在脓腔内引起脓肿张力增高，最终致使脓肿破溃到支气管内，咳出大量脓痰。若空气进入脓腔内，则脓肿内出现液平面。有时炎症向周围肺组织扩展，可形成一个至数个脓腔。若支气管引流不畅，坏死组织残留在脓腔内，炎症持续存在，则转为慢性肺脓肿。此时脓腔周围纤维组织增生，脓腔壁增厚，周围的细支气管受累，可致变形或扩张。

四、临床表现

急性吸入性肺脓肿起病急骤，患者畏寒、发热，体温可高达 39～40℃。伴咳嗽、咳黏痰或黏液脓性痰，炎症波及局部胸膜可引起胸痛。病变范围较大者，可出现气急。此外，还可有精神不振、乏力、纳差等。7～10d 后，咳嗽加剧，肺脓肿破溃于支气管，随之咳出大量脓臭痰，每日可达 300～500mL，体温旋即下降。由于病原菌多为厌氧菌，故痰常带腥臭味。有时痰中带血或中等量咯血。慢性肺脓肿患者可有慢性咳嗽、咳脓痰、反复咯血、继发感染和不规则发热等，常有贫血、消瘦等消耗状态。

五、实验室和辅助检查

（一）周围血象

血液白细胞计数及中性粒细胞均显著增加，总数可达 $(20～30)\times10^9/L$，中性粒细胞在 80%～90%。慢性肺脓肿患者的白细胞无明显改变，但可有轻度贫血、红细胞沉降率加快。

(二)病原学检查

病原学检查对肺脓肿诊断、鉴别诊断以及指导治疗均十分重要。由于口腔中存在大量厌氧菌，重症和住院患者口咽部也常有可引起肺脓肿的需氧菌或兼性厌氧菌如肺炎杆菌、绿脓杆菌、金葡菌等定植，咳痰培养不能确定肺脓肿的病原体。较理想的方法是避开上呼吸道直接至肺脓肿部位或引流支气管内采样。但这些方法多为侵入性，各有特点，应根据情况选用。怀疑血源性肺脓肿者血培养可发现病原菌。但由于厌氧菌引起的菌血症较少，对吸入性肺脓肿血培养结果往往仅能反映其中部分病原体。而伴有脓胸或胸腔积液者，胸液病原菌检查是一个极佳的确定病原体方式，除一般需氧菌培养外，尚可进行厌氧菌培养，阳性结果可直接代表肺脓肿病原体，极少污染机会，而且即使发生污染亦易于判断。

(三)影像学检查

肺脓肿的 X 线表现根据类型、病期、支气管的引流是否通畅以及有无胸膜并发症而有所不同。吸入性肺脓肿在早期化脓性炎症阶段，其典型的 X 线征象为大片浓密模糊炎性浸润阴影，边缘不清，分布在一个或数个肺段，与细菌性肺炎相似。脓肿形成后，大片浓密炎性阴影中出现圆形或不规则透亮区及液平面。在消散期，脓腔周围炎症逐渐吸收，脓腔缩小而至消失，或最后残留少许纤维条索阴影。慢性肺脓肿脓腔壁增厚，内壁不规则，周围炎症略消散，但不完全，伴纤维组织显著增生，并有程度不等的肺叶收缩，胸膜增厚。纵隔向患侧移位，其他健肺发生代偿性肺气肿。血源性肺脓肿在一肺或两肺边缘部，有多发的、散在的小片状炎症阴影，或边缘较整齐的球形病灶，其中可见脓腔及平面或液化灶。炎症吸收后可呈现局灶性纤维化或小气囊。

胸部 CT 扫描多有浓密球形病灶，其中有液化，或呈类圆形的厚壁脓腔，脓腔内可有液平面出现，脓腔内壁常表现为不规则状，周围有模糊炎性阴影。伴脓胸者尚有患侧胸腔积液改变。

(四)纤维支气管镜检查

有助于发现病因、明确病原体，并可据之进行细菌药敏实验。若为支气管肿瘤，可摘取做活检。如见到异物可取出，使引流恢复通畅。亦可借助纤维支气管镜防污染毛刷采样、防污染灌洗细菌培养以及吸出脓液和病变部注入抗生素。

六、诊断和鉴别诊断

根据口腔手术、昏迷、呕吐、异物吸入史，出现急性发作的畏寒、高热、咳嗽和咳大量脓臭痰等症状，结合白细胞总数和中性粒细胞比例显著增高，肺叶大片浓密阴影中有脓腔及液平的 X 线征象，可作出诊断。血、胸液、下呼吸道分泌物培养（包括厌氧菌培养）

分离细菌，有助于作出病原诊断。有皮肤创伤感染，疖、痈等化脓性病灶，发热不退，并有咳嗽、咳痰等症状，胸部X线检查示有两肺多发性小脓肿，血培养阳性可诊断为血源性肺脓肿。

肺脓肿应与下列疾病相鉴别：

（1）细菌性肺炎：早期肺脓肿与细菌性肺炎症状在X线表现上很相似。细菌性肺炎中肺炎链球菌肺炎量常见。胸部X线片示肺叶或段实变，或呈片状淡薄炎性病变，极少脓腔形成。其他有化脓性倾向的葡萄球菌、肺炎杆菌肺炎等，借助下呼吸道分泌物和血液细菌分离可作出鉴别。

（2）空洞型肺结核：发病缓慢，病程长。胸部X线片示空洞壁较厚，其周围可见结核浸润卫星病灶，或伴有斑点、结节状病变。空洞内一般无液平，有时伴有同侧或对侧的结核播散病灶。痰中可找到结核杆菌。

（3）支气管肺癌：肿瘤阻塞支气管引起支气管远端的肺部阻塞性炎症，呈肺叶、段分布。癌灶坏死液化形成癌性空洞。发病较慢，常无或仅有低度毒性症状。胸部X线片示空洞常呈偏心，壁较厚且内壁凹凸不平，一般无液平，空洞周围无炎症反应。由于癌肿经常发生转移，故常见有肺门淋巴结肿大。通过X线体层摄片、胸部CT扫描、痰脱落细胞检查以及纤维支气管镜检查可确诊。

（4）支气管肺囊肿继发感染：肺囊肿呈圆形，腔壁薄而光滑，常伴有液平面，周围无炎性反应。患者常无明显的毒性症状或咳嗽。若与感染前的X线片相比较，则更易鉴别。

七、防治

肺脓肿的预防主要是减少和防治误吸，保持良好口腔卫生，肺炎早期积极给予有效抗菌药物治疗。治疗的原则是选择敏感药物抗炎和采取适当方法进行脓液引流。

（一）抗菌药物治疗

吸入性肺脓肿多有厌氧菌感染存在，治疗可选用青霉素、克林霉素和甲硝唑。青霉素G对急性肺脓肿的大多数感染细菌都有效，故最常用，建议剂量每天640万～1000万U静脉滴注，分4次给予。病情好转后改青霉素G或氨苄西林肌内注射或阿莫西林口服。脆弱拟杆菌和产黑色素拟杆菌对青霉素耐药，可给予林可霉素或克林霉素治疗。体外试验示甲硝唑对几乎所有常见厌氧菌均有效，但对微需氧链球菌或需氧菌无效，故需加用青霉素G联合治疗。有效治疗下体温3～10d可下降至正常。抗生素总疗程6～10周，或直至临床症状完全消失，X线片显示脓腔及炎性病变完全消散，仅残留纤维条索状阴影为止。血源性肺脓肿疑似金黄色葡萄球菌感染者可选用耐酶青霉素或第一代头孢菌素治疗。对β内酰胺类过敏或不能耐受者可改为克林霉素或万古霉素。对MRSA则需用万古霉素。化脓性链球菌可以青霉素G为首选。需氧革兰氏阴性杆菌引起的感染，应尽量根据体外药敏选药，或根据本地区的革兰氏阴性杆菌抗菌药敏情况选药。亚胺培南对肺脓肿的常见病原体均有较强的杀灭作用，是重症患者较好的经验性治疗备选药物。

（二）痰液引流

肺脓肿的治疗应强调体位引流，尤其在患者一般情况较好且发热不高时。操作时使脓肿部位处于高位，在患部轻拍，每天2～3次，每次10～15min，有助于脓液引流，促进肺脓肿的吸收好转。但对脓液甚多且身体虚弱者体位引流应慎重，以免大量脓痰涌出，不及时咳出而造成窒息。有明显痰液阻塞征象者可经纤支镜冲洗吸引。而有异物者需行纤支镜摘除异物，通畅气道以便引流。痰液黏稠、有支气管痉挛存在时，可考虑对症使用化痰药物以及支气管扩张剂治疗，亦可采用雾化以稀释痰液。

对有昏迷、糖尿病等基础疾病者，尚应积极治疗原发病。对于营养不良者，应给予支持治疗。

（三）外科治疗

绝大多数不需外科手术治疗。慢性肺脓肿长期内科治疗效果不佳者需手术切除。

第五节 肺结核

结核病是由结核杆菌引起的慢性传染病，可侵及许多脏器，以肺部受累形成肺结核最为常见。排菌患者为其中重要的传染源。本病的基本病理特征为渗出、干酪样坏死及其他增殖性组织反应，可形成空洞。除少数起病急骤外，临床上多呈慢性过程。表现为低热、消瘦、乏力等全身症状与咳嗽、咯血等呼吸系统表现。若能及时诊断，并给予合理治疗，大多可获临床痊愈。我国是世界上结核病疫情最严重的国家之一，AIDS的流行，耐多药结核病的增多，无疑对当前结核病的控制工作构成重大威胁，不容忽视。

一、病因、诱因

（一）传染源

人型结核杆菌是人类结核病的主要致病原，牛型分枝杆菌仅占2%～5%。痰结核菌阳性的肺结核患者是主要的传染源。

（二）传播途径

结核杆菌主要通过咳嗽、打喷嚏、大笑、大声谈话等方式把含有结核分枝杆菌的微滴排到空气中而传播。飞沫传染是其主要的传播途径。

（三）易感人群

影响人群对结核病易感性的因素可分为机体自然抵抗力和获得性特异性抵抗力两大类。

（四）影响传染性的因素

传染性的大小取决于患者排出结核分枝杆菌量的多少、空间含结核分枝杆菌微粒的密度及通风情况、接触的密切程度和时间长短以及个体免疫力的状况。人体感染结核菌后是否发病，不仅取决于细菌的量和毒力，更主要取决于人体对结核杆菌的抵抗力（免疫力），在机体抵抗力（免疫力）低下的情况下，入侵的结核菌不被机体防御系统消灭而不断繁殖，引起临床发病。

二、诊断

（一）临床特点

肺结核的临床表现多种多样，主要根据人体的反应性及病灶的范围和性质决定。

1. 全身症状

较局部症状出现得早，早期很轻微，不引起注意。严重的有渗出性病灶，如干酪样肺炎或急性粟粒性结核，因其炎症反应较强、范围较广，中毒症状就非常显著。全身症状有：

（1）全身不适、倦怠、乏力、不能坚持日常工作，容易烦躁、心悸、食欲缺乏、体重减轻、妇女月经不正常等轻度毒性和自主神经功能紊乱的症状。

（2）发热：常是肺结核的早期症状之一，体温的变化可以有以下几种：①体温不稳定，轻微的体力劳动即引起发热，经过 30min 休息，也往往不能恢复正常。②长期微热，多见于下午和傍晚，次晨降到正常，伴随倦怠不适感。③病灶急剧进展和扩散时，发热更显著，可出现恶寒，发热达到 39～40℃。④女性患者在月经前体温升高，延长至月经后体温亦不恢复正常。

（3）盗汗：多发生在重症患者，在入睡或睡醒时全身出汗，严重者衣服尽湿，伴随衰竭感。

2. 局部症状

局部症状主要由于肺部病灶损害所引起。

（1）咳嗽、咳痰：早期咳嗽轻微，无痰或有少量黏液痰。病变扩大，有空洞形成时，则痰液呈脓性，量较多。若并发支气管结核则咳嗽加剧；如有支气管狭窄，则有局限性哮鸣。支气管淋巴结核压迫支气管时，可引起呛咳或喘鸣音。

（2）咯血：1/3～1/2 的患者有咯血。咯血量不等，病灶炎症使毛细血管通透性增高，可引起痰中带血。小血管损伤时可有中等量咯血，空洞壁上较大动脉瘤破裂，可以引起大量咯血。大量咯血后常伴发热，几日的低热是小支气管内血液的吸收所引起的，高热则是病灶播散的表现。

（3）胸痛：部位不定的隐痛常是神经发射作用引起的，不受呼吸影响。固定部位针刺样疼痛，随呼吸和咳嗽加重等，由炎症波及壁层胸膜所引起。如果膈胸膜受到刺激，疼痛可放射到肩部和上腹部。

3. 呼吸功能障碍引起的症状

由于肺脏功能储备能力大、代偿性高，轻度的组织损害不会引起气急。当肺组织破坏严重，范围广泛，或并发肺萎缩、肺气肿、广泛胸膜增厚时，代偿功能已经不能满足生理需要，患者首先在体力活动后感到气急。

4. 体征肺结核患者可能并发身体其他部分的疾病，因此必须进行全身检查。肺结核的典型体征改变有患侧呼吸运动减低、触觉语颤增强、叩诊呈浊音、听诊有支气管肺泡呼吸音和湿性啰音。病灶轻微者体征无明显改变。广泛慢性病变，纤维组织增生，可使局部胸廓下陷；胸腔积气、积液可使胸部饱满、呼吸运动减低。干性胸膜炎时，局部有摩擦音。肺炎性实变，大量胸腔积液、肺实变时，叩诊呈实音，范围大的浸润性病灶使叩诊呈浊音。当肺变严重，开始形成空洞时，可听到响亮的中型湿啰音。有时虽然空洞存在，也可无阳性体征。阳性体征出现与否取决于空洞的大小、是否靠近胸膜、是否与支气管相通。

（二）辅助检查

1. 血常规检查

多正常，红细胞沉降率可正常或增快。重症结核病及老年患者可有低蛋白血症，低钠血症等。

2. 痰结核菌检查

（1）痰涂片检查：痰结核菌检查简便易行，准确性较高，一般初次就诊要查3个痰标本，即夜间痰、清晨痰和即时痰。但检出率较低，阳性率仅30%～50%，且需与非结核分枝杆菌鉴别。荧光染色法可提高检出率，但假阳性率较高。

（2）痰结核菌培养法：常作为结核菌诊断的"金标准"，并能做结核菌药敏试验，但费时较长，一般为2～6周，应用受到限制。

3. 影像学检查

胸部X线检查不但可以早期发现结核病，而且可以确定病灶的部位、性质、范围，了解发病情况及用于治疗效果的判断，并且开展方便，患者乐于接受。影像特点是病变多发生在上叶的尖后段和下叶的背段，密度不均匀，边缘较清楚和变化较慢，易形成空洞和播散病灶。胸部CT检查可以发现较小的或隐蔽部位的病变，可以弥补一般X线检查的不足。

4. 肺结核病免疫学诊断

（1）常用的有结核菌素纯蛋白衍化物（PPD）试验。

阳性：表示结核感染，但并不一定患病。

阴性：提示没有结核菌感染。但在某些情况下，也不能完全排除肺结核。

①结核菌感染后需4～8周变态反应才能充分建立，所以在变态反应前期，结核菌素试验可为阴性。

②应用糖皮质激素等免疫抑制药者，营养不良以及麻疹、百日咳患者，结核菌素反应可暂时消失。

③严重结核病和各种危重患者对结核菌素无反应。

④其他如淋巴免疫系统缺陷（白血病、结节病）患者和老年人的结核菌素反应也常为阴性。

（2）血中、痰中结核抗体检测阳性也有助于诊断。

（3）严重肺结核患者可出现内分泌检查异常。

（4）BACTEC法测结核分枝杆菌的代谢物，一般2周可分离出分枝杆菌，但菌量多少能影响阳性结果出现的天数。

（5）聚合酶链反应（PCR），采用PCR检测标本中特异性DNA片段，实际上仍存在敏感性不高、特异性不强等问题，用核酸探针或定量PCR可减少其假阳性率。

5. 其他检查

（1）纤维支气管镜检查：可以直接观察或间接判断支气管、肺内病变，并且有活组织检查、灌洗、录像、拍摄气管内照片等功能，对于诊断和鉴别诊断特别有用。

（2）胸腔镜和纵隔镜检查：均可用于观察胸腔、纵隔内肿大淋巴结，并可取出活组织检查以利诊断和鉴别诊断。

（3）超声检查：主要用于胸腔积液的诊断和鉴别诊断。

6. 诊断性治疗

对高度怀疑肺结核但又未获得确切证据者必要时可行试验性治疗，根据患者对治疗的反应而协助诊断，但有时可能有假想导致错误的判断，宜慎重采用。

（三）诊断要点

1. 肺结核

临床表现和体征缺乏特异性，结核患者无症状或症状不明显，有下列表现应考虑肺结核的可能。

（1）咳嗽、咳痰2～3周以上，可有胸痛、咯血、气短等症状。

（2）发热午后明显，可有盗汗、乏力、食欲缺乏、体重减轻、月经失调等。

（3）结核变态反应常在发病前出现，如结节性红斑、疱疹性结膜炎和结核性风湿症等。

（4）结核菌素皮肤试验未接种卡介苗者出现阳性提示。

（5）已感染或体内有活动性结核，应结合临床判定。当结核菌素试验强阳性时表示处于超敏状态，发病概率高可作为临床诊断的参考。

（6）体征常不明显，与肺部病变范围、病理性质有关。如明显空洞或合并支气管扩张时可听到湿啰音等。

2.痰涂片抗酸染色阳性或培养阳性可确定诊断

3.肺结核的分类标准

（1）原发型肺结核：为原发结核感染引起的临床病症，包括原发综合征及胸内淋巴结结核。多见于少年儿童。

（2）血行播散型肺结核：包括急性血行播散型肺结核（急性粟粒型结核）及亚急性、慢性血行播散型肺结核。

（3）继发型肺结核：包括浸润性肺结核、纤维空洞性肺结核和干酪性肺炎。

（4）结核性胸膜炎：包括结核性干性胸膜炎、结核性渗出性胸膜炎、结核性脓胸。

（5）其他肺外结核：按部位和脏器命名，如骨关节结核、肾结核、肠结核等。

（6）菌阴肺结核：为痰涂片及一次培养阴性的肺结核，其诊断标准为：①典型肺结核临床症状和胸部X线表现。②抗结核治疗有效。③临床可排除其他非结核性肺部疾患。④PPD强阳性，血清抗结核抗体阳性。⑤痰结核菌PCR和探针检测呈阳性。⑥肺外组织病理证实结核病变。⑦支气管肺泡灌洗（BAL）液中检出抗酸分枝杆菌。⑧支气管或肺部组织病理证实结核病变。具备①～⑥中3项或⑦～⑧中任何1项可确诊。

（四）鉴别诊断

肺结核的症状、体征、X线等表现与多种呼吸道及全身性疾病相混。在表现不典型和缺乏细菌学或病理学确诊根据时容易误诊。因此，常需认真询问病史，做相应检查，仔细分析，做好鉴别诊断才能减少误、漏诊。最常需鉴别的是肺癌、肺炎、肺脓肿、慢性支气管炎、支气管扩张、发热性疾病。

1.肺癌

中心型在肺门处有结节影或有肺门纵隔淋巴结转移，需与淋巴结核鉴别；周围型在肺周围有小片浸润、结节，需与结核球或结核浸润性病灶鉴别。肺癌多见于中老年人，中心型以鳞癌为主，常有长期吸烟史，一般不发热，呼吸困难或胸闷、胸痛逐渐加重，常刺激性咳嗽、有痰血，进行性消瘦，有锁骨上转移者可触及质硬淋巴结，某些患者可有骨关节肥大征象。X线片示结节可有分叶毛刺，无卫星灶，一般无钙化，可有空泡征；外周型可见胸膜内陷征。痰中70%可检得癌细胞，而肺结核50%查到结核菌。支气管镜检中心型可见新生物，活检常可获病理诊断，刷片、BAL可查到癌细胞，结核者可查到结核杆菌。PPD试验肺癌往往阴性而结核常强阳性。ELISA法查血清PPD-IgG或LAM-IgG结核常阳性，而血清癌胚抗原测定阳性，常提示癌症。上述各项不能确诊时应开胸探查。

2. 肺炎

肺部非细菌性（支原体、病毒、过敏）常显示斑片影，与早期浸润性肺结核的表现相似，而细菌性肺炎出现大叶性病变时可与结核性干酪肺炎相混，都需鉴别。支原体肺炎常症状轻而X线片显示严重，2～3周自行消失；过敏性患者血中嗜酸性粒细胞增多，肺内阴影具游走性，各有特点易于鉴别。细菌性肺炎可起病急、寒战、高热、咳铁锈色痰；有口唇疱疹而痰结核菌阴性，肺炎链球菌阳性，抗生素治疗可恢复快，不到1个月全消散。故与炎症鉴别，一般不先应用抗结核治疗而先抗感染治疗，可较快鉴别诊断，避免抗结核药不规则使用造成耐药。

3. 肺脓肿

浸润型肺结核如有空洞常需与肺脓肿鉴别，尤以下叶尖段结核空洞需与急性肺脓肿鉴别，慢性纤维空洞型需与慢性肺脓肿鉴别。主要鉴别点在于，结核者痰结核菌阳性，而肺脓肿阴性，肺脓肿起病较急，白细胞总数与中性粒细胞增多，抗生素效果明显，但有时结核空洞可继发细菌感染，此时痰中结核菌不易检出。

4. 慢性支气管炎

常与慢性纤维空洞型患者症状相似，但X线与痰细菌检查易于鉴别。慢性支气管炎患者X线仅见肺纹理改变，未见实质结核病灶，而慢性纤维空洞型者有明确严重病变，且结核菌阳性。

5. 支气管扩张

症状为咳嗽、咳脓痰、反复咯血，易与慢性纤维空洞型肺结核相混，但X线一般仅见肺纹理粗乱或卷发影。

6. 其他

伴有发热的疾病急性粟粒结核以高热、肝脾大、白细胞减少或类白血病样反应而与伤寒、败血症、白血病表现有相混处，需要根据各自特点仔细鉴别。成人支气管淋巴结结核有发热和肺门淋巴结肿大，易与纵隔淋巴瘤、结节病相混，可用结核菌素试验、血清PPD-IgG检查、活检等方法鉴别，必要时可应用抗结核药治疗观察。结核与肿瘤鉴别时宜先用抗结核药，如有激素，应在应用抗结核药之后，以免干扰诊断和造成播散。

（五）不典型表现与易误诊、漏诊的原因

（1）以急性感染起病者在综合医院误诊者最多。患者发热或有寒战，全身中毒症状较重，咳嗽、咳痰，或有脓性痰，白细胞增高，肺部为多叶或多段浸润灶，易误诊为肺部感染。抗炎后病灶不吸收而又错认为抗炎不利，致炎症吸收迟延，或又误诊为慢性肺化脓炎症。早期进行痰找结核杆菌可避免延误诊断。又如血行播散型肺结核，可表现为伤寒样，呈稽留型高热、昏迷、厌食、腹胀、肝脾大与白细胞减少，也可由于预防接种或其他细菌引起的交叉反应，凝集试验效价轻度升高，以致误诊为伤寒。X线胸片需2～3周甚至5周以后才能显示粟粒阴影，或仅表现为"间质性肺炎"样改变。

（2）以"迁延性感冒"或"流感"样表现，有的人咳嗽3周以上还认为是感冒。咳嗽3周以上必须到结核病防治机构进行痰结核杆菌检查。

（3）老年患者临床表现不典型者。有的仅自觉不适或伴有不明原因的反复低热、倦怠、厌食、消瘦，而胸部X线检查阴性或病灶不典型，结核菌素试验阴性。有的虽已诊断为结核病，而因对抗结核药物反应差，治疗效果差而被误诊为肺炎或肺癌。

（4）细胞免疫缺陷，免疫功能低下，长期使用肾上腺皮质激素及细胞毒素药物者。这些患者继发结核病后临床症状很不典型，易造成误诊。

（5）由结核病变态反应引起的多发性关节炎、结节性红斑、疱疹性结膜、角膜炎、慢性睑缘炎等为首发症状，统称为结核病体外过敏表现。这些容易误诊为关节炎等。

（6）有肺部慢性疾病如慢性支气管炎、支气管扩张、肺气肿、支气管哮喘掩盖了肺结核的症状，或以不易控制的糖尿病、肺尘埃沉着病、慢性艾迪生病、肛瘘、贫血等血液改变为主要表现。

（7）局部压迫和阻塞症状，如肺门、纵隔淋巴结高度肿大压迫周围组织和器官，或支气管内膜结核引起的支气管阻塞，出现局限性喘鸣音、声音嘶哑、吞咽困难等。

（8）其他罕见的不典型表现，当脑垂体后叶和下丘脑视上核受到结核病变的影响，可首先出现抗利尿激素分泌过多综合征。结核性纵隔炎可致上腔静脉综合征，甚至表现为急性咽喉炎、急性扁桃体炎、阑尾炎、腹膜炎等各种其他疾病，所以在排除结核病的诊断时要特别慎重。

三、治疗

（一）抗结核化学药物治疗

抗结核化学药物治疗（简称化疗）对结核病的控制起着决定性的作用，合理的化疗可使病灶全部灭菌、痊愈。传统的休息和营养疗法都只起辅助作用。抗结核化学药物治疗，医患必须密切配合，特别是世界卫生组织提出的抗结核治疗（短程督导治疗），联合用药的目的是预防耐药性的发生，早期杀菌和最终达到灭菌，治疗过程中掌握早期、联用、规律、适量、全程用药的原则，整个治疗方案分为强化和巩固两个阶段。患者的依从性要强，才能提高疗效。

1. 治疗原则

（1）早期：因肺结核早期病变可逆，治疗效果最好。

（2）联用：一般治疗应采用2种或2种以上抗结核药物联合应用，可延缓耐药的产生及增加药物的协同作用，达到较理想的治疗效果。

(3) 适量：采用既能发挥其有效抗菌作用，又不发生或少发生不良反应的适宜剂量。剂量过小，既影响疗效又容易导致耐药性的产生；剂量过大易发生不良反应。

(4) 规律：化疗成功的关键在于规定的时间内有规律地用药，坚持按规定的化疗方案进行治疗。

(5) 全程：患者按规定的治疗方案完成疗程。如短程化疗6个月或9个月，标准化疗1～1.5年。不能提早停药或随意更换药物。

2.抗结核药物

(1) 异烟肼（isonlazid，INH，H）：是单一抗结核药物中杀菌力，特别是早期杀菌力最强者，对巨噬细胞内、外的结核分枝杆菌均具有杀菌作用。口服后迅速吸收，血中药物浓度可达最低抑菌浓度的20～100余倍。成人剂量为300mg/d，顿服；儿童为5～10mg/（kg×d），最大剂量不超过300mg/d。偶可发生药物性肝炎，肝功能异常者慎用，如果发生周围神经炎可服用维生素B_6。

(2) 利福平（rifampicin，RFP，R）：对巨噬细胞内、外的结核分枝杆菌均有快速杀菌作用，特别是对C菌群有独特的灭菌作用。常与异烟肼联合应用。成人剂量为8～10mg/（kg×d），顿服。儿童为10～20mg/（kg×d）。本药不良反应轻微，除消化道不适、流感症候群外，偶有短暂性肝功能损害。长效利福霉素类衍生物如利福喷汀在人体内半衰期长，每周口服1次，疗效与每日服用利福平相仿。

(3) 链霉素（streptomycin，SM，S）：链霉素对巨噬细胞外碱性环境中的结核分枝杆菌有杀菌作用。肌内注射，0.75g/d，每周5次；间歇用药，每次为0.75～1g。不良反应主要为耳毒性、前庭功能损害和肾毒性等。

(4) 吡嗪酰胺（pyrazinamide，PZA，Z）：能杀灭吞噬细胞内、酸性环境中的结核菌。1.5g/d，分3次口服，偶见高尿酸血症、关节痛、胃肠不适及肝损害等不良反应。

(5) 乙胺丁醇（ethambutol，EMB，E）：对结核菌有抑菌作用。成人剂量为0.75～1g/d。不良反应为视神经炎。

3.治疗方法

化疗分为长程治疗（18～24个月）、短程治疗（6个月）。维持治疗阶段可采用间歇化疗。

短程化疗方案如下：以利福平和异烟肼为必选全程使用药物。

(1) 初治痰液涂片检查阳性肺结核治疗方案

每日用药方案：①强化期：异烟肼、利福平、吡嗪酰胺和乙胺丁醇，顿服，2个月。②巩固期：异烟肼、利福平，顿服，4个月。简写为：2HRZE/4HR。

间歇用药方案：①强化期：异烟肼、利福平、吡嗪酰胺和乙胺丁醇，隔日1次或每周3次，2个月。②巩固期：异烟肼、利福平，隔日1次或每周3次，4个月。简写为：2H3R3Z3E3/4H3R3。

(2) 复治痰液涂片检查阳性肺结核治疗方案

每日用药方案：①强化期：异烟肼、利福平、吡嗪酰胺、链霉素和乙胺丁醇，顿服，2个月。②巩固期：异烟肼、利福平和乙胺丁醇，顿服，4～6个月，痰菌未转阴，可继续延长治疗期2个月。简写为：2HRZSE/4～6HRE。

间歇用药方案：①强化期：异烟肼、利福平、吡嗪酰胺、链霉素和乙胺丁醇，隔日1次或每周3次，2个月。②巩固期：异烟肼、利福平和乙胺丁醇，隔日1次或每周3次，6个月。简写为：2H3R3Z3S3E3/6H3R3E3。

(3) 初治涂阴肺结核治疗方案

每日用药方案：①强化期：异烟肼、利福平、吡嗪酰胺，顿服，2个月。②巩固期：异烟肼、利福平，顿服，4个月。简写为：2HRZ/4HR。

间歇用药方案：①强化期：异烟肼、利福平、吡嗪酰胺，隔日1次或每周3次，2个月。②巩固期：异烟肼、利福平，隔日1次或每周3次，4个月。简写为：2H3R3Z3/4H3R3。

用药后若出现耳鸣应及时停药就诊，利福平等药也有影响肝功能等不良反应，因此，抗结核药用药期间应定期复查肝肾功能及血尿常规，及时调整用药。耐药结核病特别是耐多药结核病的流行严重，使抗结核治疗面临新挑战：一旦发生耐药结核病后，其所使用的化疗药物价贵、效差、不良反应严重。坚持合理使用化疗方案，采取综合防治措施，提高机体免疫功能等，有助于防止耐药结核病的发生。只有在已发生严重不良反应或确已证实细菌已产生耐药性的情况下，才改换新的化疗方案，新方案应包括2种以上敏感药物。

（二）对症治疗

1. 毒性症状

结核病的毒性症状在有效抗结核治疗1周内多可消失，通常不必特殊处理。干酪样肺炎、急性粟粒性肺结核、结核性脑膜炎有高热等严重结核毒性症状，或结核性胸膜炎伴大量胸腔积液者，均应卧床休息及尽早使用抗结核药物。亦可在使用有效抗结核药物的同时，加用糖皮质激素（常用泼尼松，15～20mg/d，分3次口服），以减轻炎症及过敏反应，促进渗液吸收，减少纤维组织形成及胸膜粘连。待毒性症状减轻后，泼尼松剂量递减，至6～8周停药。糖皮质激素对已形成的胸膜增厚及粘连并无作用。因此，应在有效的抗结核治疗基础上慎用。

2. 咯血

若仅痰中带血或小量咯血，以对症治疗为主，包括休息、止咳、镇静。常用止血药物有氨基己酸、氨甲苯酸、卡巴克洛等。年老体衰、肺功能不全者，慎用强镇咳药。

中等或大量咯血时应严格卧床休息，胸部放置冰袋，并配血备用。先用垂体后叶素5～10U加入25%葡萄糖液40mL中缓慢静脉注射，一般为15～20min，然后将垂体后叶素加入 25% 葡萄糖液按 0.1U/（kg·h）速度静脉滴注。垂体后叶素收缩小动脉，使肺循环血量减少而达到较好止血效果。高血压、冠状动脉粥样硬化性心脏病、心力衰竭患者和孕妇禁用。

若咯血量过多，可酌情适量输血。在大量咯血时，患者突然停止咯血，并出现呼吸急促、面色苍白、口唇发绀、烦躁不安等症状时，常为咯血窒息，应及时抢救。置患者头低足高 45°的俯卧位，轻拍背部，迅速排出积血，并尽快挖出或吸出口、咽、喉、鼻部血块。有条件时可行气管插管，硬质支气管镜吸引或气管切开。

3. 手术治疗指征

规则强化治疗 9～12 个月，痰菌仍阳性的干酪病灶、厚壁空洞等；一侧毁损肺、支气管结核管腔狭窄伴远端肺不张或肺化脓症；不能控制的大量咯血；并发肺癌可能；结核性脓胸或支气管胸膜瘘。

（三）治疗中应注意的问题

（1）X 线胸片疑肺结核者应及时做痰结核菌涂片和培养及其他辅助检查。痰结核菌涂片和培养检查阴性而 X 线胸片表现又不典型者，先不要急于服抗结核药，可先抗感染治疗 2～3 周后，再复查 X 线胸片。若 X 线胸片仍提示结核，可进行抗结核治疗。用药前应先了解肝脏功能情况。

（2）联合用药，对痰涂片阳性者，第 1 个月采用包括异烟肼、利福平、吡嗪酰胺、链霉素（或乙胺丁醇）的四联治疗，这叫"强化阶段"。2 个月后，可继续用异烟肼、利福平 4 个月，这叫"6 个月短程疗法"，治疗效果很显著。

（3）要有疗程概念。疗程拟定后，到时应该停药。不必无限期延长服药时间。至于 X 线胸片上留下少许病灶，可让机体自行吸收，有些纤维化或钙化病灶则永远不能吸收。没有特殊情况，治疗方案和疗程不要随便更改。

（4）痰菌检查阳性者，治疗 1 个月后要做痰结核菌复查，这是判断疗效的最重要指标。每 3 个月可复查 1 次 X 线胸片。

（5）坚持有规律地服药，否则不仅疗效不好，还容易发生细菌耐药，为以后治疗带来困难。

（6）使用异烟肼和利福平时，每 1～2 个月要检查肝功能 1 次，根据肝功能检查结果，改变或调整药物及剂量。用链霉素或卡那霉素时，则需注意患者的听力情况，有无眩晕等症状。用乙胺丁醇时要注意患者的视力改变。

（7）疗程结束后，若病灶尚未完全吸收，可肌内注射卡介苗素，每次 1mL，每周 2 次，共 3 个月。可提高机体免疫功能，帮助和加快病灶吸收。

第六节 支气管哮喘

支气管哮喘是由嗜酸性粒细胞、肥大细胞和 T 淋巴细胞等多种炎性细胞参与的气道慢性炎症。这种炎症使易感者对各种激发因子产生气道高反应性，并可引起气道缩窄，表现为反复发作的喘息、呼吸困难、胸闷或咳嗽等症状，常在夜间和（或）清晨发作、加剧，出现广泛多变的可逆性气流受限，多数患者可自行缓解或经治疗缓解。据报道，在美国、英国、澳大利亚、新西兰等国家哮喘患病率和病死率有上升趋势，全世界约有 1.5 亿哮喘患者，每年死于哮喘病的人有 18 万之多，哮喘已成为严重威胁人类健康的一种主要慢性疾病。我国哮喘的患病率约为 1%，儿童可达 3% 左右，据测算，全国有 1000 万以上哮喘患者。

一、病因

哮喘的病因还不十分清楚，其发生可能是以下因素的综合作用。首先，易感因素使个体对于本病具有易感性，即哮喘患者本身的遗传素质、免疫状态、内分泌调节等因素。此外，变应原、病毒感染、职业因素、气候、药物、运动和饮食等环境因素也是导致哮喘发生、发展的重要原因。目前，多主张将引起支气管哮喘的诸多因素分为致病因素和诱发因素两大类。致病因素是指支气管哮喘发生的基本因素，这些因素包括吸入的室内、外变应原（如室尘螨、花粉、动物皮毛及真菌）以及工作环境中吸入的室内、外变应原和化学过敏物质。诱发因素是变应原以外的各种激发哮喘发作的非特异性因素，包括气候、呼吸道感染、运动、药物、食物和精神和心理因素等。在上述两大类因素中，某些因素如变应原、职业性因素、病毒、细菌、空气污染、食物和药物等兼有双重作用，既可导致哮喘病的发生，又在哮喘病情的发展过程中起重要作用。

二、发病机制

哮喘的发病机制尚不完全清楚。变态反应、气道炎症、气道反应性增高及神经等因素及其相互作用被认为与哮喘的发病关系密切。

（1）免疫学机制：免疫系统在功能上分为体液（抗体）介导的和细胞介导的免疫，均参与哮喘的发病。

（2）气道炎症：气道慢性炎症被认为是哮喘的本质。

（3）气道高反应性（airway hyperresponslveness，AHR），表现为气道对各种刺激因子出现过强或过早的收缩反应，是哮喘发生、发展的另一个重要因素。目前，普遍认为气道炎症是导致气道高反应性的重要机制之一。

（4）神经因素：被认为是哮喘发病的重要环节。

三、诊断

（一）临床特点

1. 典型哮喘

表现为发作性伴有哮鸣音的呼气性呼吸困难或发作性胸闷或咳嗽，严重者端坐呼吸，干咳或咳大量白色泡沫痰，甚至出现发绀等。哮喘症状可在数分钟内发作，经数小时至数日，自行缓解或经治疗缓解。

2. 咳嗽变异性哮喘

有些哮喘表现为咳嗽持续或反复发作超过1个月，常在夜间或清晨发作，痰少，运动后加重；没有发热和其他感染表现或经较长期抗生素治疗无效；用支气管扩张药可使咳嗽发作缓解；有个人过敏史或家族过敏史。

（二）辅助检查

1. 呼吸功能检查

（1）通气功能检测：在哮喘发作时呈阻塞性通气功能障碍。呼气流速指标显著下降，第1秒用力呼气容积（FEV1）、第1秒用力呼气容积占用力肺活量比值、最大呼气中期流量（MMEF）以及呼气流量峰值（PEF）均减少。肺容量指标见用力肺活量减少、残气量增加、功能残气量和肺总量增加，残气量占肺总量百分比增高。缓解期上述通气功能指标可逐渐恢复。

（2）支气管激发试验（bronchal provocation test，BPT）：用于测定气道反应性。吸入激发药后其通气功能下降、气道阻力增加。运动亦可诱发气道痉挛，使通气功能下降。激发试验只适用于FEV1在正常预计值的70%以上的患者。在设定的激发剂量范围内，如FEV1下降>20%，可诊断为激发试验阳性。

（3）支气管舒张试验：用于测定气道气流受限的可逆性。吸入支气管舒张药，如FEV₁较用药前增加>15%，且其绝对值增加>200mL，可诊断为舒张试验阳性。

（4）PEF及其变异率测定：PEF可反映气道通气功能的变化，哮喘发作时PEF下降。若昼夜（或凌晨与下午）PEF变异率≥20%，则符合气道气流受限可逆性改变的特点。

2. 胸部X线检查

发作期两肺透光度增加，呈过度充气状态；缓解期正常。合并感染时有相应表现。

3. 动脉血气分析

（1）轻度发作：PaO_2和$PaCO_2$正常或轻度下降。

（2）中度发作：PaO$_2$ 下降而 PaCO$_2$ 正常。

（3）重度发作：PaO$_2$ 明显下降，PaCO$_2$ 高于正常，出现呼吸性酸中毒和（或）代谢性酸中毒。

4. 痰液检查

痰涂片可见嗜酸性粒细胞，也可见尖棱结晶、黏液栓、透明的哮喘珠。痰液中细胞因子和炎性介质含量测定有助于诊断和严重度判断。

5. 特异性变应原检测

变应性哮喘患者血清特异性 IgE 较正常明显增高。

（三）诊断

1. 诊断要点

（1）反复发作喘息、气急、胸闷或咳嗽，多与接触变应原、冷空气、物理性、化学性刺激、病毒性上呼吸道感染、运动等有关。

（2）发作时在双肺可闻及散在或弥漫性、以呼气相为主的哮鸣音，呼气相延长。

（3）上述症状可经治疗缓解或自行缓解。

（4）除外其他疾病所引起的喘息、气急、胸闷和咳嗽。

（5）临床表现不典型者（如无明显喘息或体征）至少应有下列 3 项中的 1 项：①支气管激发试验或运动试验阳性。②支气管舒张试验阳性。③昼夜 PEF 变异率 ≥20%。符合（1）～（4）条或（4）、（5）条者，可以诊断为支气管哮喘。

2. 支气管哮喘的分期

支气管哮喘可分为急性发作期、慢性持续期和缓解期。

（1）急性发作期：是指气促、咳嗽、胸闷等症状突然发生或加剧，常有呼吸困难，以呼吸流量降低为特征，常因接触变应原等刺激物或治疗不当所致。

（2）慢性持续期：许多哮喘患者没有急性发作，但在相当长的时间内有不同频度和（或）程度的出现症状。

（3）缓解期：指经过治疗或未经治疗症状、体征消失，肺功能恢复到急性发作前水平，并维持 4 周以上。

（四）不典型表现与易误诊、漏诊的原因

（1）某些哮喘患者仅表现为慢性咳嗽，易误诊为支气管炎，要加以注意。咳嗽性哮喘的临床特点为：

①长期顽固性咳嗽，常在运动、吸入冷空气、上呼吸道感染后诱发，在夜间或凌晨加重。

②多有较明确的家族过敏史或其他部位的过敏性疾病，如过敏性鼻炎、湿疹等。

③发作常有季节性，以春、秋为多。

④支气管激发试验或扩张试验阳性，痰中可发现嗜酸性粒细胞。

⑤一般的止咳药和抗生素治疗无效，而用抗组胺药、糖皮质激素及平喘药可缓解。

（2）某些患者咳嗽、胸闷主要在夜间发作，而白天就诊时肺部听诊无哮鸣音，肺通气功能检查正常，有时易误诊为支气管炎而漏诊。所以医师问诊时要注意咳嗽、胸闷的特点，是否多在夜间或凌晨发作，是否伴有喘鸣，询问一般止咳药和抗生素治疗的效果，询问有无过敏性疾病史，如就诊时肺通气功能检查正常，可行支气管激发试验予以证实。

（3）某些危重哮喘发作时常因肺部感染引起，听诊时肺部表现为肺过度充气体征、寂静胸，可能被误诊为COPD加重，从而对血气分析结果表现出来的低氧血症甚至高碳酸血症重视不够，对疾病危重程度判断失误。问诊时一定要注意呼吸困难的特点，既往有无类似发作，咳嗽、咳痰的特点，有无过敏史等加以综合诊断。

（4）寂静胸患者有时可能会被误诊为气胸，但气胸多为单侧发生，气管可出现移位，尽早行X线胸片检查即可鉴别。

（5）某些老年哮喘患者同时合并高血压、冠心病，二者发作时皆以夜间为主，且严重哮喘发作也表现为端坐呼吸，听诊双肺均可闻及哮鸣音，使本病与心源性哮喘鉴别困难。若一时难以鉴别，可雾化吸入β2肾上腺素受体激动药做诊断性治疗，若迅速缓解，则可排除心源性哮喘。

四、鉴别诊断

哮喘的病理生理学改变包括3个特征：①气流受限，但可经支气管扩张药治疗而逆转。②气道对各种刺激的高反应性。③气流受限呈周期性或发作性。

由于喘息、胸闷和咳嗽是许多疾病的一种非特异性症状，临床上进行确诊时必须详细询问病史、全面查体、做胸部X线、心电图、纤维支气管镜及一些特殊检查以除外一些其他疾病。临床上需与慢性支气管炎、肺气肿、左心衰竭进行鉴别；咽炎、胃食管反流、后鼻孔滴漏也是慢性咳嗽的常见病因，而且部分胃食管反流合并支气管哮喘；此外，慢性心功能不全、过敏性鼻炎、支气管内膜结核、肿物、异物以及烟雾刺激、焦虑等都可导致慢性咳嗽、胸闷。非哮喘所见的呼吸困难见于如下疾病：

1. 心源性哮喘

心源性哮喘常见于左心衰竭，发作时的症状与哮喘相似，但心源性哮喘多有高血压、心脏病等病史和体征。特点为夜间出现阵发性咳嗽，常咳出粉红色泡沫痰，两肺可闻及广泛的湿性啰音和哮鸣音，左心界扩大，心率增快，心尖部可闻及奔马律。X线呈肺淤血表现，心脏增大。强心利尿治疗有效。

2. 喘息型慢性支气管炎

喘息型慢性支气管炎多见于中老年人，有长期吸烟史，在冬春季反复发作咳嗽、咳痰的基础上出现喘息，常因上呼吸道感染诱发，起病缓慢，冬春季节多见发作，经治疗缓解后仍有症状，发作期以外周血白细胞升高为主，过敏原皮试阴性，支气管扩张试验阴性，改善率＜15%。

3. 支气管肺癌

尤其是位于大气道内的癌症，对气流的影响很严重，使患者喘息。但这种喘息多逐渐形成，进行性加重，常有咳血丝痰，平喘药无效。

4. 自发性气胸

可为哮喘的并发症，使呼吸困难的症状突然加重。并发气胸的特点是出现单侧性胸部压迫感，平喘药物治疗无效。X线胸片可鉴别。重要的是要尽早检查治疗。

五、治疗

（一）治疗药物

应分别制定哮喘长期管理的用药计划和发作期的处理。治疗的目的主要是抑制气道炎症，降低气道高反应性，达到控制症状，预防哮喘发作，维持正常肺功能，保障正常活动，PEF 的昼夜变异率低于 20%。药物治疗不但要个体化，而且应随时调整，按病情程度按阶梯式治疗，做到系统合理用药，最终不用或最少剂量地按需应用 β2 激动剂。常用的逆转和预防气道阻塞的药物有吸入途径的糖皮质激素、色甘酸钠和 Nedocromil Sodium 等抗炎剂，以及 β2 激动剂、甲基黄嘌呤和抗胆碱药物等支气管扩张剂。在给药途径方面，吸入疗法优于系统性给药治疗，其优点是气道内药物浓度高、用量少，全身无或极少不良反应。在吸入疗法中现有定量型气雾剂（MDI）、干粉剂和雾化溶液等给药方法。雾化吸入多用于急性严重哮喘患者，也可用于 5 岁以下的儿童和某些发作较重的哮喘。对于掌握定量型气雾剂有困难的患者，则可配有储雾器装置，改善支气管舒张剂的吸入，提高临床疗效，降低有可能发生的不良反应。干粉剂配用有关吸入器后，效果显著，方法简便，易于掌握。

1. 糖皮质激素

糖皮质激素是目前治疗哮喘最有效的抗炎药物，在治疗哮喘中的确切作用机制还不完全清楚，已知的主要有：抑制 T 淋巴细胞与巨噬细胞等免疫活性细胞对多种细胞因子的合成；抑制嗜酸性粒细胞的生成、存活和功能；抑制花生四烯酸的代谢，减少白三烯和前列腺素的合成；促使小血管收缩，增高其内皮的紧密度，减少血管渗漏；抑制炎症细胞趋化；活化并提高呼吸道平滑肌 B 受体的反应性；抑制组胺酸脱羧酶，减少组胺的形成；增加 PCE 受体的数量；抑制支气管腺体中酸性黏多糖的合成；减少血浆素原激活剂的释放及弹性蛋白酶和胶原酶的分泌等。糖皮质激素可以全身给药或经气道给药，在急性严重哮喘发作早期，口服糖皮质激素可防止哮喘发作的加重；在哮喘持续状态时则需用大剂量的糖皮质激素作短期全身给药。长期小剂量或短期大剂量吸入糖皮质激素对哮喘的长期治疗安全而有效，长期吸入大剂量的糖皮质激素对治疗慢性严重哮喘是有用的，可减少长期口服糖皮质激素用量，并且明显地减少全身不良反应。有研究提示，1d 吸入大于 1mg 的二丙酸培氯松（BDP）或相应的激素有可能发生全身不良反应。吸入糖皮质激素的局部不良反应为：口咽部念珠菌感染、发音困难和偶尔出现上呼吸道刺激性咳嗽，但在应用 MDI 时配用储雾器，或改用干粉剂后则可防止或减轻对上述不良反应，吸药后漱口可预防口腔念珠菌感染。现有的 MDI 和干粉剂所含的糖皮质激素有丙酸氟替卡松、二丙酸倍氯米松和丁地去炎松（布地奈德），成人的常用剂量为 400～800μg/d。

2. 色甘酸钠

色甘酸钠是一种治疗哮喘的非激素类吸入型的抗炎药物，其确切的作用机制还不完全了解，已知的作用是以剂量依赖形式抑制人类部分肥大细胞 IgE 介导的释放；对肺泡巨噬细胞、嗜酸性粒细胞、中性粒细胞和单核细胞等炎症细胞具有细胞选择性和介质选择性抑制作用；降低呼吸道末梢感受器的兴奋性或抑制迷走神经反射弧的传入支，对速发型哮喘反应（IAR）和迟发型哮喘反应（）LAR）均有预防作用。吸入色甘酸钠后可减少患者糖皮质激素的用量或撤除。为预防哮喘季节性发作，应在好发季节前做预防性治疗，每次吸入 20mg，每日 3～4 次，停药不要过早，经 4～6 周治疗后无效者可停用。

3. β2 激动剂

β2 激动剂可舒张支气管平滑肌，增强黏膜纤毛的清除活动，降低血管通透性，并可调节肥大细胞和嗜碱性粒细胞的介质释放。该类药物治疗 IAR 效果显著。短效吸入型 β2 激动剂是治疗哮喘急性发作和预防性治疗运动诱发哮喘的首选药物。新型长效 β2 激动剂（沙美特罗和福莫特罗）可抑制抗原诱导的速发和迟发反应及组胺诱导的气道道反应性的增高。长期有规律应用 β2 激动剂可导致患者 β2 受体脱敏、减量调节，会增加哮喘发作次数。因此，不应长期、规律应用 β2 激动剂。如果需长期应用，宜联合应用糖皮质激素、奈多罗米纳或溴化异丙托品等。β2 激动剂的缓释和控释口服剂可明显延长作用维持时间，并能较好地维持有效血药浓度，故常选用于夜间哮喘发作患者。

4. 黄嘌呤类药物

氨茶碱解除支气管痉挛的作用已为半个多世纪的临床实践所证实，对其作用机制的认识在不断深入。传统认为茶碱是通过抑制磷酸二酯酶（PDE），减少 cAMP 的水解而起作用。但现已证明，试管内抑制 PDE 所需茶碱浓度远远高于临床有效的血浆茶碱浓度，故难以完全按此机制解释。研究表明，茶碱能稳定和抑制肥大细胞、嗜碱性粒细胞、中性粒细胞和巨噬细胞，能阻断腺苷受体、拮抗腺苷引起的支气管痉挛，能刺激肾上腺髓质和肾上腺以外的嗜铬细胞释放儿茶酚胺，能增加健康或疲劳的膈肌对低频刺激的收缩力。而且有越来越多的证据表明，茶碱不仅有扩张支气管作用，还具有抗炎和免疫调节作用。现发现血浆茶碱浓度尚未达到扩张支气管所需要的水平时就可以出现显著的抗哮喘作用，因此，推荐治疗哮喘的血浆茶碱浓度设置在 5～10mg/L，而不是过去所提倡的 10～20mg/L，由此可明显减少其不良反应。有专家提出，临床上治疗哮喘在早期阶段就应口服茶碱，同时吸入低剂量的糖皮质激素，以此作为一个基本用药方案。目前，国内已有茶碱缓释或控释制剂，每日口服 1～2 次，可使血浆茶碱浓度稳定在 5～10mg/L。

5. 抗胆碱药物

吸入型抗胆碱药物（溴化异丙托品）主要药理作用是阻断气道平滑肌上 M 胆碱受体，抑制胆碱能神经对气道平滑肌的控制，从而导致气道平滑肌松弛，气道扩张。该药吸入治疗虽起效较慢，但作用较持久，长期给药尚未发现耐药性，如与吸入型 β2 激动剂合用，则可提高其临床效果。常用量为每次吸入 20～80μg，每日 3～4 次。

6. 抗白三烯药物

白三烯（LTS）是一种非常重要的炎症介质，在哮喘炎症病变中起重要作用。白三烯受体拮抗剂和白三烯合成抑制剂对轻、中度支气管哮喘有良好的临床疗效，其中，白三烯受体拮抗剂是目前治疗哮喘应用较为广泛的药物，其代表药物如 Zafir‑Lukast 能减轻运动性哮喘及过敏原激发的早期及迟发型哮喘反应，减轻过敏原诱发的气道高反应性，具有一定的抗炎作用。Zileuton（齐流通）是白三烯合成抑制剂，主要能抑制 5‑脂氧合酶阻止白三烯合成。临床发现，它能改善轻、中度哮喘患者的临床症状和肺功能，减少 β 受体激动剂的用量。

（二）重度和危重度哮喘发作的处理

1. 补液

根据失水及心脏情况，静脉给等渗液体，用量为 2000～3000mL/d，以纠正失水，使痰液稀释。

2. 糖皮质激素

是控制和缓解哮喘发作的重要治疗措施。常用甲泼尼龙，每次 40～120mg 静脉注射，在 6～8h 后可重复注射。

3. 沙丁胺醇（舒喘灵）雾化吸入、静脉或肌内注射

（1）雾化吸入：浓度为 0.5%（W/V，0.1mg/mL）的沙丁胺醇溶液 1mL，用适量 0.9% 氯化钠溶液稀释后雾化吸入。以后可根据病情在 2～6h 后重复用药。

（2）皮下或肌内注射沙丁胺醇：500μg/次[每次 8μg/kg（体重）]，4～6h 可重复注射。

（3）静脉注射沙丁胺醇 250μg/次[每次 4μg/kg（体重）]，注射速度宜慢（10min 左右），必要时重复用药。

4. 溴化异丙托品溶液雾化吸入

250～500μg 溴化异丙托品加入 2mL 0.9% 氯化钠溶液稀释后雾化吸入，每日 4～6 次。

5. 氨茶碱静脉滴注或静脉注射

测定或估计患者血浆茶碱浓度，若患者的血浆茶碱浓度＜5mg/L，则可给予负荷量氨茶碱（5mg/kg）用5%葡萄糖溶液20～40mL稀释后缓慢静脉注射，需15min以上注射完；如果血浆茶碱浓度已达10～15mg/L，又未用缓释或控释长效茶碱制剂者则按0.7mg/（kg·h）的维持量氨茶碱静脉滴注，并注意血浆茶碱浓度的监测，及时调整药物用量。

6. 氧疗

一般吸入氧浓度为25%～40%，并应注意湿化。如果患者低氧血症明显，又$PaCO_2$＜35mmHg，则可面罩给氧。当吸入氧浓度＞50%时，则应严格控制吸入氧浓度和高浓度氧疗的时间，使PaO_2＞50mmHg，注意预防氧中毒。

7. 纠正酸中毒

因缺氧、补液量不足等，可并发代谢性酸中毒，常用5%碳酸氢钠静脉滴注，其用量为：所需5%碳酸氢钠毫升数＝[正常BE（mmol/L）－测得BE（mmol/L）]×体重（kg）×0.4，式中正常BE一般为-3 mmol/L。

8. 注意电解质平衡

如果应用沙丁胺醇，部分患者可能出现低血钾，注意适量补足。

9. 纠正二氧化碳潴留

如果出现二氧化碳潴留，则病情危重，提示已有呼吸肌疲劳。应注意有无肺不张、气胸、纵隔气肿等并发症。必要时做气管插管和机械通气。如果并发气胸则需立即抽气和胸腔插管水封瓶引流。

第二章 循环系统疾病

第一节 先天性心脏病

先天性心脏病（congenital heart disease）简称先心病，是指出生时就存在心血管结构或功能的异常，是胎儿时期心血管系统发育障碍以及出生后应当退化的组织未能退化所造成的心血管畸形。据统计，1000个活婴中，有5～10人存在先天性心血管畸形；未经手术矫治者，大部分在婴儿期或幼儿期死亡，5%～15%可存活到成年。先心病中以室间隔缺损最为常见，占先心病的29%，第2位的为单纯性肺动脉瓣狭窄、房间隔缺损和动脉管未闭，各占先心病的8%；第3位的为法洛四联征、主动脉瓣狭窄及主脉缩窄，各占5%。房间隔缺损及动导管未闭以女性居多，肺动脉瓣狭窄、法洛四联征、主动脉缩窄及主动脉瓣变以男性居多，室间隔缺损则男女发病率相当。

一、病史采集

（一）现病史

有无心悸、气急、易患呼吸道感染、易疲劳、头昏等临床表现，一般轻型无分流和由左向右分流者，可无或仅有轻度症状，且症状出现较晚；重型者早年即可出现症状。由右向左分流者，常有下蹲动作等。应询问其母亲妊娠时有无服药，有无接触放射线，是否为高龄妊娠。注意询问患者家属，患者出生后有无发现或诊断先心病，有无手术治疗史。

（二）过去史

有无反复病毒感染史，以往是否诊疗过，如有，应详细询问以往诊疗经过、治疗方法、效果如何等。有无药物过敏史。

（三）个人史

患者的出生地，有无毒物、放射线接触史。有无服用药物史，如有，应仔细询问患者为何服药、服药名称、剂量等。

（四）家族史

家族成员中有无类似症状和病史。

二、体格检查

（1）多数本病患者均有特征性的杂音，常伴有震颤。如房、室间隔缺损，肺动脉瓣狭窄在胸骨左缘均可听到收缩期杂音；室间隔缺损及肺动脉瓣狭窄音强度高于房间隔缺损；主动脉窦瘤破裂、室间隔缺损并发主动脉瓣关闭不全、冠状动脉痿、动脉导管未闭在心前区均可听到连续性的收缩期与舒张期双期杂音。

（2）重型者常发育差，胸廓畸形。右至左分流者，有发绀和杵状指（趾）。

三、辅助检查

（一）X线胸片

可有典型表现。如房间隔缺损、室间隔缺损时可见肺血流增多，肺门血管影粗大而搏动强烈，肺动脉段明显突出，主动脉影缩小或正常，房间隔缺损另见有右心室、右心房肥大，室间隔缺损则有左、右心室肥大等；动脉导管未闭时见肺血流增多、肺门血管影搏动明显，肺动脉段凸起，主动脉影不缩小或增大，左心室增大等；法洛四联征时见肺血流减少，肺动脉段凹陷，右心室、右心房增大，心尖翘起，心影呈靴状，上纵隔影可增宽等。

（二）心电图

可有不同的异常表现。如房间隔缺损常有不全性或完全性右束支传导阻滞，右心室肥厚，右心房肥大，电轴右偏；室间隔缺损小者心电图可正常，缺损大者，有不全性右束支传导阻滞、左心室肥厚、双侧心室肥厚等变化；动脉导管未闭轻型者心电图正常，较重者示左心室肥厚、双侧心室肥厚、左心房肥大等；法洛四联征则示右心室肥厚与劳损，右心房肥大，电轴右偏等。

（三）超声心动图

包括M型、扇形扫描及彩色多普勒超声检查，可探测心脏及胸内大血管病变的部位、缺损的大小、主动脉或肺动脉狭窄的类型及程度、各心腔的大小、分流的方向、分流量及反流量等，能对各类先心病作出准确诊断，是极有价值的无创性检查。

（四）心导管检查及选择性心血管造影

通过测定各心腔的压力、血氧含量和导管的异常行径以及造影剂在心血管腔内充盈显影的情况，可以作出正确诊断。

（五）共振检查

可以对心脏进行多层次横切面及矢状面显像，对复杂先心病的诊断很有价值。

四、诊断

(一) 诊断要点

(1) 有心悸、气急、易疲劳、胸痛、头晕、晕厥、咯血、发绀等先心病的常见症状。

(2) 有上述心脏听诊心前区杂音及心音的异常特点。

(3) X线胸片及心电图等协助本病诊断；超声心动图、心导管检查可明确诊断。

(4) 分类诊断：

①房间隔缺损：收缩期杂音于胸骨左缘第2肋间最响，第二心音增强并有固定分裂。X线检查示肺血增多，心电图可有右室肥大、右束支阻滞。

②室间隔缺损：可闻及全收缩期吹风样杂音，性质粗糙响亮，部位在胸骨左缘第3～4肋间。X线检查示肺血增多、心影增大、肺动脉段突出。心电图以左室增大为主，左、右心室负荷均加重。

③动脉导管未闭：可闻及胸骨左缘第2肋间连续性机器样杂音，性质粗糙响亮。X线检查示肺血增多、主动脉结增大、左心室肥大。有明确的脉压增大及周围血管体征。

④肺动脉狭窄：可闻及胸骨左缘第2肋间收缩期喷射性杂音，性质粗糙响亮并有震颤；肺动脉瓣听诊区第二心音减弱、有分裂。X线检查示肺血减少、右心室扩大。右心导管检查可有特异的压力曲线，右心选择性造影或超声心动图检查可显示狭窄部位。

⑤法洛四联征：包括肺动脉口狭窄、室间隔缺损、主动脉骑跨、右心室肥大等四种畸形。发绀是其突出表现，在胸骨左缘第3～4肋间可闻及收缩期喷射性杂音。X线检查示肺血减少，肺动脉段凹陷，主动脉影增宽，心尖上翘。

(二) 鉴别诊断

诊断本病时，应注意与心瓣膜病鉴别。心瓣病患者一般发病年龄较本病年龄大，可有链球菌感染史、反复发作的风湿热病史，结合心脏听诊、超声心动图等可资鉴别。

五、治疗

先天性心脏病属于先天性发育畸形，心脏或大血管存在解剖学的缺损或狭窄。因此，手术纠治为其主要的治疗手段。近年来，由于影像学以及各种导管技术的飞速发展，使得非手术的介入治疗在一定范围内取代了手术治疗，主要是针对单一的缺损或狭窄型的病变，采用球囊扩张技术和缺损或异常通道的封堵技术。

(一) 经皮球囊肺动脉瓣成形术 (percutaneous balloon pulmonary valvuloplasty, PBPV)

1. 适应证

(1) 以单纯肺动脉瓣狭窄伴有狭窄后扩张者效果最佳。

（2）狭窄的程度以跨瓣压差为标准，过去以≥50mmHg为介入指征，由于技术的进展，手术安全性提高，目前已趋向于将介入指征降为≥40mmHg。

（3）肺动脉瓣狭窄，经手术治疗后出现再狭窄者亦可进行PBPV。

（4）作为复杂性先天性心脏病的手术前缓症治疗，或不能接受手术者的姑息治疗，如肺动脉瓣狭窄并发房间隔缺损等。

2. 禁忌证

（1）肺动脉瓣下狭窄即右室流出道漏斗部狭窄者。

（2）肺动脉瓣上狭窄瓣膜发育不良，无肺动脉狭窄后扩张者。

3. 并发症

主要并发症为穿刺部位血管并发症，术中心律失常，三尖瓣受损及继发性肺动脉瓣关闭不全。此类并发症多与术者的经验、操作技术水平有关。

4. 疗效及预后

PBPV治疗如适应证选择适当，近期及远期疗效与手术治疗相同，术后压力阶差明显下降者达75%，但并发症及死亡率明显低于手术治疗，并发症<6%，总死亡率<0.5%。

（二）经皮球囊主动脉瓣成形术（percutaneous balloon aortic valvuloplasty, PBAV）

1. 适应证（主要指先天性患者）

（1）先天性主动脉瓣狭窄有症状者。

（2）狭窄程度，跨主动脉压力阶差≥50mmHg为介入指标。

（3）新生儿或婴幼儿严重瓣膜狭窄，伴充血性心力衰竭者，可作为缓症治疗手段，推迟外科手术时间。

（4）外科瓣膜切开术后再狭窄。

2. 禁忌证

（1）先天性主动脉瓣狭窄伴有主动脉及瓣膜发育不良者。

（2）合并中度或重度主动脉瓣反流者。

3. 并发症

（1）术中球囊扩张阻断主动脉引起血流动力学障碍及（或）心律失常，特别在婴幼儿中死亡率较高。

（2）肌动脉损伤。

（3）主动脉瓣关闭不全或残余狭窄。

4. 疗效及预后

球囊扩张术后，即刻压力阶差可明显下降，但术后发生关闭不全者比例较高，约有45%，有14%的患者在2年内需行瓣膜置换术。

(三)未闭动脉导管封堵术

1. 适应证

极少数晚期已形成右向左分流艾森门格综合征者不宜行此治疗。

2. 并发症

并发症发生率为 3%～5%，未见死亡报道，主要并发症为：

(1) 封堵装置的脱落及异位栓塞。

(2) 机械性溶血，为封堵后残留细小通道致高速血流通过破坏大量红细胞所致。

(3) 血管并发症。

(4) 心律失常。

3. 疗效及预后

总体来说疗效确切，并发症的发生与所用封堵器械不同有关，如用海绵塞法无溶血并发症，但有海绵栓易脱落的并发症；双伞面封堵系统操作简便、不易脱落，但可有溶血并发症，少数严重者需手术取出封堵伞并结扎处理；弹簧圈封堵法简便易行，并发症少，最具有应用前景。

(四)房间隔缺损封闭术

房间隔缺损（ASD）是较常见的先天性心脏病，外科开胸手术修补安全、有效，但手术仍有一定的并发症及遗留手术瘢痕等问题。1976 年，有学者报道，应用双伞状堵塞器封闭 ASD 成功，但仍有封闭不全、操作困难等问题。此后，几经改进至 20 世纪 90 年代以后，研制出"纽扣"式补片装置，简化了操作，手术更为安全有效。

1. 适应证

(1) 有手术指征的 ASD 患者符合以下条件者可经导管行介入封闭术：①ASD 缺损最大伸展直径＜30mm。②缺损上下房间隔边缘不少于 4mm。③房间隔的整体直径应大于拟使用的补片直径。

(2) 外科修补术后残留缺损。

2. 禁忌证

(1) 已有右向左分流者。

(2) 多发性房间隔缺损。

(3) 并发其他先天性心血管畸形。

3. 并发症

(1) 残余分流，即补片未能完全覆盖缺损口。

(2) 异位栓塞，即补片部分或全部脱落进入肺循环或体循环导致严重并发症。

(3) 血管并发症及感染。

（4）机械性溶血少见。

4. 疗效及预后

经导管介入 ASD 封闭术，目前属于较成熟的技术，但其适应证仍有限。术后残余分流等问题尚有待进一步研究，但总的发展前景是乐观的。

（五）室间隔缺损封闭术

室间隔缺损（VSD）非手术封闭治疗，其封闭处理原则虽与 ASD 相似，但因在心室操作难度水平更大，国内外所做病例累积较少，尚有待继续研究，进一步完善。

1. 适应证

有手术指征的 VSD 符合以下条件：

（1）肌部或部分膜部 VSD。

（2）缺损口直径 < 10mm。

（3）缺损口中点距主脉瓣的距离大于缺损直径 2 倍以上。

2. 禁忌证

（1）相对禁忌证为不符合上述条件的单纯 VSD。

（2）绝对禁忌证为已有右向左分流者。

3. 并发症

与 ASD 介入封闭术相同。

4. 疗效及预后

封闭成功病例即刻效果与手术修补相同，但远期疗效及与外科手术对比的评价，尚有待继续累积观察时间和病例数。

（六）先天性心脏病的其他介入治疗术

对于某些先天性心脏病不能手术纠正或暂时不宜手术者，有些介入手段可作为缓症处理，争取今后手术时机或姑息治疗以减轻症状。

1. 经皮球囊动脉扩张及支架植入术

可用于：①先天性主动脉狭窄。②肺动脉瓣远端单纯肺动脉主干或分支狭窄。③法洛四联征，外科手术无法救治的肺动脉分支狭窄。

2. 人工房间隔造口术

可用于：①新生儿或婴儿严重青紫性心脏病，室间隔完整者。②先天性二尖瓣严重狭窄或闭锁。③完全性肺静脉异位引流。

3. 异常血管弹簧堵闭术

可用于：①先天性肺动静脉瘘。②先天性冠状动静脉瘘。③先天性心脏病姑息手术后的血管间异常通道。

六、注意事项

（1）临床上患者就诊时，应详细询问患者的症状特点，可有助于本病的及时、正确诊断。

（2）有症状的患者应及时进行对症治疗，以减轻症状，避免病情加重。

（3）临床须注意的是，应根据患者的具体情况，严格掌握适应证，并根据所在医院的实际条件，选用合适的治疗方案，适时行手术治疗或介入治疗。

第二节 心脏瓣膜病

心脏瓣膜病是指各种原因，包括炎症粘连和纤维化、黏液瘤样变性、缺血坏死、钙质沉着或先天发育畸形，引起的心脏瓣膜（瓣叶、腱索及乳头肌）解剖结构或功能上的异常，造成单个或多个瓣膜急性或慢性狭窄和（或）关闭不全，导致心脏血流动力学显著变化，并出现一系列的临床综合征。目前，风湿性心瓣膜病的发生率正在降低，而非风湿引起的瓣膜病有所增高，心脏瓣膜病仍是我国最常见的心脏病之一。

【二尖瓣狭窄】

一、病因和病理

绝大多数二尖瓣狭窄是风湿热的后遗症，极少数为先天性狭窄或老年性二尖瓣环或环下钙化。二尖瓣狭窄患者中2/3为女性。约40%的风湿性心脏病患者为单纯性二尖瓣狭窄。病理变化先有瓣膜交界处和基底部炎症水肿和赘生物形成，由于纤维化和（或）钙质沉着、瓣叶广泛增厚粘连、腱索融合缩短、瓣叶僵硬，导致瓣口变形和狭窄，狭窄显著时成为一个裂隙样的孔。按病变程度分为隔膜型和漏斗型。隔膜型主瓣体无病变或病变较轻，活动尚可；漏斗型瓣叶明显增厚和纤维化，腱索和乳头肌明显粘连和缩短，整个瓣膜变硬呈漏斗状，活动明显受限。常伴有不同程度的关闭不全。瓣叶钙化进一步加重狭窄，可引起血栓形成和栓塞。

二、病理生理

正常二尖瓣质地柔软，瓣口面积为 $4\sim 6cm^2$。当瓣口面积减小为 $1.5\sim 2cm^2$ 时为轻度狭窄；$1\sim 1.5cm^2$ 时为中度狭窄；$<1cm^2$ 时为重度狭窄。二尖瓣狭窄后的主要病理生理改变是舒张期血流由左心房流入左心室时受限，使得左心房压力异常增高，左心房与左心室之间的压力阶差增加，以保持正常的心输出量。左心房压力的升高可引起肺静脉和肺毛细血管压力的升高，继而扩张和淤血。此时患者休息时可无明显症状，但在体力活动时，

因血流增快，肺静脉和肺毛细血管压力进一步升高，即刻出现呼吸困难、咳嗽、发绀，甚至急性肺水肿。肺循环血容量长期超负荷，可导致肺动脉压力上升。长期肺动脉高压，使肺小动脉痉挛而硬化，并引起右心室肥厚和扩张，继而可发生右心室衰竭。此时肺动脉压力有所降低，肺循环血流量有所减少，肺淤血得以缓解。

单纯二尖瓣狭窄时，左心室舒张期末压力和容积正常。多数二尖瓣狭窄患者运动左心室射血分数升高，收缩期末容积减低。约有1/4的二尖瓣狭窄严重者出现左心室功能障碍，表现为射血分数和其他收缩功能指数降低，这可能是慢性前负荷减小的结果。大多数二尖瓣狭窄的患者静息心排血量在正常范围，运动时心排血量的增加低于正常；少数严重狭窄者静息心排血量低于正常，运动时心排血量不增加反而降低，其主要原因除了二尖瓣狭窄，还有左右心室功能均已受损。此外，由于左心房扩大，难以维持正常的心电活动，故常发生心房颤动。快速心房颤动可使肺毛细血管压力上升，易加重肺淤血或诱发肺水肿。

三、临床表现

（一）症状

通常情况下，从初次风湿性心脏炎到出现明显二尖瓣狭窄的症状可长达10年；此后10～20年逐渐丧失活动能力。

1. 呼吸困难

劳力性呼吸困难为最早期的症状，主要由于肺的顺应性降低所致。随着病程发展，日常活动即可出现呼吸困难以及端坐呼吸，当有劳累、情绪激动、呼吸道感染、性交、妊娠或快速心房颤动等诱因时，可诱发急性肺水肿。

2. 咳嗽

多在夜间睡眠时及劳动后，多为干咳。并发支气管炎或肺部感染时，咳黏液样分泌或脓痰。左心房明显扩大压迫支气管亦可引起咳嗽。

3. 咯血

①痰中带血或血痰，与支气管炎、肺部感染和肺充血或毛细血管破裂有关；常伴夜间阵发性呼吸困难；二尖瓣狭窄晚期出现肺梗死时，亦可咯血痰。②大量咯血是由于左心房压力突然增高，以致支气管静脉破裂出血造成。多见于二尖瓣狭窄早期，仅有轻度或中度肺动脉压增高的患者。③粉红色泡沫痰，由毛细血管破裂所致，为急性肺水肿的特征。

4. 胸痛

约有15%的二尖瓣狭窄患者有胸痛表现，可能是由于肥大的右心室壁张力增高，同时心输出量降低致右心室缺血引起。经二尖瓣分离术或扩张术后可缓解。

5. 血栓栓塞

其中20%的二尖瓣狭窄患者在病程中发生血栓栓塞，80%有心房颤动。栓塞可发生在脑血管、冠状动脉和肾动脉，部分患者可反复发生，或为多发性栓塞。

6. 其他症状

左心房扩大和左肺动脉扩张可压迫左喉返神经，引起声音嘶哑；左心房显著扩大可压迫食管，引起吞咽困难；右心室衰竭时可出现食欲减退、腹胀、恶心等症状。

（二）体征

1. 心脏听诊

心尖区舒张中晚期低调的隆隆样杂音，呈递增型，有局限性，左侧卧位时明显，可伴有舒张期震颤。心尖区第一心音亢进，呈拍击样；可在80%～85%的患者胸骨左缘第3～4肋间或心尖区内侧闻及二尖瓣开瓣音（OS），此音紧跟第二心音后，高调，短促而响亮，呼气时明显，是隔膜型瓣膜口的主瓣（二尖瓣前叶）在开放时发生震颤所致。拍击样第一心音和二尖瓣开瓣音的存在，高度提示二尖瓣狭窄以及瓣膜仍有一定的柔顺性和活动力，有助于隔膜型二尖瓣狭窄的诊断，对决定手术治疗的方法有一定意义。由于肺动脉高压，可出现肺动脉瓣第二心音亢进和分裂。严重肺动脉高压时，可在胸骨左缘第2～4肋间闻及一高调，递减型的舒张早中期杂音，呈吹风样。沿胸骨左缘向三尖瓣区传导，吸气时增强。此乃由于肺动脉及其瓣环的扩张，造成相对性肺动脉瓣关闭不全的杂音。有时还可听到肺动脉瓣收缩早期喀嚓音，此音呼气时明显，吸气时减轻。严重的二尖瓣狭窄患者，由于肺动脉高压，右心室扩大，引起三尖瓣瓣环的扩大，导致相对性三尖瓣关闭不全。右心室收缩时部分血流通过三尖瓣口反流到右心房，因而出现三尖瓣区全收缩期吹风样杂音，右心室显著增大时，杂音可在心尖区听到，吸气时明显。

2. 其他体征

二尖瓣面容见于严重二尖瓣狭窄的患者，由于心输出量减低，患者两颧呈紫红色，口唇轻度发绀。四肢末梢亦见发绀。儿童期发生二尖瓣狭窄者，心前区可见隆起，左乳头移向左上方，并有胸骨左缘处收缩期抬举样搏动，中度以上狭窄患者心脏浊音界在胸骨左缘第3肋间向左扩大，表示肺动脉和右心室增大。颈静脉搏动明显，表明存在严重肺动脉高压。

四、实验室检查

（一）X线检查

最早的改变是左心缘变直，肺动脉主干突出，肺静脉增宽，右前斜位钡剂透视可见扩张的左心房压迫食管。病变严重时，左心房和右心室明显增大，后前位片示心影右缘呈双重阴影，肺门阴影加深，主动脉弓较小。左心室一般不大。当左心房压力达20mmHg时，中下肺可见Kerley B线。长期肺淤血后含铁血黄素沉积，双下肺叶可出现散在的点状阴影。老年患者常有二尖瓣钙化，青壮年亦不少见。

（二）心电图检查

轻度二尖瓣狭窄者心电图可正常。特征性的改变为 P 波增宽且呈双峰形，提示左心房增大。合并肺动脉高压时，显示右心室增大，电轴右偏。病程晚期常合并心房颤动。

（三）超声心动图检查

这是最敏感和特异的无创性诊断方法，对确定瓣口面积和跨瓣压力阶差、判断病变的程度、决定手术方法以及评价手术的疗效均有很大价值。二维超声心动图上可见二尖瓣前后叶反射增强、变厚，活动幅度减小，舒张期前叶体部向前膨出呈气球状，瓣尖处前后叶距离明显缩短，开口面积减小。M 型超声可见舒张期充盈速率下降，正常的双峰消失，E 峰后曲线下降缓慢，二尖瓣前叶、后叶于舒张期呈从属于前叶的同向运动，即所谓城垛样改变。左心房扩大，右心室肥大及右心室流出道变宽。多普勒超声显示缓慢而渐减的血流通过二尖瓣。

（四）放射性核素检查

左心房扩大，显像剂浓聚和通过时间延长，左心室不大。肺动脉高压时，可见肺动脉主干和右心室扩大。

（五）右心导管检查

右心室、肺动脉及肺毛细血管压力增高，肺循环阻力增大，心输出量减低。穿刺心房间隔后可直接测定左心房和左心室的压力，二尖瓣狭窄早期舒张期跨瓣压力阶差正常，随着病情加重。压力阶差增大，左心房收缩时压力曲线呈高大的 a 波。

五、诊断和鉴别诊断

发现心尖区隆隆样舒张期杂音并有左心房扩大，即可诊断二尖瓣狭窄，超声心动图检查可明确诊断。临床上二尖瓣狭窄应与下列情况的心尖区舒张期杂音鉴别：

1. 急性风湿性心脏炎

心尖区高调柔和的舒张早期杂音，每日变化较大，风湿活动控制后，杂音可消失。这是因为心室扩大，二尖瓣相对狭窄所致，即 Carey-Coombs 杂音。

2. 功能性二尖瓣狭窄

见于各种原因所致的左心室扩大，二尖瓣口流量增大，或二尖瓣在心室舒张期受主动脉反流血液的冲击等情况，如大量左至右分流的动脉导管未闭和心室间隔缺损、主动脉瓣关闭不全等，此杂音历时较短，无开瓣音，性质较柔和，吸入亚硝酸异戊酯杂音减低，应用升压药后杂音加强。

3. 左房黏液瘤

为心脏原发性肿瘤中最常见者。临床症状和体征与二尖瓣狭窄相似，但呈间歇性，随体位而变更，一般无开瓣音而可及肿瘤扑落音，心房颤动少见而易有反复的周围动脉栓塞现象。超声心动图表现为二尖瓣后面收缩期和舒张期均可见一团云雾状回声波。心导管检查显示左心房压力明显升高，造影示左心房内充盈缺损。

4.三尖瓣狭窄

胸骨左缘下端闻及低调的隆隆样舒张期杂音，吸气时回心血量增加可使杂音增强，呼气时减弱。窦性节律时颈静脉 a 波增大。二尖瓣狭窄舒张期杂音位于心尖区，吸气时无变化或减弱。超声心动图可明确诊断。

5.原发性肺动脉高压

多发生于女性患者，无心尖区舒张期杂音和开瓣音，左心房不扩大，肺动脉楔嵌压和左心房压力正常。

六、并发症

（一）心律失常

以房性心律失常最多见，先出现房性期前收缩，以后房性心动过速、心房扑动、阵发性心房颤动，直至持久性心房颤动。左心房压力增高导致的左心房扩大和风湿炎症引起的左心房壁纤维化是心房颤动持续存在的病理基础。心房颤动降低心输出量，可诱发或加重心力衰竭。出现心房颤动后，心尖区舒张期隆隆样杂音的收缩期前增强可消失，快速心房颤动时心尖区舒张期隆隆样杂音可减轻或消失，心率减慢时又明显或出现。

（二）充血性心力衰竭和急性肺水肿

50%～75%的患者发生充血性心力衰竭，为二尖瓣狭窄患者的主要死亡原因。呼吸道感染是心力衰竭的常见诱因，在女性患者中妊娠和分娩亦常诱发心力衰竭。急性肺水肿是重度二尖瓣狭窄的急重并发症，多发生于剧烈体力活动、情绪激动、感染、突发心动过速或快速心房颤动时，在妊娠和分娩时更易诱发。上述情况下心室率明显加快，左心室舒张充盈时间缩短；肺循环血量增加；左心房压力明显升高，导致肺毛细血管压力增高，血浆渗出至组织间隙或肺泡内，从而引起急性肺水肿。

（三）栓塞

以脑栓塞最常见，亦可发生于四肢、肠、肾脏和脾脏等，栓子多来自扩大的左心耳伴房颤者。右心房来源的栓子可造成肺栓塞或肺梗死。

（四）肺部感染

本病患者常有肺静脉压力增高及肺淤血，易合并肺部感染。出现肺部感染后往往加重或诱发心力衰竭。

（五）亚急性感染性心内膜炎较少见。

七、治疗

适当避免过度的体力劳动及剧烈运动，保护心功能；对风湿性心脏病（简称风心病）应积极预防链球菌感染与风湿活动以及感染性心内膜炎。

出现心功能不全的临床症状者，宜口服利尿剂并限制钠盐摄入。右心衰竭明显或出现快速心房颤动时，用洋地黄类制剂可缓解症状，控制心室率。出现持续性心房颤动1年以内者，应考虑药物或电击复律治疗。对长期心力衰竭伴心房颤动者可采用抗凝治疗，以预防血栓形成和动脉栓塞的发生。

治疗的关键是解除二尖瓣狭窄，降低跨瓣压力阶差。常采用的手术方法有：①经皮穿刺二尖瓣球囊分离术：这是一种介入性心导管治疗技术，适应证为单纯二尖瓣狭窄。此方法能使二尖瓣口面积扩大至 2cm² 以上，明显降低二尖瓣跨瓣压力阶差和左心房压力，提高心脏指数，有效地改善临床症状。经皮穿刺二尖瓣球囊分离术不会损害瓣下结构，操作熟练者，亦可避免并发症的发生；并且不必开胸，较为安全，患者损伤小，康复快，近期疗效已肯定。②二尖瓣分离术：有闭式和直视式两种。闭式多采用经左心室进入使用扩张器方法，对隔膜型疗效最好。手术适应证为患者年龄不超过55岁，心功能在2～3级，近半年内无风湿活动或感染性心内膜炎，术前检查心房内无血栓，不伴有或仅有轻度二尖瓣关闭不全或主动脉瓣病变且左心室不大。合并妊娠而需手术者宜在孕期6个月以内进行。对中度或重度二尖瓣关闭不全、疑有心房内血栓形成、瓣膜重度钙化或腱索明显融合缩短的患者，应行直视式分离术。③人工瓣膜替换术：指征为心功能在3～4级，伴有明显二尖瓣关闭不全和（或）主动脉瓣病变且左心室增大；瓣膜严重钙化以致不能分离修补；钙化粥样瘤引起狭窄者。常用机械瓣或生物瓣。机械瓣经久耐用，不致钙化或感染，但须终身抗凝治疗；伴有溃疡病或出血性疾病者忌用。生物瓣无须抗凝治疗，但可因感染性心内膜炎或数年后钙化、机械性损伤而失效。

【二尖瓣关闭不全】

一、病因和病理

二尖瓣包括四个成分：瓣叶、瓣环、腱索和乳头肌，其中任何一个部分发生结构异常或功能失调，均可导致二尖瓣关闭不全。

慢性发病者中，由于风湿热造成的瓣叶损害所引起者最多见，占全部二尖瓣关闭不全患者的1/3，且多见于男性。病理变化主要是炎症和纤维化使瓣叶变硬、缩短、变形、粘连融合，腱索融合、缩短。约有50%的患者合并二尖瓣狭窄。二尖瓣关闭不全还可见于：

①冠心病：心肌梗死后以及慢性心肌缺血累及乳头肌及其邻近室壁心肌，引起乳头肌纤维化伴功能障碍。②先天性畸形：二尖瓣裂缺，最常见于心内膜垫缺损或纠正型心脏转位；心内膜弹力纤维增生症；降落伞型二尖瓣畸形。③三尖瓣环钙化：为特发性退行性病变，多见于老年女性患者。此外，高血压病、糖尿病、马方综合征、慢性肾功能衰竭和继发性甲状腺功能亢进的患者，亦易发生二尖瓣环钙化。④左心室扩大：任何病因引起的明显左心室扩大，均可使二尖瓣环扩张和乳头肌侧移，影响瓣叶的闭合，从而导致二尖瓣关闭不全。⑤二尖瓣脱垂综合征。⑥其他少见病因：结缔组织病如系统性红斑狼疮、类风湿关节炎和马方综合征、肥厚性梗阻型心肌病、强直硬化性脊椎炎。

急性二尖瓣关闭不全多因腱索断裂，瓣膜毁损或破裂，乳头肌坏死或断裂以及人工瓣膜替换术后开裂而引起，可见于感染性心内膜炎、急性心肌梗死、穿通性或闭合性胸外伤及自发性腱索断裂。

二、病理生理

二尖瓣关闭不全的主要病理生理改变是二尖瓣反流使得左心房负荷和左心室舒张期负荷加重。左心室收缩时，血流由左心室流入主动脉和阻力较小的左心房，流入左心房的反流量可达左心室输出量的50%以上。左心房除接受肺静脉回流的血液外，还接受左心室反流的血液，因此，左心房负荷增加，导致左心房压力增高，内径扩大。左心房压力的升高可引起肺静脉和肺毛细血管压力的升高，继而扩张和淤血。同时，左心室舒张期容量负荷增加，左心室扩大。慢性患者早期通过代偿，每搏量和射血分数增加，左心室舒张期末容量和压力可不增加，此时可无临床症状；失代偿时，每搏量和射血分数下降，左心室舒张期末容量和压力明显增加，临床上出现肺淤血和体循环灌注低下等左心衰竭的表现。晚期可出现肺动脉高压和全心衰竭。

急性二尖瓣关闭不全时，左心房内突然增加大量反流的血液，可使左心房和肺静脉压力急剧上升，引起急性肺水肿。

三、临床表现

（一）症状

通常情况下，从初次风湿性心脏炎到出现明显二尖瓣关闭不全的症状可长达20年；一旦发生心力衰竭，则进展迅速。轻度二尖瓣关闭不全者可无明显症状或仅有轻度不适感。严重二尖瓣关闭不全的常见症状有：劳力性呼吸困难、疲乏、端坐呼吸、活动耐力显著下降等。咯血和栓塞较少见。晚期右心衰竭时可出现肝脏淤血肿大，有触痛，踝部水肿，胸水或腹水。急性者可很快发生急性左心衰竭或肺水肿。

(二)体征

1. 心脏听诊

心尖区全收缩期吹风样杂音，响度在 3/6 级以上，局限性，吸气时减弱，反流量小时音调高，瓣膜增厚者杂音粗糙。前叶损害为主者，杂音向左腋下或左肩胛下传导；后叶损害为主者，杂音向心底部传导。可伴有收缩期震颤。心尖区第一心音减弱，或被杂音掩盖。由于左心室射血期缩短，主动脉瓣关闭提前，导致第二心音分裂。严重二尖瓣关闭不全者可出现低调的第三心音。闻及二尖瓣开瓣音提示合并二尖瓣狭窄，但不能除外二尖瓣关闭不全。严重的二尖瓣关闭不全患者，由于舒张期大量血液通过二尖瓣口，导致相对性二尖瓣狭窄，故心尖区可闻及低调、短促的舒张中期杂音。肺动脉高压时，可闻及亢进的肺动脉瓣区第二心音。

2. 其他体征

动脉血压正常而脉搏较细小。心界向左下扩大，心尖区此刻触及局限性收缩期抬举样搏动，说明左心室肥厚和扩大。肺动脉高压和右心衰竭时，可及颈静脉怒张，肝脏肿大，下肢浮肿。

四、实验室检查

(一)X 线检查

轻度二尖瓣关闭不全者，可无明显异常发现。严重者左心房和左心室明显增大，明显增大的左心房可推移和压迫食管。肺动脉高压或右心衰竭时，右心室增大。可见肺静脉充血、肺间质水肿和 Kerley B 线。常有二尖瓣叶和瓣环的钙化。左心室造影可对二尖瓣反流进行定量。

(二)心电图检查

轻度二尖瓣关闭不全者心电图可正常。严重者可有左心室肥大和劳损；肺动脉高压时可出现左、右心室肥大的表现。慢性二尖瓣关闭不全伴左心房增大者多有心房颤动。窦性心律者 P 波增宽且呈双峰形，提示左心房增大。

(三)超声心动图检查

超声心动图检查是检测和定量二尖瓣反流的最准确的无创性诊断方法。二维超声心动图上可见二尖瓣前后叶反射增强、变厚，瓣口在收缩期关闭对合不佳；腱索断裂时，二尖瓣可呈连枷样改变，在左心室长轴面上可见瓣叶在收缩期呈鹅颈样钩向左心房，舒张期呈挥鞭样漂向左心室。M 型超声可见舒张期二尖瓣前叶 EF 斜率增大，瓣叶活动幅度增大；左心房扩大，收缩期过度扩张；左心室扩大及室间隔活动过度。多普勒超声显示左心房收缩期反流。左心声学造影见造影剂在收缩期由左心室返回左心房。

（四）放射性核素检查

左心房和左心室扩大，左心室舒张末期容积增加。肺动脉高压时，可见肺动脉主干和右心室扩大。

（五）右心导管

检查右心室、肺动脉及肺毛细血管压力增高，肺循环阻力增大。左心导管检查左心房压力增高，压力曲线V波显著，而心输出量减低。

五、诊断和鉴别诊断

临床诊断主要是根据心尖区典型的吹风样收缩期杂音并有左心房和左心室扩大，超声心动图检查可明确诊断。二尖瓣关闭不全的杂音应与下列情况的心尖区收缩期杂音鉴别：

（一）相对性二尖瓣关闭不全

可发生于高血压性心脏病、各种原因引起的主动脉瓣关闭不全或心肌炎、扩张性心肌病、贫血性心脏病等。由于左心室或二尖瓣环明显扩大，造成二尖瓣相对关闭不全而出现心尖区收缩期杂音。

（二）功能性心尖区收缩期杂音

半数左右的正常儿童和青少年可闻及心前区收缩期杂音，响度在1/6～2/6级，短促，性质柔和，不掩盖第一心音，无心房和心室的扩大。亦可见于发热、贫血、甲状腺功能亢进等高动力循环状态，原因消除后杂音即消失。

（三）室间隔缺损

可在胸骨左缘第3～4肋间闻及粗糙的全收缩期杂音，常伴有收缩期震颤，杂音向心尖区传导，心尖搏动呈抬举样。心电图及X线检查表现为左右心室增大。超声心动图显示心室间隔连续中断，声学造影可证实心室水平左向右分流存在。

（四）三尖瓣关闭不全

胸骨左缘下端闻及局限性吹风样的全收缩期杂音，吸气时回心血量增加可使杂音增强，呼气时减弱。肺动脉高压时，肺动脉瓣区第二心音亢进，颈静脉V波增大。可及肝脏搏动，肿大。心电图和X线检查可见右心室肥大。超声心动图可明确诊断。

（五）主动脉瓣狭窄

心底部主动脉瓣区或心尖区可闻及响亮粗糙的收缩期杂音，向颈部传导，伴有收缩期震颤。可闻及收缩期喀嚓音，心尖搏动呈抬举样。心电图和X线检查可见左心室肥厚和扩大。超声心动图可明确诊断。

六、并发症

慢性二尖瓣关闭不全患者与二尖瓣狭窄相似，但出现较晚。感染性心内膜炎较多见，栓塞少见。急性患者和慢性患者发生腱索断裂时，短期内发生急性左心衰竭甚至急性肺水肿，预后较差。

七、治疗

（一）内科治疗

适当避免过度的体力劳动及剧烈运动，限制钠盐摄入，保护心功能；对风心病应积极预防链球菌感染与风湿活动以及感染性心内膜炎；适当使用利尿剂；血管扩张剂，特别是减轻后负荷的血管扩张剂，通过降低左心室射血阻力，可减少反流量，增加心输出量，从而产生有益的血流动力学作用。慢性患者可用血管紧张素转换酶抑制剂。急性患者可用硝普钠或硝酸甘油，或酚妥拉明静脉滴注。洋地黄类药物宜用于出现心力衰竭的患者，对伴有快速心房颤动者更有效。晚期的心力衰竭患者可用抗凝药物防止血栓栓塞。

（二）手术治疗

长期随访研究表明，手术治疗后二尖瓣关闭不全患者心功能的改善明显优于药物治疗；即使在合并心力衰竭或心房颤动的患者中，手术治疗的疗效亦明显优于药物治疗。瓣膜修复术比人工瓣膜置换术的病死率低，长期存活率较高，血栓栓塞发生率较低。

1. 术前准备

手术治疗前，应行左、右心导管检查和左心室造影。这些检查对确诊二尖瓣反流，明确原发性心肌病变或功能性二尖瓣关闭不全均有很大的帮助；血流动力学检查有助于估价受累瓣叶的病变严重程度；冠状动脉造影可确定患者是否需要同时行冠脉旁路移植术，因为合并冠心病者，手术的病死率高，并发症多。

2. 手术指征

①急性二尖瓣关闭不全。②心功能3～4级，经内科积极治疗后。③无明显临床症状或心功能在2级或2级以下，辅助检查表明心脏进行性增大，左心室射血分数下降。超声心动图检查左心室收缩期末内径达50mm或舒张期末内径达70mm，射血分数≤50%时即应尽早手术治疗。

3. 手术种类

①瓣膜修复术：能最大限度地保存天然瓣膜，适用于二尖瓣松弛所致的脱垂；腱索过长或断裂；风湿性二尖瓣病变局限，前叶柔软、无皱缩且腱索虽有纤维化或钙化但无挛缩；感染性心内膜炎二尖瓣赘生物或穿孔病变局限，前叶无或仅轻微损害者。②人工瓣膜置换术：置换的瓣膜有机械瓣和生物瓣。

机械瓣包括球瓣、浮动碟瓣和倾斜碟瓣，其优点为耐磨损性强，但血栓栓塞的发生率高，需终身抗凝，术后10年因抗凝不足致血栓栓塞或抗凝过度发生出血所致的病死率可高达50%。此外，机械瓣的偏心性血流，对血流阻力较大，跨瓣压差较高。生物瓣包括猪主动脉瓣、牛心包瓣和同种硬脑膜瓣，其优点为发生血栓栓塞率低，不需终身抗凝和具有与天然瓣相仿的中心血流，但不如机械瓣牢固，5年后可发生退行性钙化性变而破损，10年后约50%需再次换瓣。

年轻患者和有房颤或血栓栓塞高危需抗凝治疗者，宜选用机械瓣；若瓣环小，则宜选用血流动力学效果较好的人工瓣；如有出血倾向或抗凝禁忌者，以及年轻女性，换瓣术后拟妊娠生育，宜用生物瓣。

【主动脉瓣狭窄】

一、病因和病理

主动脉瓣狭窄可由风湿热的后遗症、先天性狭窄或老年性主动脉瓣钙化所导致。主动脉瓣狭窄患者中80%为男性。单纯风湿性主动脉瓣狭窄罕见，常与主动脉瓣关闭不全及二尖瓣病变合并存在。病理变化为瓣膜交界处粘连和纤维化，甚至成为二叶型。瓣膜的变形加重了瓣膜的损害，导致钙质沉着和进一步狭窄。

先天性主动脉瓣狭窄可为单叶式、二叶式或三叶式。单叶式为出生时即已存在狭窄，之后瓣口纤维化和钙化进行性加重，引起严重的左心室流出道梗阻，患儿多在1年内死亡。50%的先天性主动脉瓣狭窄为二叶式，30%为三叶式。此二种瓣叶畸形在儿童期瓣口可无明显狭窄，但异常的瓣叶结构由于涡流冲击发生退行性变，引起瓣叶增厚、钙化、僵硬，最终导致瓣口狭窄，还可合并关闭不全。主动脉根部受涡流冲击可出现狭窄后扩张。

老年性主动脉瓣钙化是一种退行性的改变，占老年患者的18%。瓣膜发生退行性变、纤维化和钙化，瓣叶融合。瓣口狭窄较轻，部分患者可伴有关闭不全。

二、病理生理

正常主动脉瓣口面积超过$3cm^2$。当瓣口面积减小为$1.5cm^2$时为轻度狭窄；$1cm^2$时为中度狭窄；$<1cm^2$时为重度狭窄。主动脉瓣狭窄后的主要病理生理改变是收缩期左心室阻力增加，使得左心室收缩力增强以提高跨瓣压力阶差，维持静息时正常的心输出量。如此逐渐引起左心室肥厚，导致左心室舒张期顺应性下降，舒张期末压力升高。虽然静息心输出量尚正常，但运动时心输出量增加不足。此后瓣口严重狭窄时，跨瓣压力阶差降低，左心房压、肺动脉压、肺毛细血管楔嵌压及右心室压均可上升，心输出量减少。由于心输出量减少可引起心肌供氧不足、低血压和心律失常，脑供血不足可引起头昏、晕厥等脑缺

氧的表现。左心室肥大，收缩力加强，明显增加心肌氧耗，进一步加重心肌缺血。

三、临床表现

（一）症状

由于左心室代偿能力较强，即使存在较明显的主动脉瓣狭窄，相当长的时间内患者可无明显症状，直至瓣口面积小于 $1cm^2$ 才出现临床症状。

1. 劳力性呼吸困难

此乃因左心室顺应性降低和左心室扩大，左心室舒张期末压力和左心房压力上升，引起肺毛细血管楔嵌压增高和肺动脉高压所致。随着病程发展，日常活动即可引起呼吸困难以及出现端坐呼吸，当有劳累、情绪激动、呼吸道感染等诱因时，可发生急性肺水肿。

2. 心绞痛

1/3 的患者可有劳力性心绞痛。其机制可能为：肥厚心肌收缩时，左心室内压和收缩期末室壁张力增加，射血时间延长，导致心肌氧耗量增加；心肌收缩使增加的室内压力挤压室壁内的冠状动脉小分支，使冠脉流量下降；左心室舒张期顺应性下降，舒张期末压力升高，增加冠脉灌注阻力，导致冠脉灌注减少，心内膜下心肌缺血尤著；瓣口严重狭窄，心输出量下降，平均动脉压降低，可使冠脉血流量减少。

3. 劳力性晕厥

轻者为黑矇，可为首发症状。多在体力活动中或其后立即发作。机制可能为：运动时外周血管阻力下降而心输出量不能相应增加；运动停止后回心血量减少，左心室充盈量及心输出量下降；运动时心肌缺血加重，导致心肌收缩力突然减弱，引起心输出量下降；运动时可出现各种心律失常，导致心输出量突然减少。以上心输出量的突然降低，造成脑供血明显不足，即可发生晕厥。

4. 胃肠道出血

见于严重主动脉瓣狭窄者，原因不明，部分可能是由于血管发育不良、血管畸形所致，较常见于老年主动脉瓣钙化。

5. 血栓栓塞

多见于老年钙化性主动脉瓣狭窄患者。栓塞可发生在脑血管、视网膜动脉、冠状动脉和肾动脉。

6. 其他症状

主动脉瓣狭窄晚期可出现心输出量降低的各种表现：明显的疲乏、虚弱、周围性发绀。亦可出现左心衰竭的表现：端坐呼吸、阵发性夜间呼吸困难和肺水肿、严重肺动脉高压后右心衰竭、体静脉高压、肝脏肿大等。

（二）体征

1. 心脏听诊

胸骨右缘第2肋间可听到低沉、粗糙、响亮的喷射性收缩期杂音，呈递增递减型。第一心音后出现，收缩中期达到最响，以后渐减弱，主动脉瓣关闭（第二心音）前终止；常伴有收缩期震颤。吸入亚硝酸异戊酯后杂音可增强。杂音向颈动脉及锁骨下动脉传导，有时向胸骨下端或心尖区传导。通常杂音越长、越响，收缩高峰出现越迟，主动脉瓣狭窄越严重。但合并心力衰竭时，通过瓣口的血流速度减慢，杂音变轻而短促。可闻及收缩早期喷射音（主动脉瓣开瓣音），尤其在先天性非钙化性主动脉瓣狭窄多见，瓣膜钙化僵硬后此音消失。瓣膜活动受限或钙化明显时，主动脉瓣第二心音减弱或消失，亦可出现第二心音逆分裂。常可在心尖区闻及第四心音，提示左心室肥厚和舒张期末压力升高。左心室扩大和衰竭时可及第三心音（舒张期奔马律）。

2. 其他体征

脉搏平而弱，严重狭窄时由于心输出量减低，收缩压降低，脉压减小。老年患者常伴主动脉粥样硬化，故收缩压降低不明显。心脏浊音界可正常，心力衰竭时向左扩大。心尖区可触及收缩期抬举样搏动，左侧卧位时可呈双重搏动，第一次为心房收缩以增加左室充盈，第二次为心室收缩，持续而有力。心底部、锁骨上凹和颈动脉可及收缩期震颤。

四、实验室检查

（一）X线检查

左心缘圆隆，心影不大。常见主动脉狭窄后扩张和主动脉钙化。在成年人主动脉瓣无钙化时，一般无严重主动脉瓣狭窄。心力衰竭时左心室明显扩大，还可见左心房增大、肺动脉主干突出、肺静脉增宽以及肺淤血的征象。

（二）心电图检查

轻度主动脉瓣狭窄者心电图可正常。严重者心电图示左心室肥厚与劳损。ST段压低和T波倒置的加重提示心室肥厚在进展。左心房增大的表现较为多见。主动脉瓣钙化严重时，可见左前分支阻滞和其他各种程度的房室或束支传导阻滞。

（三）超声心动图

检查M型超声可见主动脉瓣变厚，活动幅度减小，开放幅度小，瓣叶反射光点增强提示瓣膜钙化。主动脉根部扩张，左心室后壁和室间隔对称性肥厚。二维超声心动图上可见主动脉瓣收缩期呈向心性穹形运动，并能明确先天性瓣膜畸形。多普勒超声显示缓慢而渐减的血流通过主动脉瓣，并可计算最大跨瓣压力阶差。

（四）左心导管检查

可直接测定左心房、左心室和主动脉的压力，主动脉瓣狭窄随着病情加重，压力阶差增大，左心房收缩时压力曲线呈高大的 a 波。在下列情况时应考虑施行：年轻的先天性主动脉瓣狭窄患者，虽无症状但需了解左心室流出道梗阻程度；疑有左心室流出道梗阻而非瓣膜原因者，欲区别主动脉瓣狭窄是否合并存在冠状动脉病变者，应同时行冠脉造影；多瓣膜病变手术治疗前。

五、诊断和鉴别诊断

发现心底部喷射样收缩期杂音，即可诊断主动脉瓣狭窄，超声心动图检查可明确诊断。临床上主动脉瓣狭窄应与下列情况的主动脉瓣区收缩期杂音鉴别：

1. 肥厚性梗阻型心肌病

亦称为特发性肥厚性主动脉瓣下狭窄（IHSS），胸骨左缘第 4 肋间可闻及收缩期杂音，收缩期喀喇音罕见，主动脉区第二心音正常。超声心动图显示左心室壁不对称性肥厚，室间隔明显增厚，与左心室后壁之比 ≥1.3，收缩期室间隔前移，左心室流出道变窄。

2. 主动脉扩张

见于各种原因如高血压、梅毒所致的主动脉扩张。可在胸骨右缘第 2 肋间闻及短促的收缩期杂音，主动脉瓣区第二心音正常或亢进，无第二心音分裂。超声心动图可明确诊断。

3. 肺动脉瓣狭窄

可于胸骨左缘第 2 肋间闻及粗糙响亮的收缩期杂音，常伴收缩期喀嚓音，肺动脉瓣区第二心音减弱并分裂，主动脉瓣区第二心音正常，右心室肥厚增大，肺动脉主干呈狭窄后扩张。

4. 三尖瓣关闭不全

胸骨左缘下端闻及高调的全收缩期杂音，吸气时回心血量增加可使杂音增强，呼气时减弱。颈静脉搏动，肝脏肿大。右心房和右心室明显扩大。超声心动图可证实。

5. 二尖瓣关闭不全

心尖区全收缩期吹风样杂音，向左腋下传导；吸入亚硝酸异戊酯后杂音减弱。第一心音减弱，主动脉瓣第二心音正常，主动脉瓣无钙化。

六、并发症

（一）充血性心力衰竭

50%～70% 的患者死于充血性心力衰竭。

（二）栓塞

多见于钙化性主动脉瓣狭窄。以脑栓塞最常见，亦可发生于视网膜、四肢、肠、肾和脾等部位。

（三）亚急性感染性心内膜炎

可见于二叶式主动脉瓣狭窄。

七、治疗

（一）内科治疗

避免过度的体力劳动及剧烈运动，预防感染性心内膜炎，定期随访和复查超声心动图，图洋地黄类药物可用于心力衰竭患者，使用利尿剂时应注意防止容量不足；硝酸酯类可缓解心绞痛症状。

（二）手术治疗

治疗的关键是解除主动脉瓣狭窄，降低跨瓣压力阶差。常采用的手术方法有：①经皮穿刺主动脉瓣球囊分离术：能即刻减小跨瓣压差，增加心输出量和改善症状。适应证为：儿童和青年的先天性主动脉瓣狭窄；不能耐受手术者；重度狭窄危及生命；明显狭窄伴严重左心功能不全的手术前过渡。②直视下主动脉瓣交界分离术：可有效改善血流动力学，手术病死率低于2%。但10～20年后可继发瓣膜钙化和再狭窄，需再次手术。适应证：儿童和青少年先天性主动脉瓣狭窄且无钙化的患者，已出现症状；虽无症状但左心室流出道狭窄明显；心输出量正常但最大收缩压力阶差超过50mmHg；瓣口面积小于1cm^2。③人工瓣膜替换术：指征为重度主动脉瓣狭窄；钙化性主动脉瓣狭窄；主动脉瓣狭窄合并关闭不全。在出现临床症状前施行手术远期疗效较好，手术病死率较低。即使出现临床症状如心绞痛、晕厥或左心室功能失代偿，亦应尽早施行人工瓣膜替换术。虽然手术危险相对较高（约10%），但症状改善和远期效果均比非手术治疗好。明显主动脉瓣狭窄合并冠状动脉病变时，宜同时施行主动脉瓣人工瓣膜替换术和冠状动脉旁路移植术。

【主动脉瓣关闭不全】

一、病因和病理

主动脉瓣关闭不全可因主动脉瓣和瓣环以及升主动脉的病变造成。男性患者多见，约占75%；女性患者多同时伴有二尖瓣病变。慢性发病者中，由于风湿热造成的瓣叶损害所引起者最多见，占全部主动脉瓣关闭不全患者的2/3。病理变化主要是炎症和纤维化使瓣叶变硬、缩短、变形，导致瓣叶在收缩期开放和舒张期关闭的异常。多数患者合并主动脉瓣狭窄。主动脉瓣关闭不全还可见于先天性畸形：二叶式主动脉瓣、主动脉瓣穿孔、室间隔缺损伴主动脉瓣脱垂等；结缔组织疾病如系统性红斑狼疮、类风湿关节炎等。升主动脉病变可造成主动脉根部的扩张，导致主动脉瓣环的扩大，舒张期正常的主动脉瓣闭合不全，引起主动脉瓣反流。常见病因有：马方综合征、升主动脉粥样硬化、主动脉窦动脉瘤、梅毒性主动脉炎、升主动脉囊性中层坏死、严重高血压以及特发性主动脉扩张。

急性主动脉瓣关闭不全多见于感染性心内膜炎，因感染毁损了瓣膜，造成瓣叶穿孔，或由于赘生物使瓣叶不能完全合拢，或炎症愈合后形成瘢痕和挛缩，或瓣叶变性和脱垂，均可导致主动脉瓣反流。外伤引起主动脉瓣关闭不全较少见，可发生于主动脉瓣狭窄分离术或瓣膜置换术后，亦可由外伤造成非穿通性升主动脉撕裂所致。逆向性主动脉夹层累及主动脉瓣环亦可引起急性或慢性主动脉瓣关闭不全。

二、病理生理

主动脉瓣关闭不全的主要病理生理改变是舒张期左心室内压力大大低于主动脉，故大量血液反流回左心室，使左心室舒张期负荷加重（正常左心房回流和异常主动脉反流），左心室舒张期末容积逐渐增大，舒张期末压力可正常；由于血液反流主动脉内阻力下降，故早期收缩期左心室搏出量增加，射血分数正常。随着病情的进展，反流量增多，可达心输出量的80%，左心室进一步扩张，心肌肥厚，左心室舒张期末容积和压力显著增加，收缩压亦明显上升。当左心室收缩减弱时，每搏出量减少，早期静息轻度降低，运动时不能增加；晚期左心室舒张期末压力升高，并导致左心房、肺静脉和肺毛细血管压力的升高，继而扩张和淤血。由于主动脉瓣反流明显时，主动脉舒张压明显下降，冠脉灌注压降低。心肌血供减少，进一步使心肌收缩力减弱。

急性主动脉瓣关闭不全时，左心室突然增加大量反流的血液，而心搏出量不能相应增加，左心室舒张期末压力迅速而显著上升，可引起急性左心功能不全；左心室舒张期末压力升高，使冠脉灌注压与左室腔内压之间的压力阶差降低，引起心内膜下心肌缺血，心肌收缩力减弱。上述因素可使每搏出量急剧下降，左心房和肺静脉压力急剧上升，引起急性肺水肿。此时交感神经活性明显增加，使心率加快，外周血管阻力增加，舒张压降低可不显著，脉压不大。

三、临床表现

（一）症状

通常情况下，主动脉瓣关闭不全患者在较长时间内无症状，即使明显主动脉瓣关闭。

急性严重主动脉瓣关闭不全时，舒张期杂音柔和、短促；第一心音减弱或消失，可及第三心音；脉压可近于正常。

（二）体征

颜面较苍白，心尖搏动向左下移位，范围较广，且可见有力的抬举性搏动。心界向左下扩大。主动脉瓣区可触到收缩期震颤,并向颈部传导;胸骨左下缘可触到舒张期震颤。颈动脉搏动明显增强,并呈双重搏动。收缩压正常或稍高,舒张压明显降低,脉压明显增大。可出现外周血管体征:水冲脉、毛细血管搏动征、股动脉枪击音、股动脉收缩期和舒张期双重杂音以及头部随心搏频率的上下摆动。肺动脉高压和右心衰竭时,可触及颈静脉怒张,肝脏肿大,下肢浮肿。

四、实验室检查

(一) X 线检查

左心室明显增大,升主动脉和主动脉结扩张,呈"主动脉型心脏"。透视下主动脉搏动明显增强,与左心室搏动配合呈"摇椅样"摆动。左心房可增大。肺动脉高压或右心衰竭时,右心室增大。可见肺静脉充血,肺间质水肿。常有主动脉瓣叶和升主动脉的钙化。主动脉根部造影可估计主动脉瓣关闭不全的程度。如造影剂反流至左心室的密度较主动脉明显,则说明重度关闭不全;如造影剂反流仅限于瓣膜下或呈线状反流,则为轻度反流。

(二) 心电图检查

轻度主动脉瓣关闭不全者心电图可正常。严重者可有左心室肥大和劳损,电轴左偏。I 导联、aVL 导联、V_{5-6} 导联。Q 波加深,ST 段压低和 T 波倒置;晚期左心房增大。亦可见束支阻滞。

(三) 超声心动图检查

左心室腔及其流出道和升主动脉根部内径扩大,心肌收缩功能代偿时,左心室后壁收缩期移动幅度增加;室壁活动速率和幅度正常或增大。舒张期二尖瓣前叶快速高频的振动是主动脉瓣关闭不全的特征表现。二维超声心动图上可见主动脉瓣增厚,舒张期关闭对合不佳;多普勒超声显示主动脉瓣下方舒张期涡流,对检测主动脉瓣反流非常敏感,并可判定其严重程度。超声心动图对主动脉瓣关闭不全时左心室功能的评价亦很有价值;还有助于病因的判断,可显示二叶式主动脉瓣,瓣膜脱垂、破裂,或赘生物形成,升主动脉夹层等。

(四) 放射性核素检查

左心室扩大,舒张末期容积增加。左心房亦可扩大。可测定左心室收缩功能,用于随访有一定价值。

五、诊断和鉴别诊断

临床诊断主要是根据典型的舒张期杂音和左心室扩大,超声心动图检查可明确诊断。根据病史和其他发现可作出病因诊断。主动脉瓣关闭不全应与下列疾病鉴别:

（一）肺动脉瓣关闭不全

颈动脉搏动正常，肺动脉瓣区第二心音亢进，胸骨左缘舒张期杂音吸气时增强，用力握拳时无变化。心电图示右心房和右心室肥大，X线检查肺动脉主干突出。多见于二尖瓣狭窄，亦可见于房间隔缺损。

（二）主动脉窦瘤破裂

杂音与主动脉瓣关闭不全相似，但有突发性胸痛、进行性右心功能衰竭，主动脉造影及超声心动图检查可确诊。

（三）冠状动静脉瘘

可触及主动脉瓣区舒张期杂音，但心电图及X线检查多正常，主动脉造影可见主动脉与右心房、冠状窦或右心室之间有交通。

六、并发症

充血性心力衰竭多见，并为主动脉瓣关闭不全的主要死亡原因。一旦出现心功能不全的症状，往往在2～3年内死亡。感染性心内膜炎亦可见，栓塞少见。

七、治疗

（一）内科治疗

避免过度的体力劳动及剧烈运动，限制钠盐摄入，使用洋地黄类药物、利尿剂以及血管扩张剂，特别是血管紧张素转换酶抑制剂，有助于防止心功能的恶化。洋地黄类药物亦可用于虽无心力衰竭症状，但主动脉瓣反流严重且左心室扩大明显的患者。应积极预防和治疗心律失常和感染。梅毒性主动脉炎应给予全疗程的青霉素治疗；风心病应积极预防链球菌感染与风湿活动以及感染性心内膜炎。

（二）手术治疗

人工瓣膜置换术是治疗主动脉瓣关闭不全的主要手段，应在心力衰竭症状出现前施行。但因手术治疗不能恢复正常的左心室功能，而且，患者在心肌收缩功能失代偿前通常无明显症状，故在患者无明显症状、左心室功能正常时不必急于手术。可密切随访，至少每6个月复查超声心动图一次。

1. 瓣膜修复术

较少用，通常不能完全消除主动脉瓣反流。仅适用于感染性心内膜炎主动脉瓣赘生物或穿孔；主动脉瓣与其瓣环撕裂。由于升主动脉动脉瘤使瓣环扩张所致的主动脉瓣关闭不全，可行瓣环紧缩成型术。

071

2. 人工瓣膜置换术

风湿性和绝大多数其他病因引起的主动脉瓣关闭不全均宜施行瓣膜置换术。机械瓣和生物瓣均可使用。手术危险性和后期病死率取决于主动脉瓣关闭不全的发展阶段以及手术时的心功能状态。心脏明显扩大，长期左心功能不全的患者，手术病死率约10%，后期病死率约达每年5%。尽管如此，由于药物治疗的预后较差，即使有左心功能衰竭亦应考虑手术治疗。

3. 急性主动脉瓣关闭不全的治疗

严重的急性主动脉瓣关闭不全迅速发生急性左心功能不全、肺水肿和低血压，极易导致死亡，故应在积极内科治疗的同时，及早采用手术治疗，以挽救患者的生命。术前应静脉滴注正性肌力药物（如多巴胺或多巴酚丁胺）和血管扩张剂（如硝普钠），以维持心功能和血压。

第三节 冠心病

【心绞痛】

心绞痛（Angina Pectoris）是冠状动脉供血不足，心肌急剧的、暂时缺血与缺氧所引起的临床综合征。其特点为阵发性的前胸压榨性疼痛感觉，可伴有其他症状，疼痛主要位于胸骨后部，可放射至心前区与左上肢，常发生于劳动或情绪激动时，持续数分钟，休息或用硝酸酯制剂后消失。本病多见于男性，多数患者在40岁以上，劳累、情绪激动、饱食、受寒、阴雨天气、急性循环衰竭等为常见的诱因。

一、病因、诱因

（一）高血压

长期高血压使血管内压力持续增高，血液对管壁的冲击力显著加大，结果使血管内壁发生机械性损伤；血管内膜一旦损伤，胆固醇、三酰甘油很容易渗入血管壁，并在那里沉积而形成微血栓，这些微血栓又不断吸引血脂，增加沉积。当高血压时，血管长期处于痉挛状态，使管壁营养不良，也易引起胆固醇等脂质沉着。老年高血压患者尤易发生动脉硬化，其原因除了上述情况，老年人多有动脉血管壁黏多糖代谢紊乱，使脂质更容易在动脉管壁上沉着，从而加速动脉硬化的过程。

（二）高血脂

当机体血脂含量长期处于高水平时，机体对血脂的调节作用发生紊乱，此时如果在精神紧张、情绪剧烈波动、血压升高及吸烟过多的情况下可导致动脉内膜损伤，使本来不能渗入动脉血管壁内的血脂成分渗入动脉管壁之中，并逐渐在那里堆积起来，形成微小血栓，使管腔逐渐变窄，血流受阻，并且使动脉管壁弹性降低，质地变硬形成动脉粥样硬化。

（三）糖尿病

糖尿病患者机体存在脂质代谢紊乱，由于胰岛素分泌不足，作为能量来源的葡萄糖大量流失，人体靠分解脂肪供给能量，使大量的三酰甘油、胆固醇及游离脂肪酸进入血液，从而为动脉粥样硬化和糖尿病微血管病变提供了条件，促进了冠心病的发生和发展。

（四）肥胖

过度的体重增加使心脏负担加重和血压上升，由于过多地食用高热量食物，使血脂增高，冠状动脉粥样硬化形成并加重，肥胖后体力活动减少又妨碍了冠状动脉粥样硬化病变部位侧支循环的形成。

（五）吸烟

卷烟的烟雾中含有3000多种有害物质，其中危害最大的是煤焦油、尼古丁、一氧化碳等。一氧化碳与血红蛋白的结合力比氧与血红蛋白的结合力约大250倍，吸烟后进入血液的一氧化碳抢先与血红蛋白结合，导致血液含氧量明显减少，碳氧血红蛋白可引起动脉内壁水肿，妨碍血液流通，在此基础上胆固醇易于沉积，血小板易于附着，从而为动脉粥样硬化奠定了基础。

（六）寒冷刺激

调查资料表明，在我国北方寒冷地区，冠心病的发病率明显高于南方。由于低温刺激引起体表小血管痉挛，导致动脉血管的收缩、舒张功能发生障碍、血液流速减慢而不能完成正常的循环功能，为了进行功能补偿，心脏必须加强工作以维持正常血流速度，否则加重心脏的负担。当寒冷刺激使心脏负担加重时，即可导致心肌缺血、缺氧，轻则发生心绞痛，重则导致心肌梗死。

（七）不良情绪

紧张情绪能使体内的肾上腺素分泌增加，肾上腺素是人体的一种重要激素，能使精神系统兴奋，这类激素增多可使血管收缩，血小板增多。血液凝固时间缩短进而引起动脉粥样硬化和冠心病。

（八）遗传因素

冠心病的病变基础是冠状动脉粥样硬化，而动脉粥样硬化与内分泌功能失调、饮食结构不当及家族遗传等因素有关。美国一学者发现，大约每500人中有1人，其动脉硬化是通过基因缺陷遗传的。

(九)性别

男性冠心病发病率明显高于女性。雌激素起了十分重要的作用，雌激素通过对血脂的影响抑制了动脉粥样硬化的过程，从而减少了女性冠心病的发生。女性在绝经期后由于雌性激素分泌减少，这种保护作用明显减弱，因此冠心病的发病率迅速上升。

(十)饮食

在冠心病的发病过程中，高脂血症是其重要原因之一，而高脂血症又与饮食有密切的关系。胆固醇和三酰甘油是导致心血管病发病的最具有临床意义的两种血脂。在正常情况下，糖类食物主要生理功能是为机体提供热量，但食入过量时未被消耗的部分被肝脏转化为脂肪，储存在体内。因此，经常饮食不加节制的人易患冠心病。

(十一)心绞痛

95%的心绞痛是由冠状动脉粥样硬化引起的，5%的可由主动脉瓣狭窄或关闭不全、梅毒性主动脉炎、肥厚型原发性心肌病、先天性冠状动脉畸形、风湿性冠状动脉炎等疾病引起。

二、诊断

(一)临床特点

1. 性质

心绞痛应是压榨紧缩、压迫窒息、沉重闷胀性疼痛，而非刀割样尖锐痛或抓痛、短促的针刺样或触电样痛，或昼夜不停的胸闷感觉。少数患者可为烧灼感、紧张感或呼吸短促，伴有咽喉或气管上方紧榨感。疼痛或不适感开始时较轻，逐渐增剧，然后逐渐消失，很少受体位改变或深呼吸所影响。

2. 部位

疼痛或不适常位于胸骨或其邻近，也可发生在上腹至咽部之间的任何水平处，但极少在咽部以上。有时可位于左肩或左臂，偶尔也可位于右臂、下颌、下颈椎、上胸椎、左肩胛骨间或肩胛骨上区，然而位于左腋下或左胸下者很少。对于疼痛或不适感分布的范围，患者常需用整个手掌或拳头来指示，仅用1手指的指端来指示者极少。

3. 时限

疼痛时长 1～15min，多数 3～5min，偶有达 30min 的（中间综合征除外），疼痛持续仅数秒钟或不适感（多为闷感）持续整天或数天者均不是心绞痛。

4. 诱发因素

以体力劳累为主，其次为情绪激动。登楼、平地快步走、饱餐后步行、逆风行走，甚至用力大便或将臂举过头部的轻微动作，暴露于寒冷环境、进冷饮、身体其他部位的疼痛以及恐怖、紧张、发怒、烦恼等情绪变化，都可诱发。晨间痛阈低，轻微劳力如刷牙、剃须、步行即可引起发作；上午及下午痛阈提高，则较重的劳力亦可不诱发。在体力活动后而不是在体力活动的当时发生的不适感，不是心绞痛。体力活动再加情绪活动，则更易诱发。自发性心绞痛可在无任何明显诱因下发生。

5. 硝酸甘油的效应

舌下含硝酸甘油片如有效，心绞痛应于 1～2min 内缓解（也有需 5min 的，要考虑到患者可能对时间的估计不够准确）。对卧位型心绞痛，硝酸甘油可能无效。在评定硝酸甘油的效应时，还要注意患者所用的药物是否已经失效或接近失效。

（二）辅助检查

1. 心电图检查

包括常规心电图、24h 动态心电图和运动负荷心电图检查。一般心电图表现可有：一是 ST 段改变，主要表现在 ST 段压低、提高或呈单向曲线；二是 T 波改变，主要是 T 波低平或倒置；三是其他改变，主要包括休息或运动后 T 波倒置，左束支传导阻滞及左前分支传导阻滞、左心室肥厚、房室传导阻滞及异位心律。

2. 心脏 X 线检查

无异常发现或心影增大、肺充血等。

3. 放射性核素检查

利用核素成像判断心肌供血情况。

4. 冠状动脉造影

目前依旧是诊断冠心病的"金标准"，但在检查过程中需要动脉插管，对血管的创伤性较大，价格贵。

5. 超声心动检查

通过心脏的功能及室壁运动和厚度诊断冠状动脉供血情况。

6. 血管镜检查

7. 血管内超声显像检查

8. 磁共振成像

主要观察心肌的代谢改变和室壁信号的异常。

9. 多层螺旋 CT、冠状动脉造影检查

通过各种软件处理后能获得优良的二维和三维的冠状动脉图像。

（三）诊断要点

据典型的发作特点和体征，含用硝酸甘油后缓解，结合年龄和存在冠心病易患因素，除外其他原因所致的心绞痛，一般即可建立诊断。发作时心电图检查可见以 R 波为主的导联中，ST 段压低，T 波平坦或倒置（变异型心绞痛者则有关导联 ST 段抬高），发作过后数分钟内逐渐恢复。心电图无改变的患者可考虑做负荷试验。发作不典型者，诊断要依靠观察硝酸甘油的疗效和发作时心电图的改变；如仍不能确诊，可多次复查心电图、心电图负荷试验或 24h 动态心电图连续监测，如心电图出现阳性变化或负荷试验诱致心绞痛发作时亦可确诊。诊断有困难者可做放射性核素检查或考虑行选择性冠状动脉造影。考虑施行外科手术治疗者则必须行选择性冠状动脉造影。冠状动脉内超声检查可显示管壁的病变，对诊断可能更有帮助。冠状动脉血管镜检查也可考虑，超声反射最强一圈为血管壁外层，其内层超声反射最弱一圈为动脉壁中膜，动脉内膜呈向心性增厚并有纤维斑块。冠状动脉腔内超声切面显像，图示冠状动脉粥样硬化的钙化斑块病变。

（四）鉴别诊断

1. 心脏神经官能症

本病患者常诉胸痛，但为短暂（几秒钟）的刺痛或较持久（几小时）的隐痛，患者常喜欢不时地深吸一大口气或做叹息性呼吸。胸痛部位多在左胸乳房下心尖部附近，或经常变动。症状多在疲劳之后出现，而不在疲劳的当时，做轻度活动反觉舒适，有时可耐受较重的体力活动而不发生胸痛或胸闷。含用硝酸甘油无效或在 10 多分钟后才"见效"，常伴有心悸、疲乏及其他神经衰竭的症状。

2，急性心肌梗死

本病疼痛部位与心绞痛相仿，但性质更剧烈，持续时间可达数小时，常伴有休克、心律失常及心力衰竭，并有发热，含用硝酸甘油多不能使之缓解。心电图中面向梗死部位的导联 ST 段抬高，并有异常 Q 波。实验室检查示白细胞计数及血清学检查示肌酸磷酸激酶、门冬氨酸转氨酶、乳酸脱氢酶、肌红蛋白、肌凝蛋白轻链等增高，红细胞沉降率增快。

3.X 综合征（syndrome X）

本病为小冠状动脉舒缩功能障碍所致，以反复发作劳累性心绞痛为主要表现，疼痛亦可在休息时发生。发作时或负荷后心电图可示心肌缺血，核素心肌灌注可示缺损，超声心动图可示节段性室壁运动异常。但本病多见于女性，冠心病的易患因素不明显，疼痛症状不甚典型，冠状动脉造影阴性，左心室无肥厚表现，麦角新碱试验阴性，治疗反应不稳定而预后良好，则与冠心病心绞痛不同。

4. 其他疾病引起的心绞痛

包括严重的主动脉瓣狭窄或关闭不全、风湿热或其他原因引起的冠状动脉炎、梅毒性主动脉炎引起冠状动脉口狭窄或闭塞、肥厚型心肌病、先天性冠状动脉畸形等均引起心绞痛，要根据其临床表现来进行鉴别。

5. 肋间神经痛

为刺痛或灼痛，本病疼痛常累及 1～2 个肋间，但并不一定局限在前胸，多为持续性而非发作性，咳嗽、用力呼吸和身体转动可使疼痛加剧，沿神经行径处有压痛，手臂上举活动时局部有牵拉疼痛，与心绞痛不同。

此外，不典型的心绞痛还需与食管病变、膈疝、溃疡、肠道疾病、颈椎病等所引起的胸、腹疼痛相鉴别。

（五）不典型表现与易误诊、漏诊的原因

1. 疼痛的部位及放射痛不典型

表现为头痛、牙痛、咽痛、肩痛、腿痛，常需要与相应器官所引起的不适相鉴别。如上腹胀痛不适等胃肠道症状，特别是疼痛剧烈时常伴有恶心、呕吐，临床上易误诊为急性胃肠炎、急性胆囊炎、胰腺炎等。

2. 疼痛的性质及持续时间不典型

患者往往诉说胸部闷痛、隐痛，或说不清痛的性质。持续时间可长可短，短的只是一刹那、闪电样，长的可达数小时，甚至终日隐隐作痛。

3. 诱发因素不典型

活动时、休息时都会犯病，不论情绪好坏都有疼痛。不典型心绞痛在临床上比较常见，容易造成诊断中的困难，发病原因也是多方面的。

4. 老年人疼痛

本来就是一种主观的感觉，有些人敏感，有些人不敏感。冠心病患者尤其是老年人，常记忆减退，感觉迟钝，对症状又不善表达，易被家人及医师所忽视。

5. 心绞痛发作

非典型心绞痛发作时间短，或仅表现为胸部轻度紧束感，或在体力劳动后出现呼吸困难而无心绞痛，或以放射痛为主要表现。

6. 其他

有的患者疼痛位于上腹部，并伴有恶心、呕吐及腹泻等，其临床表现极易与急性胆囊炎、胃炎或消化性溃疡相混淆，还易被当作心脏神经官能症。冠状动脉粥样硬化病变进展缓慢，容易掩盖症状。

三、治疗

（一）治疗原则

（1）卧床休息、心电监测、吸氧、镇静止痛，可给予吗啡 5～10mg 皮下注射。

（2）硝酸酯类药物反复含化和静脉持续滴注以缓解疼痛，治疗变异型心绞痛以钙拮抗药疗效最好。如无低血压等禁忌证应及早开始应用 β 受体阻断药。

（3）抗凝降脂。

（4）对病情极端严重者应行急诊介入治疗或外科手术治疗。

（二）治疗措施

1. 一般治疗

（1）发作时的治疗：休息，发作时立刻休息，一般患者在停止活动后症状即可消除。

（2）缓解期的治疗：宜尽量避免各种确知足以诱致发作的因素。调节饮食，特别是一次进食不应过饱；禁绝烟酒。调整日常生活与工作量；减轻精神负担；保持适当的体力活动，但以不致发生疼痛症状为度；一般不需卧床休息。在初次发作（初发型）或发作加多、加重（恶化型），或卧位型、变异型、中间综合征、梗死后心绞痛等，疑为心肌梗死前奏的患者，应予休息一段时间。

（3）运动锻炼疗法：谨慎安排进度。适宜的运动锻炼有助于促进侧支循环的发展，提高体力活动的耐受量，改善症状。

2. 药物治疗

应选用减少心肌耗氧量，促使冠状动脉扩张及控制血栓形成的药物，以减轻心绞痛症状，控制严重的心肌缺血，预防心肌梗死或猝死的发生。

（1）硝酸酯类药物

通过扩张体静脉，减少回心血量，使左心室舒张末期容量减少，从而减轻左心室前负荷及左心室壁张力，达到减少心肌耗氧量的效果。此外，本类药物还可消除冠状动脉狭窄部的血管阻力，缓解冠状动脉痉挛，扩张侧支血管，以改善缺血心肌的血供。其为目前临床上首选的口服药物，常用制剂有硝酸异山梨醇（消心痛）、硝酸甘油片。病情危重者可由静脉滴入硝酸甘油。出现头痛、低血压、心动过速等反应者应减量。

（2）β受体阻滞剂

通过阻滞β受体，拮抗儿茶酚胺的作用而使心率减慢，心脏收缩力减弱，降低心肌氧耗。此外，β受体阻滞剂尚有使非缺血区血液向缺血区再分布的效应，使缺血心肌血供得到改善。临床选用选择性作用于心脏β受体的药物，如美托洛尔（美多心安、倍他乐克）、美托洛尔（氨酰心安）等，因抗心绞痛疗效确切，常被作为治疗不稳定型心绞痛（UAP）的基础用药。但β受体阻滞剂对防止UAP演变为心肌梗死的疗效有待进一步评价。

（3）钙拮抗药

①硝苯地平：通过扩张冠状动脉，增加侧支循环改善心肌供血，并通过扩张外周动、静脉减轻心脏前、后负荷，使心肌耗氧减少。20世纪80年代进行的三项随机试验（共900余例患者）表明，硝苯地平不能降低心肌梗死与病死率；荷兰 HINT 试验因阶段分析发现，硝苯地平可使心肌梗死危险增加而提前结束，提示仅对于一直使用β受体阻滞剂病

情趋于恶化的 UAP 患者才考虑加服硝苯地平，可能增加疗效。

②维拉帕米及硫氮䓬酮：通过负性肌力和负性传导作用减少心肌耗氧量。与硝酸酯类合用可抵消后者的反射性心率增加。硫氮䓬酮尤其适用于以冠状动脉痉挛为主的自发性（包括变异型）心绞痛。

（4）抗血小板药物

①阿司匹林：通过抑制血小板聚集和血栓形成，治疗 UAP 取得肯定的疗效。数次大规模临床试验表现阿司匹林对早期与晚期的 UAP 患者均有效，但大剂量阿司匹林的使用应注意胃肠道反应。

②噻氯匹定（抵克力特）：是一种新型抗血小板制剂，意大利一项多中心随机试验表明，该药可使心肌梗死发生率和危险度明显下降，常见不良反应为胃肠道反应及皮肤反应，少数有轻度出血现象。

③腹蛇抗栓酶：因具有降低血小板聚集功能，从而抑制血栓形成，而被试用于 UAP 的治疗，但其毒性反应如过敏、出血等较多，且疗效尚有争议，故不主张常规使用。

（5）抗凝药物

①肝素：能抑制凝血酶及第 IX、X、XI、XII 凝血因子，具有较强的抗凝作用，蒙特利尔一项肝素与阿司匹林对 UAP 疗效的对比试验揭示，在 UAP 急性期，肝素预防心肌梗死发生的效果优予阿司匹林，临床上两药合用并未显示明显优越性。故在治疗 UAP 急性期使用肝素获得最佳疗效后，用阿司匹林长期维持以继续发挥抗血栓作用，是值得推崇的。

②口服抗凝药：常用华法林口服维持。对预防血栓形成有明显疗效，但长期口服对 UAP 的确切疗效尚未得到充分证实。

（6）溶栓药物

外源性的纤溶剂如非选择性的尿激酶、链激酶及选择性的 rt-PA 能使纤维蛋白酶原转变为有活性的纤维蛋白溶酶，起到抗血栓的作用，国内已广泛用于治疗急性心肌梗死，并取得确切疗效。但几项 UAP 溶栓试验结果却提示溶栓不能改善病变冠状动脉内径。在某些小样本的重度冠状动脉狭窄或有明显血栓形成的 UAP 患者，虽有冠状动脉内径轻度增加，冠状动脉血流量改善，然而这种血管造影见到的有限的改善也未被临床上的改善所体现。所以 UAP 患者溶栓疗法的效果如何，尚难以得出结论，有待更大规模的临床双盲试验进行观察，目前不主张把它作为一种常规治疗手段，只宜对那些经常规治疗确实无效的患者选择合适时机谨慎使用。

（7）中药

常用的成药有麝香保心丸、冠心苏合丸、苏冰滴丸、复方丹参注射液等；草药有丹参、葛根、瓜蒌、毛冬青、银杏叶、淫羊藿等。

3. 介入、外科治疗

(1) 介入治疗经皮腔内冠状动脉成形术（PTCA）：用带球囊的心导管经周围动脉送到冠状动脉，在导引钢丝的指引下进入狭窄部位，向球囊内注入造影剂使之扩张，在有指征的患者中可代替外科手术治疗而收到同样的效果。理想的指征为：①心绞痛病程（1年）药物治疗效果不佳，患者失健。②1支冠状动脉病变，且病变在近端、无钙化或痉挛。③有心肌缺血的症状。④患者有较好的左心室功能和侧支循环。施行本术如不成功需做紧急主动脉冠状动脉旁路移植手术。近年来，对多支冠状动脉病变、心肌梗死后再出现心绞痛亦用本法治疗，但有左冠状动脉主干病变者则属禁忌。本手术即时成功率在90%左右，但术后3～6个月，25%～35%的患者再发生狭窄。由于PTCA有较高的术后再狭窄发生率，近来采用一些其他冠状动脉介入性治疗方法如激光冠状动脉成形术（PTCLA）、冠状动脉斑块旋切术、冠状动脉斑块旋磨术、冠状动脉内支架安置等，期望降低再狭窄发生率。

(2) 外科治疗——主动脉冠状动脉旁路移植手术（CABG）：取患者自身的大隐静脉或内乳动脉作为旁路移植材料。一端吻合在主动脉，另一端吻合在有病变的冠状动脉段的远端，引主动脉的血液以改善该冠状动脉所供血的心肌的血流量。术前进行选择性冠状动脉造影，了解冠状动脉病变的程度和范围，以作制定手术计划（包括决定移植血管的根数）的参考。本手术目前在冠心病发病率高的国家中已成为最普遍的择期性心脏外科手术，一次手术可同时做多支旁路移植，对缓解心绞痛有较好效果。本手术适应于：①左冠状动脉主干病变。②稳定型心绞痛对内科治疗反应不佳，影响工作和生活。③恶化型心绞痛。④变异型心绞痛。⑤中间综合征。⑥梗死后心绞痛的患者。患者冠状动脉狭窄的程度要在管腔阻塞70%以上、狭窄段的远端管腔要畅通和左心室功能较好，术后心绞痛症状改善者可达80%～90%，且65%～85%的患者生活质量提高。但手术能否改善心室功能，能否使以后不发生严重心律失常、心力衰竭或心肌梗死，能否延长患者寿命，都未肯定；手术本身可并发心肌梗死，术后移植的血管可栓塞。因此，应从严掌握手术的适应证。其中左冠状动脉主干病变或右冠状动脉完全阻塞兼有左冠状动脉前降支70%以上阻塞的患者，一般认为施行手术可延长其寿命，手术指征最强。

（三）治疗中应注意的问题

1. 心绞痛治疗问题

心绞痛是冠心病常见症状，由心肌急剧的暂时性缺血或缺氧所引起的。常在情绪激动或剧烈运动时发生，当心绞痛发作时，必须服用抗心绞痛药。急救盒是心绞痛患者随身携带的药品盒，它装有亚硝酸异戊酯、硝酸甘油片、异山梨酯、普尼拉明、地西泮等多种急救药，使用方便。心绞痛急性发作时，可取亚硝酸异戊酯将其放入脱脂棉或手帕中包裹好，并用力压碎玻璃管，立即用鼻吸入，10～20s即可见效，药效可持续3～10min。每日用量不得超过5支。该药持续时间短，有血压降低、头痛等不良反应。另一种比较常用的药为硝酸甘油片，心绞痛发作时，可立即取半片或1片放入舌下，如病情严重时可嚼碎含化，1～2min见效，药效可持续10～45min。患者含药后应取坐位，最好是靠坐在沙发上，如3～5min后仍不见效，可再含1片。如连用3次仍不见效，应考虑有心肌梗死的可能，应马上送医院抢救。硝酸甘油片不宜吞服，否则会被胃肠道和肝脏破坏，经常使用能产生耐药性，可酌情增加用量，但每日不可超过4片，常见的不良反应有头胀、头痛、热感、舌下烧灼感，初次用药先含半片以避免和减轻不良反应。为防止或减少心绞痛的发作，可口含或口服异山梨酯，普尼拉明用于防治心绞痛、心肌梗死，对前期收缩、室性心动过速也有效。急救盒中还备有地西泮，可用于焦虑不安、紧张、恐惧、失眠。

2. 服药时应注意如下问题

心肌供氧量和耗氧量之间的平衡是心脏正常活动的根本条件。当心肌供氧与耗氧之间平衡失调时，心肌代谢不正常，从而产生大量乳酸、组胺及缓激肽，刺激心肌而引起心绞痛。抗心绞痛药物主要作用在于减少心肌对氧的需求或增加冠状动脉供应，而起到缓解心绞痛的作用。抗心绞痛的药物一般分为4类，除硝酸酯类外还包括以下2类：

（1）β受体阻断药：能减慢心率和减弱心肌的收缩力，从而使心肌耗氧量减少，心绞痛缓解。长期适量服用普萘洛尔，能使大多数患者心绞痛发作次数减少。本品适用于心绞痛合并心动过速患者。近年来，有人主张其与硝酸甘油联合应用，效果加强，不良反应减少，但联合用药时，剂量宜小，否则会引起血压显著下降。本品无严重不良反应，突然停药会引起心绞痛复发或心肌梗死，应逐渐减量；也见心动过缓、低血压等不良反应，心功能不全、传导阻滞，所以气管哮喘及肺部阻塞性疾患者禁用。

（2）钙拮抗药：这是一类新型抗心绞痛药物，常用的有硝苯地平、维拉帕米。它们的作用主要是扩张冠状动脉，其作用比硝酸甘油大50倍，能改善对心肌的供氧，对冠状动脉痉挛所致的心绞痛有较好的疗效，并有降压作用，能减少心绞痛发作次数和硝酸甘油的用量。口服或舌下给药，作用迅速，舌下给药2min起效，持续时间长达数小时。常见不良反应有颜面潮红、晕眩、恶心、呕吐等，偶可引起直立性低血压，孕妇忌用。

【急性心肌梗死】

急性心肌梗死（acute myocardial infarction，AMI）是动脉粥样硬化患者的主要死亡原因之一，在美国大概每年有150万人患心肌梗死。心肌梗死的病理基础是心脏部分心肌细胞的不可逆性坏死，这主要是由于心肌组织代谢和血液营养成分及氧的供需不平衡所致。其中最常见的原因是心外膜冠状动脉在原有粥样硬化斑块狭窄的基础上，形成血栓，从而导致冠状动脉血流突然中断。AMI是临床最常见的危重病，典型病例诊断多无困难，而不典型AMI时有出现，极易导致误诊，从而造成治疗不当或延误有效治疗。故应引起首诊医师高度警惕。

一、病因、诱因

（一）病因

1. 冠状动脉粥样硬化

斑块形成，斑块上有非阻塞性血栓或阻塞性血栓心肌梗死，95%是由冠状动脉粥样硬化引起的，根据动脉粥样硬化斑块内组成成分和分子生物学反应程度，将斑块分为稳定和不稳定斑块。粥样硬化斑块的表面由一薄层含平滑肌细胞、胶原纤维和巨噬细胞组成的纤维帽覆盖。当进展性动脉粥样硬化斑块脂核表面的纤维帽边缘或肩部出现撕裂、断裂、破溃时，斑块中含有的大量促凝物质暴露于血循环，导致病变局部血栓形成，血管闭塞，由此而引发的急性冠脉综合征占70%～75%。另外的25%～30%则是在严重冠状动脉狭窄基础上斑块表面发生糜烂、腐蚀或溃疡性（无深层损伤）病变并继发血栓形成所致。促使斑块由不稳定发展到破裂的因素包括：粥样硬化脂核的大小及成分、脂核表面纤维帽的厚度、纤维帽内的炎症和损伤过程。此外，长期反复的循环应力也将弱化纤维帽，增加斑块的易损性并可导致其突然破溃。

2. 动力性阻塞（冠状动脉痉挛或收缩）

由于冠状动脉某一段局灶性强烈痉挛所致，这种局限性痉挛是由于血管平滑肌过高收缩和（或）内皮细胞功能紊乱所致。冠状动脉动力性阻塞也可由于小的心肌内阻力血管异常收缩所致。

3. 进行性机械性阻塞

由于冠状动脉严重狭窄但是没有痉挛或血栓，见于某些进展性动脉粥样硬化的患者或经皮冠状动脉介入治疗（PCI）后再狭窄的患者。

4. 炎症和（或）感染

尸体解剖发现，在发生粥样硬化斑块破裂的纤维帽局部有大量活化的巨噬细胞、泡沫细胞浸润，提示了一种炎症反应过程。局部内皮功能紊乱，促凝因子活性和表达增加；巨噬细胞增多，活性增强；活化T淋巴细胞和肥大细胞增多；新生微血管；平滑肌细胞减少；局部炎症细胞增多和炎性标记物增加；基质金属蛋白酶表达和活性增加；局部凝血酶及组织因子增加；微血栓形成；局部血流动力学紊乱等。冠状动脉壁的炎症反应参与了动脉粥样硬化和血栓形成过程，在血管收缩或舒张、痉挛和血栓形成等过程中发挥极其重要的作用。

（二）诱因

（1）工作过累、重体力劳动等均可加重心脏负担，使心肌耗氧量猛增。由于冠心病患者的冠状动脉因发生粥样硬化而管腔狭窄，不能充分扩张以增加心肌灌注，便造成心肌急性缺血。缺血缺氧又可诱发冠状动脉痉挛，使心肌缺血进一步加重，严重时可促发急性心肌梗死。

（2）精神紧张、情绪激动时，交感神经兴奋，儿茶酚胺分泌增多，使冠状动脉痉挛，心肌供血减少，可发生心绞痛甚至心肌梗死。

（3）饱餐、大量饮酒、进食大量脂肪物质等均有诱发急性心肌梗死的危险，尤其多见于老年患者。进食高热量、高脂肪餐后可使血脂浓度突然升高，血液黏滞度增加，引起局部血流缓慢，促使血栓形成而导致急性心肌梗死。

（4）便秘，尤其在老年人中，因排便用力屏气而导致心肌梗死者并非少见。

（5）大出血、大手术、休克、严重心律失常等，均可能触发粥样硬化斑块破裂、血栓形成而导致持续的心肌缺血，促发心肌梗死。

（6）寒冷刺激，特别是迎冷风疾走，易引起人们交感神经兴奋。一方面，使血压升高，心率加快，体循环血管收缩，外周阻力增加，心肌耗氧量增多；另一方面，使血管收缩，减少心肌供血量，二者促使心肌缺血，严重而持久的缺血可使心肌坏死。

二、诊断

（一）临床特点

1. 急性心肌梗死发病的典型先兆表现

约1/3的急性心肌梗死患者无先兆症状而突然发病，而2/3的患者发病前有前驱症状。如能及早识别出来，及早进行干预治疗，能大大减轻心肌梗死的严重程度，改善预后。

（1）新发生心绞痛或原有的心绞痛突然发作频繁或程度加重。

（2）部分患者出现上腹痛、恶心想吐或表现胸闷憋气、心慌、头晕，但不出现胸痛。

（3）感觉疲乏无力，休息也不能恢复。

（4）出现先兆症状前有明显诱因，运动过多、体力负荷过重、情绪激动、精神紧张、气候变化（大风、降温、阴雨天气）等。

2. 胸痛或胸闷

（1）疼痛性质：胸痛或胸闷是最常见和最主要的症状。缺血性胸痛往往表现为绞窄样、压迫性或窒息性疼痛，也可以表现为钝痛、挤压痛、烧灼样、紧箍样、重压样的剧痛，且不受呼吸影响。研究发现，急性心肌梗死患者中54%有钝痛或压迫样胸痛，24%的患者表现为压迫样感觉，23%的患者表现为烧灼样或消化不良症状，19%的患者诉有刀割样或胸膜炎样胸部不适。

（2）疼痛部位：急性心肌梗死所致的胸痛多位于胸骨后，亦可位于胸部的周缘，或表现为上腹疼痛。

（3）放射症状：急性心肌梗死所致的胸痛可放射至两肩、颈部、下颌、左或右肩并扩展至指尖疼痛，亦可累及上臂的中部和前部，沿尺侧分布直至手部。研究发现，71%的急性心肌梗死患者疼痛放射至臂部或颈部，没有心肌梗死的患者中出现此种症状者仅占39%，33%的患者疼痛放射至双臂，29%放射至左臂，放射至右臂或颈部分别仅占2%和7%。

3. 无症状性心肌缺血

有的患者可发生无症状性心肌缺血，表现为24h动态心电图检查中有ST段水平型或下斜型压低≥1mm，持续时间＞1min，并有多次发作，间隔时间＞1min。这种无症状性心肌缺血和伴胸痛的心肌缺血，心血管事件发生率、病死率相仿，长期预后相似。

4. 不典型表现

鉴别急性心肌梗死患者可能发生的不典型表现，尤其是这些不典型表现作为主要临床表现而出现时，需要高度的警惕性和丰富的临床经验。大约25%最终诊断为急性心肌梗死的患者，其起初的临床表现并不典型。弗明翰研究和西部合作研究证实，所有的急性心肌梗死中25%～30%临床尚未能识别，其中半数的确属于无症状的，而另外一半患者则有不典型临床表现。据我国的资料，急性心肌梗死中无症状或无痛性者占14%～34%。多数无症状急性心肌梗死患者往往伴有充血性心力衰竭、脑血管意外、周围循环衰竭或休克。因此，急诊室中遇到老年患者、伴糖尿病患者以及有上述合并症的患者，需做心电图检查，以排除无症状性急性心肌梗死。

（1）无症状心肌梗死：其发生率一般随年龄的增长而明显增高，较多见于老年患者，有关的可能因素包括：①老年人神经反应迟钝，疼痛阈值较高。②心肌组织长期慢性缺血导致心肌神经末梢变性，传入神经的功能被阻断。③心率较缓慢，基础状态需氧较少。④常伴心悸、胸闷等左心功能减退症状，从而减轻或掩盖了心肌缺血的胸痛。此外，糖尿病患者往往伴自主神经功能损害，无痛性心肌缺血发生率增加，大约1/3的患者发生急性心肌梗死时呈无痛性。有的急性心肌梗死发生于外科手术之后，其他更为严重的症状可掩盖疼痛的感觉。还有的患者可能有急性循环衰竭。大脑供血减少，感觉变迟钝，或神志意识存在不同程度的障碍。

（2）症状不典型：不典型症状有呼吸困难、晕厥、精神错乱、脑卒中、疲乏或全身衰竭以及恶心、呕吐等。随着年龄增长，出现典型胸痛表现者较少见，较多出现的是中枢神经系统的表现，如脑卒中、精神错乱以及晕厥。大汗淋漓和恶心、呕吐也可出现。

（3）疼痛部位不典型：如果患者是中年以上，伴有心血管危险因素，仅有肩痛、臂痛、牙痛、颈痛、下颌痛或上腹痛的患者，而无胸痛或胸部不适，也应警惕急性心肌梗死的可能。症状不典型的急性心肌梗死常使患者延迟就医。在急诊室，不能确定的急性心肌梗死，会使患者得不到至关紧要的心电监护和及时的治疗，因为静脉溶栓和急诊PCI挽救濒临死亡的心肌、改善心脏功能都是有时间依赖性的。因此，对老年患者或患有糖尿病的患者要警惕不典型性心肌梗死，以免漏诊或错过有效干预时机。

不典型表现的急性心肌梗死患者较之症状典型者，预后更差，前者的病死率较后者增加3倍，主要死亡原因为心源性休克，其次为心脏破裂和心律失常。此外，诊断时间的延迟将会丧失溶栓治疗、PCI和早期应用抗血小板药物的机会。

（二）辅助检查

1. 心电图（ECG）

急性心肌梗死是冠状动脉供血突然中断所引起的供血区心肌细胞缺血、损伤和心肌坏死而引起的一系列心电图改变。

（1）主要有3种基本心电图变化：①坏死型改变：坏死的心肌丧失了除极和复极的能力，不再产生心电向量，而其他健康心肌的除极仍在进行，其综合心电向量背离心肌坏死区，因此，在相应导联上的QRS波群出现异常Q波（Q波宽度＞0.04s、深度＞同导联R波的1/4）或变为OS波。②损伤型改变：在坏死区周围的心肌呈损伤型改变，表现为ST段弓背向上抬高，甚至形成单向曲线。③缺血性改变：在损伤区周围的心肌呈缺血型改变，表现为T波倒置。心肌缺血后代谢发生障碍，难以供给足量的能量来运转Na^+、K^+，从而使缺血心肌复极过缓，当健康心肌已复极时，缺血心肌尚未完全复极，形成两者间的电位差，产生缺血型的心电向量。由于健康心肌的电位比缺血心肌高，所以缺血型心电向量的方向是由缺血心肌指向健康心肌，因此，在缺血部位的心电导联上记录出倒置的T波。缺血型T波有3个特点：升肢与降肢对称；顶端变为尖耸的箭头状；T波由直立变为倒置。在体表心电图上，可同时记录到上述3种类型的混合型图形，即异常Q波，ST段抬高呈单向曲线及T波倒置，即急性心肌梗死的基本图形。ST段的抬高呈单向曲线对诊断急性心肌梗死最有意义。如进一步观察其演变过程则可助诊断。

（2）心肌梗死心电图的演变及分期：①超急性期在冠状动脉闭塞10min到数小时内发生心肌缺血和损伤的心电图改变，表现为巨大高耸的T波或ST段呈直立型升高。②急性期历时数小时至数天，从ST段弓背向上抬高呈单向曲线，出现坏死型Q波，至ST段恢复到等电线，T波倒置。③亚急性期数天至数周，表现为病理性Q波，T波逐渐恢复或表现慢性冠状动脉供血不足。如ST段升高持续6个月以上，可能合并心室壁瘤。④恢复期心电图仅残留病理性Q波，如为小面积的心肌梗死，可不遗留病理性Q波。此外，尚应注意与正常间隔性Q波（一般宽度不超过0.02s，深度不大于1/4R波）及某些心肌病的心电图改变区别。

（3）心肌梗死的定位诊断：心肌梗死部位的诊断，是根据心电图探查电极朝向梗死区时记录的基本图形来确定的。

（4）右心室心肌梗死的心电图改变：急性期右心室心肌梗死的心电图表现为右侧前胸V、R、V4R导联呈现急性心肌梗死时的ST段升高及其常规演变。常与后壁和下壁的典型急性心肌损伤并存。有10%～30%合并窦性心动过缓及不同程度的房室传导阻滞。

2. 超声心动图（UCG）检测

二维超声心动图可有效地检出急诊胸痛患者心肌缺血和急性心肌梗死伴发的室壁局限性运动异常，包括室壁运动减弱、消失或矛盾运动。急性胸痛患者早期心脏并发症的增加与左心室功能异常显著相关，若 UCG 检测提示左心射血分数 LVEF < 40% 或节段性室壁运动异常，则表明此类患者可能为高—中危人群，应住院做进一步检查和相应的治疗。急性心肌梗死患者，二维超声心动图检出局限性室壁运动异常的敏感性达 94%。UCG 还能初步了解肺动脉增宽、肺动脉压增高及主动脉增宽及夹层等情况。负荷 UCG 多用于 ECG 无异常，且常规 UCG 无阳性发现的胸痛患者的评价。但 UCG 检查有一定的局限性，对心肌缺血、急性或陈旧心肌梗死的区别较难，且部分非 Q 波心肌梗死（梗死范围小）也不一定有阳性显示。尽管如此，UCG 用于急诊室快速评估胸痛患者的心脏功能是有实用价值的。

3. 心肌放射性核素显像

对急诊室胸痛患者进行心肌放射性核素显像也是一种有效的评估方法，心肌缺血或梗死后 6h 心肌放射性核素灌注显影，可见局部铊摄取呈稀疏区。负荷心肌核素显影可发现静态心肌核素显影未显示的病变，以提高阳性诊断率。但这种检查费用较高，应用受到一定限制。

4. 冠状动脉造影术

冠状动脉造影术是诊断冠心病的"金标准"。此项检查对于冠状动脉疾病的存在及其病变严重程度提供了特殊信息，存在多支血管病变及合并左主干狭窄的患者，发生严重冠状动脉事件的危险性更高。复杂的、长的、严重的钙化或血管成角、扭曲等都是危险指征。

（三）诊断要点

诊断根据：①缺血性胸痛的临床病史。②心电图的动态演变。③心肌坏死的血清心肌标志物浓度的动态改变。必须至少具备前述 3 条标准中的 2 条方可诊断。部分心肌梗死患者心电图不表现 ST 段抬高，而表现为其他非诊断性心电图改变，常见于老年人及有心肌梗死病史的患者，因此，血清心肌标志物浓度的测定对诊断心肌梗死有重要价值，在应用心电图诊断 AMI 时应注意到超急性期 T 波改变、后壁心肌梗死、右室梗死及非典型心肌梗死的心电图表现，伴有左束支传导阻滞时，心电图诊断心肌梗死困难，需进一步检查确立诊断。

（四）鉴别诊断

1. 心绞痛

主要是不稳定型心绞痛的症状可类似于心肌梗死，但胸痛性质轻，持续时间短，硝酸甘油效果好，无心电图动态演变及心肌酶的序列变化。

2. 急性心包炎

心前区疼痛持久而剧烈，深吸气时加重，疼痛同时伴有发热和心包摩擦音。心电图除 aVR 外，其余多数导联，ST 段呈弓背向下型抬高，T 波倒置，无 Q 波。

3. 急性肺动脉栓塞

常有突发胸痛、咯血、呼吸困难、发绀和休克，多有骨折、盆腔或前列腺手术或长期卧床史。右心室前负荷急剧增加，P2 亢进、颈静脉怒张、肝大等。心电图肺性 P 波、电轴右偏，呈 SiQmTm 型，即 I 导联出现深 S 波，III 导联有明显 Q 波（< 0.03s）及 T 波倒置。X 线胸片显示肺梗塞阴影。放射性核素肺灌注扫描可见放射性稀疏或缺失区。

4. 主动脉夹层

前胸出现剧烈撕裂样锐痛，常放射至背、肋、腹部及腰部。在颈动脉、锁骨下动脉起始部可听到杂音，两上肢血压、脉搏不对称。胸部 X 线示纵隔增宽，血管壁增厚。超声心动图和磁共振成像可见主动脉双重管腔图像。心电图无典型的心肌梗死演变过程。

5. 急腹症

急性胰腺炎、消化性溃疡穿孔、急性胆囊炎和胆石症等均有上腹部疼痛，易与以上腹部剧烈为突出表现的心肌梗死相混淆，但腹部有局部压痛或腹膜刺激征。无心肌酶及心电图特征性变化。

（五）不典型表现与易误诊、漏诊的原因

在临床上心肌梗死的表现是多种多样的，有时作出正确的诊断非常困难。在梗死开始时，许多心肌梗死不能被确诊，其原因可能为无痛性心肌梗死，或临床症状被忽略，或被错误解释。急性心肌梗死易误诊情况主要有：

1. 呼吸道表现

由于呼吸道疾病是常见病，以咳嗽、咳痰、气促为首诊，常使一些医师首先考虑呼吸系统疾病，特别是对老年患者，缺乏经验的医师没能注意到气促与 AMI 的联系。

2. 疼痛部位不典型

当患者不以胸痛为主诉，往往引导主诊医师以疼痛部位的局部病变考虑诊断，一旦找到可解释诊断的体征，便不再做鉴别诊断，以致漏诊或误诊。AMI 时的腹部症状，是心肌病变刺激，反射性迷走神经兴奋对胃肠道作用的结果，但这种腹痛一般无压痛，可做鉴别。其次，心肌缺血缺氧，酸性代谢产物刺激交感神经节 1～5 传至大脑中枢，产生的痛觉可向颈肩任何部位放射，还可引起下颌部位（但不会放射到上颌部）、咽喉部疼痛等；但真正的牙痛、咽喉部痛不因劳力而加剧，应引起警惕。

3. 肥厚性心肌病

其病理改变主要是心肌肥厚，心肌细胞排列紊乱，并呈纤维化改变。且肥厚性心肌病常存在心肌冠状动脉壁厚度异常，舒缩功能紊乱，故在临床上可表现为胸闷、胸痛、晕厥

等，有时类似心肌梗死，容易引起误诊。但是其心电图表现与急性心肌梗死存在明显区别，结合病史及其他检查，诊断并不困难。

4. 早期复极综合征、急性心肌梗死

心电图动态改变有重要价值。Wachers 等的研究也认为，QRS 和 ST-T 的演变是心肌梗死最可靠的诊断指标。早期复极综合征与急性心肌梗死的心电图改变有时很相似，但是前者缺乏动态改变过程，运动实验可使 ST 段恢复正常，特别是如有发病前心电图做比较，一般不易误诊。如果诊断有疑问，应结合病史及心肌酶学检查。

5. 老年人心肌梗死

对老年人应当重视不典型症状。

（1）先兆症状多不典型，经常以休克、呼吸困难、心律失常为首发症状，病情复杂、危重。

（2）有研究表明，70 岁以上的老年人，脑卒中、精神错乱、晕厥是急性心肌梗死的常见表现，典型症状反而比较少见。

（3）呼吸困难是老年急性心肌梗死患者的主要症状，而胸痛和出汗的发生频率则随着年龄的增长而大幅度下降。

（4）上腹痛伴恶心、呕吐，易被误诊为急性胃肠炎。

（5）复发病例较多，占 23.9%，由于心电图缺乏特异性改变，症状不典型，易被医师忽略。

（6）无痛性心肌梗死和临床未发现的心肌梗死，一般在事先无心绞痛发作的患者中比较多见，尤其是老年人、糖尿病患者和有高血压的患者，发病率高达 60%，这可能是由于痛阈变化的原因，其中神经病变，受体的改变和（或）感觉神经分布减少，可能是痛阈改变的主要原因。

（7）心电图不典型，老年患者非 Q 波性心肌梗死发生率较高。

（8）在老年急性心肌梗死患者中，除临床表现及心电图不典型外，心肌酶谱也不典型。在 70 岁以上的老年急性心肌梗死患者中，血清肌酸激酶在正常范围（但呈梗死型曲线）而 CK-MB 一过性升高的发生率是年轻人的 2 倍。因此，这种 CK-MB 升高，如果有典型的心肌梗死症状，应当考虑存在非穿壁或非 Q 波性心肌梗死。其中低水平的肌酸激酶总活力可能是由于坏死范围较小、心肌组织中肌纤维的数量减少及同工酶的构成发生变化（CK-MB 升高）以及其他心脏衰老性改变所致。

6. 不典型心肌梗死的心电图改变

（1）非穿壁性心肌梗死：少数心肌梗死局限于心内膜下、壁内或外膜下的心肌，未贯穿心室壁全层，因而不出现典型的病理性 Q 波。仅有 T 波改变，可见于壁内和外膜下心肌梗死，表现为开始时 T 波高尖，以后 T 波渐呈对称性倒置，直至恢复直立，符合梗死T波的演变规律，结合临床表现及血清酶的变化更有助诊断。以 ST 段压低为主，见于心内膜心肌梗死。表现为除 aVR 导联以外 ST 段普遍压低，下降幅度 ≥0.2mV，T 波倒置或双向。ST 段改变符合梗死的演变规律。

（2）心肌梗死合并束支传导阻滞：心肌梗死合并右束支传导阻滞时，由于右束支传导阻滞的 QRS 波起始向量与正常相同，所以心肌梗死时仍可显示病理性 Q 波。心电图常具备二者的心电图特征，基本上不影响心肌梗死的诊断。但合并左束支传导阻滞时，则掩盖其梗死图形，应注意观察是否有心肌梗死时 ST-T 的一系列演变过程，并结合临床表现及血清酶的变化以助诊断。

总之，急性心肌梗死的临床表现是很复杂的。尽管病史和体格检查不是心肌梗死的敏感和特异的诊断指标，但它们是早期诊断和治疗的基础，其目的在于明确诊断，给予及时的治疗，明确冠心病的危险因子，了解相关疾病的存在，从而估计预后和指导治疗。

三、治疗

（一）治疗原则

近年来对 AMI 恢复后预防再次梗死与死亡危险的二级预防策略做了大量积极的研究，并且取得了明显成效。凡心肌梗死恢复后的患者都应采取积极的二级预防措施，包括健康教育、非药物治疗（合理饮食、适当锻炼、戒烟、限酒、心理平衡）及药物治疗。同时，应积极治疗作为冠心病危险因素的高血压和血脂异常类疾病，严格控制作为冠心病危险因素的糖尿病。

（二）治疗措施

1. 一般治疗

（1）监测：持续心电、血压和血氧饱和度监测，及时发现和处理心律失常、血流动力学异常和低氧血症。

（2）卧床休息：可降低心肌耗氧量，减少心肌损害。对血流动力学稳定且无并发症的 AMI 患者一般卧床休息 1～3d，对病情不稳定及高危患者卧床时间应适当延长。

（3）建立静脉通道：保持给药途径畅通。

（4）镇痛：AMI 时，剧烈胸痛使患者交感神经过度兴奋，产生心动过速、血压升高和心肌收缩功能增强，从而增加心肌耗氧量，并易诱发快速性室性心律失常，应迅速给予有效镇痛药。可给吗啡 3mg 静脉注射，必要时每 5min 重复 1 次，总量不宜超过 15mg。不良反应有恶心、呕吐、低血压和呼吸抑制。一旦出现呼吸抑制，可每隔 3min 静脉注射纳洛酮 0.4mg（最多 3 次）以拮抗之。

（5）吸氧：AMI 患者初起即使无并发症，也应给予鼻导管吸氧，以纠正因肺淤血和肺通气、血流比例失调所致的中度缺氧。存在严重左侧心力衰竭、肺水肿和并有机械并发症的患者，多伴有严重低氧血症，需面罩加压给氧或气管插管并机械通气。

（6）纠正水、电解质及酸碱平衡失调。

（7）饮食和通便：AMI 患者须禁食至胸痛消失，然后给予流食、半流饮食，逐步过渡到普通饮食。所有 AMI 患者均应使用缓泻药，以防止便秘时排便用力导致心脏破裂或引起心律失常、心力衰竭。

2. 药物治疗

（1）硝酸酯类药物：硝酸酯类药物的主要作用是松弛血管平滑肌，扩张血管，该药对静脉的扩张作用明显强于对动脉的扩张作用。周围静脉的扩张可降低心脏前负荷，动脉的扩张可减轻心脏后负荷，从而减少心脏作功和心肌耗氧量。硝酸酯类药物还可直接扩张冠状动脉，增加心肌血流，预防和解除冠状动脉痉挛，对于已有严重狭窄的冠状动脉，硝酸酯类药物可通过扩张侧支血管增加缺血区血流，改善心内膜下心肌缺血，并可能预防左心室重塑。该药的禁忌证为 AMI 合并低血压（收缩压 ≤90mmHg）或心动过速（心率＞100 次 /min），下壁伴右室心肌梗死时即使无低血压也应慎用。

（2）抗血小板治疗：冠状动脉内斑块破裂诱发局部血栓形成是导致 AMI 的主要原因。在急性血栓形成中血小板活化起着十分重要的作用，抗血小板治疗已成为 AMI 的常规治疗，溶栓前即应使用。阿司匹林和噻氯匹定或氯吡格雷是目前临床上常用的抗血小板药物。

①阿司匹林：阿司匹林通过抑制血小板内的环氧化酶使凝血烷 A2（血栓素 A2，TXA2）合成减少，达到抑制血小板聚集的作用。阿司匹林的上述抑制作用是不可逆的。由于每日均有新生的血小板产生，而当新生血小板占到整体的 10% 时，血小板功能即可恢复正常，所以阿司匹林需每日维持服用。

②噻氯匹定和氯吡格雷：噻氯匹定作用机制不同于阿司匹林，主要抑制 ADP 诱导的血小板聚集。该药起作用慢，不适合急需抗血小板治疗的临床情况（如 AMI 溶栓前），多用于对阿司匹林过敏或禁忌的患者或者与阿司匹林联合用于置入支架的 AMI 患者。该药的主要不良反应是中性粒细胞及血小板减少，应用时需注意经常检查血象，一旦出现上述不良反应应立即停药。氯吡格雷是新型 ADP 受体拮抗药，其化学结构与噻氯匹定十分相似，与后者不同的是口服后起效快，不良反应明显低于噻氯匹定，现已成为噻氯匹定的替代药物。

（3）抗凝、溶栓治疗：凝血酶是使纤维蛋白原转变为纤维蛋白，最终形成血栓的关键环节，因此抑制凝血酶至关重要。抑制途径包括抑制其生成，即抑制活化的因子 X 和直接灭活已形成的凝血酶。溶栓治疗受益的机制包括挽救心肌和对梗死后心肌重塑的有利作用。

①普通肝素：肝素作为对抗凝血酶的药物在临床应用最普遍，对于 ST 段抬高的

AMI，肝素作为溶栓治疗的辅助用药，对于非ST段抬高的AMI，静脉滴注肝素为常规治疗。一般使用方法是先静脉推注5000U冲击量，继之以1000U/h维持静脉滴注，每4～6h测定1次aPTT或ACT，以便于及时调整肝素剂量，保持其凝血时间延长至对照的1.5～2倍。静脉肝素一般使用时间为48～72h，以后可改用皮下注射7500U，每12h 1次，注射2～3d。如果存在体循环血栓形成的倾向，如左心室有附壁血栓形成、心房颤动或有静脉血栓栓塞史的患者，静脉肝素治疗时间可适当延长或改口服抗凝药物。

②低分子量肝素：低分子量肝素为普通肝素的一个片段，平均分子量在4000～6500之间，其抗因子Xa的作用是普通肝素的2～4倍，但抗Ⅱa的作用弱于后者。由于倍增效应，1个分子因子Xa可以激活产生数十个分子的凝血酶，故从预防血栓形成的总效应方面低分子量肝素应优于普通肝素。

③非纤维蛋白特异性溶栓药：

尿激酶：是一天然的多肽链纤维蛋白溶酶原激活物，来自人尿液和人肾脏细胞培养，可产生广泛全身溶栓，无抗原性，冠状动脉再通率与链激酶相似。尿激酶是国内应用最广的溶栓剂，通常剂量为150万U，静脉滴注30min，或先75万U静脉内一次性推注，随后75万U，静脉滴注30 min。血浆初始半衰期14～20min，配合肝素皮下注射7500～10000U，每12h 1次，或低分子量肝素皮下注射，2次/d。

链激酶（SK）或重组链激酶：仍保持着全球最常用的溶栓制剂。根据国际上进行的几组大规模临床试验及国内的研究，建议通常用量为150万U，血浆半衰期约20min。在数日内，抗链激酶抗体滴度快速上升，达治疗前的50～100倍，持续数月甚至数年。

茴香酰化纤维蛋白溶酶原链激酶活化复合物（APSAC）：是第一个可以一次性单剂量静脉推注的溶栓制剂。常用剂量为30U，其半衰期长（约90min），具有抗原性。Ⅱ期冠状动脉造影研究显示，该制剂溶解冠状动脉内血栓的疗效与静脉内链激酶相当，某种程度上优于后者但不及冠状动脉内链激酶（150万U，60min）。

④具有纤维蛋白特异性溶栓药：

重组组织型纤溶酶原激活药（alteplase，rt-PA）：是一种丝氨酸蛋白酶，包含527个氨基酸的多肽链，为典型的纤维蛋白特异性溶栓药。当纤维蛋白存在时，与纤溶酶原有高度亲和力，半衰期为4～8min，溶栓作用强而快。在国外有多种给药方案，90 min加速给药方案（即GUS-TO方案）为较普遍的用法，尤其适用于发病6h以内患者。

rt-PA的突变型和变异体reteplase（r-PA）：是一种新的重组纤溶酶原激活药，包括组织型纤溶酶原激活药（t-PA）环饼2区（Kringle 2）和蛋白酶带，属第三代溶栓制剂。半衰期为14～18min。RAPID I研究显示，1000万U 2次冲击量（相隔30min），取得更快、更完全且持久的梗死相关动脉的通畅性，优于标准给药法的rt-PA（100mg 3h给药法）。

TNK-组织型纤溶酶原激活药（TNK-tPA）：是另一个重要的t-PA突变体，属第三代溶栓药。可降低血浆清除率，增加纤维蛋白特异性和对抗纤溶酶原激活物抑制药-1（PAI-1）的抑制。

兰替普酶（lanoteplase, n-PA）：为一种新的纤溶酶原激活药，属第三代溶栓药，是 rt-PA 缺失型突变，缺乏纤维粘连蛋白指状带和表皮生长因子区，前者缺乏降低纤维蛋白特异性。

葡激酶（staphylokinase, SAK）：为 136 个氨基酸单链多肽结构，与纤溶酶原形成复合物，在体循环中，避免纤溶酶原激活、消耗和纤溶状态，也属第三代溶栓制剂。

（4）β 受体阻滞剂：β 受体阻滞剂通过减慢心率，降低体循环血压和减弱心肌收缩力来减少心肌耗氧量，对改善缺血区的氧供需失衡、缩小心肌梗死面积、降低急性期病死率有肯定的疗效。在无该药禁忌证的情况下应及早常规应用。常用的 β 受体阻滞剂为美托洛尔、阿替洛尔，前者常用剂量为 25～50mg，2～3 次/d，后者为 6.25～25mg，2 次/d。用药需严密观察，使用剂量必须个体化。

（5）血管紧张素转换酶抑制药（ACEI）：ACEI 主要作用机制是通过影响心肌重塑、减轻心室过度扩张而减少充盈性心力衰竭的发生率和病死率。几个大规模临床随机试验已确定 AMI 早期使用 ACEI 能降低病死率，尤其是前 6 周的病死率降低最显著，而前壁心肌梗死伴有左心室功能不全的患者获益最大。在无禁忌证的情况下，溶栓治疗后血压稳定即可开始使用 ACEI。ACEI 使用的剂量和时限应视患者情况而定，一般来说，AMI 早期 ACEI 应从低剂量开始逐渐增加剂量。ACEI 的禁忌证：① AMI 急性期动脉收缩压＜90mmHg。②临床出现严重肾衰竭（血肌酐＞265μmol/L）。③有双侧肾动脉狭窄病史者。④对 ACEI 制剂过敏者。⑤妊娠、哺乳期妇女等。

（6）钙拮抗药：钙拮抗药在 AMI 治疗中不作为一线用药。临床试验研究显示，无论是 AMI 早期或晚期、Q 波或非 Q 波心肌梗死、是否合用 β 受体阻滞剂，给予速效硝苯地均不能降低再梗死率和病死率，对部分患者甚至有害，这可能与该药反射性增加心率，抑制心脏收缩力和降低血压有关。因此，在 AMI 常规治疗中钙拮抗药被视为不宜使用的药物。

①地尔硫䓬：对于无左心力衰竭临床表现的非 Q 波 AMI 患者，服用地尔硫䓬可以降低再梗死发生率，有一定的临床益处。AMI 并发心房颤动伴快速心室率，且无严重左心功能障碍的患者，可使用静脉地尔硫䓬，缓慢注射 10mg（5min 内），随之以 5～15mg/(kg·min) 维持静脉滴注，静脉滴注过程中需密切观察心率、血压的变化，如心率低于 55 次/min，应减少剂量或停用，静脉滴注时间不宜超过 48h，AMI 后频发梗死后心绞痛者以及对 β 受体阻滞剂禁忌的患者使用此药也可获益。对于 AMI 合并左心室功能不全、房室传导阻滞、严重窦性心动过缓及低血压（≤90mmHg）者，该药为禁忌。

②维拉帕米：在降低 AMI 的病死率方面无益处，但对于不适合使用 β 受体阻滞剂者，若左心室功能尚好，无左侧心力衰竭的证据，在 AMI 数日后开始服用此药，可降低此类

患者的死亡和再梗死复合终点的发生率。该药的禁忌证同地尔硫䓬。

（7）洋地黄制剂：AMI 24h 之内一般不使用洋地黄制剂，对于 AMI 合并左侧心力衰竭的患者 24h 后常规服用洋地黄制剂是否有益也一直存在争议。目前一般认为，AMI 恢复期在 ACEI 和利尿药治疗下仍存在充血性心力衰竭的患者，可使用地高辛。对于 AMI 左侧心力衰竭并发快速心房颤动的患者，使用洋地黄制剂较为适合，可首次静脉注射毛花苷 C 0.4mg，此后根据情况追加 0.2～0.4mg，然后口服地高辛维持。

（8）其他：

①镁：AMI 早期补充镁治疗是否有益，目前仍无定论，汇总分析 1984—1991 年发表的 7 个随机试验显示，镁能明显降低 AMI 病死率。但 1991 年 ISIS 四大规模试验结果是否定的，该研究结果提示镁对降低 AMI 病死率无益，甚至有害，因此目前不主张常规补镁治疗。以下临床情况补充镁治疗可能有效：a.AMI 发生前使用利尿药，有低镁、低钾的患者。b.AMI 早期出现与 QT 间期延长有关的尖端扭转性室性心动过速的患者。

②葡萄糖-胰岛素-钾溶液静脉滴注（GIK）：AMI 的代谢调整治疗最早于 1962 年提出，最近一项小规模的临床试验 ECLA（Glucose insulin potassium pilot trial，葡萄糖-胰岛素-钾预试验）显示，使用大剂量静脉滴注 GIK［25% 葡萄糖＋胰岛素 50U/L＋氯化钾 80mmol/L，以 1.5mL/（kg·h）速率滴注 24h］或低剂量静脉滴注 GIK［10% 葡萄糖＋胰岛素 20U/L＋氯化钾 50mmoL/L，以 1mlL/（kg·h）速率滴注］治疗 AMI 均可降低复合心脏事件的发生率。研究结果提示，在 AMI 早期用 GIK 静脉滴注及进行代谢调整治疗是可行的。然而最终结论仍有待适当规模的临床试验进一步证实。

3. 并发症的治疗

（1）左心功能不全：AMI 时左心功能不全由于病理生理改变的程度不同，临床表现差异很大。可表现为轻度肺淤血，或因每搏量（SV）和心排血量（CO）下降、左心室充盈压升高而发生肺水肿，当血压下降、严重组织低灌注时则发生心源性休克。AMI 合并左心功能不全时临床上出现程度不等的呼吸困难、脉弱及末梢灌注不良表现。血流动力学监测可为左心功能的评价提供可靠指征。当肺毛细血管楔压（PCWP）＞18mmHg、心脏指数（CI）＜2.5L/(min·m^2) 时表现为左心功能不全。PCWP＞18mmHg、CI＜2.2L/(min·m^2)、收缩压＜80mmHg 时为心源性休克。当存在典型心源性休克时，CI＜1.8 L（min·m^2），PCWP＞20mmHg。

①急性左侧心力衰竭：临床上表现为程度不等的呼吸困难，严重者可端坐呼吸，咳粉红色泡沫痰。急性左侧心力衰竭的处理：一是适量利尿药，Killip Ⅲ级（肺水肿）时静脉注射呋塞米 20mg。二是静脉滴注硝酸甘油，由 10μg/min 开始，逐渐加量，直到收缩压下降 10%～15%，但不低于 90mmHg。三是尽早口服 ACEI，急性期以短效 ACEI 为宜，小剂量开始，根据耐受情况逐渐加量。四是肺水肿合并严重高血压时是静脉滴注硝普钠的最

佳适应证，小剂量（10μg/min）开始，根据血压逐渐加量并调整至合适剂量。五是洋地黄制剂在 AMI 发病 24h 内使用有增加室性心律失常的危险，故不主张使用。在合并快速心房颤动时，可用毛花苷 C 或地高辛减慢心室率；在左心室收缩功能不全，每搏量下降时，心率宜维持在 90～110 次/min，以维持适当的心排血量。六是急性肺水肿伴严重低氧血症者可行人工机械通气治疗。

②心源性休克：AMI 伴心源性休克时有严重低血压，收缩压＜80mmHg，有组织器官低灌注表现，如四肢凉、少尿或神志模糊等。伴肺淤血时有呼吸困难。心源性休克可突然发生，为 AMI 发病时的主要表现，也可在入院后逐渐发生。迟发的心源性休克发生慢，在血压下降前有心排血量降低和外周阻力增加的临床证据，如窦性心动过速、尿量减少和血压升高、脉压减小等，必须引起注意。临床上当肺淤血和低血压同时存在时可诊断心源性休克。

心源性休克的处理：a. 在严重低血压时，应静脉滴注多巴胺 5～15μg/（kg·min），一旦血压升至 90mmHg 以上，则可同时静脉滴注多巴酚丁胺 [3～10μg/（kg·min）]，以减少多巴胺用量。如血压不升，应使用大剂量多巴胺 [≥15μg/（kg·min）]。大剂量多巴胺刺激受体引起动脉收缩，可使血压升高。大剂量多巴胺无效时，也可静脉滴注去甲肾上腺素 2～8μg/min。轻度低血压时，可用多巴胺或与多巴酚丁胺合用。b.AMI 合并心源性休克时药物治疗不能改善预后，应使用主动脉内球囊反搏（IABP）。一项大规模非随机研究证明，AMI 心源性休克升压治疗无反应的患者，IABP 可有效逆转器官低灌注，然而，若无冠状动脉再灌注和血管重建治疗，病死率仍高达 83%。IABP 对支持患者接受冠状动脉造影、PTCA 或 CABG 均可起到重要作用。在升压药和 IABP 治疗的基础上，谨慎、少量应用血管扩张药（如硝普钠）以减轻心脏前后负荷可能有用。c. 迅速使完全闭塞的梗死相关血管开通，恢复血流至关重要，这与住院期间的存活率密切相关。然而，溶栓治疗的血管再通率，休克患者显著低于无休克患者，而且住院生存率仅 20%～50%，故 AMI 合并心源性休克提倡机械再灌注治疗。近期非随机回顾性研究表明，PTCA 或 CABG 再灌注治疗可提高 AMI 合并心源性休克的生存率，PTCA 再灌注成功者住院生存率高达 70%。AMI 合并心源性休克若 PTCA 失败或不适用者（如多支病变或左主干病变），应急诊 CABG。无条件行血管重建术的医院可溶栓治疗，同时积极升压，然后转送到有条件的医院进一步治疗。

主动脉内球囊反搏适应证：a. 心源性休克药物治疗难以恢复时，作为冠状动脉造影和急诊血管重建术前的一项稳定措施。b.AMI 并发机械性并发症，如乳头肌断裂、室间隔穿孔时，作为冠状动脉造影和修补手术及血管重建术前的一项稳定性治疗手段。c. 顽固性室性心动过速反复发作伴血流动力学不稳定。d.AMI 后顽固性心绞痛在冠状动脉造影和血管重建术前的一种治疗措施。

（2）右心室心肌梗死和功能不全：急性下壁心肌梗死中，近一半存在右室心肌梗死，但有明确血流动力学改变的仅10%～15%，下壁伴右心室心肌梗死者病死率大大增加。右胸导联（尤为V4R）ST段抬高≥0～1mV是右心室心肌梗死最特异的改变。下壁心肌梗死时出现低血压、无肺部啰音、伴颈静脉充盈或Kussmaul征（吸气时颈静脉充盈）是右心室心肌梗死的典型三联征。但临床上常因血容量减低而缺乏颈静脉充盈体征，主要表现为低血压。维持右心室前负荷为其主要处理原则。下壁心肌梗死合并低血压时应避免使用硝酸酯和利尿药，需积极扩容治疗，若补液1～2L血压仍不回升，应静脉滴注正性肌力药物多巴胺。在合并高度房室传导阻滞、对阿托品无反应时，应予临时起搏以增加心排血量。右心室心肌梗死时也可出现左心功能不全引起的心源性休克，处理同左心室心肌梗死时的心源性休克。

（3）并发心律失常的处理：急性心肌梗死由于缺血性心电不稳定可出现室性期前收缩、室性心动过速、心室颤动或加速性心室自主心律；由于泵衰竭或过度交感神经兴奋可引起窦性心动过速、房性期前收缩、心房颤动、心房扑动或室上性心动过速；由于缺血或自主神经反射可引起缓慢性心律失常（如窦性心动过缓、房室传导阻滞）。

首先应加强针对急性心肌梗死、心肌缺血的治疗。溶栓、血管重建术（急诊PTCA、CABG）、β受体阻滞剂、主动脉内球囊反搏、纠正电解质紊乱等均可预防或减少心律失常发生。

① AMI并发室上性快速心律失常的治疗：

a. 房性期前收缩：与交感兴奋或心功能不全有关，本身不需特殊治疗。

b. 阵发性室上性心动过速：伴快速心室率，必须积极处理。维拉帕米、硫氮䓬酮或美多心安静脉用药。合并心力衰竭、低血压者可用直流电复律或心房起搏治疗。洋地黄制剂有效，但起效时间较慢。

c. 心房扑动：少见且多为暂时性。

d. 心房颤动：常见且与预后有关。

治疗如下：血流动力学不稳定的患者，如出现血压降低、脑供血不足、心绞痛或心力衰竭者需迅速做同步电复律。血流动力学稳定的患者，以减慢心室率为首要治疗。无心功能不全、支气管痉挛或房室传导阻滞者，可静脉使用β受体阻滞剂，如美托洛尔2.5～5mg在5min内静脉注入，必要时可重复，15min内总量不超过15mg。同时监测心率、血压及心电图，如收缩压<100mmHg或心率<60次/min，应终止治疗。也可使用洋地黄制剂，如毛花苷C静脉注入，其起效时间较β受体阻滞剂静脉注射慢，但1～2h内可见心率减慢。心功能不全者应首选洋地黄制剂。如治疗无效或禁忌且无心功能不全者，可静脉使用维拉帕米或硫氮䓬酮。维拉帕米5～10mg（0.075～0.75mg/kg）缓慢静脉注射，必要时30min可重复；硫氮䓬酮静脉缓慢注入，然后静脉滴注，用法见前述。以上药物静脉注射时

必须同时观察血压及心率。胺碘酮对中止心房颤动、减慢心室率及复律后维持窦性心律均有价值，可静脉用药并随后口服治疗。

②AMI并发室性快速心律失常的治疗：AMI中出现的所谓"警告性心律失常"（如频发、多形、成对或R-on-T类室性期前收缩），多项研究均未能证明其在预示严重室性心律失常中的价值。

有14项关于AMI应用利多卡因的随机对照临床试验，共9063例，证明利多卡因可降低心室颤动的发生，但总病死率并不降低，相反较对照组为高。鉴于AMI的住院治疗使心室颤动发生率已显著降低，在监护下可及时发现心室颤动并迅速进行电复律治疗，且无证据说明利多卡因预防应用可降低AMI病死率，因此，在有良好监护条件的病房不主张常规用利多卡因预防性治疗（在无监护条件的病房或患者转运途中可酌情应用）。有关治疗建议如下：

一是心室颤动、持续性多形室性心动过速，立即非同步直流电复律，起始电能量200 J，如不成功可给予300J重复。

二是持续性单形室性心动过速伴心绞痛、肺水肿、低血压（＜90mmHg），应予同步直流电复律，电能量同上。

三是持续性单形室性心动过速不伴上述情况，可先给予药物治疗。如利多卡因50mg静脉注射，需要时每15～20min可重复，最大负荷剂量150mg，然后2～4mg/min维持静脉滴注，时间不宜超过24h；或胺碘酮150mg于10 min内静脉注入，必要时可重复，然后1mg/min静脉滴注6h，再以0.5mg/min维持滴注。

四是频发室性期前收缩、成对室性期前收缩、非持续性室速可严密观察或利多卡因治疗（使用不超过24h）。

五是偶发室性期前收缩、加速的心室自主心律可严密观察，不做特殊处理。

六是AMI、心肌缺血也可引起短阵多形室性心动过速，酷似尖端扭转型室性心动过速，但QT间期正常，可能与缺血引起的多环路折返机制有关，治疗方法同上，如利多卡因、胺碘酮等。

③缓慢性心律失常的治疗：窦性心动过缓见于30%～40%的AMI患者中，尤其是下壁心肌梗死或右侧冠状动脉再灌注（Bezold-Jarish反射）时。心脏传导阻滞可见于6%～14%患者，常与住院病死率增高相关。处理原则如下：

一是无症状窦性心动过缓，可暂作观察，不予特殊处理。

二是症状性窦性心动过缓、二度Ⅰ型房室传导阻滞、三度房室传导阻滞伴窄QRS波逸搏心律，患者常有低血压、头晕、心功能障碍、心动缓慢＜50次/min等，可先用阿托品静脉注射治疗。阿托品剂量以0.5mg静脉注射开始，3～5min重复1次，至心率达60次/min左右。最大可用至2mg。剂量小于0.5mg，有时可引起迷走张力增高，心率减慢。

三是出现下列情况，需行临时起搏治疗：

a. 三度房室传导阻滞伴宽 QRS 波逸搏、心室停搏。

b. 症状性窦性心动过缓、二度 I 型房室传导阻滞或三度房室传导阻滞伴窄 QRS 波逸搏经阿托品治疗无效。

c. 双侧束支传导阻滞，包括交替性左、右束支阻滞或右束支传导阻滞伴交替性左前、左后分支阻滞。

d. 新发生的右束支传导阻滞伴左前或左后分支阻滞和新发生的左束支传导阻滞并发一度房室传导阻滞。

e. 二度 II 型房室传导阻滞。

四是根据有关证据，以下情况多数观点也倾向于临时起搏治疗：

a. 右束支传导阻滞伴左前或左后分支阻滞（新发生或不肯定者）。

b. 右束支传导阻滞伴一度房室传导阻滞。

c. 新发生或不肯定的左束支传导阻滞。

d. 反复发生的窦性停搏（>3s）对阿托品治疗无反应者。通常选择单导联的心室起搏，因其安装容易且可靠，但少数患者可能需要采用房室顺序起搏治疗。

（4）机械性并发症 AMI 机械性并发症为心脏破裂，包括左室游离壁破裂、室间隔穿孔、乳头肌和邻近的腱索断裂等。常发生在 AMI 发病第一周，多发生在第一次及 Q 波心肌梗死患者。溶栓治疗年代，心脏破裂并发症发生率降低，但发生时间前移。临床表现为突然或进行性血流动力学恶化伴低心排血量、休克和肺水肿。药物治疗病死率高。

①游离壁破裂：左心室游离壁破裂引起急性心脏压塞时可突然死亡，临床表现为电—机械分离或停搏。亚急性心脏破裂在短时间内破口被血块封住，可发展为亚急性心脏压塞或假性室壁瘤。症状和心电图不特异，心脏超声可明确诊断。对亚急性心脏破裂者应争取冠状动脉造影后行手术修补及血管重建术。

②室间隔穿孔：病情恶化的同时，在胸骨左缘第3、4肋间闻及全收缩期杂音，粗糙、响亮，50%伴震颤。二维超声心动图一般可显示室间隔破口，彩色多普勒超声检查可见经室间隔破口左向右分流的射流束。室间隔穿孔伴血流动力学失代偿者提倡在血管扩张药和利尿药治疗及 IABP 支持下，早期或急诊手术治疗。如室间隔穿孔较小，无充血性心力衰竭，血流动力学稳定，可暂不手术治疗，6周后择期手术。

③急性二尖瓣关闭不全：乳头肌功能不全或断裂引起急性二尖瓣关闭不全时在心尖部出现全收缩期反流性杂音，但在心排血量降低时，杂音不一定可靠。二尖瓣反流还可能由于乳头肌功能不全或左室扩大所致相对性二尖瓣关闭不全所引起。超声心动图和彩色多普勒超声检查是明确诊断并确定二尖瓣反流机制及程度的最佳方法。急性乳头肌断裂时突然发生左侧心力衰竭和（或）低血压，主张血管扩张药、利尿药及 IABP 治疗，在血流动力

学稳定的情况下行急诊手术。因左心室扩大或乳头肌功能不全引起的二尖瓣反流,应积极药物治疗心力衰竭,改善心肌缺血并主张行血管重建术以改善心脏功能和二尖瓣反流。

4. 介入治疗

直接 PTCA:直接 PTCA 与溶栓治疗比较,梗死相关血管(IRA)再通率高,达到心肌梗死溶栓试验(TIMI)3 级血流者明显多,再闭塞率低,缺血复发少,且出血(尤其脑出血)的危险性低。分析资料表明,如果 PTCA 的成功率达到临床试验的高水平,直接 PTCA 对 AMI 的疗效优于溶栓治疗。对 AM1 并发心源性休克患者,直接 PTCA 与初始内科治疗组(包括主动脉内球囊反搏和溶栓治疗)比较,可明显降低 6 个月病死率;亚组分析显示年龄 < 75 岁者主要终点指标降低 15.4%,而 ≥75 岁者则结果较差。

第四节 心肌炎

心肌炎(myocarditis)是指病原微生物感染或物理化学因素引起的心肌炎症性疾病。炎症可累及心肌细胞、间质及血管、心瓣膜、心包,最后可导致整个心脏结构的损害。病毒性心肌炎(viral myocarditis)是指嗜心肌性病毒感染引起的,以心肌非特异性间质性炎症为主要病变的心肌炎,临床以柯萨奇病毒(coxsakie viruses)常见,特别是柯萨奇 B 组病毒最为常见,占急性心肌炎的 50%。由于病毒性心肌炎最为常见,以下主要论述急性病毒性心肌炎。

一、病史采集

(一)现病史

患者常因胸闷、心悸就诊,故应仔细询问患者出现症状的时间。发病前 2～3 周有无发热、咽痛等病毒感染的症状。有无夜间心率增快,有无类似心绞痛的胸闷、胸痛等症状。有无气短、劳力性呼吸困难及夜间呼吸困难,有无咳泡沫痰。

(二)过去史

有无呼吸系疾病,糖尿病、甲状腺功能亢进史。有无高血压病、冠心病、心绞痛病史。有无风湿性关节炎、心肌炎、病毒感染史。有无药物过敏史。

(三)个人史

有无吸烟、酗酒嗜好,如有,应询问每日吸烟、饮酒的量,以及吸烟、饮酒的年数。

(四)家族史

直系亲属中有无类似心脏病史,有无其他遗传病史。

二、体格检查

（1）心界扩大，心动过速与体温升高不相称，并发房室传导阻滞也可心动过缓，心律失常尤以早搏常见。

（2）第一心音低钝，心脏扩大，相对性关闭不全，心尖区可出现吹风样收缩期杂音，较重病例可出现奔马律、交替脉、心功能不全。

（3）个别患者可出现红色小点状皮疹。

（4）并发心包炎、胸膜炎者，可闻及心包摩擦音、胸膜摩擦音。

三、辅助检查

（一）常规检测、血清酶学及免疫学检查

白细胞可轻度增高，血流可轻至中度增快。据心肌坏死的程度，血清天冬氨酸氨基转移酶、肌酸磷酸激酶（CK）及乳酸脱氢酶（LDH）等可正常或升高。CK-MB 和 LDH 同工酶（LDHl > LDH 或 LDHl > 40%）的测定灵敏度较高，特异性强，对病程在 2 个月之内的患者有辅助诊断和预后的参考意义。血浆肌红蛋白、心肌肌凝蛋白轻链亦可增高，常与病变严重程度呈正相关。

反复发作的病毒性心肌炎患者，往往有细胞免疫功能不足。常发现外周血中自然杀伤细胞活力降低及淋巴细胞转化率降低，血总 T 淋巴细胞（CD3）、辅助 T 淋巴细胞（CD4）及抑制 T 淋巴细胞（CD8）低于正常，CD4/CD8 比率不变。此外，抗核因子、核心肌抗体、类风湿因子、抗补体抗体阳性率高于正常人。

（二）病原学依据

（1）活检标本病毒检测：在心内膜、心肌、心包或心包穿刺液中，分离出病毒、电镜证实有病毒颗粒、荧光抗体检查证实有病毒抗原或检测到病毒基因片段。

（2）血清病毒抗体测定：在急性期和恢复期前后相隔 2 周以上的双份血清的病毒中和抗体滴定度呈 4 倍以上的增加，或一次抗体效价 ≥1：640 者为阳性，≥1：320 者为可疑阳性（如以 1：32 为基础者则宜以 ≥1：256 为阳性，≥1：128 为可疑阳性，根据不同实验室标准作决定）。

（3）病毒特异性 IgM 抗体增高，>1：320 为阳性。如同时有血中肠道病毒核酸阳性者更支持有近期病毒感染。

（三）心电图

病毒性心肌炎患者心电图改变较临床症状更常见。反映亚临床型心肌受累，这种常见而不被识别的心肌受累在常规尸解中 4%～10% 有心肌炎的组织学改变。心电图异常可表现为：①窦性心动过速、房室传导阻滞、窦房阻滞或束支阻滞。②多源、成对室性期前收

缩（室性早搏），自主性房性或交界性心动过速，阵发或非阵发性室性心动过速，心房或心室扑动或颤动。③2个以上导联ST段呈水平型或下斜型下移＞0.01mV或ST段异常抬高或出现异常Q波。重症者可致快速性室性心律失常或完全性房室传导阻滞。

（四）X线

局灶性病变者可无变化；病变广泛者可见心影扩大，肺叶有不同程度充血，透视可见心搏动减弱。

（五）超声心动图

可无变化，或见心腔扩大伴左心室壁弥漫性或局限性收缩功能减弱。与冠状动脉粥样硬化性心脏病的区别为室壁运动异常并不限于某一冠状动脉支配的区域，而且未受影响的心肌亦无代偿性收缩增强。有时可见到左心室附壁血栓。若并发心包炎，则可有心包积液表现。

6. 放射性核素心功能检查

证实左心室收缩或舒张功能减弱。

四、诊断

（一）诊断要点

（1）上呼吸道感染、腹泻等病毒感染后1～3周内发生心力衰竭或心律失常。

（2）心脏浊音界扩大，心尖区、胸骨左下缘闻及相应的杂音，可能有肺淤血、水肿的体征。

（3）有相关的实验室检查结果，如心肌酶谱增高。

（4）有相应的心电图、X线胸片等特点。

（5）病原学检查阳性。

（6）心肌活检明显阳性。

（二）鉴别诊断

1. 风湿性心肌炎

心脏听诊有二尖瓣和（或）主动脉瓣病变引起的杂音。有心脏外表现，如环形红斑、游走性关节疼痛，喉拭子培养及抗链球菌溶血素"O"检查提示有乙型链球菌感染。病毒性心肌炎患者若无明显心脏增大者，通常不能闻及杂音，故心脏大而无杂音者，往往可除外风湿性病因。

2. 冠状动脉粥样硬化性心脏病

发病年龄较大，病程发展较慢，常伴有易患因素。病史、体征、心电图、负荷心电图、血清酶和冠状动脉造影术可资鉴别。

3. 非病毒性心肌炎心肌病

有引起心肌炎相应的各种疾病或因素的特殊表现，如白喉、伤寒、大叶性肺炎、尿毒症、结缔组织病、代谢性疾病、克山病以及心脏区域过度放射性辐照引起的心肌炎心肌病等。

4. 其他疾患

包括 B 受体功能亢进、甲状腺功能亢进症、二尖瓣脱垂综合征等。

五、治疗

病毒性心肌炎患者应卧床休息，吃富含维生素及蛋白质的食物，心力衰竭时使用利尿剂、血管扩张剂、血管紧张素转换酶（ACE）抑制剂等。早搏频发或有快速心律失常者，采用抗心律失常药物。高度房室传导阻滞、快速室性心律失常或窦房结功能损害而出现晕厥或明显低血压时考虑使用临时性心脏起搏器。目前，不主张早期使用糖皮质激素，但对有房室传导阻滞、难治性心力衰竭、重症患者或考虑有自身免疫的情况下则可慎用。近年来，采用黄芪、牛磺酸、辅酶 Q10 等中西医结合治疗病毒性心肌炎有抗病毒、调节免疫和改善心脏功能等作用，具一定疗效。干扰素也具抗病毒、调节免疫等作用，但价格昂贵，非常规用药。

大多数患者经过适当治疗后能痊愈，但有心律失常尤其是各型期前收缩常持续较长时间，并易在感冒、劳累后期前收缩增多，也可以在 1 年后房室传导阻滞及各型期前收缩持续存在，如无不适不必用抗心律失常药物干预。各阶段的时间划分比较困难，一般急性期定为 3 个月，3 个月后至 1 年为恢复期，1 年以上为慢性期。患者在急性期可因严重心律失常、急性心力衰竭和心原性休克而死亡。部分患者经过数周至数月后病情可趋稳定但可能留有一定程度的心脏扩大、心功能减退、伴或不伴有心律失常或心电图异常等，经久不愈，形成慢性心肌炎，事实上，临床上很难与扩张型心肌病鉴别。根据心肌中病毒基因片段、病毒蛋白检测和病理检查已明确有一部分扩张型心肌病是由心肌炎演变而来。

六、注意事项

（1）观察有无治疗药物本身的毒副反应，根据患者的具体情况，调整治疗用药。

（2）检查过程中，也需要监测患者的生命体征变化，有无心律失常，是否发生黑矇、晕厥、抽搐等，予以对症治疗后，观察患者的病情变化。

（3）极少数患者起病后发展迅速，出现心力衰竭或心原性休克，如不及时救治则患者甚至因此而死亡。因此，临床医生应警惕，此类患者的诊治必须争分夺秒，尽快明确诊断，尽最大努力积极救治。

（4）必须强调的是，患者卧床休息对病情控制、恢复十分重要。

（5）有心力衰竭者，应及时控制，但洋地黄类药的应用须谨慎，须从小剂量开始，逐步增加，以避免发生毒性反应。

（6）严重患者可短期应用糖皮质激素，但注意必须掌握使用指征。

第五节 原发性高血压

原发性高血压（primary hypertension）是以血压升高为主要临床表现的综合征，是多种心、脑血管疾病的重要病因和危险因素。

一、病因、诱因

（一）遗传因素

高血压有明显的家族聚集性。遗传模式很可能是多基因遗传。

（二）环境因素

在一定的遗传背景下由于多种后天环境因素作用使正常血压调节机制失代偿所致。

1. 膳食因素

高钠摄入、高脂饮食均可使血压升高。高蛋白摄入属于升压因素，动物和植物蛋白均能升压。食物中饱和脂肪酸或饱和不饱和脂肪酸比值较高也属于升压因素。钾盐摄入量与高血压呈负相关。食物中钙的含量对高血压的影响尚有争议，多数人认为饮食低钙与高血压发生有关。

2. 饮酒

饮酒与高血压水平线性相关，尤其是收缩压，每日饮酒量超过 50mL 者高血压发病率明显升高。

3. 精神应激

长时间的情绪紧张以及各种因素导致的心理异常变化等，均可对高血压产生重要影响。

（三）其他因素

1. 体质指数（BMI）

为高血压病的独立危险因素，控制了其他危险因素后，BMI 每增加 1 个单位高血压发病的相对危险增加 10%，BMI≥24kg/m^2 者其发病率是 BMI < 24kg/m^2 者的 2～3 倍。腹型肥胖者容易发生高血压。

2. 避孕药

服避孕药妇女血压升高发生率及程度与服药时间长短有关。

3. 阻塞性睡眠呼吸暂停综合征（OSAS）

OSAS 是指睡眠期间反复发作性呼吸暂停。常伴有重度打鼾，其病因主要是上呼吸道的肌肉收缩或狭窄、腺样和扁桃体组织增生、舌根部脂肪组织后垂以及下腭畸形。OSAS 患者50%有高血压，血压高度与OSAS病程有关。

二、诊断

（一）临床特点

1. 一般表现

早期常无症状，有头痛、眩晕、气急、疲劳、心悸、耳鸣等症状。血压随季节、昼夜和情绪等因素波动。冬季血压高，夏季血压低；昼间血压高，夜间血压低。体检时可听到主动脉瓣第二心音亢进、主动脉瓣区收缩期杂音或收缩早期喀嚓音。长期持续高血压可有左心室肥厚，并可闻及第四心音。

2. 恶性或急进型高血压

患者病情急骤发展，舒张压≥130mmHg，并有头痛、视力模糊、眼底出血、渗出和视盘水肿，肾脏损害突出，持续蛋白尿、血尿、管型尿。常死于肾衰竭、脑卒中和心力衰竭。

3. 并发症

（1）高血压危象：血压急剧上升，影响重要脏器供血而产生危急症状，头痛、烦躁、眩晕、恶心、呕吐、心悸、气急及视力模糊等严重症状以及伴有动脉痉挛累及的靶器官缺血症状。

（2）高血压脑病：由于过高的血压突破了脑血流自动调节范围，脑组织血流灌注过多引起脑水肿。表现为弥漫性严重头痛、呕吐、意识障碍、精神错乱，甚至昏迷、局灶性或全身性抽搐。

（3）脑血管病：包括脑出血、脑血栓形成、腔隙性脑梗死和短暂性脑缺血发作（TIA）等。

（4）心力衰竭：左心室肥厚、扩大，最终导致充血性心力衰竭。

（5）慢性肾衰竭。

（6）主动脉夹层。

（二）辅助检查

常规检查项目为尿常规、血糖、血脂、肾功能、血尿酸和心电图，有助于发现相关的危险因素和靶器官损害。一些特殊检查如动态血压监测（ABPM）有助于判断血压升高严重程度，了解血压昼夜节律，指导降压治疗以及评价降压药物疗效。

（三）诊断要点

以规范方法下水银柱血压计测量作为高血压诊断的标准方法。进一步检查有无引起高血压的基础疾病存在，即鉴别是原发性还是继发性高血压。

（四）鉴别诊断

主要鉴别是原发性还是继发性高血压。常见继发性高血压疾病有：

（1）肾实质疾病（血尿、水肿、血浆蛋白低、氮质血症、蛋白尿等）。

（2）肾动脉狭窄（腹部血管杂音，肾动脉造影、放射性核素检查可诊断）。

（3）嗜铬细胞瘤（呈阵发性或持续性高血压，测定血或尿中儿茶酚胺及其代谢产物香草扁桃酸可诊断）。

（4）原发性醛固酮增多症（高血压伴有低血钾，尿钾及醛固酮增多）。

（5）皮质醇增多症（向心性肥胖，皮肤紫纹，毛发增多，24h尿中17-羟和17-酮类固醇增多）。

（6）主动脉缩窄（下肢血压低于上肢，大动脉搏动减弱，听诊血管杂音，肋骨侵蚀征象）。

（五）高血压的特殊临床类型

1. 老年高血压

主要临床表现为单纯收缩期高血压，脉压差增大。老年人血压的升高，特别是收缩压的升高，与冠状动脉疾患、脑卒中及心力衰竭的发生密切相关，是心血管终末器官受损的最强预测因素。

2."白大衣"高血压

主要表现为在医院测量的血压高，而在家里测量的血压正常。"白大衣"高血压患者已经表现有某些生理或病理生理性的改变，如血管阻力趋于增高，已有左心室的舒张功能障碍，表现为胰岛素抵抗和肥胖等。

3. 盐敏感性高血压

盐敏感性高血压指相对高盐摄入所引起的血压升高，主要与钠的代谢障碍有关。

4. 难治性高血压

在应用改善生活方式和至少3种抗高血压药治疗等措施持续3个月以上，仍不能将收缩压和舒张压控制在目标水平时，称为顽固性高血压。

三、治疗

（一）治疗原则

1. 改善生活行为

（1）限制钠摄入：限制食盐摄入以每人每日不超过6g为宜。

（2）减轻体重：降低每日热量的摄入，辅以适当的体育运动，尽量将体质指数控制在$< 25kg/m^2$。

（3）增加运动：如跑步、步行、游泳等，一般每周3～5次，每次30～60min。

（4）减少脂肪摄入：膳食中脂肪量应控制在总热量的2%5以下。

（5）限制饮酒：饮酒量每日不可超过50mL。

（6）补充钙和钾盐：每日吃新鲜蔬菜，喝牛奶，补充钾和钙盐。

2. 降压药治疗

降压药治疗对象：高血压2级或以上患者（≥160/100mmHg）；高血压合并糖尿病，或者已经有心、脑、肾靶器官损害和并发症患者；凡血压持续升高超过6～7个月以上，改善生活行为后血压仍未获得有效控制的患者。高危和极高危患者必须使用降压药强化治疗。

3. 血压控制目标值

目前一般主张血压控制目标值至少＜140/90mmHg。糖尿病或慢性肾脏疾病合并高血压患者，血压控制目标值＜130/80mmHg。老年收缩性高血压的降压目标值为收缩压140～150mmHg，舒张压＜90mnHg，但不低于65～70mmHg。

（二）药物治疗

1. 降压药物分类

（1）利尿药：氢氯噻嗪、螺内酯、吲达帕胺。

（2）β受体阻滞剂：美托洛尔、阿替洛尔、卡维地洛、拉贝洛尔。

（3）钙拮抗药：硝苯地平、硝苯地平控释片、尼卡地平、菲洛地平、氨氯地平。

（4）血管紧张素转换酶抑制药（ACEI）：卡托普利、赖诺普利、培多普利。

（5）血管紧张素Ⅱ受体阻滞剂（ARB）：氯沙坦、缬沙坦。

（6）受体阻滞剂：哌唑嗪。

（7）其他：包括中枢交感神经抑制药、周围交感神经抑制药、直接血管扩张药等。

2. 并发症和合并症的降压药物治疗

（1）心力衰竭者：宜选择ACEI、利尿药和β受体阻滞剂。

（2）老年人收缩期高血压时：宜选择利尿药、长效二氢吡啶类钙拮抗药。

（3）糖尿病：常需2种以上的降压药物治疗，宜选用ACEI或ARB，长效钙拮抗药和利尿药。合并肾功能不全选用ACEI或ARB。

（4）慢性肾功能不全：蛋白尿或轻、中度肾功能不全者（非肾血管性），可选择ACEI或ARB，能延缓肾功能恶化。

（5）冠心病：选择β受体阻滞剂或ACEI。对稳定型心绞痛患者，也可选择用钙拮抗药。心肌梗死者选用β受体阻滞剂和ACEI。

（6）对伴有脂质代谢异常的患者可选用α受体阻滞剂，不宜用β-受体阻滞剂及利尿药。

（7）妊娠：不宜用 ACEI、血管紧张素 Ⅱ 受体阻滞剂，可选用甲基多巴。

（8）对合并支气管哮喘、抑郁症、心脏传导阻滞者、糖尿病患者不宜用 β 受体阻滞剂；痛风者不宜用利尿药。

（9）脑血管病：降压宜缓慢、平稳，不要减少脑血流量。可选 ARB、ACEI、长效钙拮抗药或利尿药。

（三）顽固性高血压的原因

1. 血压测量错误

尤其注意假性高血压的原因。

（1）血压明显升高而无靶器官损害。

（2）降压治疗后无过多血压下降时产生头晕、乏力等低血压症状。

（3）肱动脉处有钙化证据。

（4）肱动脉压高于下肢血压。

（5）重度单纯性收缩期高血压。

2. 降压治疗方案不合理

药物联合不合理；患者对降压药有明显不良反应；降压方案中无利尿药。

3. 药物干扰降压作用

（1）非类固醇性药物引起水钠潴留能抵消除钙拮抗药以外的各种降压药的作用。

（2）拟交感胺类药物具有激动 Ⅱ 肾上腺能活性。

（3）三环类抗抑郁药物能阻止交感神经末梢摄取利舍平、可乐定等降压药物。

（4）环孢素（环孢菌素）刺激内皮素释放，增加肾血管阻力，减少水钠排泄。

（5）口服避孕药和糖皮质激素拮抗降压药物。

4. 容量超负荷

食盐摄入过多；肥胖、糖尿病、肾脏损害和慢性肾功能不全时通常有容量超负荷。

5. 其他

胰岛素抵抗；继发性高血压。

（四）高血压急症

1. 治疗原则

（1）迅速降低血压。

（2）控制血压：急骤降压有可能使重要器官的血流灌注明显减少，应当采取逐步控制性血压，即 24h 内将血压降低 20%～25%，48h 内血压不低于 160/100mmHg。

（3）合理选择降压药物，大多数情况下选用硝普钠。

（4）注意高血压急症应当避免使用的一些药物。例如，短时间内反复肌内注射利舍平，在没有心力衰竭或明显的体液容量负荷过度的情况下使用强利尿药。

2.降压药物选择与应用

（1）硝普钠。

（2）硝酸甘油。

（3）尼卡地平。

（4）乌拉地尔。

（5）拉贝洛尔。

（五）几种常见高血压急症

（1）脑出血。

（2）脑梗死。

（3）急性冠状动脉综合征。

（4）急性左侧心力衰竭。

（六）治疗中应注意的问题

（1）采用较小的有效剂量以获得可能有的疗效而使不良反应最小，如效果不满意，可逐步增加剂量以获得最佳疗效。

（2）为了有效地防止靶器官损害，要求每天24h内血压稳定于目标范围内，如此可以防止从夜间较低血压到清晨血压突然升高而致猝死、脑卒中或心脏病发作。推荐应用长作用制剂，其作用可长达24h，这样可以减少血压的波动、降低主要心血管事件的发生和防治靶器官损害，并提高用药的依从性。强调长期有规律的抗高血压治疗，达到有效、平稳、长期控制的要求。其标志之一是降压谷峰比值≥50%，此类药物还可增加治疗的依从性。

（3）为使降压效果增大而不增加不良反应，用低剂量单药治疗疗效不满意的可以采用2种或多种降压药物联合治疗。事实上，2级以上高血压为达到目标血压常需降压药联合治疗。

第三章 妇产科疾病

第一节 正常妊娠与分娩

一、妊娠生理

(一)受精与着床

1. 受精过程

当精子进入女性生殖道后,它们必须游过宫颈黏液和子宫腔,最终到达输卵管。在这个过程中,精子需要适应女性生殖道内的酸碱度和温度条件。同时,卵子从卵巢释放后,被输卵管的伞端捕获,并通过纤毛运动输送到输卵管壶腹部等待受精。当精子与卵子相遇时,精子会释放酶来消化卵子的透明带,进而穿透它。一旦精子进入卵子,卵细胞膜会发生封闭作用,阻止其他精子进入。随后,精核与卵核融合,形成受精卵,遗传物质重新组合。

2. 受精卵的发育与输送

受精卵在输卵管内开始细胞分裂,形成早期胚胎。这个过程包括桑葚胚和囊胚的形成。桑葚胚是一个由多个细胞组成的实心球体,而囊胚则是一个空心的球体,内部包含囊胚腔。输卵管通过其蠕动和纤毛运动,将受精卵缓慢地向子宫腔方向输送。

3. 着床过程

在着床前,子宫内膜会发生一系列的生理变化,包括增厚和血管增生,为受精卵的植入做好准备。当受精卵到达子宫腔时,它会黏附于子宫内膜上,并侵入内膜组织。随后,受精卵的外层细胞会分化为滋养层细胞,这些细胞会侵蚀子宫内膜的血管,建立母胎血液循环。着床过程受到多种因素的影响,包括母体激素水平、子宫内膜容受性以及免疫因素等。

(二)胎儿附属物的形成与功能

1. 胎盘的形成与功能

胎盘是由母体子宫组织和胎儿绒毛膜组织共同形成的器官。它包含绒毛、绒毛间隙和胎盘母体面等结构。胎盘的主要功能是通过绒毛间隙进行物质交换,包括氧气、营养物质和代谢产物的交换。此外,胎盘还起到屏障作用,阻挡有害物质进入胎儿体内,保护胎儿免受母体感染或药物的影响。

2. 胎膜的形成与功能

胎膜是由绒毛膜和羊膜组成的薄膜结构。它包裹着胎儿和羊水，起到保护和维持胎儿生存环境稳定的作用。胎膜能够防止外界细菌和其他有害物质进入羊膜腔，从而保护胎儿免受感染。

3. 脐带的形成与功能

脐带是连接胎儿与胎盘的通道，由脐动脉、脐静脉和胶质组成。它通过运输氧气、营养物质和代谢产物来维持胎儿的生命活动。脐动脉将富含氧气的血液从胎盘输送到胎儿体内，而脐静脉则将胎儿的代谢产物和二氧化碳输送回胎盘进行处理。

4. 羊水的形成与功能

羊水主要来源于母体血浆的透析液和胎儿的尿液。它含有多种营养物质、激素和酶类物质，对胎儿的生长发育具有重要作用。羊水为胎儿提供缓冲空间，保护其免受外界冲击和压迫的影响。同时，它还维持着胎儿体内的水平衡和温度稳定。

（三）妊娠期母体变化

1. 子宫的变化

在妊娠期，子宫的体积和重量会逐渐增加。这是为了适应胎儿的生长发育和胎盘的形成。子宫内膜也会发生增厚、血管增生和腺体分泌增加等生理变化，为受精卵的着床和胎盘的形成做好准备。

2. 乳房的变化

在妊娠期，乳房会逐渐增大并变得更加敏感。乳晕的颜色也会加深。乳腺组织会增生并分泌初乳，为产后的哺乳做好准备。这些变化是由体内激素水平的改变所引起的。

3. 心血管系统的变化

为了适应胎儿的生长发育和母体的代谢需求，在妊娠期母体的心输出量会逐渐增加。这可能会导致血压和心率的轻微变化，但通常这些变化都在正常范围内，并受到体内调节机制的严格控制。

4. 血液系统的变化

在妊娠期，由于血容量的增加和血浆渗透压的降低，母体可能会出现生理性贫血的现象。这是因为在血容量增加的过程中，红细胞的相对数量减少所导致的。此外，母体的白细胞数量也可能会增加，这与免疫系统的变化和应激反应有关。

5. 泌尿系统的变化

在妊娠期，由于子宫的增大和压迫作用，母体可能会出现尿频和尿急等泌尿系统症状。这是因为膀胱受到压迫导致容量减小所引起的。同时，母体肾脏对葡萄糖和氨基酸的重吸收能力会增强，以满足胎儿生长发育的需求。此外，肾小球滤过率也可能会增加，以适应这些生理变化。

二、正常分娩

（一）分娩动因

1. 内分泌变化的主导作用

内分泌系统在分娩动因中占据核心地位。在分娩临近时，母体内的激素水平经历显著变化，以雌激素和孕激素最为关键。

（1）雌激素水平逐渐升高，增强了子宫平滑肌对催产素的敏感性，使得子宫能够更有效地响应分娩信号。

（2）孕激素虽然在妊娠期间维持子宫静息状态，但在分娩前其水平相对下降。这一变化减弱了对子宫平滑肌的抑制作用，允许子宫开始收缩。

（3）催产素，主要由下丘脑产生并储存于垂体后叶，是分娩过程中强有力的子宫收缩剂。其释放受到多种因素调节，包括雌激素和孕激素的变化以及子宫自身的机械性刺激。催产素通过与其在子宫平滑肌上的受体结合，触发细胞内的信号传导，导致肌细胞收缩。

（4）前列腺素，特别是前列腺素 E_2 和 $F_{2\alpha}$，在分娩时局部产生于子宫肌层和羊膜，它们能增加子宫平滑肌对催产素的敏感性并直接促进子宫收缩。前列腺素还参与了宫颈的成熟过程，使宫颈变软、变薄，并易于扩张。

这些激素相互协调作用，共同促成了子宫平滑肌从静息状态转变为强有力的收缩状态，从而启动和推动分娩进程。

2. 机械性刺激的作用

机械性刺激是触发分娩的重要因素之一。随着妊娠的进展，胎儿的体重逐渐增加，胎头逐渐下降至骨盆内，对子宫颈产生直接压迫。这种压力刺激通过宫颈的神经末梢传递至大脑，进一步影响内分泌系统的活动，促进催产素等激素的释放。同时，胎头的压迫还直接作用于子宫颈组织，促使其变软、变短并开始扩张。

羊水减少和胎膜破裂也是分娩过程中的重要机械性刺激。羊水减少降低了子宫内的压力缓冲，使得子宫收缩更加有效。而胎膜破裂则释放了羊水囊内的压力，进一步减轻了子宫的负担，有利于分娩的进行。这些机械性因素与内分泌变化相互作用，共同促进分娩的进程。

3. 神经调节的作用

神经系统在分娩动因中同样扮演着重要角色。自主神经系统通过调节子宫平滑肌的兴奋性和收缩性来影响分娩进程。交感神经系统的兴奋可以增强子宫收缩的力度和频率，而副交感神经系统的兴奋则有助于子宫的舒张和休息。中枢神经系统则通过调节疼痛和应激反应来影响分娩进程。当母体感到紧张和疼痛时，中枢神经系统会释放应激激素如儿茶酚胺等，这些激素能够抑制子宫收缩并延长产程。因此，通过心理支持和疼痛缓解措施来降低母体的应激水平是非常重要的。

（二）分娩机制

1. 子宫收缩的机制

子宫收缩是推动分娩进程的主要力量，它由子宫平滑肌细胞去极化产生的动作电位触发。当子宫平滑肌细胞受到足够的刺激时，如催产素与受体结合后引起的细胞内信号传导，细胞膜上的离子通道会发生改变，导致钙离子内流增加。钙离子浓度的升高触发了细胞内肌原纤维的收缩机制，使得子宫平滑肌细胞缩短并产生收缩力。这种收缩力以波浪状的方式向下传导，逐渐增强并协调整个子宫的收缩。

子宫收缩的节律性、对称性和极性对于分娩进程至关重要。节律性是指子宫收缩的周期性重复发生，对称性是指子宫收缩在子宫各个部位相对均匀，而极性则是指子宫收缩从宫底开始逐渐向下传导至宫颈。这些特性共同保证了子宫收缩能够有效地推动胎儿下降并通过产道娩出。

2. 宫颈扩张的机制

宫颈在分娩过程中的扩张是由多种因素共同作用的结果。首先，子宫收缩产生的压力直接作用于宫颈组织上，促使其变软、变短并开始扩张。此外，催产素等激素的作用也促进了宫颈成熟和扩张过程。在激素的作用下，宫颈胶原纤维发生降解和重构，使得宫颈组织更具弹性和可塑性。同时，前列腺素等局部产生的介质也参与了宫颈的成熟和扩张过程。

宫颈扩张的速度和程度受到多种因素的影响。母体年龄、产次、宫颈条件以及胎儿大小等都是影响宫颈扩张的重要因素。初产妇通常比经产妇需要更长时间来完成宫颈的扩张过程。宫颈条件良好、胎儿较小的情况下宫颈扩张速度相对较快。反之，如果宫颈条件不良、胎儿较大或者存在其他不利因素时，宫颈扩张可能会受到阻碍，需要更长时间的努力和医疗干预来完成分娩过程。

3. 胎儿下降和娩出的机制

随着子宫收缩和宫颈扩张的进行，胎儿逐渐下降至骨盆出口平面并娩出体外。这个过程需要胎儿适应产道的形状和大小变化以及母体的用力协助。胎儿在产道中的适应过程包括胎头俯屈和内旋转等动作。这些动作使得胎儿能够更好地通过产道的弯曲部分并逐渐下降至骨盆底部。母体在分娩过程中的正确用力方式也是非常重要的。医护人员会指导母体在宫缩时用力屏气以增加腹压推动胎儿娩出。正确的用力方式可以提高分娩效率并减少母体和胎儿的损伤风险。

在胎儿娩出过程中可能会遇到各种情况，需要采取相应的助产措施来协助分娩过程。例如，当胎儿过大无法通过正常产道时可能会采用产钳或胎头吸引器等器械来协助胎儿娩出；当母体用力不足或产程延长时可能会给予催产素等药物来加强子宫收缩力等；在必要时还可能需要进行剖宫产手术来保障母婴的安全。这些助产措施的应用需要根据具体情况进行评估和决策，并由经验丰富的医护人员来执行以确保分娩过程的顺利进行和母婴的安全健康。

第二节 妊娠期并发症

一、自然流产

自然流产，作为妊娠过程中的一种常见并发症，对女性的身体和心理健康都有着重要影响。深入了解其病因、临床表现、诊断方法、治疗与预防措施，对于提高妊娠成功率、保障母婴健康具有重要意义。

（一）病因

自然流产的病因极为复杂，涉及多个方面。首先，遗传因素是不可忽视的原因之一，特别是染色体异常，如数目异常和结构异常，这些都可能导致胚胎发育异常，从而引发流产。其次，母体因素也占据重要地位，包括全身性疾病（如感染、内分泌疾病等）、生殖器官异常（如子宫畸形、宫颈机能不全等）、内分泌异常（如黄体功能不全、甲状腺功能减退等）以及免疫功能异常等。这些因素都可能影响胚胎着床和发育，从而导致流产的发生。此外，环境因素也不容忽视，如接触有毒有害物质（如铅、汞等重金属）、放射线以及不良生活习惯（如吸烟、酗酒）等，这些都可能成为流产的诱因。

在分析病因时，还需要注意各种因素的相互作用和影响。例如，遗传因素和母体因素可能同时存在，共同导致流产的发生；环境因素也可能与遗传或母体因素相互作用，增加流产的风险。因此，在自然流产的预防和治疗中，需要综合考虑各种因素，制定个体化的干预措施。

（二）临床表现与类型

自然流产的主要临床表现包括停经后阴道流血和腹痛。阴道流血可能是鲜红色或暗红色，伴有血块或组织物排出；腹痛可能是阵发性或持续性，程度因个体差异而异。根据流产发展的不同阶段和临床表现，可将自然流产分为以下几种类型：

1. 先兆流产

指妊娠28周前先出现少量阴道流血，随后出现阵发性下腹痛或腰背痛。此时宫颈口未开，胎膜未破，妊娠物未排出，子宫大小与停经周数相符。经过休息和治疗后，症状消失，妊娠可以继续；若阴道流血量增多或下腹痛加剧，可发展为难免流产。

2. 难免流产

指在先兆流产的基础上，阴道流血量增多，阵发性下腹痛加剧，或出现阴道流液（胎膜破裂）。此时宫颈口已扩张，有时可见胚胎组织或胎囊堵塞于宫颈口内，子宫大小与停经周数基本相符或略小。

3. 不全流产

指部分妊娠物排出宫腔，还有部分残留于宫腔内或嵌顿于宫颈口处，或胎儿排出后胎盘滞留宫腔或嵌顿于宫颈口，影响子宫收缩，导致大量出血甚至休克。此时宫颈口已扩张，子宫小于停经周数。

4. 完全流产

指妊娠物已全部排出，阴道流血逐渐停止，腹痛逐渐消失。此时宫颈口已关闭，子宫接近正常大小。

不同类型的自然流产在临床表现和处理原则上有所不同，因此需要及时诊断和鉴别诊断。

（三）诊断与鉴别诊断

诊断自然流产主要依据病史、临床表现和辅助检查。病史中应详细询问月经史、既往孕产史、家族史等，以了解患者的妊娠情况和高危因素。临床表现主要为停经后阴道流血和腹痛，不同类型的流产有不同的表现特点。辅助检查包括超声检查、血HCG测定等，以了解胚胎或胎儿的发育情况、确定妊娠部位和判断流产的类型。

在鉴别诊断方面，需要与异位妊娠、葡萄胎等疾病进行鉴别。异位妊娠是指受精卵在子宫腔以外着床发育的现象，其临床表现与自然流产相似，但处理原则完全不同。葡萄胎是一种良性妊娠滋养细胞疾病，其临床表现主要为停经后不规则阴道流血、子宫异常增大等，与自然流产也有相似之处，但需要通过病理检查进行确诊和鉴别诊断。

（四）治疗与预防

自然流产的治疗原则为根据流产的不同类型进行相应处理。对于先兆流产，应卧床休息，禁止性生活，必要时给予保胎治疗。对于难免流产和不全流产，应及时清宫以防大出血和感染。完全流产则无需特殊处理。在处理自然流产时，还需要注意患者的心理状态和情感支持，帮助其渡过这一困难时期。

预防自然流产的措施包括加强孕期保健、避免接触有毒有害物质、保持心情舒畅等。此外，对于存在高危因素的患者（如年龄较大、既往有流产史、患有全身性疾病等），应加强孕前咨询和检查，制定个体化的干预措施以降低流产风险。同时，社会和家庭也应给予孕妇足够的关爱和支持，为其创造一个良好的生活和工作环境。

二、异位妊娠

异位妊娠，俗称"宫外孕"，是指受精卵在子宫腔以外着床发育的现象。以输卵管妊娠最为常见，是一种严重危害女性健康的妇科疾病。了解其病因、病理、临床表现、诊断、治疗及预后，对于早期发现、及时治疗和预防异位妊娠具有重要意义。

（一）病因与病理

异位妊娠的主要病因涉及多个方面，其中输卵管炎症是最常见的原因之一。输卵管炎症可能由感染引起，如性传播疾病、盆腔炎等，导致输卵管管腔狭窄、粘连或闭塞，从而影响受精卵的正常运行。此外，输卵管手术史也是异位妊娠的重要病因，如输卵管绝育术后再通、输卵管妊娠保守性手术等，都可能造成输卵管结构和功能的异常。输卵管发育不良或功能异常，如输卵管过长、肌层发育差、黏膜纤毛缺乏等，也可能导致受精卵运行受阻，最终发生异位妊娠。

异位妊娠的病理变化主要取决于受精卵着床的部位、是否发生流产或破裂以及出血量的多少和时间长短。输卵管妊娠是最常见的异位妊娠类型，其病理过程包括输卵管妊娠流产和输卵管妊娠破裂。当输卵管妊娠流产时，由于输卵管管壁薄且缺乏蜕膜，孕卵植入后不能形成良好的蜕膜反应，绒毛直接侵蚀管壁肌层，最终导致管壁破裂出血。而当输卵管妊娠破裂时，大量血液流入腹腔，可引起剧烈腹痛、晕厥甚至休克等严重后果。

除了输卵管妊娠，还有其他类型的异位妊娠，如卵巢妊娠、腹腔妊娠、阔韧带妊娠和宫颈妊娠等。这些类型的异位妊娠较为罕见，但同样具有严重的临床后果。卵巢妊娠时，受精卵在卵巢内着床发育，可引起卵巢破裂和大量出血。腹腔妊娠时，受精卵在腹腔内着床发育，可引起弥漫性腹膜炎和感染性休克等并发症。阔韧带妊娠和宫颈妊娠虽然相对较少见，但同样需要及时诊断和治疗以避免严重后果的发生。

（二）临床表现与诊断

异位妊娠的临床表现与受精卵着床部位、是否流产或破裂以及出血量多少和时间长短等密切相关。典型的症状包括停经后腹痛与阴道流血。腹痛是异位妊娠患者的主要症状之一，可表现为一侧下腹部隐痛或酸胀感，当发生输卵管妊娠流产或破裂时，可突然出现一侧下腹部撕裂样疼痛并伴有恶心、呕吐等症状。阴道流血则常表现为不规则少量阴道流血，色暗红或深褐色，部分患者可有蜕膜碎片排出。当病情发展至严重程度时，患者可出现晕厥与休克等严重症状。

诊断异位妊娠主要依据病史、临床表现和辅助检查。对于有性生活史、停经史以及出现上述症状的患者应高度怀疑异位妊娠的可能性。辅助检查方面包括超声检查、血 HCG 测定以及阴道后穹隆穿刺等。超声检查是诊断异位妊娠的重要手段之一，可以明确受精卵着床部位以及是否存在腹腔内出血等情况。血 HCG 测定则有助于判断胚胎发育情况以及是否存在滋养细胞疾病等并发症的风险。阴道后穹隆穿刺则是一种简单有效的诊断方法，对于疑有腹腔内出血的患者具有重要意义。

（三）治疗与预后

异位妊娠的治疗原则以手术治疗为主，其次是药物治疗。手术治疗适用于生命体征不稳定或有腹腔内出血征象的患者，以及诊断不明确的患者。手术方式包括保守性手术和根治性手术两种，具体选择应根据患者年龄、生育需求以及病变严重程度等因素综合考虑。保守性手术旨在保留患侧输卵管并清除病灶组织，适用于年轻有生育需求的患者；根治性手术则直接切除患侧输卵管或卵巢等器官以达到彻底治愈的目的，适用于无生育需求或病情严重的患者。

药物治疗适用于病情稳定的输卵管妊娠患者及保守性手术后发生持续性异位妊娠的患者。常用的药物包括甲氨蝶呤、米非司酮等，其作用机制主要是通过抑制滋养细胞增生和破坏绒毛组织来达到治疗效果。药物治疗过程中需要密切监测患者的生命体征和病情变化，及时调整治疗方案以确保安全有效。

异位妊娠的预后与治疗方法、病情严重程度等因素密切相关。及时发现并治疗异位妊娠可以避免严重后果的发生，如输卵管破裂、腹腔内出血甚至休克等严重并发症。对于已经接受过治疗的患者来说，定期的随访和复查也是非常重要的，以便及时发现并处理可能出现的并发症和后遗症。同时，加强健康教育和预防措施的宣传也是降低异位妊娠发病率的重要途径之一。

三、妊娠期高血压疾病

妊娠期高血压疾病是妊娠期特有的疾病，包括妊娠期高血压、子痫前期、子痫、慢性高血压并发子痫前期以及慢性高血压。该病严重影响母婴健康，是孕产妇和围产儿发病和死亡的主要原因之一。

（一）病因与分类

1. 病因

妊娠期高血压疾病，作为妊娠期女性特有的常见疾病，其病因复杂且多样。深入研究其病因，对于预防和治疗该疾病具有重要意义。

（1）遗传易感性：家族研究为妊娠期高血压疾病的遗传因素提供了有力证据。当家族中有妊娠期高血压疾病病史时，其后代女性在妊娠期间患此病的风险显著增加。这种家族聚集性现象提示我们，遗传因素在疾病的发生中扮演着至关重要的角色。可能涉及的遗传因子包括基因变异、单基因或多基因遗传等，这些遗传因子可能影响母体对妊娠的生理反应，从而增加患病风险。

（2）免疫适应不良：在正常情况下，母体对胎盘及胎儿会产生一种免疫耐受状态，以确保妊娠的顺利进行。然而，当这种免疫耐受失衡时，母体的免疫系统可能会对胎盘及胎儿产生异常反应，导致妊娠期高血压疾病的发生。这种免疫适应不良可能与母体自身的免疫状态、既往感染史、自身免疫性疾病等因素有关。

（3）胎盘缺血：胎盘作为母体和胎儿之间物质交换的重要器官，其血流灌注的充足与否直接关系到胎儿的健康。当胎盘血流灌注不足时，会导致胎盘缺血，进而引发一系列病理生理变化，最终导致妊娠期高血压疾病的发生。胎盘缺血可能与母体血管病变、血栓形成、子宫胎盘血流动力学异常等因素有关。

（4）氧化应激反应：氧化应激是指体内氧化与抗氧化作用失衡，导致活性氧（ROS）和活性氮（RNS）等自由基过多积聚，从而对细胞和组织造成损伤的过程。在妊娠期高血压疾病中，氧化应激反应被认为是一个重要的病理生理机制。当母体处于氧化应激状态时，血管内皮细胞功能受损，血管收缩因子增多，舒张因子减少，从而导致血压升高。同时，氧化应激还可能影响胎盘功能，加剧疾病的发展。

2. 分类

妊娠期高血压疾病根据发病时间和临床表现的不同，可分为多种类型。这些类型的划分有助于医生更准确地诊断病情，制定合适的治疗方案，从而保障母婴健康。

（1）妊娠期高血压：妊娠期高血压是妊娠20周后首次出现的高血压，其诊断标准是收缩压≥140mmHg和（或）舒张压≥90mmHg。此时，尿蛋白检测结果为阴性，说明高血压尚未对肾脏造成明显损害。妊娠期高血压是妊娠期高血压疾病中最轻微的一种类型，但也需要密切监测血压变化，及时采取干预措施，以防止病情恶化。

（2）子痫前期：子痫前期是妊娠期高血压疾病中较为严重的一种类型。它在妊娠20周后出现高血压的同时，还伴有尿蛋白≥0.3g/24h或随机尿蛋白≥（+）的情况。根据病情严重程度，子痫前期可分为轻度和重度两种。轻度子痫前期患者血压和尿蛋白水平轻度升高，但仍需密切监测并采取相应治疗措施。重度子痫前期患者则病情更为严重，血压和尿蛋白水平显著升高，且可能伴有其他严重并发症，如肝肾功能损害、心力衰竭等。这类患者需要立即住院治疗，以控制病情发展，保障母婴安全。

（3）子痫：子痫是在子痫前期的基础上发生的不能用其他原因解释的抽搐。这是妊娠期高血压疾病中最严重的一种类型，对母婴生命构成严重威胁。子痫发作时，孕妇会出现全身抽搐、意识丧失等症状，严重时可导致母婴死亡。因此，一旦发生子痫，应立即采取紧急治疗措施，如使用镇静药物、解痉药物等控制抽搐症状，同时密切监测母婴生命体征变化，必要时及时终止妊娠以保障母婴安全。

（4）慢性高血压并发子痫前期：慢性高血压孕妇在妊娠前已有高血压病史，而在妊娠20周后出现尿蛋白≥0.3g/24h或血压进一步升高等情况，即可诊断为慢性高血压并发子痫前期。这类患者的病情较为复杂，既有慢性高血压的基础疾病，又叠加了妊娠期高血压疾病的病理生理变化。因此，在治疗过程中需要综合考虑患者的整体情况，制定个体化的治疗方案。

（5）慢性高血压：慢性高血压是指妊娠20周前收缩压≥140mmHg和（或）舒张压≥90mmHg的情况，且妊娠期无明显加重或妊娠20周后首次诊断高血压并持续到产后12周以后。对于这类患者而言，虽然其高血压并非由妊娠直接引起，但也需要密切监测血压变化并采取相应治疗措施以防止病情恶化对母婴造成不良影响。同时，这类患者在产后仍需继续治疗和管理其慢性高血压疾病以保障其长期健康。

（二）临床表现与诊断

1. 临床表现

妊娠期高血压疾病作为妊娠期特有的疾病，其临床表现多样，涉及多个系统。了解这些临床表现对于早期诊断、及时治疗以及预防并发症具有重要意义。

（1）高血压：高血压是妊娠期高血压疾病的核心表现。在妊娠期间，孕妇的血压水平应受到密切关注。正常孕妇的血压通常不会超过140/90mmHg。然而，在患有妊娠期高血压疾病的情况下，孕妇的血压可能会持续升高，超过这一正常范围。高血压不仅会对孕妇的心血管系统造成负担，还可能影响胎盘的血流灌注，从而对胎儿的生长和发育产生不良影响。因此，定期监测血压变化是及时发现并处理妊娠期高血压疾病的关键。

（2）蛋白尿：蛋白尿是子痫前期的重要标志。在正常情况下，尿液中仅含有极少量的蛋白质。然而，在子痫前期的情况下，由于肾小球滤过膜的通透性增加或肾小管重吸收功能受损，导致尿液中的蛋白质含量增加。通过尿常规检查，可以检测到这种异常变化。蛋白尿的出现不仅提示肾脏功能受损，还可能是病情进一步恶化的信号。因此，对于患有妊娠期高血压疾病的孕妇来说，定期进行尿常规检查是非常必要的。

（3）水肿：水肿是部分妊娠期高血压疾病患者的常见症状。这种水肿通常表现为体重异常增加、肢体末端（如脚踝、小腿）肿胀等。水肿的发生与体内水钠潴留有关，可能是由于高血压导致肾脏排钠功能受损所致。需要注意的是，并非所有妊娠期高血压疾病患者都会出现水肿症状。因此，在诊断过程中，不能仅凭水肿的有无来判断是否患有妊娠期高血压疾病。

（4）抽搐：抽搐是子痫患者的典型表现。在子痫发作前，患者可能会出现头痛、眼花、恶心等前驱症状。随后，患者可能会出现全身性或局限性的抽搐发作，伴有意识丧失、牙关紧闭等表现。抽搐的发作对母婴的生命安全构成严重威胁，需要立即进行紧急处理。在处理过程中，应保持患者呼吸道通畅、防止咬伤舌头或唇部、控制抽搐症状等。同时，还需要密切监测母婴的生命体征变化，以便及时采取必要的救治措施。

除了上述典型表现，妊娠期高血压疾病还可能伴随其他系统的症状和体征。例如，心血管系统方面可能会出现心悸、胸闷等表现；神经系统方面可能会出现头痛、头晕等表现；

消化系统方面可能会出现恶心、呕吐等表现。这些症状和体征的出现可能提示病情已经累及多个系统，需要更加积极地进行治疗和干预。

2. 诊断

妊娠期高血压疾病的诊断需要综合考虑患者的病史、临床表现以及辅助检查结果。通过详细询问患者既往史、家族史、孕产史等信息，结合体格检查和辅助检查结果，可以对妊娠期高血压疾病进行准确诊断。

（1）病史询问：在诊断过程中，医生首先需要详细询问患者的既往史、家族史和孕产史等信息。这些信息对于评估患者的患病风险以及制定个性化的治疗方案具有重要意义。既往史方面，需要了解患者是否曾经患过高血压、肾脏疾病等与妊娠期高血压疾病相关的疾病；家族史方面，需要了解患者的直系亲属中是否有妊娠期高血压疾病或其他相关疾病的病史；孕产史方面，需要了解患者此次妊娠前是否有过不良孕产史（如流产、早产等）以及此次妊娠过程中是否出现过异常情况（如阴道出血、腹痛等）。

（2）体格检查：体格检查是诊断妊娠期高血压疾病的重要环节之一。通过全面的体格检查，医生可以了解患者的身体状况以及病情的严重程度。体格检查的内容包括血压测量、体重评估、心肺听诊等。血压测量是诊断妊娠期高血压疾病的关键步骤之一，需要采用标准的测量方法并多次重复测量以确保结果的准确性；体重评估可以了解患者是否存在水肿等异常情况；心肺听诊可以了解患者的心肺功能是否正常以及是否存在其他并发症的可能性。

（3）辅助检查：辅助检查在妊娠期高血压疾病的诊断中起着重要作用。通过尿常规检查可以了解患者是否存在蛋白尿等异常情况；肝肾功能检查可以评估患者的肝肾功能是否正常以及是否存在其他并发症的风险；心电图检查可以了解患者的心脏电生理活动是否正常以及是否存在心律失常等问题。这些辅助检查结果可以为医生提供更加全面和客观的信息，有助于准确诊断并制定合理的治疗方案。同时，在诊断过程中还需要注意排除其他可能导致类似临床表现的疾病（如原发性高血压、肾脏疾病等），以确保诊断的准确性。

（三）治疗与预防

1. 治疗

妊娠期高血压疾病的治疗旨在控制病情、保障母婴安全，并根据患者的具体情况制定个体化的治疗方案。以下是治疗妊娠期高血压疾病的主要措施：

（1）休息与镇静：保证充足睡眠对于妊娠期高血压疾病患者至关重要。医生应建议患者采取左侧卧位，以减轻子宫对下腔静脉的压迫，改善胎盘血液循环。同时，保持环境安静、避免刺激也有助于缓解患者的紧张情绪。必要时，可给予适量的镇静药物，如地西泮等，以缓解症状、改善睡眠。但需注意，镇静药物的使用应在医生指导下进行，并密切监测患者的呼吸、循环等生命体征。

（2）解痉：对于子痫前期及子痫患者，解痉治疗是预防和控制抽搐的关键。硫酸镁是常用的解痉药物，可通过抑制神经肌肉接头处的乙酰胆碱释放来松弛骨骼肌、缓解血管痉挛。使用硫酸镁时，需严格掌握用药剂量和速度，并密切监测患者的膝反射、呼吸频率和尿量等指标，以确保用药安全。此外，还可根据患者病情选择其他解痉药物，如硝苯地平等。

（3）降压：降压治疗是妊娠期高血压疾病管理的重要环节。医生应根据患者的血压情况选择合适的降压药物，以维持血压在安全范围。常用的降压药物包括甲基多巴、拉贝洛尔等。在使用降压药物时，应遵循个体化原则，从小剂量开始逐渐调整至合适剂量，并密切监测患者的血压变化及药物不良反应。同时，还需注意避免使用对胎儿有害的降压药物。

（4）利尿：对于水肿明显的患者，利尿治疗有助于缓解症状、改善体液循环。常用的利尿剂包括呋塞米等。在使用利尿剂时，应注意监测患者的电解质平衡和肾功能变化，避免出现低钾血症等并发症。同时，还需根据患者的具体情况调整利尿剂的用量和使用时间。

（5）终止妊娠：对于病情严重或药物治疗无效的患者，及时终止妊娠是保障母婴安全的最后手段。医生应根据患者的具体情况选择合适的终止妊娠时机和方式。对于孕周较小、胎儿尚未成熟的患者，可在促胎肺成熟后终止妊娠；对于孕周较大、胎儿已成熟的患者，可选择剖宫产或阴道分娩等方式终止妊娠。在终止妊娠过程中，须密切监测母婴的生命体征变化，并采取必要的救治措施以确保母婴安全。

2. 预防

预防妊娠期高血压疾病的发生对于保障母婴健康具有重要意义。以下是预防妊娠期高血压疾病的主要措施：

（1）加强孕期保健：定期进行产前检查是预防妊娠期高血压疾病的关键。通过产前检查，医生可以及时发现并处理异常情况，从而降低患病风险。孕妇在孕期应保持良好的生活习惯和心态，避免接触有害物质和环境因素，以减少不良因素对母婴健康的影响。

（2）合理饮食与休息：保持营养均衡对于预防妊娠期高血压疾病至关重要。孕妇应摄入足够的蛋白质、维生素和矿物质等营养物质，以满足母婴的生理需求。同时，避免过度劳累和情绪波动也有助于降低患病风险。孕妇在孕期应合理安排工作和休息时间，保证充足的睡眠和适当的运动。

（3）定期产检：密切关注血压、体重、尿蛋白等指标的变化是预防妊娠期高血压疾病的重要措施。孕妇在孕期应定期进行产检，以便及时发现并处理妊娠期高血压疾病的征兆。通过定期产检，医生可以根据患者的具体情况制定个性化的干预措施，从而降低患病风险。

(4) 高危人群监护：对于具有高危因素的人群（如既往有妊娠期高血压疾病史、家族遗传史等），应进行重点监护和干预。这部分人群在孕期应更加密切地关注血压、体重等指标的变化，并遵循医生的建议进行必要的检查和治疗。通过加强高危人群的监护和干预，可以有效降低妊娠期高血压疾病的发生率。

四、其他常见并发症

在妊娠期，女性除了面临高血压疾病的风险，还可能遭遇其他多种并发症。这些并发症同样对母婴健康构成严重威胁，需要及时发现和治疗。

（一）妊娠期糖尿病

1. 定义与发病率

妊娠期糖尿病，顾名思义，是指女性在妊娠期间首次发现或发生的糖耐量异常。这一病症与妊娠期的高血糖状态紧密相关，且通常在分娩后逐渐恢复正常。然而，这并不意味着可以轻视它，因为妊娠期糖尿病对母体和胎儿的健康都可能产生不良影响。

近年来，随着生活方式的快速转变和饮食习惯的逐渐西化，妊娠期糖尿病的发病率呈现出逐年上升的趋势。这与现代女性晚婚晚育、高龄产妇增多、孕期营养过剩、运动不足等多种因素密切相关。因此，对妊娠期糖尿病的深入了解和有效防治显得尤为重要。

2. 临床表现

妊娠期糖尿病的临床表现多种多样，但最典型的症状莫过于"三多一少"，即多饮、多食、多尿和体重减轻。这些症状的出现是由于高血糖导致体内渗透压升高，引发口渴和多饮；同时，由于葡萄糖利用障碍，患者常感到饥饿而多食；高血糖还可能导致渗透性利尿，从而出现多尿；尽管食欲旺盛，但患者体重却可能因糖代谢异常而减轻。

然而，值得注意的是，并非所有妊娠期糖尿病患者都会出现上述典型症状。部分患者可能仅表现为轻微的血糖升高，而无明显不适。因此，单纯依靠临床表现来诊断妊娠期糖尿病是不可靠的，还需结合血糖检测等辅助检查手段。

3. 诊断

妊娠期糖尿病的诊断主要依据血糖检测结果。常用的检测方法包括空腹血糖、餐后血糖和糖耐量试验等。其中，糖耐量试验是诊断妊娠期糖尿病的"金标准"，通过口服一定量的葡萄糖后测定不同时间点的血糖水平，可以准确评估患者的糖代谢状态。

诊断标准方面，国际和国内都有相应的指南和共识。这些标准根据最新的研究证据和临床实践经验不断更新和完善，以提高诊断的准确性和可靠性。医生在诊断妊娠期糖尿病时，应参照最新的诊断标准，并结合患者的具体情况进行综合判断。

4. 治疗

妊娠期糖尿病的治疗原则主要包括饮食控制、运动疗法和必要时使用药物治疗。其中，饮食控制是基础治疗手段之一，通过合理膳食搭配和控制总热量摄入来维持血糖稳定；运动疗法则有助于改善胰岛素抵抗和降低血糖水平；药物治疗主要使用胰岛素来降低血糖，但需在医生指导下根据血糖情况调整剂量。

在治疗过程中，医生还需密切关注患者的血糖变化和其他相关指标如血压、血脂等，以及时调整治疗方案并预防并发症的发生。同时，患者也应积极配合医生的治疗建议，保持良好的生活习惯和心态，共同为母婴健康努力。

5. 预防

预防妊娠期糖尿病的措施主要包括加强孕期保健、合理饮食与适当运动等。孕前咨询和评估有助于识别高危人群如肥胖、有糖尿病家族史等的女性，从而提前采取干预措施降低发病风险；孕期定期产检可以及时发现并处理血糖异常等异常情况；合理饮食与适当运动则有助于维持健康的体重和血糖水平。

此外，社会各界也应加大对妊娠期糖尿病的宣传和教育力度，提高公众对该病症的认识和重视程度。通过多方面的共同努力，我们有望降低妊娠期糖尿病的发病率并保障母婴健康。

（二）妊娠期肝内胆汁淤积症

1. 定义与特点

妊娠期肝内胆汁淤积症，这一名词听起来或许有些陌生，但它却是特发于妊娠期的一种严重并发症。它主要是由于肝内胆汁的排出受阻，导致胆汁酸等物质在母体和胎儿体内过度积聚，从而引发一系列不良后果。这种病症的主要临床表现包括皮肤瘙痒和黄疸，对母体和胎儿的健康都构成了严重威胁。

在深入探讨这一病症之前，我们首先要明确一点：妊娠期肝内胆汁淤积症并非一种罕见的疾病。事实上，它在临床上的发病率相当高，因此，对这一病症的深入了解和有效防治显得尤为重要。

该病症的特点在于其发生时间和临床表现的特异性。它通常发生在妊娠晚期，尤其是接近分娩的时候。这时，孕妇可能会出现皮肤瘙痒、黄疸等症状，这些症状不仅影响孕妇的生活质量，还可能对胎儿的健康造成严重影响。由于肝内胆汁的排出受阻，胆汁酸等有害物质可能在母体和胎儿体内过度积聚，导致胎儿窘迫、早产等严重后果。

2. 临床表现

妊娠期肝内胆汁淤积症的临床表现具有一定的特异性。最主要的症状是皮肤瘙痒，这种瘙痒通常发生在四肢和躯干，而且往往在夜间加重，严重影响孕妇的睡眠质量。此外，瘙痒症状可能会随着病情的加重而逐渐蔓延至全身，给孕妇带来极大的痛苦。

除了皮肤瘙痒，部分患者还会出现黄疸的症状。黄疸主要表现为皮肤、巩膜等部位的黄染，这是由于胆汁排出受阻导致胆红素在体内过度积聚所致。黄疸的出现通常意味着病情已经相当严重，需要立即采取措施进行治疗。

值得注意的是，并非所有妊娠期肝内胆汁淤积症患者都会出现上述典型症状。部分患者可能仅表现为轻微的皮肤瘙痒或黄疸，甚至可能没有任何明显症状。因此，单纯依靠临床表现来诊断这一病症是不够的，还需要结合其他辅助检查手段进行综合判断。

3. 诊断

对于疑似患有妊娠期肝内胆汁淤积症的孕妇，医生通常会根据患者的临床表现和肝功能检查结果进行综合判断。肝功能检查是诊断这一病症的重要手段之一，通过检测血清中的胆汁酸、转氨酶等指标，可以了解患者肝内胆汁淤积的程度和肝功能受损的情况。

除了肝功能检查，医生还可能会进行其他相关检查，如超声检查、胎心监测等，以全面了解患者的病情和胎儿的状况。这些检查手段有助于医生更准确地诊断妊娠期肝内胆汁淤积症，并制定出相应的治疗方案。

4. 治疗

一旦确诊为妊娠期肝内胆汁淤积症，患者应立即接受治疗。治疗的原则是缓解瘙痒症状、改善肝功能、延长孕周并尽可能保障母婴安全。为了实现这些目标，医生会根据患者的具体情况制定出个体化的治疗方案。

药物治疗是妊娠期肝内胆汁淤积症的常用治疗手段之一。常用的药物包括熊去氧胆酸、腺苷蛋氨酸等，这些药物可以帮助患者缓解症状、改善肝功能。然而，药物治疗需要在医生的指导下进行，患者切勿自行购药使用。

除了药物治疗，患者还需要注意休息和营养补充。保持良好的作息习惯和饮食结构有助于改善患者的整体状况，增强抵抗力。同时，患者还应遵医嘱定期进行产检和肝功能检查，以便及时了解病情变化并调整治疗方案。

在某些严重情况下，如患者病情急剧恶化或胎儿出现窘迫等症状时，医生可能会采取紧急处理措施如终止妊娠等以保障母婴安全。这时，患者和家属需要密切配合医生的治疗建议，共同面对这一挑战。

5. 预防

预防妊娠期肝内胆汁淤积症的关键在于加强孕期保健和及时发现并处理相关危险因素。孕前检查是预防这一病症的重要环节之一，通过全面评估女性的健康状况和潜在风险因素，可以提前采取干预措施降低发病风险。例如，对于存在肝内胆汁淤积症家族史或既往病史的女性，孕前咨询和评估显得尤为重要。

在孕期保健方面，孕妇应定期进行产检和肝功能检查。产检可以及时了解胎儿的生长发育情况和母体的身体状况；肝功能检查则可以及时发现并处理肝内胆汁淤积等异常情况。此外，孕妇还应注意合理饮食和适当运动，以维持健康的体重和良好的身体状况。

除了个人保健，社会各界也应加大对妊娠期肝内胆汁淤积症的宣传和教育力度。通过普及相关知识、提高公众对该病症的认识和重视程度，有助于降低发病率并保障母婴健康。同时，医疗机构和政府部门也应加大对孕妇的关爱和支持力度，为她们提供一个安全、舒适的生育环境。

（三）妊娠期贫血

1. 定义与类型

妊娠期贫血，即在怀孕期间，孕妇体内红细胞数量和血红蛋白含量低于正常水平的一种病症。这是孕妇群体中十分常见的并发症之一，尤其在发展中国家和地区，妊娠期贫血的发病率相对较高。统计数据显示，妊娠期贫血的发生率因地域、经济水平、饮食习惯等多种因素而有所差异，但总体来说，这是一个不容忽视的健康问题。

缺铁性贫血是妊娠期贫血中最为常见的一种类型。这是由于孕妇在怀孕期间对铁的需求量大幅增加，而日常饮食中铁的摄入往往难以满足需求，从而导致体内铁元素缺乏，红细胞合成受限，最终引发贫血。除此之外，巨幼细胞性贫血、再生障碍性贫血等其他类型的贫血在妊娠期也有可能发生，但相对来说较为少见。

2. 临床表现

妊娠期贫血的临床表现多种多样，但最具特征性的症状是皮肤黏膜苍白。这种苍白通常最早出现在面部、口唇和甲床等部位，随着病情的加重，可逐渐波及全身皮肤。此外，孕妇还可能出现乏力、易疲劳、心悸、气短等贫血症状，这些症状在活动时尤为明显。

妊娠期贫血对孕妇和胎儿的影响是全方位的。首先，贫血会降低孕妇的免疫力，使她们更容易受到感染的侵袭。其次，贫血会加重孕妇的心脏负担，甚至可能诱发心力衰竭等严重并发症。对胎儿来说，严重贫血会影响其生长发育，导致胎儿宫内发育迟缓、早产、低出生体重儿等不良后果。因此，及时发现和治疗妊娠期贫血对保障母婴健康具有重要意义。

3. 诊断

诊断妊娠期贫血主要依据血常规检查结果。通过测定孕妇血液中的血红蛋白浓度、红细胞计数等指标，可以初步判断是否存在贫血以及贫血的严重程度。一般来说，血红蛋白浓度低于110g/L即可诊断为妊娠期贫血。当然，不同医疗机构和专家对诊断标准可能略有不同，因此，具体诊断还需结合当地实际情况和医生建议。

在某些情况下，为了进一步明确贫血的类型和病因，医生可能会建议进行骨髓穿刺等更深入的检查。这些检查虽然具有一定的创伤性，但对指导后续治疗和判断预后具有重要意义。因此，在必要时，孕妇应积极配合医生完成相关检查。

4. 治疗

妊娠期贫血的治疗原则主要是补充造血原料，如铁剂、叶酸等。对于缺铁性贫血患者来说，补充铁剂是最直接有效的治疗方法。常用的铁剂有口服铁剂和注射铁剂两种形式，具体选择应根据贫血程度和医生建议来决定。在补充铁剂的同时，还需要注意调整饮食结构，增加富含铁元素的食物摄入，如瘦肉、动物肝脏、绿叶蔬菜等。

除了铁剂，叶酸也是造血过程中不可或缺的重要物质。对于巨幼细胞性贫血等叶酸缺乏引起的贫血类型来说，补充叶酸显得尤为重要。此外，叶酸还有助于预防胎儿神经管缺陷等并发症的发生。因此，在怀孕期间，孕妇应适当增加富含叶酸的食物摄入，如绿叶蔬菜、豆类等。

在某些严重情况下，如重度贫血或急性失血时，输血治疗可能成为必要的选择。但输血治疗存在一定的风险和并发症可能性，因此应在充分评估利弊后谨慎选择。

5. 预防

预防妊娠期贫血的发生具有重要意义。首先，加强孕期营养指导是预防妊娠期贫血的关键环节之一。孕妇在怀孕期间应注重饮食结构的合理搭配和营养均衡摄入，尤其要增加富含铁元素和叶酸的食物摄入。此外，适当补充维生素 C 等有助于促进铁元素吸收的营养素也是十分重要的。

孕前咨询和评估对于识别贫血风险因素并提前采取干预措施具有重要意义。通过了解孕妇的既往病史、家族遗传史以及饮食习惯等信息，医生可以初步判断孕妇是否存在贫血的高危因素，并据此给出个性化的预防建议和治疗方案。例如，对于既往有贫血病史的孕妇来说，在怀孕期间应更加注重铁元素和叶酸的补充；对于饮食习惯不良的孕妇来说，调整饮食结构、增加营养摄入是十分必要的。

孕期定期产检是预防妊娠期贫血不可忽视的重要环节之一。通过定期进行血常规等检查项目，医生可以及时发现并处理异常情况，从而避免病情恶化对母婴健康造成严重影响。因此，孕妇在怀孕期间应按时参加产检并密切关注自己的身体状况变化。

第三节 妇科常见疾病

一、妇科炎症

妇科炎症是女性常见的生殖系统疾病，主要包括外阴及阴道炎症、宫颈炎症和盆腔炎症。这些炎症通常由细菌、真菌或病毒感染引起，症状包括瘙痒、疼痛、分泌物异常等。

（一）外阴及阴道炎症

外阴及阴道炎症是女性常见的生殖系统疾病之一，主要由细菌、真菌或病毒感染引起。这些炎症不仅给女性带来身体上的不适，还可能影响日常生活和心理健康。

1. 细菌性阴道炎

细菌性阴道炎是由阴道内菌群失衡引起的炎症。正常情况下，阴道内存在多种细菌，它们之间保持平衡状态。然而，当某些有害细菌过度繁殖时，就会打破这种平衡，导致炎症发生。细菌性阴道炎的症状包括阴道分泌物增多、鱼腥臭味、外阴瘙痒等。治疗时通常使用抗生素类药物，如甲硝唑等，以恢复阴道内菌群平衡。

2. 念珠菌性阴道炎

念珠菌性阴道炎是由念珠菌感染引起的炎症。念珠菌是一种真菌，常见于女性生殖道内。当女性免疫力下降或阴道内环境改变时，念珠菌可能过度繁殖，引发炎症。念珠菌性阴道炎的症状包括外阴瘙痒、灼痛、阴道分泌物增多等。治疗时通常使用抗真菌药物，如克霉唑等，以杀灭念珠菌并缓解症状。

3. 滴虫性阴道炎

滴虫性阴道炎是由阴道毛滴虫感染引起的炎症。阴道毛滴虫是一种寄生虫，主要通过性接触传播。滴虫性阴道炎的症状包括外阴瘙痒、灼痛、阴道分泌物增多等，有时还可出现尿频、尿急等泌尿系统症状。治疗时通常使用甲硝唑等抗生素类药物，以杀灭滴虫并缓解症状。同时，性伴侣也需要接受治疗，以防止交叉感染。

外阴及阴道炎症的预防非常重要。女性应保持外阴清洁干燥，避免使用刺激性强的清洁剂或护理产品；注意个人卫生，勤换内裤；避免不洁性行为；定期进行妇科检查，及时发现并治疗炎症。

（二）宫颈炎症

宫颈炎症是女性常见的生殖系统疾病之一，主要由性传播感染引起，如淋病奈瑟菌和沙眼衣原体等。这些病原体通过性行为传播到宫颈部位，引发炎症反应。宫颈炎症的症状包括宫颈充血、水肿、分泌物增多等，有时还可伴有下腹痛、发热等全身症状。

治疗宫颈炎症时，需根据病原体选择合适的抗生素进行治疗。对于淋病奈瑟菌感染，通常使用头孢曲松等头孢菌素类药物进行治疗；对于沙眼衣原体感染，通常使用阿奇霉素等大环内酯类药物进行治疗。同时，性伴侣也需要接受治疗，以防止交叉感染和反复发作。

除了药物治疗，宫颈炎症的治疗还包括局部护理和对症治疗。女性应保持外阴清洁干燥，避免使用刺激性强的清洁剂或护理产品；注意个人卫生，勤换内裤；避免不洁性行为；定期进行妇科检查，及时发现并治疗炎症。对于症状严重的患者，还可以采用物理疗法如微波、激光等进行治疗。

预防宫颈炎症的关键在于避免不洁性行为和使用安全套进行保护。此外，定期进行妇科检查也是预防宫颈炎症的重要措施之一。通过妇科检查可以及时发现并治疗宫颈部位的感染和其他病变，从而避免炎症的进一步发展和恶化。

（三）盆腔炎症

盆腔炎症是指女性上生殖道及其周围组织的炎症，主要包括子宫内膜炎、输卵管炎、输卵管卵巢脓肿和盆腔腹膜炎等。这些炎症通常由多种病原体混合感染引起，症状包括下腹痛、阴道分泌物增多、发热等。严重的盆腔炎症还可能导致不孕、异位妊娠等并发症。

治疗盆腔炎症时，以抗生素治疗为主。医生会根据患者的症状和病原体类型选择合适的抗生素进行治疗。对于症状轻微的患者，可以口服抗生素进行治疗；对于症状严重的患者，需要静脉输注抗生素进行治疗。同时，患者还需要注意休息、避免过度劳累、加强营养等辅助治疗措施。必要时，医生还会根据患者的具体情况进行手术治疗，如脓肿引流等。

预防盆腔炎症的关键在于注意个人卫生和性卫生。女性应保持外阴清洁干燥、勤换内裤；避免不洁性行为和使用安全套进行保护；定期进行妇科检查，及时发现并治疗生殖道感染和其他病变。此外，加强锻炼、提高免疫力也有助于预防盆腔炎症的发生。

二、妇科肿瘤

（一）宫颈上皮内瘤变与宫颈癌

宫颈上皮内瘤变（CIN）是宫颈癌的癌前病变，它反映了宫颈癌发生发展中的连续过程。CIN 的发生与 HPV 感染密切相关，尤其是高危型 HPV 的持续感染。因此，预防 HPV 感染是预防宫颈癌的关键。

1. 宫颈上皮内瘤变

宫颈上皮内瘤变分为Ⅰ、Ⅱ、Ⅲ级，其中 CIN Ⅰ级病变较轻，多数可以自然消退；CIN Ⅱ和Ⅲ级病变较重，有发展为宫颈癌的潜能，需要积极治疗。治疗方法包括物理治疗（如冷冻、激光等）和手术治疗（如宫颈锥切术等）。对于年轻、有生育需求的患者，应尽量保留生育功能；对于年龄较大、无生育需求的患者，可以考虑更彻底的治疗方法。

2. 宫颈癌

宫颈癌是女性常见的生殖系统恶性肿瘤之一，其发生与 HPV 感染、性行为、分娩次数、吸烟等因素有关。早期宫颈癌常无明显症状，随着病情的发展，可出现接触性出血、阴道排液等症状。晚期宫颈癌可出现尿频、尿急、便秘、下肢肿痛等症状。

治疗宫颈癌的方法包括手术、放疗和化疗等。对于早期宫颈癌，手术治疗是主要的治疗方法，包括全子宫切除术、次广泛全子宫切除术等。对于中晚期宫颈癌，放疗和化疗是主要的治疗方法，可以缩小肿瘤、缓解症状、延长生存期。同时，免疫治疗、靶向治疗等新型治疗方法也在不断探索和应用中。

预防宫颈癌的关键在于早期筛查和治疗宫颈上皮内瘤变。建议女性定期进行妇科检查，尤其是HPV检测和宫颈细胞学检查，以便及时发现并治疗宫颈病变。此外，接种HPV疫苗也是预防宫颈癌的有效手段之一。

（二）子宫内膜癌

子宫内膜癌是发生于子宫内膜的恶性肿瘤，其发病率逐年上升，成为女性生殖道常见的恶性肿瘤之一。子宫内膜癌的发生与雌激素水平过高、肥胖、高血压、糖尿病等因素有关。

1. 症状与诊断

子宫内膜癌的早期症状常不明显，随着病情的发展，可出现不规则阴道出血、月经紊乱、阴道排液等症状。晚期子宫内膜癌可出现下腹痛、腰骶部疼痛、贫血、消瘦等症状。诊断子宫内膜癌的方法包括妇科检查、超声检查、宫腔镜检查、诊断性刮宫等。其中，诊断性刮宫是确诊子宫内膜癌的可靠方法。

2. 治疗与预后

治疗子宫内膜癌的方法以手术为主，辅以放疗和化疗。手术是治疗子宫内膜癌的主要方法，包括全子宫切除术、双侧附件切除术等。对于晚期或复发患者，放疗和化疗可以缓解症状、控制病情。同时，新型治疗方法如免疫治疗、靶向治疗等也在不断探索和应用中。

子宫内膜癌的预后与多种因素有关，如病理类型、分化程度、肌层浸润深度、淋巴结转移等。早期发现、早期治疗是提高子宫内膜癌患者生存率的关键。因此，建议女性定期进行妇科检查，尤其是超声检查，以便及时发现并治疗子宫内膜病变。

（三）卵巢肿瘤

卵巢肿瘤是女性常见的生殖系统肿瘤之一，包括良性肿瘤和恶性肿瘤。良性肿瘤如卵巢囊肿、畸胎瘤等；恶性肿瘤如卵巢癌、黄体素瘤等。其中，卵巢癌是女性生殖系统三大恶性肿瘤之一，其发病率逐年上升且呈年轻化趋势。

1. 良性卵巢肿瘤

良性卵巢肿瘤多数无明显症状，常在妇科检查时偶然发现。部分良性肿瘤可出现腹胀、腹痛等症状。治疗良性卵巢肿瘤的方法包括手术治疗和药物治疗等。对于较小的良性肿瘤，可以定期随访观察；对于较大的良性肿瘤或症状明显的患者，可以考虑手术治疗。

2. 恶性卵巢肿瘤（卵巢癌）

卵巢癌早期症状不明显且缺乏特异性，晚期可出现腹胀、腹水、腹部包块等症状。由于卵巢癌早期难以发现且易转移复发，因此其预后较差。治疗卵巢癌的方法包括手术治疗、放疗和化疗等。手术是治疗卵巢癌的主要方法，包括全面分期手术和肿瘤细胞减灭术等。对于晚期或复发患者，放疗和化疗可以缓解症状、控制病情。同时，免疫治疗、靶向治疗等新型治疗方法也在不断探索和应用中。

预防卵巢肿瘤的关键在于定期进行妇科检查，尤其是超声检查，以便及时发现并治疗卵巢病变。此外，保持良好的生活习惯和心态也有助于预防卵巢肿瘤的发生。对于高危人群（如遗传倾向者、长期未孕者等），应更加重视妇科检查和健康管理。

三、其他常见疾病

除了妇科炎症和肿瘤，还有一些其他常见的妇科疾病，如子宫内膜异位症与子宫腺肌病、盆底功能障碍性疾病等。

（一）子宫内膜异位症与子宫腺肌病

子宫内膜异位症和子宫腺肌病是两种常见的妇科疾病，它们都与子宫内膜组织的异常位置有关，但发病机制和临床表现略有不同。

1. 子宫内膜异位症

子宫内膜异位症是指子宫内膜组织（腺体和间质）异位到子宫腔以外的部位，如卵巢、盆腔腹膜、子宫韧带等。这些异位的内膜组织仍受卵巢激素的影响，发生周期性出血和剥脱，但由于无法像正常月经一样排出体外，从而引起一系列临床症状。

症状：痛经是子宫内膜异位症最常见的症状，表现为继发性、进行性加重的经期腹痛。此外，患者还可能出现月经不规律、性交痛、不孕等症状。

诊断：通过妇科检查、超声检查、腹腔镜检查等手段可以确诊子宫内膜异位症。

治疗：治疗目的主要是缓解疼痛、改善生育能力。治疗方法包括药物治疗（如激素治疗）、手术治疗（如腹腔镜下病灶切除术）等。对于年轻、有生育需求的患者，应尽量保留生育功能；对于年龄较大、无生育需求的患者，可以考虑更彻底的治疗方法。

2. 子宫腺肌病

子宫腺肌病是指子宫内膜腺体和间质侵入子宫肌层形成弥漫或局限性的病变，是妇科常见病。它常常会导致子宫增大、痛经和不孕等症状。

症状：子宫腺肌病的主要症状是经期延长、月经量增多以及进行性加重的痛经。部分患者还可能出现不孕、性交痛等症状。

诊断：通过妇科检查、超声检查、磁共振成像（MRI）等手段可以确诊子宫腺肌病。其中，MRI对于诊断子宫腺肌病具有较高的敏感性和特异性。

治疗：治疗子宫腺肌病的方法包括药物治疗（如激素治疗）、手术治疗（如子宫切除术、子宫腺肌病病灶切除术等）以及介入治疗（如子宫动脉栓塞术）。具体治疗方法需根据患者的年龄、症状严重程度和生育需求等因素综合考虑。对于年轻、有生育需求的患者，应尽量保留子宫并采取保守治疗方法；对于年龄较大、无生育需求且症状严重的患者，可以考虑更彻底的治疗方法。

预防子宫内膜异位症和子宫腺肌病的关键在于保持健康的生活方式，如避免经期剧烈运动、减少人工流产次数等。同时，定期进行妇科检查也有助于及时发现并治疗这些疾病。

（二）盆底功能障碍性疾病

盆底功能障碍性疾病是一类由于盆底支持结构损伤、缺陷或功能障碍导致的疾病，主要包括盆底器官脱垂、压力性尿失禁等。这些疾病的发生与妊娠、分娩、衰老等因素有关。

1. 盆底器官脱垂

盆底器官脱垂是指由于盆底支持结构损伤或缺陷，导致子宫、阴道前后壁等盆腔器官向下移位或脱出阴道口外的现象。这种疾病常见于经产妇和老年女性。

症状：轻度脱垂可能无明显症状，但随着病情发展，患者可能出现腰骶部酸痛、下坠感、阴道口异物感等症状。严重脱垂时，脱出物可能无法自行回纳，影响患者日常生活。

诊断：通过妇科检查、超声检查等手段可以确诊盆底器官脱垂。其中，妇科检查可以观察脱出物的形态和位置，超声检查可以评估盆底支持结构的损伤程度。

治疗：治疗盆底器官脱垂的方法包括非手术治疗（如盆底肌肉锻炼、子宫托等）和手术治疗（如盆底重建术等）。具体治疗方法需根据患者的年龄、脱垂程度和生育需求等因素综合考虑。对于轻度脱垂且无明显症状的患者，可以采取非手术治疗；对于重度脱垂或症状明显的患者，应考虑手术治疗。

2. 压力性尿失禁

压力性尿失禁是指在腹压增加时（如咳嗽、打喷嚏、大笑等），尿液不自主地从尿道口漏出的现象。这种疾病常见于经产妇和老年女性，与盆底肌肉和韧带松弛有关。

症状：压力性尿失禁的主要症状是腹压增加时尿液不自主漏出，严重影响患者的社交和生活质量。部分患者还可能伴有尿频、尿急等膀胱刺激症状。

诊断：通过病史询问、体格检查和尿动力学检查等手段可以确诊压力性尿失禁。其中，尿动力学检查可以评估膀胱和尿道的功能状态。

治疗：治疗压力性尿失禁的方法包括非手术治疗（如盆底肌肉锻炼、生物反馈治疗等）和手术治疗（如尿道中段悬吊术等）。具体治疗方法需根据患者的症状严重程度和生活质量要求等因素综合考虑。对于轻度尿失禁且无明显症状的患者，可以采取非手术治疗；对于重度尿失禁或症状明显的患者，应考虑手术治疗。

预防盆底功能障碍性疾病的关键在于加强盆底肌肉的锻炼和避免长时间站立、负重等增加腹压的行为。同时，定期进行妇科检查也有助于及时发现并治疗这些疾病。对于已经患病的女性朋友来说，积极配合医生的治疗和建议也是非常重要的。

第四节 计划生育与不孕不育

一、避孕方法选择与指导

(一)各种避孕方法的原理与优缺点比较

1. 避孕原理

避孕,即防止怀孕,是计划生育的重要组成部分。避孕方法多种多样,但它们的共同目标都是干扰生殖过程中的一个或多个关键环节,从而达到避免精子和卵子结合、阻止受精卵着床或抑制排卵等目的。这些方法大致可以分为物理屏障法、化学药物法和手术绝育法。

物理屏障法主要通过在性交过程中设置物理障碍,阻止精子进入女性生殖道与卵子结合。化学药物法则是通过服用或注射药物,改变女性体内的激素水平,从而抑制排卵、改变子宫内膜环境或影响精子活力。手术绝育法则是通过手术方法永久性地阻断精子或卵子的输送通道,达到绝育的目的。

2. 优缺点比较

(1)物理屏障法:物理屏障法主要包括避孕套和阴道隔膜等。这些方法以其非侵入性、无副作用和易于获取等优点而受到广泛欢迎。

避孕套:避孕套是最常见的避孕工具之一,通常由乳胶或聚氨酯等材质制成。它能够在性交过程中有效地阻止精子进入女性体内。优点包括使用方便、价格适中、无须医生处方即可购买、对性传播疾病有一定的预防作用等。然而,避孕套也存在一些缺点,如使用不当可能导致避孕失败,部分人可能对乳胶材质过敏,在性交过程中可能滑落或破裂等。

阴道隔膜:阴道隔膜是一种由乳胶或硅胶制成的碗状装置,性交前放入女性阴道内,覆盖宫颈口,阻止精子进入子宫。它的优点在于使用前无须医生处方、对性生活的影响较小等。然而,阴道隔膜的缺点也比较明显,如使用前需要进行妇科检查以确保合适的大小和形状,使用后需要清洗和妥善保存,对性传播疾病的预防作用有限等。

(2)化学药物法:化学药物法主要包括口服避孕药、避孕针和避孕环等。这些方法通过调节女性体内的激素水平来达到避孕效果。

口服避孕药:口服避孕药是最常见的避孕药物之一,分为短效避孕药、长效避孕药和紧急避孕药等。它们通过抑制排卵、改变子宫内膜环境或影响精子活力等方式达到避孕效果。优点包括避孕效果较高、使用方便、对性生活无影响等。然而,口服避孕药也存在一些缺点，如部分女性可能出现恶心、呕吐、月经紊乱等副作用，长期使用可能增加患某些疾病的风险（如血栓性疾病），需要定期服用以保持避孕效果等。

避孕针：避孕针是一种长效避孕药物，通过注射方式给药。它的优点在于避孕效果持久、使用方便（只需定期注射）、对性生活无影响等。然而，避孕针的缺点也比较明显，如注射部位可能出现疼痛、红肿等反应，部分女性可能出现月经紊乱等副作用，需要定期注射以保持避孕效果等。

避孕环：避孕环是一种放置在子宫内的避孕装置，通过缓慢释放激素来达到避孕效果。它的优点在于避孕效果较高、使用时间长（一般可放置数年）、对性生活无影响等。然而，避孕环也存在一些缺点，如放置和取出需要专业医生操作，部分女性可能出现月经紊乱、腹痛等不适反应，有感染风险（如子宫穿孔、节育器嵌顿）等。

（3）手术绝育法：手术绝育法主要包括输卵管结扎和输精管结扎等。这些方法通过手术切断或阻塞精子或卵子的输送通道，达到永久避孕的目的。

输卵管结扎：输卵管结扎是一种针对女性的绝育手术，通过切断或结扎输卵管来阻止卵子进入子宫。它的优点在于手术效果确切、永久避孕、无须担心避孕失败等。然而，输卵管结扎的缺点也比较明显，如手术风险较高（如感染、出血等）、术后恢复时间较长、对未来生育能力的影响不可逆等。因此，这种方法通常适用于已经确定不再生育的女性。

输精管结扎：输精管结扎是一种针对男性的绝育手术，通过切断或结扎输精管来阻止精子排出。它的优点与输卵管结扎相似，即手术效果确切、永久避孕等。然而，输精管结扎也存在一些缺点，如手术风险（如感染、出血等）、术后可能出现疼痛或肿胀等不适反应、对未来生育能力的影响不可逆等。因此，这种方法同样适用于已经确定不再生育的男性。

（二）避孕方法的选择与指导原则

1. 个体化原则

避孕方法的选择首先应遵循个体化原则，即根据每个人的具体情况来定制最适合的避孕策略。这是因为每个人的身体状况、生育需求、生活方式以及性行为习惯都存在差异，这些差异将直接影响避孕方法的效果和适用性。

例如，对于年轻、未婚、性生活频繁且尚未有生育计划的女性，短效口服避孕药可能是一个合适的选择，因为它们使用方便、避孕效果好且副作用相对较小。而对于已经生育过、长时间内不打算再生育的女性，长效避孕方法如宫内节育器（IUD）或皮下埋植剂可能更为合适。

此外，个体的健康状况也是选择避孕方法时需要考虑的重要因素。例如，有高血压、心脏病等心血管疾病的女性应避免使用含有雌激素的避孕药，因为雌激素可能会增加这些疾病的风险。同样，有严重痛经或子宫内膜异位症的女性可能会选择使用曼月乐环（一种含有孕激素的宫内节育器）来同时达到避孕和治疗的效果。

2. 安全性原则

安全性是选择避孕方法时需要考虑的核心因素之一。任何避孕方法都应在确保对使用者身体健康无害或副作用极小的前提下使用。不同的避孕方法有不同的安全性考量。

例如，避孕套是一种相对安全的避孕方法，它不仅可以防止怀孕，还可以在一定程度上预防性传播疾病。然而，如果使用者对乳胶过敏，那么避孕套就可能不是最佳选择。同样，虽然口服避孕药在大多数情况下是安全的，但长期使用可能会增加某些健康风险，如血栓形成的可能性。

因此，在选择避孕方法时，医生或专业人士应详细询问使用者的健康状况、家族病史以及过敏史等信息，以确保所选避孕方法的安全性。此外，使用者也应定期接受身体检查，以便及时发现并处理任何可能的副作用或健康问题。

3. 有效性原则

避孕方法的有效性是指其防止怀孕的能力。在选择避孕方法时，应优先考虑那些经过科学验证、具有高避孕效果的方法。不同的避孕方法有不同的避孕效果，这主要取决于它们的作用机制和正确使用率。

例如，宫内节育器和皮下埋植剂是两种非常有效的长效避孕方法，它们的避孕效果可以达到 99% 以上。然而，这些方法需要专业医生进行植入和取出操作，因此可能不适合所有人群。相比之下，避孕套和口服避孕药虽然使用方便，但避孕效果略低，且受到使用者正确使用和持续使用的影响较大。

因此，在选择避孕方法时，应权衡各种因素，包括避孕效果、使用方便性、副作用以及成本等，以找到最适合自己的避孕方法。同时，使用者也应接受关于如何正确使用避孕方法的指导和教育，以提高避孕效果并减少意外怀孕的风险。

4. 可逆性原则

可逆性是指避孕方法在停止使用后能够恢复生育能力的特性。对于那些可能在未来还有生育需求的人群来说，选择可逆的避孕方法是非常重要的。这样可以在需要时轻松地恢复生育能力，而不会对身体造成永久性的影响。

许多常见的避孕方法都是可逆的，如避孕套、口服避孕药、宫内节育器等。这些方法在停止使用后，生育能力通常会迅速恢复。然而，也有一些避孕方法是不可逆的，如输卵管结扎或输精管结扎手术。这些方法适用于那些已经确定不再生育的人群。

在选择避孕方法时，应明确告知使用者各种方法的可逆性情况，并根据他们的生育需求和期望来推荐合适的避孕方法。同时，对于那些选择可逆避孕方法的人群，也应提供关于如何正确停止使用避孕方法和恢复生育能力的指导和支持。

5. 可接受性原则

可接受性是指避孕方法应符合个人的文化背景、价值观和生活方式，能够被个人接受并长期使用。不同的避孕方法在不同的文化和社会背景下可能有不同的接受程度。例如，在某些文化中，使用避孕套可能被视为不道德或羞耻的行为，而口服避孕药则可能更容易被接受。

此外，个人的生活方式和性行为习惯也会影响避孕方法的选择和接受程度。例如，对于那些性生活频繁或不愿意定期服药的人来说，使用避孕套或宫内节育器可能更为方便和可接受。而对于那些希望避免激素类药物副作用的人来说，非激素类避孕方法如带铜宫内节育器可能更受欢迎。

因此，在选择避孕方法时，应充分尊重个人的文化背景、价值观和生活方式，推荐那些符合个人需求和期望的避孕方法。同时，也应提供关于各种避孕方法的详细信息和教育，以帮助个人做出明智的选择并提高他们的接受程度和使用意愿。

二、终止妊娠技术与方法

（一）早期妊娠终止方法

1. 药物流产

药物流产是通过使用特定的药物组合来诱导早期妊娠的终止。这种方法通常适用于怀孕不超过一定周数（如49天内）的女性。药物流产的优点包括非侵入性、相对较高的成功率以及较低的并发症风险。然而，它也可能导致一些副作用，如出血、腹痛和感染等。

常用的药物流产药物包括米非司酮和米索前列醇。这些药物通过改变子宫内膜的受体活性、抑制孕激素的作用以及促进子宫收缩来达到流产的效果。药物流产的过程需要在医疗专业人员的监督下进行，以确保安全性和有效性。

2. 负压吸引术

负压吸引术是一种常用的人工流产手术方法，适用于早期妊娠的终止。这种方法通过使用负压吸引器来吸出子宫内的胚胎和蜕膜组织。负压吸引术的优点是操作简便、时间短、出血少以及恢复快。然而，它也可能引起一些并发症，如子宫穿孔、感染和不孕等。

在进行负压吸引术前，医生会对患者进行全面的身体检查和评估，以确保手术的适用性和安全性。手术过程中，医生会使用局部麻醉或全身麻醉来减轻患者的痛苦和不适。术后，患者需要遵循医生的建议进行恢复和护理，以减少并发症的风险。

（二）中晚期妊娠终止方法

1. 引产术

引产术是通过使用药物或器械来诱导宫缩，使胎儿经阴道娩出的方法。它适用于孕中期和孕晚期因各种原因需要终止妊娠的情况。引产术的优点是可以避免剖宫产带来的较大创伤和风险,但也可能引起一些并发症,如出血、感染和产道损伤等。

常用的引产药物包括催产素和前列腺素制剂等。这些药物通过促进子宫收缩来达到引产的效果。在使用引产药物前,医生会对患者进行详细的评估和监测,以确保药物的安全性和有效性。引产过程中,医生会密切关注患者的生命体征和宫缩情况,以及时处理任何可能出现的并发症。

2. 剖宫取胎术

剖宫取胎术是一种通过切开腹部和子宫来取出胎儿的手术方法。它通常用于紧急情况或特定医疗条件下,如胎儿窘迫、胎盘早剥或子宫破裂等。剖宫取胎术的优点是可以迅速终止妊娠并保障母婴安全,但也可能引起一些严重的并发症,如出血、感染或器官损伤等。

在进行剖宫取胎术前,医生会对患者进行全面的评估和准备,包括了解患者的病史、进行必要的检查和监测等。手术过程中,医生会使用全身麻醉或局部麻醉来减轻患者的痛苦和不适。术后,患者需要接受密切的监测和护理,以促进伤口的愈合和身体的恢复。同时,医生还会根据患者的具体情况提供个性化的康复指导和建议。

三、不孕不育的检查与治疗

(一)不孕不育的原因分析

1. 男性因素

(1)精子质量问题:包括精子数量少、活力不足、形态异常等。这些问题可能是由于睾丸功能异常、精索静脉曲张、生殖道感染等原因引起的。精子质量不佳会显著降低受孕概率。

(2)输精管堵塞:输精管是精子从睾丸输送到射精管的通道。如果输精管发生堵塞,精子无法顺利排出,从而导致不育。输精管堵塞的原因可能包括先天性发育异常、炎症、损伤等。

(3)生殖器官发育异常:如隐睾、睾丸发育不良、阴茎短小等,这些发育异常可能影响精子的生成和排出,从而导致不育。

2. 女性因素

(1)输卵管堵塞:输卵管是卵子从卵巢输送到子宫的通道。如果输卵管发生堵塞,卵子无法与精子相遇,从而导致不孕。输卵管堵塞的原因可能包括炎症、粘连、子宫内膜异位症等。

(2)排卵障碍:排卵是女性生育的重要环节。如果女性存在排卵障碍,如多囊卵巢综合征、卵巢早衰等,会导致卵子无法正常排出,从而影响受孕。

(3)子宫内膜异位症:子宫内膜异位症是一种常见的妇科疾病,它可能导致盆腔粘连、输卵管堵塞等问题，从而影响受孕。

（4）多囊卵巢综合征：多囊卵巢综合征是一种复杂的内分泌及代谢异常所致的疾病，以慢性无排卵和高雄激素血症为特征，主要临床表现为月经周期不规律、不孕、多毛和（或）痤疮，是最常见的女性内分泌疾病。

3.双方共同因素

（1）性传播疾病：如淋病、梅毒等，这些疾病可能影响生殖器官的功能和结构，从而导致不孕不育。

（2）免疫因素：某些免疫因素可能导致精子或卵子受到攻击，从而影响受孕。例如，抗精子抗体、抗子宫内膜抗体等。

（3）遗传因素：染色体异常、基因突变等遗传因素可能导致生殖细胞发育异常或功能障碍，从而引起不孕不育。

（二）不孕不育的检查方法与步骤

1.病史采集

详细了解双方的生育史、家族史、疾病史等，有助于初步判断不孕不育的可能原因。同时，了解双方的生活习惯、工作环境等也有助于分析不孕不育的潜在影响因素。

2.体格检查

包括生殖器官检查、第二性征检查等。生殖器官检查可以了解生殖器官的发育情况、有无畸形或病变等；第二性征检查可以评估性激素水平是否正常。

3.实验室检查

（1）精液分析：通过检查精液的量、颜色、酸碱度、精子数量、活力等指标，评估男性的生育能力。

（2）激素水平检测：检测女性体内的激素水平，如雌激素、孕激素、促卵泡激素等，以了解卵巢功能是否正常。

（3）输卵管通畅性检查：通过输卵管通液术或输卵管造影术等方法，检查输卵管是否通畅，以判断是否存在输卵管堵塞等问题。

4.影像学检查

（1）超声波检查：通过超声波检查可以了解子宫、卵巢等生殖器官的形态和结构是否正常，有无病变等。

（2）输卵管造影：将造影剂注入输卵管后，通过X线或超声波检查观察造影剂在输卵管内的流动情况，以判断输卵管是否通畅。

（3）子宫输卵管超声造影：在超声波引导下，将造影剂注入子宫和输卵管，实时观察造影剂的流动和分布情况，以更准确地评估输卵管的通畅性和功能。

5. 遗传学检查

对于怀疑存在遗传因素导致的不孕不育，可以进行染色体分析和基因检测。这些检查可以帮助确定是否存在染色体异常或基因突变等问题，为制定个性化的治疗方案提供依据。

(三)不孕不育的治疗策略与技术进展

1. 药物治疗

针对不同的病因，使用相应的药物进行治疗。例如，对于男性精子质量问题，可以使用促生精药物；对于女性排卵障碍，可以使用促排卵药物等。药物治疗需要在专业医生的指导下进行，以确保安全和有效性。

2. 手术治疗

对于存在生殖器官器质性病变的患者，如输卵管堵塞、子宫内膜异位症等，可以考虑进行手术治疗。常见的手术方式包括腹腔镜手术、宫腔镜手术等。这些手术可以纠正生殖器官的病变，恢复其正常功能，从而提高受孕概率。

3. 辅助生殖技术

随着医学技术的不断发展，辅助生殖技术在不孕不育治疗中发挥着越来越重要的作用。常见的辅助生殖技术包括人工授精、体外受精-胚胎移植（IVF-ET）等。这些技术可以帮助患者克服自然受孕的障碍，实现生育愿望。近年来，随着技术的不断创新和完善，如卵母细胞体外成熟培养、胚胎基因组筛查等新技术的应用，进一步提高了辅助生殖技术的成功率和安全性。

4. 心理治疗与生活方式调整

不孕不育对夫妻双方的心理压力和生活习惯都有一定的影响。因此，在治疗过程中，提供心理支持和生活方式指导也是非常重要的。心理治疗可以帮助患者缓解焦虑、抑郁等负面情绪，增强信心；生活方式调整包括合理饮食、适当运动、戒烟限酒等，有助于改善身体状况和提高受孕概率。同时，保持良好的心态和积极的生活态度也是治疗不孕不育的重要因素之一。

第五节 乳腺疾病

一、乳腺炎性疾病

乳腺炎性疾病主要包括急性乳腺炎和乳腺囊性增生病。这两类疾病在女性中较为常见，对乳腺健康造成一定威胁。

(一)急性乳腺炎

急性乳腺炎是一种乳腺组织的急性感染性炎症，主要发生在哺乳期妇女身上，对乳腺健康构成严重威胁。下面将从病因、临床表现和治疗三个方面进行详细论述。

1. 病因

急性乳腺炎的主要病因是细菌感染。在哺乳期，由于乳汁淤积、乳头破损或婴儿口腔内的细菌通过乳头进入乳腺导管，导致细菌在乳腺组织内繁殖，引发炎症。常见的致病菌包括金黄色葡萄球菌和链球菌。这些细菌可以通过破损的乳头或乳腺导管侵入乳腺组织，引起感染。

此外，一些其他因素也可能增加患急性乳腺炎的风险，如乳头内陷、乳腺导管堵塞、哺乳不当、乳房受到挤压或撞击等。这些因素可能导致乳汁排出不畅，为细菌繁殖提供了有利条件。

2. 临床表现

急性乳腺炎的临床表现主要包括乳房红肿、疼痛、发热等症状。患者通常会出现乳房局部区域的明显红肿，伴有触痛感。触诊时，乳房可能有硬块或结节感，这是由于炎症导致的乳腺组织肿胀和乳汁淤积所致。

此外，患者还可能出现全身症状，如寒战、高热、乏力等。这些症状是由于细菌感染引起的全身性炎症反应所致。随着病情的加重，患者可能出现脓肿形成，表现为乳房局部区域的波动感和剧烈疼痛。

3. 治疗

急性乳腺炎的治疗原则是早期发现、早期诊断、早期治疗。主要采取抗生素治疗与局部理疗相结合的方法。

抗生素治疗：根据细菌培养和药敏试验结果选择敏感的抗生素进行治疗。常用的抗生素包括青霉素类、头孢菌素类等。抗生素的使用应足量、足疗程，以确保彻底杀灭细菌，防止病情反复。

局部理疗：在抗生素治疗的同时，可采用局部热敷、按摩等理疗方法，促进乳汁排出和炎症消退。热敷可以促进乳腺导管扩张，有利于乳汁排出；按摩可以帮助疏通乳腺导管，缓解乳汁淤积。

（3）手术治疗：对于形成脓肿的患者，可能需要进行切开引流手术。手术时机和方式应根据脓肿的大小、位置和患者的具体情况而定。术后需继续抗生素治疗，并加强局部护理，防止感染扩散。

此外，在治疗过程中，患者应注意休息、保持乳房清洁、避免挤压乳房等，以促进病情恢复。同时，哺乳期妇女在哺乳过程中应注意正确的哺乳姿势和乳房护理方法，预防急性乳腺炎的发生。

(二)乳腺囊性增生病

乳腺囊性增生病是一种非炎症性、非肿瘤性的乳腺疾病,主要表现为乳腺组织的良性增生。下面将从病因、临床表现和治疗三个方面进行详细论述。

1. 病因

乳腺囊性增生病的病因尚不完全清楚,但普遍认为与内分泌失调、精神因素、饮食习惯等多方面原因有关。特别是雌激素水平过高或相对过高时,容易导致乳腺组织过度增生。此外,长期精神紧张、压力过大、不良饮食习惯等也可能诱发或加重病情。

2. 临床表现

乳腺囊性增生病的临床表现主要包括乳房胀痛、触痛等症状。患者常感到乳房胀痛不适,部分疼痛与月经周期有关,表现为经前疼痛加重、经后疼痛减轻的特点。触诊时,乳房内可触及大小不一的肿块或结节,质地韧而不硬,与周围组织界限不清。这些肿块或结节在经期前后可能更加明显。

除了乳房胀痛和触痛,部分患者还可能伴有乳头溢液、月经失调等症状。乳头溢液多为淡黄色或无色液体,少数为血性液体。月经失调可表现为月经周期紊乱、经量增多或减少等。

3. 治疗

乳腺囊性增生病的治疗主要以药物治疗为主,辅以生活调整和心理干预。

(1)药物治疗:常用的药物包括激素类药物(如他莫昔芬、达那唑等)和中药(如逍遥丸、乳癖消等)。激素类药物可以调节体内激素水平,抑制乳腺组织过度增生;中药则具有疏肝理气、活血化瘀等功效,有助于缓解症状和改善病情。但需注意,药物治疗需在医生指导下进行,避免滥用和不当使用。

(2)生活调整:患者应注意保持良好的生活习惯和饮食习惯,避免过度劳累和精神紧张。保持乳房清洁,避免使用含有激素的化妆品和保健品。适当进行体育锻炼,增强身体素质和免疫力。

(3)心理干预:乳腺囊性增生病与心理因素密切相关。患者应学会自我调节情绪,保持积极乐观的心态。必要时可寻求心理咨询师的帮助,进行心理疏导和治疗。

对于严重病例或药物治疗无效者,可考虑手术切除增生的乳腺组织。但手术并非根治性治疗方法,术后仍需注意生活调整和心理干预,以预防复发。同时,患者应定期进行乳腺检查,及时发现并处理异常情况。

二、乳腺肿瘤性疾病

乳腺肿瘤性疾病包括良性肿瘤和恶性肿瘤,其中乳腺纤维腺瘤和乳腺癌是最常见的两种类型。这些疾病对女性健康造成严重威胁,需要及时诊断和治疗。

（一）乳腺纤维腺瘤

乳腺纤维腺瘤是乳腺组织中最常见的良性肿瘤之一，主要由上皮和间叶组织构成。虽然它通常是良性的，但仍需及时诊断和治疗，以避免潜在的风险。下面将从临床表现、诊断和治疗三个方面进行详细论述。

1. 临床表现

乳腺纤维腺瘤的典型表现是乳房内出现无痛性、可移动的肿块。这些肿块通常是单发的，但也可以是多发的。它们的大小可以从几毫米到数厘米不等，表面光滑，质地坚韧，与周围组织的界限清晰。在月经周期中，这些肿块的大小和质地可能会发生变化，但在月经结束后通常会恢复到原来的状态。

除了可触及的肿块，乳腺纤维腺瘤通常不会引起其他明显的症状，如疼痛、乳头溢液或皮肤改变等。因此，很多患者在发现肿块之前并没有任何不适感。

2. 诊断

乳腺纤维腺瘤的诊断主要依赖于临床检查和影像学检查。临床检查包括医生的触诊和患者的自检。触诊时，医生可以感受到肿块的质地、大小和活动度等信息。自检时，患者可以在洗澡或更衣时轻轻触摸乳房，检查是否有异常的肿块或疼痛。

影像学检查是诊断乳腺纤维腺瘤的重要手段之一。常用的影像学检查方法包括乳腺超声和乳腺钼靶摄影。超声可以清晰地显示肿块的大小、形态和内部结构等信息，而钼靶摄影则可以检测到肿块中的钙化灶等微小病变。这些影像学检查方法可以帮助医生更准确地判断肿块的性质和制定治疗方案。

在某些情况下，医生可能会建议进行细针穿刺活检或手术切除活检以明确诊断。细针穿刺活检是通过细针穿入肿块内部抽取少量组织进行病理学检查的方法。这种方法创伤小、恢复快，但可能会因为取样不足而导致诊断不准确。手术切除活检则是在手术室中将整个肿块切除并进行病理学检查的方法。这种方法可以提供更准确的诊断结果，但创伤较大，恢复时间较长。

3. 治疗

对于小而无症状的乳腺纤维腺瘤，医生通常会建议定期随访观察，以监测其生长情况。如果肿块在随访期间没有明显变化或增长缓慢，则可以继续采取保守治疗的方法。如果肿块增长迅速或出现其他症状，则需要考虑手术治疗。

手术治疗是乳腺纤维腺瘤的主要治疗方法之一。根据肿块的大小和位置，医生可以选择传统的开放手术或微创手术进行治疗。开放手术通常是在乳房上做一个较大的切口，将肿块完整地切除出来。这种方法创伤较大，恢复时间较长，但切除彻底，复发率低。微创手术则是通过小切口或穿刺孔将肿块切碎并吸出体外的方法。这种方法创伤小、恢复快，但可能需要多次操作才能将肿块完全切除。

除了手术治疗，一些药物也可以用于治疗乳腺纤维腺瘤。例如，激素类药物可以调节体内激素水平，抑制肿块的生长；中药则可以起到疏肝理气、活血化瘀的作用，缓解症状和改善病情。但需要注意的是，药物治疗的效果因人而异，且长期服用可能会产生一些副作用。因此，在选择药物治疗时，患者应遵循医生的建议并密切监测病情变化。

（二）乳腺癌

乳腺癌是女性最常见的恶性肿瘤之一，严重威胁着女性的健康和生命。下面将从病因、临床表现、诊断和治疗进展四个方面进行详细论述。

1. 病因

乳腺癌的确切病因尚不完全清楚，但已经发现多种因素与其发病风险有关。其中遗传因素是最重要的因素之一，具有家族史的女性患乳腺癌的风险明显增加。此外，激素水平、生活方式和环境因素等也可能对乳腺癌的发病产生影响。例如，晚婚晚育、不哺乳、高脂肪饮食、缺乏运动等不良生活习惯都可能增加患乳腺癌的风险。

2. 临床表现

早期乳腺癌通常没有明显的症状，很容易被忽视。随着病情的进展，患者可能会出现乳房无痛性肿块、乳头溢液（血性、浆液性）、皮肤改变（凹陷、橘皮样变）等症状。这些症状的出现往往提示着肿瘤已经侵犯了周围组织或发生了远处转移。因此，定期进行乳腺检查对于早期发现乳腺癌至关重要。

3. 诊断

乳腺癌的诊断需要依靠影像学检查、体格检查和组织学检查等多种手段的综合运用。影像学检查主要包括乳腺超声、钼靶摄影和 MRI 等，可以帮助医生了解肿块的大小、形态和内部结构等信息。体格检查则是通过医生的触诊和患者的自检来发现异常的肿块或疼痛等症状。组织学检查是确诊乳腺癌的"金标准"，包括穿刺活检和手术切除活检等方法。通过这些检查手段的综合运用，医生可以更准确地判断肿块的性质并制定治疗方案。

4. 治疗进展

随着医学技术的不断进步，乳腺癌的治疗方法也日益多样化和个体化。主要治疗手段包括手术切除（保乳手术、全乳切除术等）、放射治疗、化学治疗、靶向治疗以及免疫治疗等。综合治疗方案的制定需要根据患者的病理类型、分期以及个人情况等因素进行综合考虑。近年来，一些新兴的治疗手段如免疫治疗和精准医疗也为乳腺癌患者带来了更多的希望。

手术切除是乳腺癌治疗的主要手段之一。根据肿瘤的大小和位置，医生可以选择保乳手术或全乳切除术进行治疗。保乳手术旨在保留乳房的外观和功能，适用于早期且较小的肿瘤；而全乳切除术则是将整个乳房切除，适用于较大或晚期的肿瘤。在手术过程中，医生还会根据需要对腋窝淋巴结进行清扫以评估肿瘤是否已经扩散到淋巴结区域。

放射治疗是利用高能射线杀死或抑制癌细胞的生长的治疗方法。它通常用于手术后辅助治疗或晚期乳腺癌的姑息治疗。放射治疗可以减少局部复发的风险并提高生存率。

化学治疗是通过使用化学药物杀死或抑制癌细胞的生长的治疗方法。它通常用于手术后辅助治疗或晚期乳腺癌的全身治疗。化学治疗可以缩小肿瘤的大小、缓解症状并延长生存期。但需要注意的是，化学药物对正常细胞也有一定的损伤作用，因此在使用过程中需要密切监测患者的反应并调整治疗方案。

靶向治疗是针对特定分子或基因突变的治疗方法。通过抑制这些分子或基因的功能，可以阻止癌细胞的生长和扩散。靶向治疗通常与化学治疗联合使用以提高疗效并减少副作用。目前已经有多种靶向药物被批准用于治疗乳腺癌，如曲妥珠单抗、帕妥珠单抗等。这些药物的使用需要根据患者的基因检测结果和医生的建议进行选择。

免疫治疗是通过激活患者自身的免疫系统来攻击和杀死癌细胞的治疗方法。近年来，免疫治疗在乳腺癌治疗中取得了重要进展，如PD-1/PD-L1抑制剂等免疫检查点抑制剂的应用。这些药物可以恢复患者免疫系统的正常功能并增强其对癌细胞的杀伤力。

第四章 神经系统疾病

第一节 周围神经疾病

【神经痛】

一、三叉神经痛

三叉神经分布区内反复发作的阵发性短暂剧烈疼痛而不伴三叉神经功能破坏的症状，称三叉神经痛（又称痛性抽搐）。常于40岁后发病，女性较多。

（一）病因

多数无明确病因。颅底肿瘤等损害三叉神经感觉根或周围分支，脑干梗死、多发性硬化等累及三叉神经髓内感觉传导通路，可引起继发性三叉神经痛，多伴有三叉神经等损害的阳性体征。个别患者可因糖尿病性三叉神经病而引起疼痛。

（二）临床表现

为骤然发生的剧烈疼痛，严格限于三叉神经感觉支配区内。发作时患者常紧按病侧面部或用力擦面部减轻疼痛，可致局部皮肤粗糙，眉毛脱落。有的在发作时不断做咀嚼动作，严重者可伴有同侧面部肌肉的反射性抽搐，所以又称"痛性抽搐"。每次发作仅数秒钟至1～2min即骤然停止。间歇期正常。发作可由1天数次至1分钟多次。发作呈周期性，持续数周，可自行缓解数月或更长。病程初期发作较少，间隔期较长。随病程进展，缓解期逐渐缩短。

通常自一侧的上颌支（第2支）或下颌支（第3支）开始，随病程进展而可影响其他分支。由眼支起病者极少见。个别患者可先后或同时发生两侧三叉神经痛。

患者面部某个区域可能特别敏感，稍加触碰即引起疼痛发作，如上下唇、鼻翼外侧、舌侧缘等，这些区域称之为"触发点"。此外，在三叉神经的皮下分支穿出骨孔处，常有压痛点。发作期间面部的机械刺激，如说话、进食、洗脸、剃须、刷牙、打呵欠，甚至微风拂面皆可诱致疼痛发作，患者因而不敢大声说话、洗脸或进食，严重影响其生活，甚至导致营养状况不良，有的产生消极情绪。

（三）诊断

典型的原发性三叉神经痛，根据疼痛发作部位、性质、触发点的存在，检查时无阳性体征，结合起病年龄，不难作出诊断。早期易误认为牙痛，一部分患者常已多次拔牙而不能使疼痛缓解。副鼻窦炎、偏头痛、下颌关节炎、舌咽神经痛等也应与三叉神经痛相鉴别。继发性三叉神经痛发病年龄常较轻，有神经系统阳性体征。应做进一步检查以明确诊断。对部分患者，尚需做葡萄糖耐量试验以排除糖尿病性神经病变的可能。

（四）治疗

继发性三叉神经痛者应针对病因治疗。原发性三叉神经痛目前还缺乏绝对有效而又无不良反应的治疗方法，常用的有以下几种：

1. 药物治疗

（1）卡马西平：初服100mg，2次/d，以后每天增加100mg，直到疼痛停止（最大量不应超过1000mg/d）；以后再逐渐减少，确定最低有效量，作为维持剂量服用。此药孕妇忌用。

（2）苯妥英钠：初服0.1g，3次/d，如无效可加大剂量，每日增加0.1g（最大量不超过0.6g/d）。如产生中毒症状（如头晕、行走不稳、眼球震颤等）应立即减量到中毒反应消失为止。如仍有效，即以此为维持量。

（3）七叶莲（野木瓜）：一种草药，属木通科，制成针剂及片剂。针剂每次4mL，每日2~3次，肌内注射，待疼痛减轻后改用口服药片，每次3片，每日4次，连续服用。有时与苯妥英钠、卡马西平合用可提高疗效。

（4）其他：卡马西平和苯妥英钠无效者可选择巴氯芬5~10mg，每日3次；阿米替林25~50mg，每日2次，以提高疗效。

2. 封闭治疗

一般用于服药无效或不适宜手术治疗者。方法以无水乙醇注射于疼痛的神经支或其分支。操作简易安全，但疗效不持久。无水乙醇封闭半月节，可达到较持久的效果，但可能引起角膜炎、失明等严重并发症。无水乙醇封闭前宜先用普鲁卡因封闭以观察效应。

3. 手术治疗

（1）射频电流经皮选择性热凝术，可选择性破坏三叉神经的痛觉纤维，基本不损害触觉纤维。方法简便，疗效高，适应证广，并发症少。

（2）各项治疗无效而病情严重者，可考虑三叉神经感觉根部分切断术或三叉神经脊束切断术。均有一定危险性及复发率。

（3）三叉神经显微血管减压术，为安全、有效手术，可选择采用。

二、舌咽神经痛

舌咽神经痛是一种舌咽神经分布区的反复发作的短暂剧烈疼痛。远较三叉神经痛少见。多数于中年起病。痛始自咽、喉或耳内，可因吞咽、咀嚼、讲话、咳嗽等触发。疼痛发作时可伴发咳嗽、脉搏减慢、血压降低甚至昏厥。病程中可有自发缓解。神经系统检查无异常发现。将10%可卡因涂于患侧的口咽部，常可使疼痛缓解数小时。病因尚不明确，有的可能是由于舌咽及迷走神经的脱髓鞘性病变引起舌咽神经的传入冲动与迷走神经之间发生"短路"的结果，有的可能是由于局部的颅底血管压迫舌咽神经所致。若疼痛持续，则本病需与鼻咽癌侵及颅底、耳咽管肿瘤、扁桃体肿瘤或周围脓肿相鉴别。治疗可应用原发性三叉神经痛的卡马西平或苯妥英钠等。内科治疗无效时，应做手术治疗，经颅内切断病侧舌咽神经及迷走神经的最近端的几根根丝可终止疼痛发作。如在手术中发现有血管压迫舌咽神经，解除压迫亦可有效。

三、坐骨神经痛

坐骨神经痛是指从腰、臀部经大腿后、小腿外侧引至足部的疼痛。可按病损部位而分为根性和干性坐骨神经痛。

（一）病因

根性坐骨神经痛以腰椎间盘突出最多见，最常发生在腰5—骶1和腰4—5的椎间盘。其他如椎管内肿瘤、椎体转移癌、腰椎结核、腰椎管狭窄症等。干性坐骨神经痛可因骶髂关节炎、盆腔内肿瘤、妊娠子宫压迫、髋关节炎、臀肌内注射射位置不当以及糖尿病等引起，多数原因不明。

（二）临床表现

1. 根性坐骨神经痛

多急性或亚急性起病。开始常有下背部酸痛或腰部僵硬不适感，疼痛自腰部向一侧臀部及大腿后面、腘窝、小腿外侧和足放射，呈烧灼样或刀割样疼痛，在持续性基础上有间歇性增剧，夜间更甚。咳嗽、打喷嚏、用力排便时疼痛加剧。患者常取特殊的减痛姿势，如睡时卧向健侧，患侧膝部微屈；仰卧起坐时患侧膝关节屈曲；坐下时健侧臀部先着椅；站立时身体重心移在健侧，日久造成脊柱侧弯，多弯向患侧。病变水平的腰椎棘突或横突常有压痛。仰卧位，于髋关节屈曲的情况下，伸直膝关节而牵拉坐骨神经时引起剧痛，为Laseque征阳性；直腿高举也同样诱致疼痛，动作受限。小腿外侧和足部可有感觉异常，该处可有轻微的客观感觉减退。伸跨或屈跨肌力减弱。踝反射减弱或消失。

2. 干性坐骨神经痛

多为亚急性或慢性起病，少数为急性。疼痛部位主要沿坐骨神经通路，腰部不适不明显，也有上述减痛姿势。沿坐骨神经行程有几个压痛点：坐骨孔点（坐骨孔的上缘）、转子点（坐骨结节和转子之间）、腘点（腘窝中央）、腓点（腓骨小头之下）、踝点（外踝之后）。可有肌肉压痛，以腓肠肌中点的压痛最显著。Laseque 征通常为阳性。小腿外侧和足背的感觉障碍比根性者略为明显。坐骨神经支配区的肌肉松弛，轻微肌萎缩，踝反射也常减低或消失。

（三）诊断

根据疼痛的部位和疼痛的放射方向、具有加剧疼痛的因素、减痛姿势、压痛点及牵引痛、跟腱反射改变等可诊断本病，不难与一般的腰背痛或引起下肢疼痛的其他疾病相区别。坐骨神经痛的诊断确定后，应明确为根性亦或干性坐骨神经痛，便于找寻病因。为了明确病因，必须系统全面地进行检查。病史中应注意感染、受寒或外伤史。体检时需注意病灶感染、脊柱、骶髂关节、髋关节及骨盆内器官等，必要时做肛门检查和妇科检查。X 线检查对查明坐骨神经痛的病因有重要意义，必要时可做腰穿、椎管造影、CT 及磁共振等检查以明确病因。

（四）治疗

首先针对病因治疗。腰椎间盘突出症患者在急性期皆应卧硬板床休息，一般需 3~4 周。止痛药如乙酰水杨酸、氨基比林、保泰松、安乃近等可选择使用。坐骨神经干普鲁卡因封闭疗法及骶管内硬脊膜外封闭疗法亦可使疼痛缓解。镇静剂及维生素 B_1、B_{12} 亦可辅助应用。理疗、局部热敷、针灸、推拿均有效。经一般治疗无效的腰椎间盘突出症可试行腰椎牵引。牵引无效而疼痛剧烈，严重肌力减退，压迫马尾引起括约肌功能障碍和经常复发者可考虑手术治疗。

【多颅神经疾病】

一、动眼、滑车、外展神经麻痹

动眼、滑车和外展神经为三对支配眼球运动的运动神经，由于它们在各自离开脑干后，出颅之前经过的路程有许多共同部位，因此常常引起这三对颅神经同时受累的症状。

（一）病因和临床类型

1. 动脉瘤

脑底动脉环的动脉瘤常引起眼球运动神经麻痹。海绵窦内的颈内动脉动脉瘤可引起动眼、滑车、外展神经及三叉神经眼支的麻痹，称海绵窦综合征。大脑后动脉、小脑上动脉、后交通动脉的动脉瘤均可导致动眼神经麻痹。由动脉瘤引起的动眼神经麻痹，几乎都伴有瞳孔扩大和固定、患侧眼痛或头痛。患侧眼睑下垂也较常见。动脉瘤可由数字减影血管造影（DSA）而确诊。

2. 头颅损伤

可影响眼外肌及Ⅲ、Ⅳ、Ⅵ对颅神经引起各种形式的眼肌瘫痪。眼外肌挫伤、眼眶骨折、眶尖骨折等均可引起多个眼外肌瘫痪。颈内动脉海绵窦瘘可发生搏动性眼球突出及眼外肌瘫痪。床突及颞骨岩尖部位的骨折，特别易侵犯外展神经。颅内血肿引起天幕疝时，出现同侧动眼神经麻痹和对侧偏瘫。眼内肌瘫痪有时可由眼球或睫状神经节受伤引起。

3. 感染

（1）海绵窦综合征：由海绵窦血栓形成或血栓性海绵窦炎所引起，常继发于头面部疖肿或败血症，眼球突出并固定、瞳孔散大、球结膜及眼眶附近充血水肿；尚可出现视乳头水肿、视力减退甚至完全失明。如果海绵窦血栓阻塞重新沟通或侧支循环建立，则眼球突出可显著减轻。一侧海绵窦血栓形成也可通过环窦于数日内扩散至对侧海绵窦而出现两侧症状。海绵窦内的炎症亦可扩散至附近组织引起脑膜炎、脑脓肿等。

（2）眶上裂综合征和眶尖综合征：眶上裂综合征表现为Ⅲ、Ⅳ、Ⅵ、Ⅵ颅神经功能障碍，但没有局部的炎症性表现；如伴有眼眶疼痛者称 Tolosa-Hunt 综合征。兼有视力障碍者称眶尖综合征。可由局部慢性感染引起。

（3）其他：动眼、滑车及外展神经的本身炎症亦可引起这些神经的麻痹。中耳炎或合并慢性乳突炎向颅内发展破坏岩骨尖时，引起患侧Ⅴ、Ⅵ对颅神经功能障碍，称为岩骨尖综合征或 Gradenigo 综合征。各种颅底脑膜炎、脑炎均可发生眼肌运动障碍。

4. 重症肌无力

重症肌无力是眼肌瘫痪的常见原因。眼外肌肉异常易疲劳，症状可因连续运动而加重，休息后减轻。晨起时症状最轻，每到下午或傍晚症状加重。

5. 肿瘤

脑干肿瘤是引起Ⅲ、Ⅳ、Ⅵ颅神经核型麻痹的常见原因。蝶骨嵴脑膜瘤、鞍旁脑膜瘤等可直接压迫眼球运动神经。外展神经在颅内行程长，颅内高压时，极易被压迫或受牵拉而产生外展神经麻痹。鼻咽癌可自颅底诸孔直接侵展入颅内而引起眼肌瘫痪。

6. 其他

脑动脉硬化性血管病常可因血管阻塞、压迫或出血突然发生眼肌瘫痪。糖尿病可因糖尿病性缺血病变并发眼肌瘫痪。少数偏头痛患者于偏头痛发作中或发作后出现同侧程度不等的瞳孔扩大及眼外肌瘫痪。眼肌型肌营养不良症为一罕见的遗传性疾病，最后可发生全部眼外肌瘫痪。先天性眼睑下垂及眼眶内假瘤均可出现眼肌瘫痪。Wemicke 脑病所出现的眼肌瘫痪是因缺乏维生素 B_1 所引起。甲状腺机能亢进或垂体功能缺失也可产生眼肌瘫痪及眼球突出。

（二）临床表现

各年龄群均可发病。起病的快慢与致病原因直接相关，动脉瘤或血管性或炎症性病因者多数发病迅速；肿瘤性者起病缓慢并逐步发展。就三对颅神经的损害而言，可区分为周围性、核性和核上性三种类型。

1. 周围性眼球运动神经麻痹

动眼、滑车和外展神经的单神经损害者主要由海绵窦、眶上裂、眶尖等部位的病变所引起，并分别称为海绵窦综合征、眶上裂综合征和眶尖综合征。这三个综合征的共同特点为眼球各向运动受限或不能（眼肌瘫痪）及瞳孔散大。同时伴有受累侧第Ⅴ对第Ⅰ支分布区痛觉减退者为海绵窦或眶上裂综合征，伴有视力减退者为眶尖综合征，同时眼球被动运动或压迫时可有疼痛。

2. 核性病变

核性眼肌瘫痪的特点为：①动眼及滑车神经核性麻痹大多是双侧性的，但往往不对称。②多合并有邻近组织的损害，如动眼神经核的受损大多合并有内侧纵束的损害，出现眼内、外肌瘫痪和两眼的同向运动障碍，外展神经核受损时常合并有患侧的面、三叉神经麻痹，两眼的同向运动障碍。③选择性地只损害部分眼肌的功能，产生所谓分离性眼肌瘫痪。④可出现双侧瞳孔对光反应消失，而调节反应仍存在。⑤常合并长束（锥体束、感觉束）损害的体征。

3. 核上性病变

核上性眼肌瘫痪时，产生两眼联合运动障碍，双眼不能协同向上、向下或向一侧转动，称凝视麻痹。最常见者有两眼同向水平注视麻痹和两眼同向垂直运动麻痹两种类型。

大脑额叶发出纤维至对侧桥脑的同向凝视中枢受到破坏时，两眼不能转向对侧，即双眼向病灶侧注视。大脑凝视中枢发生刺激性病变时，则两眼偏向病灶对侧，头部也转向该侧，见于癫痫发作的初期。一侧桥脑的同向凝视中枢破坏时，两眼不能向病灶侧凝视，而转向对侧注视。桥脑病变往往影响两侧，引起两侧凝视麻痹。

（三）治疗

明确病因后进行对因治疗。动脉瘤者手术治疗；动脉硬化者活血化瘀；炎症者用大剂量抗生素及激素治疗，并辅以B族维生素。

二、后组颅神经麻痹

后组颅神经包括第Ⅸ对（舌咽）、第Ⅹ对（迷走）、第Ⅺ对（副神经）和第Ⅻ对舌下神经受累所引起的症状和体征，是神经科常见的临床症状群。

（一）病因

引起后组颅神经损害的病因有以下几点。

（1）炎症：非特异性后组多颅神经炎、结核性脑膜炎颅底粘连以及炎性脱髓鞘性疾病。

（2）血管病变：椎基动脉血栓形成、血管畸形以及两侧大脑半球多发性梗死或出血。

（3）瘤脑：干延髓、脑桥肿瘤、颅底及高颈位涉及颅内的肿瘤；转移性肿瘤（鼻咽癌等）。

（4）先天畸形：颅底凹陷症、先天性延髓下疝、延髓空洞症等。

（5）变性与代谢病：运动神经元病、进行性延髓麻痹、肝豆状核变性和代谢性周围神经病等。

（6）神经肌肉病：重症肌无力延髓肌型、强直性肌营养不良、多发性肌炎等。

（二）临床表现

后组颅神经麻痹后出现共同的临床症状包括吞咽困难、构音不清、声音嘶哑；体征为伸舌不能，软腭不能上提。咽反射消失或不消失，伴或不伴舌肌萎缩，有或无强哭强笑等情感障碍。凡有上述症状和体征者称为延髓麻痹，由脑干神经核和周围神经病变所致的延髓麻痹称为真性延髓麻痹（下运动神经元性麻痹），脑干延髓以上病损引起的延髓麻痹称为假性延髓麻痹（上运动神经元性麻痹）。

真性延髓麻痹表现为第IX、X、XI及第XII对颅神经支配的骨骼肌均瘫痪，伴舌肌萎缩，表现为进食呛咳，饮水从鼻孔呛出，讲话语音不清，声音嘶哑，常伴头部侧弯无力，咽反射消失，软腭不能动。核性损害者尚有舌肌肌束颤动。

假性延髓麻痹表现为进食呛咳，饮水从鼻孔流出，构音不清，讲话常有爆破声，软腭上提好，咽反射存在，不伴舌肌萎缩和颤动；常伴强哭强笑等情感障碍，下颌反射亢进等。

颅底病变也可以引起后组颅神经麻痹，症状随累及的范围而异，最常见的有下列两个综合征：

（1）颅底综合征：表现为一侧的IX、X、XI和XII对颅神经均受累，出现声带、软腭麻痹，咽反射消失，舌肌一侧萎缩伴后1/3味觉缺失和病侧胸锁乳突肌无力、萎缩。该综合征常见于枪弹伤、鼻咽癌转移和多发性神经纤维瘤病。

（2）颈静脉孔综合征：IX、X及XI对颅神经均由颈静脉孔出颅，该处的外伤、枪弹伤、肿瘤转移或浸润均可出现该三对颅神经麻痹。累及颈动脉周围的交感神经时可伴同侧Hormer综合征。

（三）诊断与治疗

根据典型临床表现，一般诊断并不困难。当明确为延髓麻痹后，应进一步区分真性还是假性延髓麻痹，并推断致病原因以利治疗。

延髓麻痹的治疗包括：①病因治疗：针对病因给予活血化瘀、激素或放射治疗。②对症治疗：均应置放鼻饲管，保证营养供给；分泌物多者必要时可予气管切开。

三、胸廓出口综合征

在胸廓出口处可由前斜角肌、颈肋及正常或先天畸形的第1肋骨压迫臂丛，产生上肢感觉运动症状，如锁骨下动脉同耐受压则尚伴有上肢循环障碍的表现。根据病因因素的不同，又提出颈肋、前斜角肌、肋锁和神经血管受压综合征等名称用于此综合征，但国际上按解剖上的因素命名为"胸廓出口综合征"。

发病年龄为30～50岁，女性多见，男、女之比为1：5。颈肋有时是双侧性的，而症状以右侧为多见，可能与右手多提重物、肩关节牵引加速了症状的发生有关。症状一般逐渐发生，突出症状为疼痛。最初位于肩胛后面，以后向颈侧放射，并可达手臂内侧、前臂及手掌。加重时疼痛尖锐，可为钻刺或烧灼性质。上肢的外展及伸展运动如举物、背物或提物等均可使疼痛加剧，但手臂置于内收屈曲位时较为舒适，有些病例将手上举达头部以上，亦可使疼痛减轻。除疼痛外，尚可有手及前臂尺侧的麻木感，针刺觉或其他感觉异常，感觉检查时，手和前臂的尺侧可有感觉过敏或减退。运动症状表现为肌力减退和肌肉萎缩，通常局限于手部诸小肌肉，或由正中神经或尺神经支配的肌群，前臂肌群受累较为少见。锁骨下动脉受压可出现患侧手发冷、阵发性苍白及青紫，有时还可出现雷诺现象。

体格检查时，当外展或牵引上肢时可使桡动脉搏动明显减弱或消失。临床上常以下述试验区别颈肋综合征或前斜角肌综合征：患者取坐位，双手掌面向上置于大腿上，将头过度后伸并尽量向左右旋转，同时做深吸气。如果在此过程中，患侧桡动脉搏动消失或明显减弱而另一侧搏动正常，则为阳性。搏动消失的同时，右锁骨上窝能听到杂音者，常提示为颈肋综合征。患肢垂直上举后，将头尽量转向患侧，如果患侧桡动脉搏动消失而另一侧正常，则提示为前斜角肌综合征。X线检查可发现颈肋或其他畸形结构。神经传导速度的测定有利于臂丛在胸廓出口处受压的发现。

确诊的胸廓出口综合征并不多见，应仔细鉴别除外其他疾病。本综合征有剧烈的特征性的疼痛和感觉障碍而无肌束颤动，可与肌萎缩侧索硬化症相鉴别。脊髓空洞症有手部小肌肉的萎缩和特征性的感觉分离现象，感觉障碍范围广，并可能有锥体束征而与本综合征相鉴别。正中神经和尺神经损害可依其运动和感觉的典型分布来决定。

纠正不正确的姿势、使用悬带将肩保持上举和适当的休息后，多数症状可缓解。对于结构畸形严重的病例，及早手术可获得良好的效果。需根据病情的不同而采取不同的手术，如切除颈肋、切除肥大的第7颈椎横突与第1肋骨的中间部分或切断前斜角肌以消除对臂丛的压迫。

四、臂丛神经炎

臂丛神经炎病因不明。病前可能有免疫接种史或受寒冷史。患者多为成年人，呈急性或亚急性起病，病初疼痛位于一侧的颈根、锁骨上窝或肩部，如烧灼样、针刺样，疼痛为间歇性，不久转为持续性并阵发性加剧。疼痛范围扩展为同侧上臂、前臂及手部，而以尺侧较甚。牵引臂丛时，如上肢外展或上举，常使疼痛加剧。臂丛神经于上（锁骨上、下窝或腋窝处）有明显的压痛，可有感觉减退或过敏。肌力减退以肩胛带和上臂近端的肌肉最为严重。病初，腱反射较活跃，但不久即减退或消失。几周后，肌肉有程度不等的萎缩。部分患者有上肢远端的自主神经功能障碍，如皮肤菲薄、肿胀、出汗异常。通常其疼痛可在几天内减轻或消失，有的持续几周才终止。瘫痪肢体大约在几周或几个月后才开始好转，但最终大都能显著好转。脑脊液检查正常。个别患者在一侧好转后，另一侧又发病。

臂丛神经炎的诊断常需与肩关节周围炎、多发性肌炎、肩关节炎及胸廓出口综合征等相鉴别。治疗中应首先明确可能相关病因。急性期应当休息，避免提重物；局部可予理疗、针灸；疼痛剧烈者可给予地塞米松静脉滴注，数天后改为口服治疗。大剂量维生素可以辅助治疗。

第二节 短暂性脑缺血发作

局部供血不足所致脑或视网膜功能短暂丧失的发作，症状在 24h 内完全缓解者称短暂性脑缺血发作（transient ischemic attack，TIA）。TIA 多在 1h 内缓解，颈内动脉系统 TIA 平均发作 12min，椎基底动脉系统 TIA 平均发作 8min，具有反复性、症状的刻板性、时间的短暂性三大特点。症状持续 24h 以上经过 3 周完全消失者称可逆性缺血性神经功能缺失（reversible ischemic neurologic deficit，RIND）。

一、临床症状

TIA 可表现为以下症状的组合：①颈内动脉系统：偏身运动障碍、偏身感觉障碍、单眼一过性黑矇、一过性语言障碍等。②椎-基底动脉系统：眩晕、平衡障碍、复视、吞咽困难和构音障碍、交叉性运动障碍、交叉性感觉障碍、猝倒等。需与局灶性癫痫、特殊类型的偏头痛、晕厥、梅尼埃病、脑肿瘤、硬膜下血肿、低血糖、低血压等出现一过性症状的疾病鉴别。

二、诊断

绝大多数 TIA 患者就诊时已无症状和体征，所以仔细询问病史是做出正确诊断的重要依据，要注意孤立出现的眩晕、复视、吞咽困难、构音障碍、猝倒、意识丧失、意识模糊、记忆缺失或尿失禁并不提示 TIA 的可能。对于暂时难以确诊的患者，可以先诊断为 TIA，保持随访观察。

有必要进行一些检查以了解病因和危险因素：①血脂、血糖、凝血功能、血液流变学检查。②测量双上肢血压。③心电图、心脏超声，必要时动态心电监测和经食道心脏超声。④颈动脉超声、经颅多普勒超声，必要时头颅 CT 血管成像（CTA）、磁共振血管成像（MRA）、数字减影血管造影（DSA）。

三、治疗

由于 TIA 患者发生卒中的危险高于一般人群，所以应作为急症对待，早期治疗以防发展为梗死。

（一）抗凝治疗

目前，没有证据显示所有 TIA 患者均能在抗凝治疗中获益。大量随机试验表明仅在两种情况下适用抗凝治疗：①考虑 TIA 由心源性栓子引起。②短期内频繁发作（1d 发作 3 次以上或 1 周发作 5 次以上）或发作时间超过平均时间（颈内动脉系统发作 > 12min，椎 - 基底动脉系统 TIA 发作 > 8min）。

最常用的抗凝药物为双香豆素类与肝素，这些药物不能用于依从性不好或不能密切随访的患者，出血倾向、活动性胃出血、尿血或严重肝脏疾病患者禁忌，常跌跤的患者也禁用。

双香豆素类（如华法林）可用于长期口服抗凝治疗，药物改变维生素 K 依赖性凝血因子（Ⅱ、Ⅲ、Ⅸ、Ⅹ）的合成，导致生物非活性形式的产生，阻断凝血过程。这类药物仅用于预防心源性脑栓塞，具体指征为：近期发生 TIA 的房颤患者；具有高血压、左心室功能不全、风湿性二尖瓣病变、心脏瓣膜修补后或年龄大于 75 岁的高危房颤患者；机械瓣膜置换后、扩张性心肌病、左心室血栓形成、体循环栓塞、糖尿病、近期心肌梗死和心内膜炎等非房颤性心脏病而出现 TIA 的高危患者。对卵圆孔未闭和房间隔膨出瘤的 TIA 患者，抗凝治疗的作用尚不明确。

用华法林后 48h 内就可观察到 PT 的延长，但这仅是影响到半衰期较短的因子 Ⅶ 的结果，此时患者内源性凝血机制依然完好。通常要 5d 或更长时间后，其他因子达低限水平，才达到抗凝作用。可以华法林 2.5～5mg/d 开始，每天检测 PT、INR，调整剂量，INR 的目标值是 2.0～3.0。控制满意的患者出院后，仍需 2～3 周测 1 次凝血功能，同时要考虑到其他药物（如苯妥英钠、降糖药物）对香豆素的促进或拮抗作用。另外，各种因素引起维生素 K 水平的变化，如减少绿色蔬菜的摄入、广谱抗生素的使用抑制肠道菌群，也会影响本类药物的作用。

出血是香豆素药物常见的副作用，当患者的肝功能完好时，香豆素药物的作用可在静脉注射维生素 K 6～12h 后被拮抗，须快速拮抗时可以用新鲜冰冻血浆静脉滴注，以 15～20mL/kg 开始，8～12h 后减为 1/3 的量。

除了出血的副作用，香豆素可以促进粥样斑块栓子的释放，临床上可表现为肢端缺血。需注意有遗传性或获得性蛋白 C 或 S 缺乏的患者用香豆素时，可能会出现组织坏死。

频发 TIA 经明确诊断后，可启动肝素和双香豆素药物联合抗凝方案。具体方法为：肝素 12500U 加入 0.9% 氯化钠溶液 1000mL 中，以 30 滴/min 静脉滴注，同时口服抗凝药如华法林片 2.5～5mg/d，每 30min 测 1 次 PT、APTT、INR，调整滴速直到 APTT 为正常的 2 倍，以后以 15 滴/min 维持 2～3d，待口服抗凝药作用逐渐达到稳定时，逐渐停肝素，根据 INR 调整抗凝药剂量，共维持半年至 1 年。该方案可以有效地控制 TIA 发作，但其出血并发症和频繁监测凝血功能的要求限制了使用。在不能应用上述方案或 TIA 发作不很频繁时，可选择低分子肝素如速碧林 3000U 皮下注射，每 12h 注射 1 次，持续 7～10d。

出血是抗凝治疗最常见的副作用，未分级肝素的作用可在几分钟内被静脉注射鱼精蛋白拮抗，用法是以 2mg/mL 鱼精蛋白溶液（1% 的溶液 5mL 用 0.9% 氯化钠溶液 20mL 稀释）缓慢静脉注射，10min 内不超过 50mg。如用完肝素后立即拮抗，所需鱼精蛋白量根据未分级肝素制品的不同而有异，1mg 鱼精蛋白中和牛肺来源的未分级肝素 90U，中和肠黏膜来源的肝素 115U。随距肝素注射时间的延长所需鱼精蛋白的量迅速减少，如注射半小时后所需量为刚注射后的一半，用肝素 4h 或更长时间后则不需要鱼精蛋白。虽然低分子肝素抑制血栓形成作用至少与未分级肝素相同，但由于对因子 Xa 的选择性作用，出血风险较少，故用低分子肝素无需监测凝血功能。但发生出血时其抗凝作用仅能被鱼精蛋白部分拮抗（60%～75%）。

肝素导致的血小板减少（HIT）并不常见，非免疫性的 HIT（Ⅰ型）无临床意义，常在肝素治疗的开始几天出现，血小板下降 10%～30%。免疫介导的 HIT（Ⅱ型）严重，常出现在开始肝素治疗的 3～14d，35%～50% 的患者血小板计数通常在 30000～60000/μL（但可低至 5000/μL）之间，且与严重的血栓栓塞事件有关（动、静脉均有）。检查肝素相关抗体可证实 HIT（Ⅱ型），用牛制品的肝素较猪制品的和低分子肝素更易出现 HIT（Ⅱ型）。作为预防，应在用肝素的头 4～11d 每日检测血小板计数。如使用超出这个时间，1 个月内每周 1 次检测血小板计数，以后每月 1 次。如出现 HIT（Ⅱ型），停用肝素改香豆素，并应用其他有即刻抗凝作用的药物，如水蛭素。低分子肝素导致的血小板减少更少见。

肝素的其他副作用包括支气管痉挛、荨麻疹、流泪、胃炎、骨质疏松与尿路草酸钙结石等。

有抗凝治疗指征但有禁忌或不能耐受的患者，采用抗血小板治疗。

（二）抗血小板治疗

共 287 个试验的 Meta 分析表明既往有缺血性卒中或 TIA 患者接受抗血小板治疗可使

严重血管事件下降25%,这种益处远远大于增加颅外出血危险的绝对害处。

低浓度阿司匹林使血小板中的前列腺素合成酶失活,从而减少血栓烷 A_2(thromlboxane A_2)的生成,产生抗血小板聚集及抗血栓形成作用,这是临床采用小剂量阿司匹林治疗的理论基础。多数指南推荐用量为50～325mg/d,北京神经病学学术沙龙(BNC)脑血管病临床指南建议300mg/d起始,2周后减为80mg/d。该剂量主要的副作用为消化道反应(胃肠道刺激或加重消化性溃疡)。可采用与食物同服、使用肠溶剂型来避免。至于颅内出血,最近多项病例对照抗血小板协作试验发现大剂量阿司匹林(≥1225mg)与脑出血发生率增高轻度相关,但未发现小剂量阿司匹林与脑出血有关,所以临床常用的预防剂量是相对安全的。

噻氯匹定(250mg,2次/d)抑制二磷酸腺苷聚集血小板,对脑血管病的预防作用已由大样本的随机试验肯定,有实验显示预防卒中作用略优于阿司匹林。噻氯匹定最常见副作用是胃肠道不适如腹泻,而皮疹、中性粒细胞减少、再生障碍、血栓性血小板减少性紫癜也有报道,故要求在治疗头3个月中每2周查1次血常规。

氯吡格雷(75mg,1次/d)与噻氯匹定结构类似,作用机理相同,而副作用较少。在CAPRIE(clopidogrel versus asapirin in patients at risk of ischemic event)研究中氯吡格雷预防作用比阿司匹林略好,很多医师经验性地将其用于不能耐受阿司匹林或阿司匹林失效(服用阿司匹林过程中仍有发作)的患者,但尚无实验证据。

ESPS Ⅱ(the second european stroke prevention study)证实阿司匹林(25mg/d,2次/d)合用双嘧达莫(200mg/d,2次/d)较单用有效。双嘧达莫常见副作用有头痛、恶心、潮红、无力或晕厥,轻度胃肠不适,皮疹等。

(三)手术治疗

1. 颈动脉内膜切除术(CEA)

1953年,DeBakey首次成功报道了CEA。北美有症状颈动脉内膜切除术研究协作组试验(NASCET)结果显示,颈动脉狭窄70%～90%的患者行CEA后随访2年,卒中发生率是9%,药物治疗组是26%($P<0.0001$);狭窄50%～69%的患者CEA后卒中发生率是15.7%,药物治疗组是22.2%(P=0.045),男性、非糖尿病、半球缺血发作和内膜溃疡性损伤者可受益;狭窄<50%的患者CEA后不受益。

CEA常见的并发症是缺血性卒中,可能与手术引起的斑块破裂、脱落有关,随CEA技术的发展和改进,分流管和补片的应用降低了围手术期缺血性卒中的发生。

Bond等对20世纪90年代大量CEA结果进行分析并结合美国心脏学会(AHA)推荐的适应证为以下几种:

(1)有症状狭窄≥70%。

（2）有症状中度狭窄考虑危险度和综合情况，男性、近期卒中或大脑半球症状的患者手术有利。

（3）无症状狭窄≥60%，如确保手术并发症低于3%可考虑手术治疗。

（4）无症状狭窄＜60%，不考虑手术。

2. 血管内介入治疗

包括经皮腔内血管成形术（PTA）和颈动脉支架植入术（CAS）两种。近年来，CAS的技术日益进步，远端保护装置的应用增加了操作的安全性。

CAS可能的适应证：

（1）双侧颈动脉狭窄＞70%。

（2）一侧颈动脉狭窄，对侧闭塞。

（3）来自对侧的交叉血流不畅。

（4）多支血管病变，如伴椎动脉或无名动脉闭塞。

（5）颈总动脉伴颈内动脉狭窄。

（6）CEA术后再狭窄。

（7）其他原因，如肌纤维发育不良、颈部放射性损伤引起。

颈动脉狭窄血管重建术后过度灌注综合征是严重的并发症，一般在术后3周内出现，可表现为意识模糊、癫痫样发作、局灶性神经功能缺损、颅内出血等。可预测的临床危险因素有：6个月内发生心肌梗死、严重的高血压、慢性阻塞性肺病、年龄大于70岁、肥胖、进行性神经功能缺损、反复发作的TIA或全脑缺血。

对有抗凝禁忌或已予抗凝但仍有TIA者，可考虑颈内、颈外通路手术。

如果患者有手术适应证存在，但有严重的共存疾病不能手术，选择抗凝或抗血小板治疗。

（四）控制危险因素

1. 高血压

这是公认的首要的卒中危险因素，无论收缩压还是舒张压均与卒中的发病率独立相关，降低血压能相应减少这些危险。建议完成TIA的急性期治疗后开始治疗高血压，治疗药物和策略，应参考《中国高血压防治指南》。注意要重视生活方式的调整，如限制酒精摄入、低钠高钾饮食等；降血压的速度要缓慢，在4～6周或更长的时间内将血压降至目标值；降压目标值因人而异，目前，没有证据表明有某个血压低限存在，尽量将血压控制在可耐受的低限；要求平稳降压，应用长效药物以避免血压大幅度波动。但要注意，对高血压的过度治疗会增加老年患者一过性低血压的发生率，反而导致卒中发生。有资料显示，降压治疗的益处与过度治疗危险的临界点是舒张压65mmHg。

2. 糖尿病

控制血糖在正常水平可以显著减少微血管病变，但能否减少大血管并发症（包括卒中）尚无结论。除控制血糖外，糖尿病患者的血压控制应更严格，建议在135/80mmHg。

3. 心脏病房颤、瓣膜性心脏病、急性心肌梗死

这些疾病均可产生心源性栓子，除控制心脏病本身外，选择抗凝或抗血小板治疗也很重要。

4. 高血脂症

高血脂症可能也是一个危险因素，虽然最近的流行病学调查并未阐明卒中危险性与血清胆固醇水平之间的确切关系，但多个二级预防试验显示他汀类药物可显著降低卒中发生率，机制可能与调节血小板功能、抑制血栓形成、稳定和抑制动脉粥样硬化斑块、保护内皮细胞有关。而辛伐他汀在大样本试验中甚至可以降低正常血脂水平者的血管事件发生率。美国TIA指南建议将低密度脂蛋白控制在2.6mmol/L（100mg/dL）以下。

5. 脑供血动脉狭窄

超声、CTA、MRA、DSA等检查有助于明确血管情况，除完善基础治疗如戒烟、降血脂等治疗外，可以采取动脉内膜切除术或血管内支架成形术治疗。随着技术和器械的发展，血管内支架成形术已成为动脉粥样硬化性颈动脉狭窄的常规治疗方法，特别是对于不能耐受外科手术的患者。远端保护装置的应用使这种手术更加完善。

6. 改变生活方式

这是很重要的二级预防手段，但往往为人们所忽视。包括戒烟、减少酒精摄入、控制体重、适当的体育活动（每周3~4次，每次20~30min的有氧锻炼）、减少饱和脂肪酸摄入等。

7. 高同型半胱氨酸血症

血浆半胱氨酸水平在16μmol/L以上提示患有高同型半胱氨酸血症，叶酸和维生素B_6、维生素B_{12}的联合应用有效。

8. 外源性雌激素高雌激素性

口服避孕药可以增加卒中的危险，建议35岁以上、吸烟或有心脑血管疾病危险因素者改变避孕方式或选低雌激素性避孕药。闭经后雌激素替代治疗可能会增加卒中危险，所以不作为预防卒中的治疗手段。

第三节 脑出血

脑出血是指非外伤性脑实质内出血，占全部脑卒中的20%~30%，病死率较缺血性脑血管病高。病因有：①高血压性高血压合并动脉粥样硬化是脑出血的最常见病因。②非

高血压性少数脑出血患者的病因为先天性脑血管畸形、动脉瘤、血液病、抗凝或溶栓治疗、淀粉样血管病、烟雾病（Moyamoya病）及脑动脉炎等。此外，有些恶性肿瘤也可破坏血管引起脑内血肿。

脑内动脉与身体其他部位的动脉结构有所不同，管壁比较薄弱，中层肌细胞及外膜结缔组织少，缺少外弹力层，因此在某些病因条件下容易发生出血。单纯高血压不会引起血管破裂，若在血管病变的基础上血压急剧升高则可能引发血管破裂，持续高血压可使脑内小动脉硬化、玻璃样变，形成微动脉瘤，当血压急剧升高时破裂出血。此外，高血压引起血管痉挛、缺氧和坏死而发生出血，出血融合成片，最后成为较大的出血。

一、临床表现

本病以50～60岁的高血压患者最多见，尤其多发生在没有系统治疗或血压控制不好的高血压病人，男性多于女性。起病常突然而无先兆。多在情绪紧张、兴奋、用力排便时发病，少数于静态发病。临床表现取决于出血量及出血部位。

（一）基底核区出血

基底核区出血为高血压脑出血最好发的部位，约占脑出血的60%。该区又以壳核出血为最多见，是豆纹动脉破裂所致，豆纹动脉细小，其管壁肌层常有缺陷，且直接从大脑中动脉近端呈直角分出，而大脑中动脉由于出血经常波及到内囊，临床上又称为内囊出血。

根据症状，其可分为轻、重两型。

轻型： 多属于壳核小量出血，出血一般不超过30mL，症状较轻。患者表现为头痛、头晕、恶心、呕吐、意识清楚或轻度障碍，出血对侧出现不同程度的偏瘫，亦可出现对侧偏身感觉障碍及偏盲，即所谓的三偏征。两眼可向病灶侧凝视。出血为优势半球时，可出现失语、体像障碍或定向障碍等。

重型： 多属于壳核大量出血，出血量可达30～160mL，有时波及丘脑。发病突然，意识障碍重，鼾声明显，呕吐频繁，可呕吐咖啡样胃内容物，双眼可向病侧凝视，常有双侧瞳孔不等大，如出血侧散大则提示小脑幕疝形成。病灶对侧偏瘫，肌张力低，可引出病理反射。病情继续发展时血液大量破入脑室，损伤丘脑下部及脑干，昏迷进一步加深，出现去大脑强直，四肢迟缓性软瘫和中枢性高热，最后发生脑疝而死亡。

按出血部位把基底核出血分为内侧型和外侧型。内侧型出血的特点是意识障碍出现早而重，而偏瘫不重。病灶往往累及丘脑下部，出现中枢性高热，血糖升高和植物神经功能紊乱等，死亡率高。外侧型出血的特点为意识障碍不重，三偏症状明显，但如果继续大量出血，也可合并内侧型出血。

（二）丘脑出血

丘脑出血较少，占 5%～10%。主要为丘脑膝状体动脉或丘脑穿通动脉破裂出血，前者出血位于丘脑外侧核，后者位于丘脑内侧核。症状和病情取决于出血量的大小，但该部位出血有其特殊表现：可有丘脑性感觉障碍，出现对侧偏身深浅感觉减退、感觉过敏或自发性疼痛。另外，还可出现丘脑性痴呆，如记忆力和计算力下降、情感和人格障碍等。有时出现眼球活动障碍和双眼垂直性活动不能，两眼常向内或向下方凝视。若出血量大时，除了上述症状，还因血肿压迫周围组织，出现类似于壳核出血的临床表现，病情重，预后不佳。丘脑出血量少者，除了感觉障碍，无其他表现，有的甚至没有任何症状。

（三）脑叶出血

脑叶出血占脑出血的 10%。主要为大脑皮质动脉的破裂，又称皮质下出血。CT 和 MRI 问世之前，报道少。进入 20 世纪 90 年代以来，由于 CT 和 MRI 的广泛应用，该病得以较早发现。发病年龄从 11～80 岁不等，40 岁以下占 30%。老年人脑叶出血仍以高血压动脉硬化致病者为多，其次为淀粉样血管病等。年轻人则多见于血管畸形、Moyamoya 病。另外，脑叶出血还可见于血液病和抗凝治疗后。脑叶出血以顶叶最多见，其次为颞、枕、额叶，一部分人出血可超过一个脑叶。脑叶出血的临床症状除一般脑出血的症状外，多有病灶或全身性癫痫。具体地说，额叶出血可出现精神障碍、运动性失语和对侧偏瘫。顶叶出血偏身感觉障碍较重，而偏瘫较轻，也可出现体像障碍。颞叶出血有对侧面舌及上肢为主的瘫痪和对侧上象限盲，有时出血可出现感觉性失语。枕叶出血可有对侧偏盲和黄斑回避现象。

（四）脑干出血

原发性脑干出血占脑出血的 10% 左右，绝大多数为脑桥出血，一部分为中脑出血，延髓出血较为少见。临床症状各有特点：①脑桥出血：表现为头痛、呕吐、眩晕、复视、眼震、交叉性瘫痪和感觉障碍、偏瘫或四肢瘫等，严重者可意识障碍、高热、针尖样瞳孔、去大脑强直和呼吸困难等。有些脑桥出血可表现为一些典型的综合征如 Foville、Millard-Gubler 和 Locked-in 综合征。有的脑桥出血症状较轻，仅有眩晕、肢体轻瘫（一侧或两侧肢体轻瘫）等，可较好恢复。②中脑出血：可有复视、眼睑下垂、一侧或两侧瞳孔扩大、水平或垂直眼震、同侧肢体共济失调，可出现 Weber 或 Benedikt 综合征。严重者可昏迷或去大脑强直。③延髓出血：病情较凶险，轻者可出现双下肢瘫痪或 Wallenberg 综合征，重者可表现为昏迷，因累及生命中枢，很快死亡。

（五）小脑出血

小脑出血占脑出血的 5%～10%，多系小脑齿状核动脉破裂。大多表现为急性发生的眩晕、频繁呕吐、剧烈头痛、尤其是枕部剧痛。轻症（良性型）无意识障碍，可表现出一侧肢体笨拙、行动不稳、平衡失调，而无明显瘫痪，可有眼球震颤；进展型则呈急性或亚急性进行加重，出血灶破入第四脑室，逐渐压迫脑干，出现昏迷，出血侧周围性面瘫，病侧角、结膜反射消失，两眼向病灶对侧凝视，吞咽及发音困难，四肢锥体束征，病侧或对侧瞳孔缩小、对光反应减弱，晚期瞳孔散大，中枢性呼吸障碍，最后发生枕骨大孔疝而死亡；暴发型则常昏迷，在数小时内迅速死亡。暴发型小脑出血仅占小脑出血的 10%～20%，因此小脑出血治疗的关键是及早确诊。

（六）脑室出血

脑室出血分为原发性和继发性两种。脉络丛血管破裂引起的原发脑室出血十分少见，绝大多数是脑实质出血破入脑室。原发性脑室出血的临床症状特点如下：①大量出血：表现为突然剧烈头痛、呕吐、脑膜刺激征、意识障碍、去大脑强直、高热、瞳孔缩小、四肢迟缓性瘫痪等。腰穿压力高，呈血性CT示脑室内充满高密度影的血液，预后差，多迅速死亡。②小量出血：仅出现一般性头痛、头晕、恶心、呕吐，脑膜刺激征可不明显，脑脊液呈粉红色或淡红色。

二、诊断

中老年人既往有高血压病史，情绪激动或体力活动时突然起病，发展迅速，有不同程度的意识障碍及头痛、呕吐等颅压升高的症状，有偏瘫、失语等神经系统局灶体征，同时伴有血压升高，应考虑脑出血的可能性，CT可确定诊断。如患者在45岁以下，平素无高血压病史，应进行 MRI、MRA 或血管造影等检查，以明确出血是否为脑血管畸形、动脉瘤或 Moyamoya 等所致。脑出血有时与脑梗死、蛛网膜下腔出血、脑卒中以及高血压脑病症状相似，CT和MRI问世之前，常规需要和脑出血进行鉴别。由于CT和MRI的广泛应用，它们之间的鉴别问题已经得到解决。脑出血有昏迷时，应与内科疾病和全身性疾病如糖尿病、肝性昏迷、尿毒症、急性酒精中毒、低血糖、药物中毒和一氧化碳中毒进行鉴别，除详细询问病史和全面检查外，结合实验室和影像学结果，大多不难。

三、治疗

（一）急性期的治疗原则

安静卧床，调整血压，减低脑水肿。防止继续出血，加强护理，预防或减少并发症，维持生命基本需要等。脑出血急性期不宜长途搬动，应就近治疗。如需搬动，尽可能保持平稳。昏迷者头偏向一侧以利于呕吐物流出，必要时可抽吸，以防止吸入性肺炎。

（二）一般情况的处理

稳定卧床治疗，保持大便通畅。发病后3个月，如神志仍不清楚，仍不能进食者，需鼻饲保持营养。应密切观察病情，包括血压、呼吸及瞳孔，直至病情稳定为止。缺氧者应给予吸氧，尿潴留时应给予导尿。意识不清者应定时改变体位，防止褥疮的发生。

（三）保持呼吸道通畅

严重脑出血病人多数伴有意识障碍和眼球麻痹，应注意保持呼吸道通畅，定时翻身扣背，协助排痰，痰液黏稠时可雾化吸入，咳痰有困难者人工吸痰。呼吸道严重不畅时可做气管切开，甚至插管抢救。

（四）减轻脑水肿和降低颅内压

脑出血第2天即开始出现脑水肿，再加上脑出血产生的血肿，大大增加了颅内容量。另外，血肿可直接阻塞脑脊液循环系统面造成阻塞性脑积水，使颅内压升高，引起脑疝而致死。因此减轻脑水肿，降低颅内压是治疗脑出血的一个重要措施。常用方法有：①20%甘露醇250mL，静脉快速滴完，每6～8h1次，可连用5～15d。②如病人心肾功能不全或应用甘露醇后仍不足以降低颅内压者，可加用呋塞米20mg静脉注射，每6～8h1次，根据病情决定应用时间的长短。③甘油盐水，作用较上述2种药物弱，适用于脑水肿不严重或需长期应用者。用法：10%甘油500mL，静脉滴注，3～4h滴完，每日1次。④糖皮质激素：急性期应用可减轻脑水肿，增强病人的应激能力。用法：地塞米松10～20mg，加入液体中静脉滴注，每日1次，可连用5～7d。应用上述药物应注意不良反应和禁忌证。

（五）控制血压

脑出血时血压增高是一种代偿反应，一般不应用降压药。如血压急剧增高，超过平时过多，收缩压超过200mmHg时才考虑使用。可应用10%硫酸镁10mL，肌内注射，每6～12h重复1次。此时如血压低于平常水平将减少脑灌注引起脑缺血损害；慢性高血压病人的脑血管自动调节系统已适应高血压水平，血压降为正常时可引起脑血流量减少；加重脑水肿，使病情转重。因此降血压应慎重。急性期过后（2周），血压仍居高不下者可系统应用降压药。

（六）止血药

脑出血病人是否应用止血药至今尚有争议，不少学者认为应用止血药没有意义。但如果脑出血是由于凝血机制障碍引起或伴有消化道出血者，可应用止血药。

第四节 脑梗死

脑梗死是指由各种原因引起的脑动脉管腔闭塞，导致脑组织缺血、缺氧、神经变性、坏死和软化，出现相应的神经功能障碍的一类疾病。常见类型包括脑血栓形成、脑栓塞性脑梗死、腔隙性梗死、分水岭梗死等。

一、血栓形成

（一）脑血栓形成的病理过程

病理解剖检查所见主要血管血栓形成的发生率为：大脑中动脉43%，颈内动脉在虹吸部及起始部29%，椎动脉7%及基底动脉中下段7%。脑组织在动脉闭塞后6h内改变不明显，属可逆性。一般在12～14h后，大体检查才能较明显地看出。病理变化可分为以下几期：①肿胀期：梗死发生于缺血最重的中心部位，脑组织肿胀、变软，灰白质界限不清。如病变范围大，脑组织高度肿胀时，可向对侧移位，甚至形成脑疝。②坏死期：2～3d后，镜下见组织结构不清，神经细胞及胶质细胞坏死，毛细血管扩张，周围可见液体或红细胞渗出。③软化期：7～14d后，脑组织开始液化，周围水肿明显，病变区明显变软，神经细胞消失，吞噬细胞大量出现，星形细胞增生。④恢复期或囊变期：3～4周后，液化的坏死组织被吞噬和移走，胶质细胞及毛细血管增生，小病灶形成瘢痕，大病灶形成脑卒中囊，此期可持续数月至1～2年，或终生存在。大多数脑血栓形成呈上述的白色梗塞，少数梗塞区的坏死血管，于再灌注时可继发破裂而引起出血，称为出血性梗塞或红色梗塞。

（二）临床表现

脑血栓形成好发于50～60岁的中老年人，多伴高血压、冠心病或糖尿病。约25%的患者病前曾有短暂脑缺血发作病史。多于睡眠或安静休息时发病，多数典型病例在1～3d内达到高峰。患者大多数意识清楚，生命体征平稳。但大面积梗死和基底动脉闭塞的病情常较重，甚至可出现意识不清或脑疝。神经系统的症状、体征视脑血管闭塞的部位及范围而定。

1. 大脑中动脉闭塞的临床症状

（1）主干闭塞

①三偏症状：对侧中枢性面舌瘫和偏瘫、偏身感觉障碍和偏盲或象限盲。②多有不同程度的意识障碍。③优势半球受累可有失语症，非优势半球病变可见体象障碍。

（2）皮层支闭塞额眶动脉

供应额叶眶部外侧半、背外侧面的额下回，故主侧病变可有运动性失语。中央前动脉和中央动脉：供应中央前、后回。出现对侧中枢性面舌瘫和偏瘫，偏瘫上肢重于下肢；可伴肌萎缩和轻度感觉障碍；主侧病变有呐吃或运动性失语。顶前动脉：供应中央后回下3/4、顶间沟上、下缘。闭塞后表现为对侧轻偏瘫、感觉障碍，主要是皮质感觉（如实体觉、定位觉、辨别觉）障碍；可有体象障碍及失用。顶后动脉和角回动脉：供应顶下小叶，闭塞后出现对侧皮质感觉障碍；可有对侧下象限盲；主侧病变出现格斯特曼（Gerstmann）综合征（左右失定向、手指失认、失写、失算、有时有失读）及双上肢失用；非主侧受损可有体象障碍。颞后动脉：供应颞上回、颞中回后部。闭塞后表现为对侧上象限盲或偏盲；

主侧病变可见感觉性失语、命名性失语。

（3）深穿支（中央支）闭塞

深支供应内囊膝部及后肢的前 2/3、壳核、苍白球、尾状核。闭塞时可见：①对侧中枢性上下肢均等性偏瘫，可伴面舌瘫。②对侧偏身感觉障碍，有时可伴对侧偏盲。③主侧病变可出现皮质下失语（底节性失语）。

2. 大脑前动脉闭塞的临床症状

（1）主干闭塞

出现的症状包括：①对侧中枢性面舌瘫与偏瘫，偏瘫下肢重于上肢（因大脑前动脉皮质支供应中央前回上部和内侧部），伴轻度感觉障碍。②尿便障碍或尿急（旁中央小叶受损）。③精神症状（颞极与胼胝体受累），常可见强握与吸吮反射（额叶病变）。④主侧病变可见上肢失用，亦可出现运动性失语。

（2）皮层支闭塞眶动脉及额极动脉闭塞

此两动脉供应额叶眶部内侧半及额极部。闭塞后可出现：①短暂性共济失调（对侧肢体）。②对侧肢体腱反射亢进。③可有强握反射及精神症状。

胼周和胼缘动脉：供应大脑半球内侧前 3/4 额、顶叶、大脑半球背面外侧面额上回、额中回、中央前后回、顶上小叶上部，胼胝体。闭塞时表现：①对侧下肢远端为主的中枢性瘫痪，伴感觉障碍。②精神症状，左上肢失用（胼胝体受损）。

（3）深穿支闭塞（中央支闭塞）

深支供应内囊前肢及部分膝部，尾状核头及前部，壳核前部及苍白球外侧核。闭塞后可出现：①对侧中枢性面舌瘫及上肢近端轻瘫。②肌张力增高，呈强直性。

3. 椎-基底动脉系闭塞的临床症状

椎-基底动脉系主要包括椎动脉、基底动脉、大脑后动脉及其分支动脉。

（1）动脉闭塞

椎动脉主要分支有脊髓前动脉、延髓旁正中动脉和小脑后下动脉等。延髓旁正中动脉：供应延髓内侧中线旁结构，主要包括锥体束、内侧丘系、舌下神经核、疑核和迷走神经背核等部。闭塞后出现：①病灶侧舌下侧神经周围麻痹和对侧中枢性偏瘫。②对侧肢体深感觉障碍。小脑后下动脉：供应延髓背外侧部及小脑后下部。闭塞时表现为延髓背外侧综合征（小脑后下动脉综合征或 Wallenberg 综合征），表现出交叉性感觉障碍（病变同侧面部和对侧躯体痛温觉障碍，三叉神经脊束核受损，疑核麻痹）、吞咽困难、饮水呛咳和构音障碍，咽反射消失、眩晕、恶心、呕吐和眼球震颤（前庭神经受损），同侧 Honer 征（网状结构的交感神经纤维受损）及小脑性共济失调（绳状体受受损）。

（2）基底动脉闭塞

基底动脉于脑桥下缘，由左、右椎动脉合成。主要供应脑桥、部分小脑和部分中脑。

其主要分支有脑桥旁正中动脉、桥支（脑桥短旋动脉），小脑前下动脉，小脑上动脉和内听动脉。基底动脉闭塞时可出现下列临床综合征：

①脑桥旁正中动脉：此供应脑桥内侧旁正中部，主要包括外展神经核、副外展神经核、内侧纵束、锥体束等。闭塞后出现Foville综合征，表现为病灶侧周围性面神经麻痹、两眼向对侧共同偏视（向病灶侧凝视麻痹），对侧中枢性偏瘫。

②脑桥支（短旋动脉）：供应基底部外侧区。闭塞时出现Millard-Gubler综合征，表现为病灶侧面神经与外展神经周围性麻痹，对侧中枢性偏瘫，有时可伴对侧中枢性舌瘫。

③小脑前下动脉：供应小脑半球下部、部分小脑蚓部、脑桥被盖外侧部及桥臂。闭塞后出现脑桥下部外侧综合征，表现为眩晕、眼球震颤，病灶侧肢体小脑性共济失调、Honer征、周围性面瘫、听力减退、面部浅感觉减退，对侧躯干及肢体痛温觉减退等。

④小脑上动脉：供应小脑半球上部及部分蚓部，上部脑桥、下部中脑被盖部，结合臂。闭塞后产生脑桥上部外侧综合征，能用睁闭眼及眼球上下活动来表过情感和意识活动，反射性前庭眼反射（玩偶眼现象）亦可保留。

⑤基底动脉主干闭塞：出现深昏迷、四肢瘫、针尖样瞳孔、中枢性高热、中枢性呼吸困难和假性延髓麻痹等，多数患者在较短时间内死亡。

⑥基底动脉尖综合征：此时血栓形成于基底动脉末端，而影响大脑后动脉、小脑上动脉、基底动脉中脑分支等血管。故临床上可表现为双侧枕叶、双侧丘脑、双侧小脑梗死的症状、体征。如中脑分支受累较重，患者可出现意识障碍。

(3) 大脑后动脉闭塞

大脑后动脉供应大脑半球后2/5、丘脑及脑干。闭塞时出现以下情况：①皮层支对侧同向性偏盲，有黄斑回避现象（枕叶受累）及一过性视力障碍如黑矇等。优势半球受累除有皮层感觉障碍外，还可出现失语、失读、失认、失写等症状。一般无肢体瘫痪。②深穿支，累及丘脑和上部脑干，出现丘脑综合征，表现为对侧偏身感觉障碍如感觉异常、感觉过度、丘脑痛。还可出现对侧肢体锥体外系症状，手足徐动、舞蹈、震颤等。

(三) 诊断和鉴别诊断

1.脑出血

起病急，伴不同程度意识障碍，常有头痛、呕吐等颅压增高症状，血压明显升高。但大面积梗塞与脑出血，小量脑出血与一般脑血栓临床症状相似，需CT、MRI才能鉴别。

2.脑栓塞

于动态下突然发病，症状较重，常有产生栓子的原发病如心房纤颤、心肌梗塞及细菌性心内膜炎等。

3. 颅内占位性病变

硬膜下血肿，颅内肿瘤，脑脓肿发病也较快，出现偏瘫与脑血栓相似，应争取做 CT 及腰穿以资鉴别。

（四）治疗

脑血栓形成急性期的治疗：

脑梗死发病后数小时，梗死区的核心部分缺血坏死已难逆转，但其周围的边缘地带，称缺血半暗带和水肿区，如治疗合理则有可能恢复和缓解，使梗死区不再扩大，有利于神经功能的恢复，缺血性卒中急性期理想的治疗方法应能保护缺血脑组织，防止进一步缺血。

1. 一般处理

病人需卧床休息，维持水、电解质平衡，预防呼吸道感染及褥疮，监测心肾等重要脏器的功能，起病 24～48h 仍不能自行进食者应予以鼻饲，以保证生命需要的营养。

2. 调整血压急

性期的血压应维持在稍高于发病前的平时水平。除收缩压 ≥26.7 kPa 舒张压 ≥16kPa 及确诊为高血压脑病外，不积极降血压，以免减少脑血流灌注量而加重梗死。

3. 急性期

避免输入葡萄糖，高血糖可使梗死扩大。应保持血糖在正常范围。

4. 溶栓治疗

溶栓目的是重建梗死区血供，抢救缺血半暗区组织，使其恢复突触传递，从而减少死亡率并改善神经功能缺损。由于缺血半暗区仅存在几个小时，故溶栓治疗应在出现症状 6h 以内，头颅 CT 尚未形成低密度灶，病人无出血倾向时。①药物选择：第一代溶栓药物有链激酶（SK）、尿激酶（UK），两者共同特点为非选择性纤维蛋白溶解剂，使血栓及血浆中的纤溶酶原均被激活，而后者的结果是产生全身纤溶及抗凝状态。故出血的危险性较大。第二代溶栓药物组织型纤维蛋白溶解酶原激活物（t-PA），重组剂（rt-PA）具有血栓选择性溶栓的特性，很少产生全身纤溶状态，也不会产生全身抗凝状态。但价格昂贵，限制了临床应用。②给药方法：静脉内滴注法。尿激酶 1 万～2 万 U 溶于 0.9% 氯化钠溶液 20mL，静脉注射，每日 1 次，7～10d 为一个疗程。或 2 万～10 万 U 用 0.9% 氯化钠溶液溶解后加入 5% 葡萄糖 100 mL 中静脉滴注，每日 1 次，连续 5～10d。近年来用 50 万～150 万 U 进行冲击治疗，疗效尚待观察。链激酶 50 万 U 溶于 100mL 葡萄糖中静脉滴注，30min 内完毕。之后再用 50 万 U 溶于 250～500mL 葡萄糖中静脉滴注 6h 连用 3d。除临床研究之外，对缺血性卒中的治疗不推荐使用链激酶。rt-PA 0.9mg/kg，最大量 90mg 剂量的 10% 先静脉推注，余下的在 1h 静脉滴注，起病超过 3h 的病人，不推荐使用。动脉溶栓治疗。选择性动脉内溶栓法是随介入神经放射技术的发展而逐渐开展的，该技术涉及脑动脉造影,确认闭塞血栓的定位,然后将微导管导航至血栓处。其优点是用药所需量少,被引入到闭塞血栓之处的溶栓药物浓度较高,而全身浓度降低到最低。这样可能使得动脉再通更为有效,并且降低出血的危险。但动脉溶栓操作复杂,在溶栓上有明显的时间耽搁。需要昂贵的设备及训练有素的介入放射人员。研究显示,再通率方面局部溶栓优于静脉治疗,但需要进一步验证的是局部溶栓治疗促进动脉再通的可能是否能胜过局部治疗和动脉再通的时间耽搁所导致的临床损害。

5. 抗凝治疗

通过抗凝血,阻止血栓发展和防止血栓再形成。进展型脑血栓形,尤其是椎-基底动脉血栓形成者,应积极进行抗凝治疗。前提是CT排除出血。使用抗凝剂有一定的危险性,所以要在可靠的实验室监测下使用。病人要理解出血的危险性和使用抗凝剂治疗发生外伤时的麻烦。

6. 抗血小板凝聚剂

目的是防止血栓继续进展。

7. 血管扩张剂

以往曾广泛应用血管扩张剂试图扩张脑血管以增加脑血流。目前急性期脑血栓形成不主张应用脑血管扩张剂,因它可能促进脑水肿,脑内盗血和降低血压,产生不利影响,不能改善患者的神经功能缺失状态。急性期过后可考虑应用,尤其是椎-基底动脉供血不足或慢性脑供血不足,应用脑血管扩张药可能有效。该类药物较多,如烟酸、罂粟碱、氢化麦角碱、培他啶、卡兰片等。

8. 减轻脑水肿

梗死面积较大伴脑水肿时,特别是发病第2～5天,常用20%甘露醇125～250mL静点。每日2～4次,连用7～10d。由于甘露醇有肾损伤作用,应注意检测肾功能及尿常规。水肿较轻时,可应用10%复方甘油250～500mL,每日1～2次。甘油作用时间较长,反跳现象少,但可发生溶血和肾损伤。对重症脑梗死患者可早期短程试用肾上腺皮质激素,一般用地塞米松,每日10～20mg静脉注射,持续3～5d,此观点现尚有争议。用时要警惕继发感染及消化道出血。

9. 外科治疗

有并发脑疝危险者,宜尽早请神经外科手术减压,清除坏死脑组织。

10. 对症治疗及防治并发症

在脑梗死特别是重症脑梗死的治疗中,对症及支持治疗、预防并积极治疗并发症是十分重要的。

11. 早期康复治疗

应尽早开始康复治疗,水肿高峰期后就宜开始康复治疗,对防止肢体关节、肌肉挛缩有重要意义，而且有助于促进相应局部脑血流增加，促使尚存的细胞恢复功能，对患者预后极有好处。

12. 病因及危险因素预防性干预

针对不同病因和不同危险因素进行有针对性的干预治疗，防止复发，且宜尽早开始。

二、脑栓塞

脑栓塞是指脑动脉被进入血流的异常栓子堵塞，使其远端发生缺血、坏死，出现相应的神经功能障碍。栓子以血栓栓子为主，约占所有栓子的90%，其中又以心源性栓子为最多。其次还有脂肪、空气、癌栓、医源性物体等。脑栓塞约占脑卒中的15%～20%，占全身动脉栓塞的50%。

（一）脑栓塞的病因

脑栓塞的栓子来源可分心源性、非心源性和来源不明性三种。

（1）心源性：栓子在心内膜和瓣膜产生，脱落入脑后致病，占所有栓子的60%～80%，风湿性心脏病尤其是二尖瓣狭窄合并心房纤颤时，左心房壁血栓脱落是最常见的原因，约占心源性栓子的半数以上。亚急性细菌性心内膜炎时瓣膜上的赘生物脱落、心肌梗死或心肌病的附壁血栓、二尖瓣脱垂、心脏黏液瘤和心脏外科手术的合并症等均有可能形成血栓。

（2）非心源性：主动脉弓以及其发出的大血管的动脉粥样硬化斑块和附着物脱落，引起的血栓栓塞现象也是短暂性脑缺血发作和脑梗死的常见原因。其他较少见的还有：败血症，尤以肺部感染性脓栓；长骨骨折的脂肪栓子；胸腔手术、人工气胸、气腹或减压病时的气体栓子；癌性栓子；寄生虫虫卵栓子；异物栓子等。

（3）来源不明性：有些病例虽经仔细检查仍未能发现栓子来源。

（二）脑栓塞的临床症状及治疗

（1）临床主要症状：①突然发生的局灶性神经功能障碍，如偏瘫、失语、偏身感觉障碍及偏盲等。②少数病人有病侧头痛。③半数病人起病时有短暂的程度不等的意识障碍，当大血管及椎-基底动脉栓塞时昏迷发生快且重。④部分病人有癫痫发作，一般为局限性抽搐，如为全身性大发作，常提示梗死范围较大。⑤多数病人存在与栓子来源相关的疾病，如风湿性心脏病、心肌梗死、亚急性细菌性心内膜炎、肿瘤、骨折、空气误进血管等，并存在与这些原发病相关的症状与体征。

（2）治疗：①脑栓塞的治疗：原则与脑血栓形成基本相同，主要是改善侧支循环、减轻脑水肿、防止出血和减小梗死范围。但应注意脑栓塞容易合并出血性梗死，急性期应慎用抗凝和溶栓药物如肝素和尿激酶等。有心功能不全时，静脉注射药物酌减。②原发病的治疗：针对性治疗原发病有利于脑栓塞的恢复和防止复发。如心脏病的外科手术治疗。亚急性细菌性心内膜炎的抗生素治疗，空气栓塞者，可高压氧治疗等。③恢复期的治疗，与脑血栓形成相同。

三、分水岭脑梗死

（一）病因

一般认为大多数分水岭梗死是由于血流动力学障碍所致。典型的分水岭脑梗死发生于颈内动脉严重狭窄或者闭塞伴全身血压降低时。常见原因有休克、降压药物使用不当、麻醉过量、严重脱水、失血过多、严重心律失常、心脏骤停、大量饮酒。此外，高血压、动脉硬化、高血脂、血红细胞压积升高、血黏度增加、糖尿病也是分水岭脑梗死的潜在危险因素。

（二）临床特点

梗死常见的部位是大脑中动脉与大脑前动脉之间的边缘带，大脑中动脉与后动脉或大脑前、中、后动脉间的边缘带，大脑中动脉皮质支与深穿支间的边缘带，亦可见小脑上与小脑前下动脉间的边缘带。但小脑分水岭梗死少见。临床表现特点为：①年龄以60岁以上居多，占55.6%。无性别差异。多有高血压、动脉硬化、糖尿病、冠心病、反复发作的低血压史，约15%有TIA发作史。②其神经系统症状与体征取决于损害部位和梗死程度。常发病较急，一般无意识障碍，可有血压低和血容量不足的症状。可出现言语障碍、视物不清、偏盲、偏瘫或单瘫症状。少数可出现精神症状、智能障碍、小便失禁、共济失调和肢体多动等。

（三）分水岭脑梗死治疗原则

由于多数是血流动力学障碍所致，在查找病因同时可给予：①扩容治疗，主要通过增加血容量，降低血黏稠度，以改善病灶区域的微循环。可用10%低分子右旋糖酐500mL，静脉滴注，每日1次，10d为一疗程。少数有过敏反应，心功能不全者应使用半量，并慢滴；有糖尿病者，慎用或加用相应胰岛素。也可用706代血浆（6%羟乙基淀粉）。②血压低者可行升压处理。③心源性患者要改善心功能，提高心排血量。

四、腔隙性脑梗死

腔隙性脑梗死是脑梗死的一种最常见的类型。约占脑梗死的20%～30%。腔隙本来是个病理名称，按病理概念它是指单一的深穿动脉暂时或永久地闭塞导致一个有限的坏死区域。影像检查多可显示最大直径小于1.5cm的小梗死灶。腔隙大多出现在豆状核或那些临床上没有表现或不被发现的区域；但如果在内囊、脑桥，这些上行下行神经通路集中的地方，临床表现与解剖学上的小损害可以联系。腔隙性脑梗死是专指由这些梗死灶引起的一种脑梗死临床类型。

（一）腔隙性脑梗死的病因、病理及临床特点

脑穿通动脉多以直角从脑内主干动脉分出供应大脑半球深部白质、核团和脑干，这些动脉多为终末动脉，侧支循环差，当高血压致这些小动脉硬化、狭窄、血栓形成或脱落的栓子阻断其血流，引起其供血区的梗死，导致相应的临床表现。无症状的腔隙性梗死灶多由脂质透明样变引起小的动脉闭塞所致，常见的管径是 < 100μm。有症状的腔隙性梗死灶最可能由小的动脉粥样硬化所致，管径在 400μm 左右。基底动脉穿通支闭塞，可能由于穿通动脉被邻近动脉的粥样硬化所阻塞，心源性栓塞的可能性是存在的。其临床表现特点是：①多发生于 40～60 岁及以上的中老年人，男性多于女性。其危险因素是：高血压、吸烟、糖尿病，心脏病并非其危险因素。②起病情况：大多数为急性起病，部分为渐进性或亚急性起病；20%～30% 的患者病前可有 TIA 表现。多数学者认为 TIA 发作持续时间超过数小时以上者，应考虑本病。多在白天活动情况下发病，发病时多数血压升高。无头痛、呕吐、颅内压增高症状及意识障碍。③临床体征符合腔隙综合征表现之一，症状较轻，体征单一，预后较好。④辅助检查脑电图、脑脊液、脑血管造影无肯定阳性发现，CT 可见深穿支供血区单个或多个直径 2～15mm 的低密度腔隙灶，以基底节、皮质下白质、内囊多见，其次为丘脑及脑干。CT 阳性率为 60%～96%；MRI 特别是 L 相阳性率几乎达到 100%。

（二）腔隙性脑梗死常见的综合征

腔隙性脑梗死的症状决定于梗死部位。Fisher 等将腔隙性脑梗死的临床体征分为 21 种，其中临床最常见的有以下几种：

（1）运动性轻偏瘫。约占 60%。是皮质脊髓束损害的表现，在临床上至少可有 6 种运动性轻偏瘫变异型：①合并运动性失语的轻偏瘫，由豆纹动脉闭塞引起。病灶位于内囊膝部和后肢及其邻近放射冠，如不做 CT 检查，易被误诊为动脉硬化脑血栓形成。②无面瘫的轻偏瘫，是椎动脉主干或其旁正中动脉闭塞引起的一侧延髓锥体束受损的表现。③合并水平凝视麻痹（侧视麻痹）的轻偏瘫，系脑桥下段旁正中动脉闭塞。④合并眼神经瘫的交叉性轻偏瘫，即 Weber 综合征，病灶位于大脑脚中部并波及动眼神经纤维。⑤合并外展神经瘫的交叉性轻偏瘫，病灶位于脑桥下部旁正中区，因旁正中动脉闭塞所致。⑥伴有精神症状的轻偏瘫。表现为精神错乱、注意力及记忆障碍、轻偏瘫。病灶位于内囊前肢或后肢前部，破坏了丘脑到额叶的纤维。典型的纯运动性轻偏瘫常位于内囊区。

（2）纯感觉性卒中：约占 10%。仅表现为一侧面部与上下肢麻木、烧灼或沉重感，还可有受累刺痛、瘙痒或僵硬感；病变主要在对侧丘脑腹后外侧核。

（3）构音障碍手笨拙综合征：约占20%。病灶位于脑桥基底部的上1/3和2/3交界处，或内囊最上部分，表现为构音障碍伴中枢性面瘫，一侧手无力、腱反射亢进、病理征阳性，步态蹒跚，但无感觉障碍。

（4）共济失调性轻偏瘫：病变部位可有以下4处：①放射冠和半卵圆中心，影响了皮质脑桥束和部分锥体束。②内囊后肢及内囊后肢偏上处一枕桥束及锥体束受累。③丘脑，伴内囊后肢轻度受损。④脑桥腹侧上1/3与2/3交界处。其临床表现为：一侧肢体无力、活动笨拙、站立不稳、肢体麻木，查体可见中枢性轻偏瘫，肌力4级左右。肢瘫侧指鼻试验、跟膝胫试验不准，轮替动作笨拙，Romberg征站立不稳，不能走直线等小脑性共济失调征。幕上病变，引起肢体麻痛，幕下病变可引起眼球震颤、构音障碍等。

（5）感觉运动性卒中：病灶位于丘脑腹后核并波及邻近的内囊后肢，可由丘脑膝状体动脉分支或脉络膜后动脉丘脑支闭塞引起。表现为以偏身感觉障碍起病，继之出现轻偏瘫。

腔隙性脑梗死的临床表现虽复杂多样，但临床亦可见到相当一部分患者头部CT或MRI均有腔隙性病灶而无相应临床神经功能缺失体征，称之为无症状性腔隙梗死。单发、症状性腔隙梗死患者常存在明显的或多种血管病危险因素，病因可能为微动脉粥样硬化；而无症状多发腔隙梗死患者则仅有高血压这一危险因素，且脑白质疏松多见，病因可能是动脉硬化。无症状性腔隙梗死受累范围小，位于非临床要害而不产生症状，主要位于大脑前部的深部区域。

3.腔隙性脑梗死治疗原则

由于诊断时多为陈旧性病灶，主要治疗是预防疾病的复发：①有效控制高血压病及各种类型脑动脉硬化是预防本病的关键。②应用阿司匹林、氯吡格雷等，抑制血小板聚集，减少复发。③急性期可适当应用扩血管药物以增加脑组织的血液供应，促进神经功能恢复。④尼莫地平、氟桂利嗪等钙离子拮抗剂可减少血管痉挛，改善脑血液循环，降低腔隙性脑梗死复发。⑤活血化瘀类中药对神经功能恢复可有所裨益。⑥控制其他可干预危险因素如吸烟、糖尿病、高脂血症等。

五、出血性脑梗死

1.梗死灶内发生出血的机制

是由于脑梗死病灶内血管壁发生缺血病变，在此基础上如阻塞血管因血栓溶解、栓子破碎、移向远端而使血管再通，血流重灌注，梗死边缘侧支循环开放，侧支血流进入梗死病灶；梗死灶脑组织水肿程度的增减，血流动力学随之改变等。在这些情况下病灶内重灌注的血流或增加的血液可从已发生病变的血管漏出或穿破血管进入梗死灶内，导致出血性脑梗死。在梗死病灶内呈点状、小片状或融合性大片出血。因此，CT扫描可见在低密度梗死区内杂有高密度影，呈点状、斑片状、曲线状或环状；如出血量大时在低密度区中有团块状高密度血肿图像，如无出血前 CT 对照不易与原发脑出血鉴别。

2. 出血性脑梗死的临床特点

（1）出血发生时间最短 1d，最长 1 个月。大多发生在梗死后 1～21d，出血发生时间在 1 周内 46%，1～2 周内 38%，2～3 周内 15%，以 3～14d 最多。

（2）除脑梗死本身症状体征外，出血后症状是否加重取决于继发出血的时间，病灶的大小，出血程度，是否应用抗凝、溶栓、扩容、扩血管等治疗，梗死后第 1 周内继发出血者常使症状加重。小灶的渗血无症状加重，出血灶大和出血严重，特别有血肿者常有病情加重，出现全脑症状和病灶症状加重。全脑症状加重表现为意识障碍出现或加重和颅内高压症等；病灶症状加重表现为瘫痪程度加重或出现新的神经系统体征。有时虽无症状加重，但按脑梗死经适当治疗无效时，应警惕出血性梗死的可能。

3. 出血性脑梗死的治疗原则

一旦发现出血性梗死应立即停止使用治疗脑梗死的活血化瘀、抗凝、溶栓、抗血小板聚集等药。根据出血量的多少酌情控制脑水肿，降低颅内压。

第五节 蛛网膜下隙出血

颅内血管破裂后，血液流入蛛网膜下隙称为蛛网膜下隙出血（SAH）。它是由多种病因引起的一类出血性中风，可分为原发性 SAH 和继发性 SAH 两大类。原发性 SAH 的主要病因为脑底部的先天性动脉瘤、脑表浅部位的动静脉畸形（AVM）及动脉硬化性动脉瘤，当它们破裂时，血液直接流入蛛网膜下隙。继发性 SAH 主要是由高血压性动脉硬化、血管炎、血液病、颅脑外伤或颅内肿瘤等病因引起脑实质内出血，同时血液穿破脑室或皮质，间接流入蛛网膜下隙所致。

一、病因和发病机制

SAH 主要是由脑底部的先天性动脉瘤（约占 80%）、脑浅表部位的 AVM 和动脉硬化性动脉瘤以及较少见的感染性动脉瘤破裂，血液流入蛛网膜下隙所致。先天性动脉瘤多发于脑基底动脉环（Wiliis 动脉环）的分叉部，约 80% 在动脉环的前半部，其余 20% 位于基底动脉分支。颈内动脉及其分支、大脑前动脉分支、大脑中动脉分支、前交通动脉、后交通动脉等分支是动脉瘤好发部位。

囊状动脉瘤是由先天性和获得性等多种因素综合而形成的，少数和家族遗传有关。正常的脑基底动脉环的中层（肌肉及弹力组织），80% 有先天性发育缺损，管壁薄弱经血流长期冲击局部易扩张膨出；15%～20% 形成微型动脉瘤（直径小于 2mm）；有 5% 为大的动脉瘤（直径大于 5mm）。老年人脑底部大动脉的粥样硬化，使局部管壁变性扩张可形成梭形动脉瘤。感染性动脉瘤仅占颅内动脉瘤的 1% 左右，主要是真菌性动脉瘤。动静脉畸形主要位于大脑凸面的浅表部，向下深入到脑内，呈楔状。因血管壁很薄，随着病损的日渐发展，在管壁的薄弱处血液可渗漏或在血压突然增高时破裂出血。

由脑血管造影显示的脑动脉痉挛，系指脑动脉的异常狭窄。血液流入蛛网膜下隙刺激脑膜及血管，血细胞破坏后释放出血管活性胺、多肽等各种血管活性物质都会引起血管痉挛。约有 75% 的 SAH 患者可在发病后诱发脑动脉痉挛，在发病后第 3 天到第 14 天之间到达高峰，少数患者可在出血后 3 周出现。痉挛首先见于基底动脉环和它的大动脉分支，以后波及远端的小动脉。血管痉挛的发生和出血量及部位直接有关。严重的血管痉挛，会引起脑梗死及脑干缺血，是加重病情和导致死亡的原因之一。

SAH 后红细胞和它破坏后的产物可堵塞第四脑室的出口，同时影响静脉窦蛛网膜颗粒对脑脊液的吸收，这样会并发交通性脑积水。早发者，在 SAH 1～2 周后就可出现脑积水，通常情况为出血越严重，越易产生脑积水。但临床上很少因脑积水而需要做早期外科手术的。

二、临床表现

任何年龄均可发病。发病很急，骤然发生，一般无先兆症状。负重、屏气等可能为诱发因素。出血时患者头部突然感到劈开样剧痛，分布于前额、后枕或整个头部，伴恶心呕吐、面色苍白、全身出冷汗。半数以上患者有意识障碍，短暂神志模糊或立即进入昏迷。部分患者表现为淡漠、嗜睡或烦躁不安，也可出现幻觉或呈谵妄状态。部分患者出现癫痫发作。体检检查可见明显的脑膜刺激症状，颈项强直和 Kernig 征阳性。眼底检查常见眼玻璃体后出血。神经系统定位体征较少见，偶有一侧动眼神经麻痹，一侧锥体束征阳性，轻偏瘫、单瘫或失语等情况，提示脑实质也已受累。

脑脊液检查可见均匀血性，压力增高。昏迷患者和伴有视乳头水肿者，腰椎穿刺宜用细孔针，谨慎进行。头颅 CT 扫描或 MRI 检查能显示蛛网膜下隙、脑室内或脑内的出血，但通常不能显示动脉。CT 对比摄影检查可看到动静脉畸形。颅内出血的头颅 CT 检查优于 MRI，在出血 24h 内，3/4 患者的 CT 检查能显示基底池内的血液。但对颅后窝、脑室内少量出血及对动脉瘤内血栓形成的判断，MRI 优于 CT。临床上考虑动脉瘤或动静脉畸形引起的 SAH，应尽早做脑血管造影。

三、治疗

（一）一般处理

保持安静，除做必要的检查如头颅 CT 外，一般均应绝对或尽可能避免搬动患者，绝对卧床休息至少 4 周。要保持大小便通畅，患者有剧烈头痛、烦躁或各种精神症状时，可给予一般的止痛镇静药物，如对乙酰氨基酚、强痛定、地西泮、异丙嗪或氯丙嗪等药物，但不可用影响呼吸的麻醉类止痛药，如吗啡、杜冷丁等。

（二）降压治疗

有高血压史的患者血压不宜降得过低，收缩压保持在 150～160mmHg，舒张压在 90～100mmHg。血压轻度增高，是机体维持正常的脑灌注压，对颅内压增高及脑血管痉挛的一种代偿机制。SAH 患者常有明显脑水肿及颅内压增高，在颅压不超过 20～30mmHg 时，通常不需要降颅压。但在重症昏迷和颅内压很高时，需应用甘露醇、甘油果糖等降颅压药物。

（三）抗纤溶剂

约有 1/3 的患者在首次出血后 1 个月内再出血，被认为和出血破裂处所形成的血凝块（主要成分为纤维蛋白）的再溶解有关。应用纤维蛋白溶解抑制剂是试图阻止血凝块溶解，防止再出血。但有文献报道，该疗法不能降低再出血率，且有可能加重血管痉挛而导致脑缺血。常用抗纤溶剂有：氨甲苯酸（抗血纤溶芳酸、对羧基苄胺、止血芳酸、PAMBA）剂量 300～600mg/d，分 2～3 次，加葡萄糖液或 0.9% 氯化钠溶液混合，缓慢静脉滴注。甲氨环酸（止血环酸）250mg 加葡萄糖液混合，静脉滴注，每日 1～2 次。

（四）腰椎穿刺

发病后做诊断性腰穿是有必要的，若头颅 CT 检查已证实为 SAH 则可免做。作为治疗性质的不定期腰穿各家观点不一，需视患者情况而定，有些患者腰穿时缓慢放出少量血性液体（5～10mL），头痛明显好转，可考虑做治疗性腰穿。但腰穿时切忌测量压力，以免脑疝发生。疑为椎动脉系统出血时更应小心。

（五）防治脑血管痉挛及脑梗死

SAH 患者的脑血管痉挛的发生率高达 75%，发生的高峰时间是在出血后第 3 天到第 14 天。扩容、血液稀释治疗有助于减轻脑动脉痉挛。但通常主要应用药物治疗，最常应用的是双氢吡啶类的钙通道阻滞剂尼莫地平，60mg 口服，每 4h 1 次，需持续用 21d。或用 Ninlotop 50mg，缓慢静脉持续滴注，2 次/d。该治疗能不能降低血管痉挛的发生率仍有争议，但能降低 SAH 患者因血管痉挛而导致的脑梗死的发生率的 1/3。

（六）外科手术治疗

对于破裂的囊状动脉瘤的手术结扎时间有不同意见。多数人主张，若 DSA 证实为动脉瘤，手术时间最好选择在发病的前 3d 内，或推迟到出血后的第 10 天到第 14 天以后进行。理由是发病后第 3 天到第 10 天是脑血管痉挛产生的最明显时期，在此期间进行手术结局往往很差。假如病情不是很重（无症状，或有头痛、颈项强直，但无神经系统局灶性损害体征者），在出血后 24～36h 内做手术结扎的效果最好。手术中可冲洗掉被纤溶药物溶解的血液，可减少继发性血管痉挛的发生率。若病情很严重（中到重度瘫痪，昏迷或去大脑强直状态），或发病后数天才到达医院，不做急症手术治疗。

四、预后

SAH 的预后令人沮丧。主要是因为该病极易复发再出血而死亡。SAH 患者的 5 年累计病死率达到 50%（不包括未到达医院前已死病例）；其中 30% 的患者在首次发病的 1 个月内再出血，特别是在第 5～9 天。在第 1～3 个月内，另有 7% 再出血。第 3～6 个月内，有 1% 再出血。第 6 个月到第 5 年间，每年有 1%～3% 再出血。

第六节 脊髓疾病

【急性脊髓炎】

急性脊髓炎是一种原因不明的非特异性的脊髓炎症，临床常表现为横贯性脊髓损害。过去脊髓炎的名称包括许多脊髓的病变，随神经病理研究的进展，目前仅仅将涉及炎症的病因导致的脊髓损害称为脊髓炎。通常可根据起病的情况，将脊髓炎分为急性脊髓炎（数天内临床症状发展到高峰）、亚急性（一般 2～6 周）和慢性脊髓炎（6 周以上）。而依据临床病变损害的形式，则有急性横贯性脊髓炎和急性上升性脊髓炎。

一、病因

许多特异性感染原因可以导致脊髓炎症性损害，包括病毒、细菌、真菌或寄生虫，当然非感染性的炎症因素也可以产生脊髓炎，如接种后或感染后。在临床中，相当多的患者无法找到病因，有许多研究提示急性脊髓炎与病毒感染有关，但是仍未在此类患者的脊髓和脑脊液中分离到病毒。目前认为脊髓炎可能是病毒感染后导致的非特异性炎症，与自身免疫异常有关，多种因素如外伤、过度疲劳等可能诱发脊髓损害。

引起脊髓炎的病因很多，若按病因分类，则可将脊髓炎分为下列诸多类型：

（一）病毒性脊髓炎

引起该病的病毒有：脊髓灰质炎病毒、Coxsackie A 和 B 病毒、ECHO 病毒；带状疱疹病毒；单纯疱疹、EB 病毒、巨细胞病毒、狂犬病毒、B 病毒、HTLV-1 病毒、AIDS 病毒。

（二）细菌性脊髓炎

（1）化脓性脊髓炎、亚急性脊髓脊膜炎、急性硬膜外脓肿和肉芽肿、脊髓脓肿。

（2）结核性脊髓炎、脊柱结核病（波特病）、结核性脑脊膜脊髓炎、脊髓结核瘤。

（三）螺旋体感染性脊髓炎

（1）梅毒性脊髓炎：慢性脑脊膜神经根炎（脊髓痨）、慢性脑脊膜脊髓炎、脑膜血管梅毒、梅毒瘤样脑膜炎包括慢性硬脑（脊）膜炎。

（2）莱姆病。

（四）寄生虫和真菌感染

硬膜外肉芽肿，局限性脑脊髓膜或脑脊膜炎和脓肿。

（五）非特异性脊髓炎

（1）急性脊髓炎。

（2）慢性复发性脊髓炎。在上述脊髓炎类型中以非特异性脊髓炎最常见，结核性和化脓性脊髓炎较少见，其他类型罕见。下文仅就非特异性脊髓炎（简称急性脊髓炎）作一简要介绍。

二、病理

急性脊髓炎的病理改变为受累节段脊髓肿胀，梭形膨大，严重者表面可有血管周围渗出物。断面镜检可见脊髓白质广泛或呈片状脱髓鞘性改变，侧索、后索尤为明显。部分可见脊髓前角运动神经元肿胀，但不伴运动神经元缺失。晚期者可见部分胶质细胞增生。

三、临床表现

本病见于任何年龄，但以青壮年为常见，尤以农村青壮年为多。一年四季均可发病，但在春初和秋末季节发病稍多。两性均可罹病，男性略多。多数病者在神经症状出现之前有发热或上呼吸道感染等病史，但在神经症状出现时不伴发热。神经症状的出现较急，常在无任何症状下突然出现一侧或两侧下肢无力，并逐步向上发展，出现或不出现上肢的肌无力。在出现肢体肌无力的同时，相继出现排尿和排便困难，直至完全瘫痪。该病的整个发展过程因人而异，个体差异很大，从数小时至数天不等，极少数可长达数周之久。在整个神经症状的发生和衍化过程中，一般不伴神经根痛，少数患者诉述腰背疼痛，但是亦有少数伴有根性疼痛。急性脊髓炎以胸段为多见，约占75%；颈段次之（13%）；腰骶段最少（12%）。脊髓损害以灰质和白质为主，但亦可累及邻近的骨膜和神经根，并出现相应的神经症状和体征。累及脊膜和脊髓者称为脊膜脊髓炎，累及脊膜、脊神经根和脊髓者称为脊膜脊神经根脊髓炎。然而，不管何种类型和哪个节段，均具有下列神经功能障碍。

(一)运动障碍

表现为双下肢不同程度的瘫痪（截瘫），早期呈弛缓性，肌张力低下和腱反射减弱或消失。引不出病理反射，此时称为脊髓休克期。脊髓休克的机制尚不十分清楚，此期持续的时间一般为1~3周，但差异极大。如伴发肺部，尿路感染和褥疮等并发症者，则脊髓休克时间延长，可达数月。脊髓休克时间长，预示脊髓损害重，功能恢复差。随脊髓休克期的恢复，瘫痪逐步恢复，肌张力增高，腱反射增强或亢进，腹壁反射和提睾反射减弱或消失，病理反射呈阳性，肢体肌力开始逐步恢复。70%~80%的脊髓炎，3个月恢复良好。脊髓部分损伤者，休克期过后逐步出现伸性截瘫；脊髓完全损伤者，脊髓休克期后逐步出现双下肢屈曲，呈屈性截瘫。若给足底或大腿轻度刺激，即可引起双下肢的剧烈屈曲和尿失禁，这种反应称为总体反射，往往是脊髓功能恢复的预后不良的指征。

(二)感觉障碍

病变以下感觉减退或消失。病变进展不快、病灶又较小者，可见感觉减退往往由上向下发展。完全性损害者，病变以下所有的感觉（痛、温、触觉）均减退，病变附近可有1~2节感觉过敏区，而病者主诉束带感。随病情好转，感觉水平可下移，但很难完全消失。个别患者感觉异常可持续存在数十年之久。

(三)自主神经功能障碍

表现为括约肌功能异常，临床早期出现大小便障碍。膀胱功能障碍是无张力性膀胱，无充盈感，逼尿肌无力，膀胱容量大，可出现充盈性尿失禁；随脊髓功能的恢复，膀胱出现反射性收缩，形成反射性神经原性膀胱。若在急性期的膀胱护理不当，有可能出现痉挛性小膀胱，呈尿频尿急、尿量少，但不易控制（急迫性尿失禁）。直肠功能障碍，表现为大便潴留，亦因肛门括约肌无力出现大便失禁。另外，病变节段以下可有皮肤干燥、出汗异常等皮肤功能障碍。一般来说，不伴严重并发症者，多数病者在发病后4周左右可拔除导尿管而恢复排尿能力；腰骶段脊髓炎者两便功能恢复较差。

根据脊髓损害的节段，运动障碍可呈不同的分布，病变累及脊髓的颈膨大时，瘫痪可为四肢瘫，且上肢表现为下运动神经元瘫痪、下肢表现为上运动神经元瘫痪；如累及上颈段（C_4以上），可伴有呼吸障碍；病变在胸脊髓即为下肢截瘫（上运动神经元瘫痪，最多见）；如腰骶段脊髓病变，仅表现双下肢下运动神经元瘫痪，而胸腹部正常（腹壁反射正常）；骶脊髓影响马鞍区感觉障碍和相应节段的浅反射消失，运动无影响。

实验室检查中，脑脊液中常有轻度白细胞增多，一般不超过$50×10^6$/L，其中以淋巴细胞为主；蛋白质正常或轻度增高，偶可达10g/L以上；糖和氯化物正常。脊柱X线检查和普通CT扫描常无异常发现。脊髓磁共振检查可见节段性脊髓增粗、水肿，脊髓内可见片状或斑片状的T_1时低信号，T_2时高信号，并在增强时呈阳性。脊髓MRI的改变可为脊髓炎提供诊断、鉴别诊断和治疗随访的疗效评价。

四、诊断和鉴别诊断

根据患者的前驱感染病史、急性起病的脊髓横贯性损害的症状，并排除其他原因的急性脊髓损害后，一般来说，急性脊髓炎诊断不难，但临床上，应注意与以下疾病鉴别诊断。

（1）必须与周期性麻痹、急性感染性多发性神经根神经炎以及功能性瘫痪相鉴别。周期性麻痹者不伴传导束性感觉障碍和膀胱直肠功能障碍，但有血清钾水平降低为特征予以鉴别；急性感染性多发性神经根炎不伴持久性膀胱直肠功能障碍，没有传导束性感觉障碍，但伴有末梢型感觉障碍和在第 2～3 周出现的脑脊液蛋白细胞分离等特征，可予以鉴别；功能性瘫痪者体征波动、多变，无肯定感觉障碍、运动障碍及自主神经功能障碍等予以鉴别。

（2）根据病前是否感染，伴随症状和体征，脑脊液检查的特征以及脊髓 MRI 检查结果予以鉴别，除外化脓性、结核性或其他生物源性脊髓炎。

五、治疗

急性脊髓炎无特殊治疗，主要针对减轻脊髓损害，防治脊髓炎的并发症，促进功能康复。

（一）激素治疗

急性脊髓炎的发病可能与感染后的非特异炎症有关，其中涉及自身免疫机制，因此使用激素治疗，一般激素的剂量为地塞米松 10～20mg/d，静脉滴注，10～20d 为治疗疗程。而后引用泼尼松 30～60mg/d，维持 3～4 周后逐渐减量。激素治疗期间，应注意防止感染和激素不良反应。其他的免疫抑制治疗是否对急性脊髓炎有效尚无明确结论。

（二）呼吸障碍的治疗

在上升性脊髓炎和高颈段脊髓炎时易出现呼吸麻痹，应对轻度呼吸障碍患者应用去痰利湿药物和超声雾化吸入。对重度呼吸障碍患者，应及时清除呼吸道分泌物，保持通畅，必要时及时切开气管，进行人工呼吸机维持呼吸。

（三）防治并发症

良好的护理可以减少并发症，加强肢体功能的恢复。针对瘫痪肢体，保证其正常功能位，防止压疮、肺炎和皮肤感染。神经源性膀胱的护理应防止出现痉挛性小膀胱，预防泌尿道感染。

（四）针灸、康复

应尽早应用。早期康复和针灸治疗可促使功能恢复。晚期痉挛性瘫痪者除康复治疗外，亦可选适当康复性手术治疗，或口服巴氯芬 5～10mg，每日 3 次。

六、预后

多数病者在发病后 1～3 个月内恢复步行能力，少数长期残留后遗症。约 10% 的患者可复发，或演化为多发性硬化或视神经脊髓炎。

【脊髓压迫症】

脊髓压迫症是由脊髓内、外的占位性结构压迫脊髓、脊神经根及其血供所引起的半切或横贯性脊髓病变，临床表现为病变节段以下的运动、感觉和自主神经功能障碍。按发病急慢可分为急性脊髓压迫症和慢性脊髓压迫症；按发病部位可分为椎管内脊髓外的硬膜外、硬膜下以及椎管内脊髓内压迫症。以椎管内肿瘤最为多见。

一、病因病理

脊髓压迫症的病因以椎管内的肿瘤最常见（占 30% 以上），其来源广泛，可以是脊髓和脊髓周围结构，如脊髓内胶质细胞、脊神经根、脊髓膜、脊髓血管和周围脂肪结缔组织的肿瘤等，但以神经鞘膜瘤最多，占 47% 左右；其次是脊膜瘤；而恶性髓内胶质瘤不到 11%；其他先天性肿瘤更少。硬膜外脂肪组织丰富，则脂肪瘤发生在此部位较多。全身的恶性肿瘤也可以转移侵犯脊髓，以累及硬膜外最为多见。脊柱恶性肿瘤更沿椎管周围静脉丛侵犯脊髓，以肺、乳房、肾脏和胃肠道恶性肿瘤多见，血液系统肿瘤较少见。

脊髓的炎症性疾病可以形成脊髓压迫，多源于血行播散造成椎管内脓肿或炎性肉芽肿，大多发生在硬膜外、硬膜下，脊髓内极少见。各种原因导致的蛛网膜炎可以引起脊髓和蛛网膜粘连压迫脊髓。特异性炎症（如结核、寄生虫感染）的肉芽肿亦可压迫脊髓。

脊髓血管性疾病，如脊髓出血和脊髓血管畸形可直接压迫外，亦可通过压迫血管导致脊髓的缺血性损害。

椎管狭窄是另一个常见的脊髓受压原因，它包括椎间盘突出、骨关节融合、先天畸形等，其中以颈椎椎管狭窄症最为常见。

脊髓压迫症的产生系由占位病变通过下列途径累及脊髓：①直接压迫：椎管内脊髓外占位病变直接压迫邻近神经结构，如神经根而产生根痛，压迫同侧脊髓产生同侧脊髓的长束症状和体征（肢体无力和锥体束征阳性）。②间接压迫：椎管内脊髓外占位在同侧压迫的基础上引起脊髓推移产生对侧脊髓受压，并出现对侧受压症状，这种症状常在疾病晚期；硬膜外病变压迫脊髓膜后，继而压迫脊髓而出现症状，因此，硬膜外的病变往往是脊髓症状出现较晚，压迫脊髓血供引起脊髓缺血和软化。③浸润压迫：见于恶性肿瘤或炎性肉芽肿，常常占位效应并不严重，但脊髓症状相当完全，系由于肿瘤或炎性组织直接侵入脊髓并引起脊髓缺血、坏死所致。

二、临床表现

急性脊髓压迫症多源于脊柱旁、椎管内硬膜外的病因，除原发性疾病的临床表现外，脊髓症状的起病急快、进展迅速，常常在数小时到数天内脊髓功能完全丧失。

慢性脊髓压迫症大多是椎管内硬膜下、脊髓内的病因，起病缓慢，进展时间长，往往早期症状和体征不明显，易误诊而延误治疗时机。临床上慢性脊髓压迫症有比较明显的三个阶段，可分为压迫早期（神经根痛期）、脊髓部分压迫期和完全压迫期。

（一）压迫早期（神经根痛期）

压迫早期症状是神经根疼痛，由病变部位的神经根受压而产生，表现为比较典型的沿神经根分布的剧痛，通常在屏气、咳嗽和打喷嚏时加剧（冲击征）。根痛发生的部位通常提示病变的原发脊髓的损害部位。因与皮肤节段的解剖联系，早期神经痛有时误诊为心绞痛或其他急腹症。此类症状以脊髓外压迫多见，脊髓内病变较少见。

（二）脊髓部分压迫期

随着压迫的发展，脊髓本身受压，影响脊髓内结构（脊髓灰质和白质传导束），表现为病损平面以下的运动、感觉和自主神经功能障碍。运动传导束和感觉传导束组织构成上的差异，使运动神经粗纤维对压迫和缺血耐受力差，故运动障碍早于感觉障碍。此时由于脊髓内感觉传导束的特征性排列方式，脊髓外压迫的病变导致感觉障碍呈向心性发展（自肢体远端向病变压迫水平发展）。神经根痛多见，但是自主神经功能障碍（括约肌功能异常）较晚。脊髓内病变则呈现离心性形式（从压迫水平向远端进行性发展），可出现感觉分离现象，并较早出现自主神经功能障碍（括约肌功能异常）。

（三）脊髓完全压迫期

此期属于疾病的晚期，脊髓功能处于损害的横断状态，脊髓受压平面以下的各种神经功能均以严重障碍表现，脊髓功能几近丧失。

脊髓压迫的临床发展过程基本有上述三期的阶段，尤其是慢性椎管内硬膜下压迫性病变表现最典型，但是并非绝对，有相当的重叠。应根据此基本规律，分析脊髓压迫的病因，争取早日发现，及时治疗。

脊髓压迫产生的运动、感觉和括约肌功能异常同其他脊髓损害，不同水平压迫部位可以有不同的症状（参照脊髓炎）。

三、辅助检查

（一）脑脊液检查

细胞数大多正常，如炎症性病变则多有白细胞增多；蛋白含量有不同程度增高，阻塞节段水平低、程度重、时间长，蛋白增高显著；肿瘤性病变较非肿瘤性病变，蛋白增高明显。脑脊液动力学检查可以发现，椎管完全或不完全阻塞，压力低、压颈试验不通畅。临床上怀疑有脊髓压迫症，应慎重考虑腰椎穿刺，特别应注意动力学试验，因为它有可能加重脊髓损害的程度。

（二）脊柱 X 线摄片

可以发现脊柱及周围结构的异常，神经鞘瘤和神经纤维瘤者可呈现椎间孔扩大、椎弓根异常；转移性肿瘤和脊髓结核可有骨质破坏。

（三）脊髓造影

对临床诊断有较大的价值。脊髓碘油或碘水造影可以显示脊髓外硬膜下占位形成蛛网膜下隙内的充盈缺损，阻塞端出现杯口征，脊髓受压推移；脊髓外硬膜外侧蛛网膜下隙遭压迫，阻塞端出现尖角征。脊髓内占位病变显示脊髓增粗，蛛网膜下隙明显狭窄，有时完全阻塞。碘水造影使用非离子型水溶性造影剂，不良反应小，安全性好。

（四）脊髓 CT

对椎间盘病变和骨结构病变的阳性率较高，可以清楚反映肿瘤与脊柱和脊髓的关系。

（五）脊髓 MRI

由于 MRI 的不同平面和轴线的断层图像，能准确反映脊髓病变的部位、上下界的范围及性质，提供最有意义的诊断信息。

四、诊断和鉴别诊断

脊髓压迫症的诊断应明确以下问题：

1. 是否脊髓压迫

根据病史和病情发展的规律，可以初步明确脊髓压迫。但是应注意鉴别非压迫性脊髓病。急性脊髓炎起病急、无蛛网膜下隙阻塞、脑脊液中蛋白增高不显著。脊髓空洞症易与脊髓内占位性病变混淆，但脊髓空洞症表现为特征性的节段性分离性感觉障碍，椎管无阻塞、脑脊液检查正常，脊髓 MRI 可明确诊断。脊髓蛛网膜炎极易误诊，但是其临床以斑片状感觉障碍为主，脊髓造影有典型的串珠样分散的碘油特征改变，可以与脊髓压迫症相鉴别。

2. 脊髓压迫的水平

脊髓内还是脊髓外压迫，早期出现的神经根症状和体征有助于有病变节段的明确，以及感觉平面、反射改变的节段均对确定压迫水平有帮助。临床脊髓内外病变有显著的病因差异，因此，通常根据起病发展过程、临床症状出现的规律和一定的辅助检查结果来鉴别脊髓内外病变。

3. 脊髓压迫的病因

根据上述鉴别方法，可以明确病变的部位，而脊髓压迫症的部位各自有其相对特征性的病因。

五、治疗

脊髓压迫症的治疗原则是解除病因，针对不同病因，采取不同方法。手术通常是最有效的治疗手段。预后与病因的性质、脊髓功能障碍程度和手术时机有密切关系，多数病例经早期手术，预后良好。但是炎症性压迫症、脊髓内肿瘤、晚期患者或转移性肿瘤的预后差。

第七节 帕金森病与运动障碍

一、帕金森病

（一）定义与流行病学

帕金森病（Parkinson disease，PD）是一种慢性进行性神经系统变性疾病，主要影响中老年人。其核心病理特征是黑质多巴胺神经元的显著变性丢失以及纹状体多巴胺递质水平的显著降低。这导致患者出现一系列的运动和非运动症状，严重影响其生活质量。

流行病学研究显示，帕金森病在全球范围内的发病率和患病率均呈上升趋势。随着年龄的增长，其发病率逐渐增高，65岁以上人群的发病率约为1%～2%。此外，男性患者的发病率略高于女性，但具体原因尚不清楚。帕金森病的确切病因也未完全明了，但遗传、环境、老化等多种因素可能与其发病有关。

（二）病因与发病机制

1. 遗传因素

帕金森病具有一定的家族聚集性，约10%的患者有家族史。目前已经发现多个与帕金森病发病风险相关的基因变异，如SNCA、LRRK2、GBA等。这些基因变异可能导致黑质多巴胺能神经元的易损性增加，从而增加患病风险。

2. 环境因素

长期接触某些化学物质，如农药、重金属等，可能增加患帕金森病的风险。此外，头部外伤、脑血管病变等也可能与帕金森病的发病有关。

3. 老化因素

随着年龄的增长，黑质多巴胺能神经元逐渐发生退行性病变，导致多巴胺递质水平下降。这是帕金森病发病的主要机制之一。

4. 氧化应激与线粒体功能障碍

氧化应激反应和线粒体功能障碍在帕金森病的发病过程中起重要作用。黑质多巴胺能神经元对氧化应激反应敏感，易受损伤。同时，线粒体功能障碍可能导致能量代谢障碍和神经元死亡。

（三）临床表现

帕金森病的临床表现多样，主要包括运动症状和非运动症状。运动症状包括静止性震颤、肌强直、运动迟缓和姿势平衡障碍等。非运动症状则包括嗅觉减退、睡眠障碍、认知障碍、自主神经功能障碍等。

1. 静止性震颤

这是帕金森病最常见的首发症状，多从一侧上肢远端开始，表现为规律性的手指屈曲和拇指对掌运动。静止时出现或明显，随意运动时减轻或停止，紧张时加剧，入睡后消失。

2. 肌强直

帕金森病患者的肢体可出现类似弯曲软铅管的状态，称为"铅管样强直"；在有静止性震颤的患者中，可出现断续停顿样的震颤，如同转动齿轮，称为"齿轮样强直"。严重时患者可出现特殊的屈曲体姿，甚至生活不能自理。

3. 运动迟缓

随意运动减少，动作缓慢、笨拙。早期表现为精细动作如解纽扣、系鞋带等动作缓慢，后逐渐发展为全面性随意运动减少、迟钝。晚期因合并肌张力增高致使起床、翻身均有困难。

4. 姿势平衡障碍

在疾病中晚期出现，表现为患者起立困难和容易向后跌倒。有时患者迈步后，以极小的步伐越走越快，不能及时止步，称为前冲步态或慌张步态。

此外，帕金森病患者还可出现面部表情呆板、双眼凝视、瞬目减少等非运动症状，以及抑郁、焦虑等精神症状。这些症状严重影响患者的生活质量和社会功能。

（四）诊断与鉴别诊断

帕金森病的诊断主要依据典型的临床表现和体格检查发现。静止性震颤、肌强直、运动迟缓和姿势平衡障碍等运动症状是诊断帕金森病的核心依据。同时，还需要结合非运动症状、病程进展和对药物治疗的反应等因素进行综合判断。

在鉴别诊断方面，需要与继发性帕金森综合征、多系统萎缩、进行性核上性麻痹等疾病进行鉴别。这些疾病虽然也可能出现类似帕金森病的运动症状，但在病因、病理、临床表现和治疗反应等方面存在差异。因此，通过详细的病史询问、体格检查和必要的辅助检查（如头颅 MRI、PET 等），可以帮助鉴别这些疾病。

（五）治疗与预后

帕金森病的治疗目标是缓解症状、改善生活质量并延缓疾病进展。目前尚无根治方法，但通过多种治疗手段的综合应用，可以显著改善患者的症状和生活质量。

1. 药物治疗

药物治疗是帕金森病最主要的治疗手段。左旋多巴制剂仍是最有效的药物，对震颤、强直、运动迟缓等均有较好疗效。此外，还有多巴胺受体激动剂、单胺氧化酶 B 型抑制剂、儿茶酚 - 氧位 - 甲基转移酶抑制剂等药物可供选择。药物治疗需要遵循个体化原则，根据患者的年龄、症状严重程度、合并症等因素进行调整。

2. 非药物治疗

非药物治疗包括手术治疗和康复治疗等。手术治疗主要有神经核毁损术和脑深部电刺激术（DBS），适用于药物治疗无效或不能耐受药物治疗的患者。康复治疗包括物理疗法、心理疗法等，可以帮助患者改善运动功能、提高生活自理能力并缓解焦虑抑郁等精神症状。

3. 预后

帕金森病的预后因个体差异而异。一般来说，早期发现、早期治疗的患者预后相对较好。随着病情的进展，患者可能出现严重的运动障碍和非运动症状，导致生活质量显著下降。然而，通过合理的治疗和护理，大多数患者可以在一定程度上控制症状并保持良好的生活质量。此外，随着医学技术的不断进步和新药的不断研发，帕金森病患者的预后有望得到进一步改善。

二、其他运动障碍

（一）运动障碍的分类与概述

运动障碍是一类以运动功能异常为主要表现的神经系统疾病。根据临床表现和病因，运动障碍可分为多种类型，包括但不限于肌张力障碍、舞蹈症、手足徐动症、抽动症、震颤等。这些疾病可能由遗传、环境、代谢等多种因素引起，对患者的运动功能和生活质量造成不同程度的影响。

运动障碍的分类有助于临床医生对疾病进行准确诊断和有效治疗。不同类型的运动障碍在临床表现、病程进展和治疗反应等方面存在差异，因此，需要根据具体类型制定相应的治疗方案。同时，对运动障碍的深入研究也有助于揭示神经系统的结构和功能，为神经科学的发展提供重要线索。

（二）常见运动障碍疾病

1. 亨廷顿病

亨廷顿病是一种遗传性神经系统变性疾病，主要影响大脑皮层和基底节。临床表现为不自主舞蹈样动作、认知障碍和精神症状。随着病情的进展，患者逐渐丧失生活自理能力，严重影响生活质量。亨廷顿病的诊断主要依据典型的临床表现和基因检测。治疗方面，目前尚无根治方法，但可以通过药物治疗和非药物治疗缓解症状、改善生活质量。

2. 肌张力障碍

肌张力障碍是一组以持续性或间歇性肌肉收缩导致异常姿势和运动为特征的神经系统疾病。根据受累部位和临床表现，肌张力障碍可分为多种类型，如扭转痉挛、Meige 综合征等。肌张力障碍的病因复杂多样，可能与遗传、环境、代谢等因素有关。诊断主要依据典型的临床表现和体格检查发现。治疗方面，需要根据患者的具体情况制定个体化的治疗方案，包括药物治疗、肉毒毒素注射和手术治疗等。

除了上述两种疾病，还有其他类型的运动障碍疾病，如帕金森病相关的运动障碍、药物或毒素引起的运动障碍等。这些疾病在临床表现和治疗方面各有特点，需要仔细鉴别和制定相应的治疗方案。

（三）临床表现与诊断

不同类型的运动障碍疾病在临床表现上存在差异，但通常都表现为不自主、无目的、不规律的运动或姿势异常。这些异常运动可能涉及面部、肢体或躯干等部位，严重时可能导致生活不能自理。除了运动症状，部分患者还可能伴有认知障碍、精神症状等非运动症状。

诊断运动障碍疾病需要详细询问病史、进行体格检查和必要的辅助检查。病史询问应重点关注患者的家族史、起病年龄、病程进展等情况。体格检查应仔细观察患者的运动症状和非运动症状，注意有无肌张力异常、腱反射亢进等体征。辅助检查包括头颅 MRI、脑电图、肌电图等，有助于明确病变部位和性质。

在诊断过程中，需要与类似疾病进行鉴别，如帕金森病、癫痫等。这些疾病虽然也可能出现运动障碍症状，但在病因、病理和临床表现等方面存在差异。因此，通过详细的病史询问、体格检查和辅助检查，可以帮助医生准确诊断运动障碍疾病并制定相应的治疗方案。

（四）治疗原则与管理

运动障碍疾病的治疗原则是根据患者的具体情况制定个体化的治疗方案。治疗目标包括缓解症状、改善生活质量并延缓疾病进展。治疗方法包括药物治疗、非药物治疗和康复锻炼等。

1. 药物治疗

针对不同类型的运动障碍疾病，可以选择相应的药物进行治疗。如亨廷顿病患者可以使用多巴胺耗竭剂（如丁苯那嗪）等药物缓解症状；肌张力障碍患者可以使用抗胆碱能药物、苯二氮䓬类药物等进行治疗。在使用药物时，需要遵循个体化原则，根据患者的年龄、症状严重程度、合并症等因素进行调整。同时，需要注意药物的不良反应和禁忌证，确保用药安全有效。

2. 非药物治疗

对于药物治疗无效或不能耐受药物治疗的患者，可以考虑非药物治疗方法。如肉毒毒素注射可以用于治疗局部肌张力障碍；脑深部电刺激术（DBS）可以用于治疗某些类型的运动障碍疾病。此外，还可以尝试心理治疗、物理治疗等方法缓解症状、改善生活质量。在选择非药物治疗方法时，需要根据患者的具体情况进行评估和选择。

3. 康复锻炼

康复锻炼是运动障碍疾病治疗的重要组成部分。通过有针对性的康复锻炼，可以帮助患者改善运动功能、提高生活自理能力并缓解焦虑、抑郁等精神症状。康复锻炼的内容和方法需要根据患者的具体情况进行制定和调整，确保安全有效。

4. 管理

对于运动障碍疾病患者的管理需要综合考虑药物治疗、非药物治疗和康复锻炼等多个方面。同时，还需要关注患者的心理和社会支持等方面的问题。通过定期随访和评估，可以及时发现并处理并发症和合并症等问题，确保患者得到全面有效的治疗和管理。此外，还需要加强对患者及其家属的教育和指导，帮助他们更好地理解和应对运动障碍疾病带来的挑战。

第八节 癫痫与发作性疾病

一、癫痫概述

（一）定义与流行病学

癫痫是一种由脑部神经元异常放电引起的慢性神经系统疾病。这种异常放电可以导致短暂性的脑功能障碍，表现为反复发作的、刻板的运动、感觉、意识、行为、自主神经等不同障碍，或兼而有之。癫痫并不是一种单一的疾病实体，而是一种有着不同病因基础、临床表现各异但以反复癫痫发作为共同特征的慢性脑部疾病状态。

从流行病学角度来看，癫痫是全球范围内较为常见的神经系统疾病之一。其发病率和患病率因地区、年龄、性别等因素而有所差异。一般来说，癫痫的发病率在儿童和老年人中相对较高，而男性患者略多于女性。此外，癫痫的患病率与社会经济地位、医疗条件等也有一定关系。

(二)病因与分类

癫痫的病因复杂多样,包括遗传、脑部疾病、全身性疾病等多种因素。其中,遗传因素在癫痫的发病中占据重要地位,特别是对于一些特发性癫痫来说,遗传因素的作用更为显著。脑部疾病如脑外伤、脑血管病、颅内感染等也是癫痫的常见病因。此外,全身性疾病(如代谢性疾病、内分泌疾病、中毒等)也可能导致癫痫的发生。

根据病因的不同,癫痫可分为特发性癫痫、症状性癫痫和隐源性癫痫三大类。特发性癫痫是指无脑部器质性或代谢性疾病表现、致病原因尚不明确的一类癫痫,可能与遗传因素密切相关。症状性癫痫则是由各种明确的中枢神经系统病变或异常所致,如脑外伤、脑血管病、颅内感染等。隐源性癫痫则是指临床表现为症状性癫痫,但现有检查手段不能发现明确的病因。

此外,根据癫痫发作时的临床表现和脑电图特征,还可以将癫痫分为部分性发作和全面性发作两大类。部分性发作是指起源于大脑某一局部区域的异常放电所引起的发作,可分为简单部分性发作和复杂部分性发作两种类型。全面性发作则是指起源于双侧大脑半球多个部位的异常放电所引起的发作,可分为全面强直-阵挛性发作、阵挛性发作、失神性发作、强直性发作等类型。

(三)发病机制

癫痫的发病机制涉及多个方面,包括神经元异常放电、神经递质异常、离子通道异常以及神经网络异常等。其中,神经元异常放电是癫痫发作的核心机制。这种异常放电可能由于神经元膜电位的改变、突触传递的异常或神经网络结构的改变等因素引起。

神经递质异常在癫痫的发病中也起着重要作用。一些神经递质如谷氨酸、γ-氨基丁酸(GABA)等在癫痫的发病过程中发挥关键作用。谷氨酸是兴奋性神经递质,其过度释放可能导致神经元过度兴奋而引发癫痫发作;而 GABA 是抑制性神经递质,其减少可能导致神经元抑制作用减弱而增加癫痫发作的风险。

离子通道异常也是癫痫发病机制的重要组成部分。一些离子通道(如钠离子通道、钙离子通道等)在维持神经元正常电生理活动中发挥关键作用。这些离子通道的异常可能导致神经元电活动的改变而引发癫痫发作。

此外,神经网络异常也在癫痫的发病中扮演重要角色。神经网络是由多个神经元通过突触连接形成的复杂网络结构。在癫痫患者中,可能存在神经网络结构的改变或突触传递的异常,导致神经网络兴奋性增高而易于发生癫痫发作。这种神经网络异常可能与遗传因素、脑部疾病等多种因素有关。

二、癫痫发作类型

（一）部分性发作

部分性发作，又称局灶性发作，是癫痫发作的一种重要类型。这类发作起源于大脑的某一局部区域，根据发作过程中是否伴有意识障碍，又可分为简单部分性发作和复杂部分性发作。

1. 简单部分性发作

此类发作不伴有意识障碍。患者可能经历如肢体麻木感和针刺感等感觉异常，或看到、听到、闻到并不存在的事物（幻觉）。此外，简单部分性发作还可能表现为肢体不自主抽动，眼睑、口角或手指的不自主抽动等。这些症状一般持续时间较短，患者通常能够保持清醒并描述自己的感受。

2. 复杂部分性发作

与简单部分性发作不同，复杂部分性发作在发作过程中伴有不同程度的意识障碍。患者可能表现为突然停止正在进行的活动、双眼茫然凝视前方、呼之不应。有时，患者还可能出现一些无意识的动作，如咂嘴、咀嚼、吞咽、摸索、擦脸、拍手等。这些症状通常被称为自动症，是复杂部分性发作的常见表现。

部分性发作的原因多种多样，可能与脑部结构异常、代谢性疾病、脑部感染或外伤等因素有关。对于部分性发作的诊断和治疗，需要综合考虑患者的病史、症状表现以及脑电图等检查结果。

（二）全面性发作

全面性发作是癫痫发作的另一种主要类型，与部分性发作不同，全面性发作起源于双侧大脑半球多个部位的同时放电。根据放电扩散的途径和速度不同，全面性发作可分为多种亚型，如全面强直-阵挛性发作、强直性发作、阵挛性发作、失神性发作等。

1. 全面强直-阵挛性发作

这是全面性发作中最为常见的一种类型。发作时，患者突然意识丧失，跌倒在地，全身肌肉强直收缩，头后仰，双上肢屈曲强直，双下肢伸直性强直。随后转为阵挛期，肢体和躯干出现有节律的抽动。在此过程中，患者可能伴有呼吸暂停、面色青紫、瞳孔散大等症状。发作结束后，患者进入昏睡状态，然后逐渐清醒。

2. 强直性发作

此类型发作主要表现为全身肌肉强烈收缩，使身体固定于某种姿势，如头眼偏斜、双臂外旋、呼吸暂停等。持续时间通常较短，但给患者带来的痛苦和伤害较大。

3. 阵挛性发作

阵挛性发作主要表现为肢体和躯干的不自主抽动，抽动频率逐渐变慢，幅度逐渐变小。

与强直-阵挛性发作相比，阵挛性发作的持续时间通常较短，但也可能给患者带来严重的身体伤害。

4. 失神性发作

失神性发作主要表现为突然意识丧失和呼之不应。患者可能突然中断正在进行的活动，双眼茫然凝视前方或向上翻起。持续时间通常较短，发作结束后患者往往不能回忆发作过程。

全面性发作的原因同样多种多样，可能与遗传因素、脑部疾病、代谢异常等多种因素有关。对于全面性发作的诊断和治疗，同样需要综合考虑患者的病史、症状表现以及脑电图等检查结果。

（三）癫痫持续状态

癫痫持续状态是癫痫发作的一种极端情况，指的是癫痫发作持续时间超过 30min 不自行停止，或者 2 次发作之间意识尚未完全恢复又频繁再发的情况。这是一种非常危险的状态，需要立即进行紧急治疗以终止发作并保护患者的生命安全。

癫痫持续状态的原因可能包括脑部疾病加重、药物使用不当、代谢紊乱等多种因素。在持续状态期间，患者的脑部神经元持续异常放电，导致脑组织缺氧、水肿和坏死等严重后果。因此，对于癫痫持续状态的治疗需要争分夺秒，尽快控制发作并减少脑部损伤。

治疗癫痫持续状态的方法包括静脉给予抗癫痫药物、保持呼吸道通畅、吸氧、监测生命体征等。对于难以控制的持续状态，可能需要采取更为积极的措施如气管插管、机械通气等以维持患者的生命体征。同时，还需要积极治疗原发病因和纠正代谢紊乱等诱发因素。

三、癫痫与发作性疾病的诊断与评估

癫痫与发作性疾病的诊断与评估是一个系统而复杂的过程，涉及病史采集、体格检查和辅助检查等多个方面。这些步骤对于确定疾病的类型、病因以及制定合适的治疗方案至关重要。

（一）病史采集

病史采集是癫痫与发作性疾病诊断的第一步。详细而准确的病史资料对于疾病的诊断和鉴别诊断具有重要意义。在采集病史时，医生应关注以下几个方面：

1. 发作的详细情况

包括发作的诱因、先兆、表现、持续时间、发作后的状态等。这些信息有助于医生判断发作的类型和可能的病因。

2. 既往史

了解患者的既往疾病史、外伤史、手术史、药物过敏史等，以排除其他可能导致发作的疾病。

3. 个人史

包括患者的生长发育史、家族史、职业史等。这些信息有助于医生评估患者的整体健康状况和可能的遗传因素。

4. 家族史

了解患者的家族中是否有类似疾病史，有助于判断是否为遗传性疾病。

（二）体格检查

体格检查是癫痫与发作性疾病诊断的重要环节。医生应通过全面的体格检查，评估患者的神经系统状况、精神状态以及全身健康状况。特别关注以下几个方面：

1. 神经系统检查

包括意识状态、颅神经检查、运动系统检查、感觉系统检查等。这些检查有助于发现神经系统异常，为诊断提供依据。

2. 精神状态检查

评估患者的认知功能、情感状态和行为表现等。这些检查有助于判断是否存在精神心理障碍。

3. 全身健康状况检查

包括心肺功能、肝肾功能、内分泌功能等。这些检查有助于排除其他全身性疾病导致的发作。

（三）辅助检查

辅助检查在癫痫与发作性疾病的诊断与评估中发挥着重要作用。以下是一些常用的辅助检查方法：

1. 脑电图（EEG）

脑电图是诊断癫痫与发作性疾病的首选检查方法。通过记录大脑的电活动，脑电图可以检测到异常放电波，为癫痫的诊断提供依据。同时，脑电图还可以评估患者的脑功能状态，为治疗方案的制定提供参考。

2. 影像学检查

包括计算机断层扫描（CT）、磁共振成像（MRI）等。这些检查方法可以显示大脑的结构异常，如肿瘤、血管畸形等，有助于发现癫痫的病因。此外，影像学检查还可以评估患者的脑部损伤程度，为手术治疗提供依据。

3. 实验室检查

包括血常规、生化检查、脑脊液检查等。这些检查有助于排除其他可能导致发作的全身性疾病，如感染、代谢性疾病等。同时，实验室检查还可以评估患者的肝肾功能和药物代谢情况，为药物治疗提供参考。

四、癫痫与发作性疾病的治疗与管理

癫痫与发作性疾病的治疗与管理是一个长期而复杂的过程，涉及药物治疗、非药物治疗以及长期管理与预后等多个方面。以下是对这些方面的详细论述：

（一）药物治疗

药物治疗是癫痫与发作性疾病的主要治疗方法之一。通过合理使用抗癫痫药物，可以有效控制患者的发作，提高生活质量。

1. 药物选择

根据患者的发作类型、病因以及个体差异等因素，选择合适的抗癫痫药物。常用的抗癫痫药物包括丙戊酸钠、卡马西平、苯妥英钠等。在使用药物时，应遵循单一用药、小剂量开始、逐渐加量的原则，以减少不良反应的发生。

2. 药物调整

在治疗过程中，医生应根据患者的发作情况和药物反应，及时调整药物剂量和种类。同时，还需要关注药物之间的相互作用以及患者的肝肾功能等因素，确保用药的安全性和有效性。

3. 不良反应处理

抗癫痫药物可能引起一些不良反应，如头晕、恶心、皮疹等。医生应密切关注患者的不良反应情况，及时采取措施进行处理，以确保治疗的顺利进行。

（二）非药物治疗

对于药物治疗无效或难以耐受的患者，可以考虑采用非药物治疗方法。以下是一些常用的非药物治疗方法：

1. 手术治疗

对于部分难治性癫痫患者，可以考虑采用手术治疗方法，如癫痫病灶切除术、脑叶切除术等。手术治疗可以有效控制发作，但存在一定的风险和并发症，需要在专业医生的指导下进行选择。

2. 神经调控治疗

神经调控治疗是一种新兴的非药物治疗方法，包括迷走神经刺激术、脑深部电刺激术等。这些方法通过调节大脑的电活动或神经递质水平来控制发作，具有创伤小、恢复快等优点。但神经调控治疗的效果因人而异，需要在专业医生的指导下进行选择。

（三）长期管理与预后

癫痫与发作性疾病是一种慢性疾病，需要长期的管理和关注。以下是一些关于长期管理与预后的建议：

1. 定期随访

患者应定期到医院进行随访，以便医生及时了解病情变化和治疗效果。随访内容包括体格检查、脑电图检查、药物调整等。

2. 生活调整

患者应根据自身情况合理安排生活和工作，避免过度劳累和精神紧张。同时，还需要注意饮食健康、规律作息等生活习惯的调整。

3. 心理支持

癫痫与发作性疾病可能给患者带来一定的心理压力和困扰。医生应关注患者的心理健康状况，提供必要的心理支持和建议。

4. 预后评估

在治疗过程中，医生应对患者的预后进行评估，包括发作控制情况、生活质量改善程度等。这有助于医生制定更合适的治疗方案和管理策略。

第九节 脑炎与脑膜炎

一、脑炎

脑炎是指脑实质受到病原体侵袭而导致的炎症性病变。根据不同的病原体和病变性质，脑炎可分为多种类型，如病毒性脑炎、细菌性脑炎、真菌性脑炎等。本文将详细介绍脑炎的定义与分类、病因与发病机制、临床表现与诊断以及治疗与预后。

（一）定义与分类

脑炎是指由病原体感染引起的脑实质炎症，常伴有不同程度的脑功能障碍。根据不同的感染源，脑炎可分为以下几类：

1. 病毒性脑炎

由病毒感染引起的脑炎，常见的病毒有单纯疱疹病毒、水痘-带状疱疹病毒、巨细胞病毒等。病毒性脑炎通常具有较强的传染性，可通过飞沫、接触等途径传播。

2. 细菌性脑炎

由细菌感染引起的脑炎，常见的细菌有脑膜炎奈瑟菌、肺炎链球菌、流感嗜血杆菌等。细菌性脑炎通常起病较急，病情较重，需要及时治疗。

3. 真菌性脑炎

由真菌感染引起的脑炎，常见的真菌有隐球菌、念珠菌、曲霉菌等。真菌性脑炎多见于免疫力低下的人群，如长期使用免疫抑制剂的患者。

除了以上常见的分类，还有寄生虫性脑炎、自身免疫性脑炎等类型，但这些类型相对较少见。

（二）病因与发病机制

脑炎的病因主要与病原体感染有关。不同的病原体通过不同的途径侵入人体，最终累及脑实质引起炎症反应。常见的感染途径有：

1. 血行感染

病原体通过血液循环进入大脑，引起脑炎。这种感染途径多见于细菌性脑炎和真菌性脑炎。

2. 直接感染

病原体直接侵入大脑组织，引起脑炎。这种感染途径多见于颅脑外伤或手术后并发的细菌性脑炎。

3. 神经感染

病原体沿神经纤维侵入大脑，引起脑炎。这种感染途径多见于病毒性脑炎，如单纯疱疹病毒性脑炎等。

发病机制方面，病原体侵入脑实质后，引起脑组织水肿、充血、炎性细胞浸润等病理改变，导致颅内压增高和脑功能障碍。同时，病原体在脑组织内复制和释放毒素，进一步加重脑组织损伤。

（三）临床表现与诊断

脑炎的临床表现因病原体类型和感染程度而异，但通常具有以下共同特点：

（1）发热：几乎所有脑炎患者都会出现发热症状，体温可高达39℃以上。

（2）头痛：头痛是脑炎的常见症状之一，多为持续性钝痛或胀痛。

（3）恶心、呕吐：由于颅内压增高，患者可出现恶心、呕吐等消化道症状。

（4）意识障碍：部分患者可出现意识模糊、嗜睡、昏迷等意识障碍表现。

（5）神经功能缺损：根据病变部位不同，患者可出现偏瘫、失语、癫痫等神经功能缺损表现。

诊断方面，医生需要根据患者的临床表现、病史和实验室检查进行综合判断。常见的实验室检查包括血常规、脑脊液检查、病原学检查等。脑脊液检查是诊断脑炎的关键手段，通过对脑脊液中的白细胞计数、蛋白质定量、葡萄糖含量等指标的检测，有助于明确感染类型和病变程度。病原学检查包括细菌培养、病毒分离、血清学检测等，有助于明确病原体类型并指导治疗。

（四）治疗与预后

脑炎的治疗原则是根据病原体类型和病情严重程度采取相应的治疗措施，包括抗感染治疗、对症治疗和支持治疗等。

1. 抗感染治疗

根据病原学检查结果选择敏感的抗生素或抗病毒药物进行治疗，以控制感染并防止并发症的发生。对于细菌性脑炎患者，通常需要使用能够通过血脑屏障的抗生素进行治疗；对于病毒性脑炎患者，则需要使用抗病毒药物进行治疗。同时，需要注意药物使用的剂量和疗程，避免过度用药导致不良反应的发生。

2. 对症治疗

针对患者的症状采取相应的治疗措施，如降颅压、控制癫痫发作、改善神经功能缺损等。降颅压是脑炎治疗的重要环节之一，可通过使用脱水剂、利尿剂等药物降低颅内压；对于癫痫发作的患者，则需要使用抗癫痫药物进行控制；对于神经功能缺损的患者，则需要根据具体情况进行相应的康复治疗。

3. 支持治疗

加强护理和营养支持，保持患者内环境稳定，促进康复。对于昏迷或意识模糊的患者，需要加强呼吸道管理和口腔护理；对于吞咽困难的患者，则需要给予鼻饲或静脉营养支持；同时，需要注意患者的皮肤护理和肢体功能锻炼，防止并发症的发生。

预后方面，脑炎的预后取决于病原体类型、病情严重程度以及治疗是否及时等因素。轻度脑炎患者经过积极治疗后一般预后良好；重度脑炎患者即使经过积极治疗仍可能留下不同程度的后遗症，如偏瘫、失语、癫痫等；部分患者甚至可能因并发症而死亡。因此，早期识别和治疗对于改善脑炎患者的预后至关重要。同时，对于易感人群和高危人群，如儿童、老年人、免疫力低下者等，应加强预防措施，减少脑炎的发生和传播。

二、脑膜炎

脑膜炎是指软脑膜的弥漫性炎症性改变。根据病因的不同，脑膜炎可分为多种类型，包括流行性脑脊髓膜炎、化脓性脑膜炎、结核性脑膜炎和新型隐球菌脑膜炎等。这些类型的脑膜炎在临床表现、诊断和治疗原则上存在差异。本文将详细论述这四种脑膜炎的相关知识。

（一）流行性脑脊髓膜炎

流行性脑脊髓膜炎，简称流脑，是由脑膜炎双球菌引起的化脓性脑膜炎。致病菌侵入血液循环，形成败血症，最后局限于脑膜及脊髓膜，形成化脓性脑脊髓膜病变。主要临床表现有发热、头痛、呕吐、皮肤瘀点及颈项强直等脑膜刺激征，脑脊液呈化脓性改变。

诊断主要依据流行病学史、临床表现和实验室检查。在流行季节，如有高热、头痛、呕吐、皮肤瘀点等症状，应高度怀疑本病。实验室检查可见白细胞总数及中性粒细胞明显增高，脑脊液检查呈化脓性改变。治疗原则为早期、足量、联合使用抗生素，同时加强支持治疗，预防并发症。

（二）化脓性脑膜炎

化脓性脑膜炎是由化脓性细菌感染所致的脑脊膜炎症，是中枢神经系统常见的化脓性感染。通常急性起病，好发于婴幼儿、儿童和60岁以上老年人。最常见的致病菌为脑膜炎双球菌、肺炎球菌和流感嗜血杆菌B型。主要临床表现有发热、头痛、呕吐、意识障碍和脑膜刺激征等。

诊断依据包括临床表现、脑脊液检查和细菌学检查。脑脊液检查可见压力升高，白细胞数明显增多，蛋白质增高，糖含量降低等。细菌学检查可明确致病菌种类。治疗原则为早期、足量、联合使用抗生素，同时处理并发症和支持治疗。

（三）结核性脑膜炎

结核性脑膜炎是由结核杆菌引起的脑膜和脊膜的非化脓性炎症性疾病。在肺外结核中有5%～15%的患者累及神经系统，其中又以结核性脑膜炎最为常见，占神经系统结核的70%左右。近年来，因结核杆菌的基因突变、抗结核药物研制相对滞后和AIDS病患者的增多，国内外结核的发病率及病死率逐渐增高。主要临床表现有低热、盗汗、食欲减退、全身倦怠无力、精神萎靡不振等结核中毒症状，以及脑膜刺激征、颅内压增高和脑实质损害等症状。

诊断依据包括临床表现、脑脊液检查和影像学检查等。脑脊液检查可见压力升高，白细胞数轻度增多或正常，蛋白质增高，糖和氯化物降低等。影像学检查可见脑膜增厚、脑积水等改变。治疗原则为早期、联合、规律、足量使用抗结核药物，同时加强支持治疗和预防并发症。

（四）新型隐球菌脑膜炎

新型隐球菌脑膜炎是由新型隐球菌感染脑膜和脑实质所致。新型隐球菌是一种深部真菌，主要侵犯中枢神经系统，少数可累及肺部、皮肤、骨骼等。本病起病隐匿，进展缓慢，临床表现与结核性脑膜炎相似，但发病率较低。主要临床表现有间歇性头痛、发热、恶心、呕吐、精神异常等。

诊断依据包括临床表现、脑脊液检查和病原学检查等。脑脊液检查可见压力升高，白细胞数增多，蛋白质增高，糖含量降低等。病原学检查可通过墨汁染色等方法找到新型隐球菌。治疗原则为联合使用抗真菌药物，如两性霉素B、氟康唑等，同时加强支持治疗和预防并发症。由于本病病程较长，且易复发，因此治疗过程需要耐心和坚持。

（五）临床表现、诊断与治疗原则总结

不同类型的脑膜炎在临床表现上存在一定差异，但共同症状包括头痛、发热和脑膜刺激征等。诊断主要依据临床表现、脑脊液检查和病原学检查等。治疗原则为针对病因进行治疗，如使用抗生素、抗结核药物或抗真菌药物等，同时，加强支持治疗和预防并发症。在治疗过程中需要密切观察病情变化，及时调整治疗方案，以提高治疗效果和改善患者预后。

需要注意的是，不同类型的脑膜炎在预后上也存在差异。一般来说，早期发现、早期诊断和早期治疗是提高患者预后的关键。因此，对于有疑似脑膜炎症状的患者，应及时就医并进行相关检查以明确诊断，以便尽早开始治疗并改善患者预后。同时，加强预防工作也是降低脑膜炎发病率和病死率的重要措施之一。

第十节 神经系统肿瘤

一、概述

（一）流行病学与分类

1. 流行病学概述

神经系统肿瘤是全球范围内关注的健康问题，其发病率和死亡率在不同地区、年龄和性别之间存在差异。近年来，随着诊断技术的提高和人口老龄化，神经系统肿瘤的发病率呈现出逐年上升的趋势。这种上升可能与多种因素有关，包括环境污染、生活方式的改变以及医疗诊断水平的提高等。

2. 肿瘤分类

神经系统肿瘤可根据其组织学来源、细胞类型以及生物学行为进行分类。最常见的分类方法是基于世界卫生组织（WHO）的肿瘤分类系统，该系统根据肿瘤的恶性程度、细胞类型和组织学特征将肿瘤分为不同的级别和类型。

良性肿瘤通常生长缓慢，具有清晰的边界，并且很少侵犯周围组织。这类肿瘤在手术切除后往往预后良好，复发率低。常见的良性肿瘤包括脑膜瘤、神经鞘瘤等。

恶性肿瘤则具有更快的生长速度和更强的侵袭性。它们可以侵犯周围组织，甚至通过血液或淋巴系统扩散到身体其他部位。恶性肿瘤的预后通常较差，即使进行手术切除和辅助治疗，也有较高的复发率和死亡率。常见的恶性肿瘤包括胶质瘤、室管膜瘤等。

除了良性和恶性肿瘤，还有一些神经系统肿瘤具有中间性质，被称为交界性肿瘤。这类肿瘤的生物学行为和预后介于良性和恶性之间，需要根据具体情况进行个体化的诊断和

治疗。

（二）病因与发病机制

1. 遗传因素

遗传因素在神经系统肿瘤的发生中起着重要作用。一些家族性肿瘤综合征如神经纤维瘤病、结节性硬化症等与特定的基因突变有关。这些基因突变可能导致细胞增殖失控、凋亡受阻或基因组稳定性受损，从而增加患神经系统肿瘤的风险。此外，遗传因素还可能与肿瘤的恶性程度和预后有关。

2. 环境因素

环境因素也是神经系统肿瘤发生的重要原因之一。电离辐射是一种已知的神经系统肿瘤诱因，特别是对于儿童和青少年更为敏感。长期暴露于高剂量的电离辐射环境中，如接受放射治疗或从事放射线工作的人员，患神经系统肿瘤的风险显著增加。此外，化学致癌物如多环芳烃、亚硝胺等也可能与神经系统肿瘤的发生有关。这些化学物质可能通过损伤DNA、干扰细胞信号传导或激活癌基因等方式促进肿瘤的发生和发展。

3. 免疫系统功能异常

免疫系统在维持机体稳态和防御外来病原体方面发挥着重要作用。免疫系统功能异常可能导致机体对肿瘤细胞的识别和清除能力下降，从而增加患神经系统肿瘤的风险。一些免疫缺陷性疾病如艾滋病、器官移植后长期使用免疫抑制剂等患者，患神经系统肿瘤的概率较高。此外，慢性炎症也可能通过刺激细胞增殖和抑制凋亡等机制促进肿瘤的发生和发展。

4. 病毒感染

病毒感染与某些类型的神经系统肿瘤之间存在关联。例如，人乳头瘤病毒（HPV）感染与脑胶质瘤的发生有关；EB病毒感染与中枢神经系统淋巴瘤的发生有关。这些病毒可能通过整合到宿主基因组中、干扰细胞信号传导或激活癌基因等方式促进肿瘤的发生和发展。然而，目前对于病毒感染在神经系统肿瘤发生中的具体作用机制仍需进一步研究。

二、常见神经系统肿瘤

（一）胶质瘤

1. 概述

胶质瘤是起源于神经胶质细胞的肿瘤，占所有颅内肿瘤的很大一部分。它们可以在脑内的任何部位发生，但最常见于大脑半球。胶质瘤的分类复杂，根据细胞的类型、分化程度和恶性潜能，可分为多个亚型。

2. 临床表现

胶质瘤的临床表现因肿瘤的位置、大小和生长速度而异。常见症状包括头痛（尤其是早晨醒来时）、恶心和呕吐（由于颅内压增高）、癫痫发作、性格改变、记忆力减退等。随着肿瘤的增大，还可能出现局灶性神经功能缺损，如偏瘫、失语等。

3. 诊断

胶质瘤的诊断主要依赖于影像学检查，如计算机断层扫描（CT）和磁共振成像（MRI）。这些检查可以显示肿瘤的位置、大小和与周围组织的关系。在某些情况下，可能还需要进行活检以明确病理诊断。

4. 治疗

胶质瘤的治疗通常是一个多学科团队的合作，包括神经外科医生、放疗科医生、肿瘤科医生等。治疗的主要手段是手术切除，目标是尽可能多地切除肿瘤组织。术后根据病理结果和患者的整体情况，可能还需要接受放射治疗和（或）化疗。尽管进行了积极治疗，但胶质瘤的预后往往不佳，尤其是高级别胶质瘤。

（二）脑膜瘤

1. 概述

脑膜瘤是起源于脑膜细胞的肿瘤，大多数为良性。它们通常生长缓慢，并且在早期可能不会引起任何症状。脑膜瘤可以发生在颅内或脊髓的任何位置，但最常见于大脑凸面、矢状窦旁和蝶嵴。

2. 临床表现

脑膜瘤的症状因肿瘤的位置和大小而异。常见的症状包括头痛和癫痫发作。如果肿瘤压迫了邻近的脑组织或神经结构，还可能出现相应的神经功能缺损，如视力下降、听力丧失、面部麻木等。

3. 诊断

脑膜瘤的诊断同样依赖于影像学检查，如 CT 和 MRI。这些检查可以显示肿瘤的位置、大小以及与周围结构的关系。在某些情况下，可能还需要进行血管造影以评估肿瘤的血管供应情况。

4. 治疗

脑膜瘤的主要治疗方法是手术切除。手术的目标是完全切除肿瘤组织，同时，尽可能保留周围的正常脑组织。对于无法完全切除的肿瘤或恶性脑膜瘤，术后可能需要进行放射治疗和（或）化疗。大多数良性脑膜瘤患者在完全切除后预后良好。

（三）垂体瘤

1. 概述

垂体瘤是起源于垂体前叶的肿瘤，大多数为良性。垂体是一个重要的内分泌器官，负责分泌多种激素来调节人体的生长、发育和代谢等生理功能。因此，垂体瘤可以导致激素分泌异常，从而引起一系列临床症状。

2. 临床表现

垂体瘤的临床表现因肿瘤的类型和大小而异。功能性垂体瘤可以导致激素分泌过多或过少，从而引起相应的症状。例如，生长激素分泌过多可导致巨人症或肢端肥大症；促肾上腺皮质激素分泌过多可导致库欣综合征等。无功能性垂体瘤则主要引起占位效应，如头痛、视力下降等。

3. 诊断

垂体瘤的诊断需要综合考虑患者的临床表现、激素水平和影像学检查结果。激素水平检测可以明确是否存在激素分泌异常以及异常激素的类型。影像学检查（如MRI）可以显示肿瘤的位置、大小和与周围结构的关系。

4. 治疗

垂体瘤的治疗旨在恢复正常的激素水平、缩小肿瘤体积并缓解占位效应。治疗方法包括手术切除、药物治疗和放射治疗等。具体治疗方案需要根据患者的具体情况进行个体化选择。大多数垂体瘤患者在经过治疗后预后良好。

（四）神经鞘瘤与神经纤维瘤

1. 概述

神经鞘瘤和神经纤维瘤均是起源于周围神经系统的肿瘤。神经鞘瘤主要起源于神经鞘细胞（施万细胞），而神经纤维瘤则起源于神经纤维细胞或施万细胞与纤维母细胞的混合体。这两种肿瘤均可在全身各个部位的神经上发生，但最常见于四肢和躯干。

2. 临床表现

神经鞘瘤和神经纤维瘤的症状主要取决于肿瘤的位置和大小。常见的症状包括局部肿胀、疼痛、麻木和无力等。如果肿瘤压迫了重要的神经结构，还可能导致相应的神经功能缺损。多发性神经纤维瘤病（一种遗传性疾病）患者还可能出现皮肤色素沉着、骨骼畸形等其他症状。

3. 诊断

神经鞘瘤和神经纤维瘤的诊断主要依赖于影像学检查和病理学检查。影像学检查如MRI和超声可以显示肿瘤的位置、大小和与周围结构的关系。病理学检查则通过显微镜观察肿瘤组织的细胞形态和结构来明确诊断。

4. 治疗

神经鞘瘤和神经纤维瘤的主要治疗方法是手术切除。手术的目标是完整切除肿瘤组织并保留周围的正常神经结构。对于无法完全切除的肿瘤或恶性肿瘤（如恶性神经鞘瘤），术后可能需要进行放射治疗和（或）化疗。大多数良性神经鞘瘤和神经纤维瘤患者在完全切除后预后良好。然而，多发性神经纤维瘤病患者的预后可能较差，因为该病易复发且难以根治。

三、治疗原则

（一）手术治疗

1. 手术治疗概述

手术治疗在神经系统肿瘤治疗中占有重要地位。通过手术切除肿瘤，可以直接去除病灶，减轻占位效应，缓解临床症状，提高患者的生存质量和延长生存期。手术治疗的适应证和手术方式的选择取决于肿瘤的类型、位置、大小以及与周围重要结构的关系。

2. 手术方法

手术方法的选择取决于肿瘤的部位和性质。对于良性肿瘤和局限性恶性肿瘤，如脑膜瘤、神经鞘瘤等，可通过开颅手术进行完整切除。而对于一些深在部位的肿瘤，如垂体瘤，可以选择经鼻蝶窦手术等微创手术方式。对于恶性程度高、广泛浸润的肿瘤，如高级别胶质瘤，手术目的更多是获取病理诊断和减轻症状，而非完全治愈。

3. 手术并发症与处理

手术治疗神经系统肿瘤可能面临一些并发症，如颅内出血、感染、脑脊液漏等。这些并发症的发生与多种因素有关，如患者的年龄、基础疾病、肿瘤的病理类型以及手术的方式和技巧等。因此，在手术前应对患者进行全面的评估，制定详细的手术方案，并准备必要的抢救措施。术后应密切观察患者的病情变化，及时发现和处理并发症，以确保患者的安全。

（二）放射治疗

1. 放射治疗概述

放射治疗是利用放射线对肿瘤细胞进行杀伤的一种局部治疗方法。它在神经系统肿瘤的治疗中具有重要作用，特别是对于无法完全手术切除的肿瘤、恶性肿瘤以及手术后预防复发等方面。放射治疗可以分为外部放射治疗和内部放射治疗（如放射性粒子植入）等多种形式。

2. 放射治疗技术

随着科技的发展，放射治疗技术不断更新和完善。目前，常用的放射治疗技术包括三维适形放疗、调强放疗和立体定向放疗等。这些技术可以更精确地定位肿瘤组织，减少周围正常组织的照射剂量，从而提高疗效并降低副作用。

3. 放射治疗的适应证与限制

放射治疗适用于多种类型的神经系统肿瘤，包括胶质瘤、脑膜瘤、垂体瘤等。然而，放射治疗并非对所有肿瘤都有效,其疗效与肿瘤的病理类型、分化程度以及对放射线的敏感性等因素有关。此外,放射治疗也可能引起一些副作用,如放射性脑损伤、认知功能障碍等。因此,在选择放射治疗时需综合考虑患者的具体情况和利弊得失。

(三)化疗与靶向治疗

1. 化疗概述

化疗是利用化学药物杀灭或抑制肿瘤细胞生长的治疗方法。它可以作为神经系统肿瘤的辅助治疗手段,与手术和放疗联合使用,提高疗效并延长生存期。常用的化疗药物包括烷化剂、抗代谢药、抗生素类等。

2. 靶向治疗概述

靶向治疗是针对肿瘤细胞特定的分子靶点进行干预的治疗方法。与传统化疗相比,靶向治疗具有更高的选择性和更小的毒副作用。目前,已知的神经系统肿瘤分子靶点包括表皮生长因子受体(EGFR)、血管内皮生长因子(VEGF)等。针对这些靶点的药物已经上市或正在临床试验中。

3. 化疗与靶向治疗的应用策略

化疗和靶向治疗在神经系统肿瘤治疗中的应用策略应根据患者的具体情况进行个性化选择。在制定治疗方案时,需要考虑患者的病理类型、分子标志物、年龄、身体状况等因素。同时,还需要密切关注新兴药物和临床试验的进展,以便为患者提供更多的治疗选择。

(四)综合治疗策略

1. 综合治疗策略概述

综合治疗策略是根据患者的具体情况,结合多种治疗手段进行治疗的方法。它旨在提高疗效、减少并发症并改善患者的生活质量。综合治疗策略的核心是个性化治疗,即根据患者的具体情况制定最合适的治疗方案。

2. 综合治疗策略的制定与实施

制定综合治疗策略需要多学科团队的合作,包括神经外科、放疗科、肿瘤内科等。团队成员需要充分了解患者的病情和需求,共同制定个性化的治疗方案。在治疗过程中,团队成员需要密切监测患者的病情变化,及时调整治疗方案以确保疗效和安全性。

3. 综合治疗策略的优势与挑战

综合治疗策略的优势在于能够充分利用各种治疗手段的优势,提高疗效并降低副作用。然而,它也面临着一些挑战,如不同治疗手段之间的协同作用、副作用的叠加以及患者的经济负担等。因此,在实施综合治疗策略时需要充分考虑这些因素,并采取相应的措施以确保患者的利益和安全。

四、预后与康复

（一）生存期与生活质量

1. 生存期

神经系统肿瘤的生存期是一个复杂而多变的话题，它受到多种因素的共同影响。首先，肿瘤的病理类型是决定生存期长短的关键因素之一。不同类型的肿瘤具有不同的生长速度和侵袭性，从而对患者的生存期产生直接影响。良性肿瘤通常生长缓慢，对周围组织的侵袭性较小，因此，患者的生存期相对较长。相反，恶性肿瘤生长迅速，易于侵袭和转移，对患者的生存期构成严重威胁。

除了病理类型，肿瘤的恶性程度也是影响生存期的重要因素。恶性程度高的肿瘤往往具有更强的侵袭性和转移性，导致患者的生存期明显缩短。而恶性程度较低的肿瘤则可能生长缓慢，对患者的生存期影响相对较小。

治疗方式的选择同样对神经系统肿瘤患者的生存期产生重要影响。手术、放疗、化疗等是治疗神经系统肿瘤的常用手段。对于良性肿瘤，手术完全切除往往能够实现较长的生存期甚至治愈。对于恶性肿瘤，综合治疗策略的应用能够显著提高患者的生存期。然而，不同患者对治疗的反应和耐受性存在差异，因此需要根据患者的具体情况制定个性化的治疗方案。

患者的年龄和身体状况也是影响生存期的不可忽视的因素。年轻且身体状况良好的患者通常具有更好的耐受性和恢复能力，因此，生存期相对较长。而年老或身体状况较差的患者则可能无法耐受高强度的治疗，导致生存期缩短。

为了提高神经系统肿瘤患者的生存期，需要采取多方面的措施。首先，尽早发现并治疗肿瘤是至关重要的。通过定期体检和早期筛查，可以及时发现潜在的肿瘤病变，从而能够迅速采取有效的治疗措施。其次，选择合适的治疗方式同样重要。需要根据患者的具体情况制定个性化的治疗方案，确保治疗的有效性和安全性。此外，加强患者的营养和免疫支持也是提高生存期的重要手段。通过合理的饮食调整和营养补充，可以改善患者的身体状况，提高其对治疗的耐受性和恢复能力。

2. 生活质量

生活质量是评价神经系统肿瘤患者预后的重要方面之一。肿瘤及其治疗不仅可能对患者的身体健康造成影响，还可能对患者的心理、社会功能等方面产生负面影响。因此，在关注患者生存期的同时，还需要重视患者的生活质量。

肿瘤及其治疗可能导致患者的肢体功能受损。手术、放疗等治疗手段可能对患者的神经系统造成损伤，导致运动障碍、感觉异常等问题。这些问题不仅影响患者的日常生活能力，还可能对患者的心理状态造成负面影响。为了改善患者的肢体功能，可以采取康复锻炼、物理治疗等措施，帮助患者恢复肢体功能，提高生活质量。

认知功能是影响神经系统肿瘤患者生活质量的重要方面之一。肿瘤及其治疗可能导致患者的认知功能下降，表现为记忆力减退、注意力不集中等问题。这些问题不仅影响患者的工作和学习能力，还可能对患者的社交能力造成负面影响。为了改善患者的认知功能，可以采取认知训练、药物治疗等措施，帮助患者提高认知功能，改善生活质量。

此外，心理状态对神经系统肿瘤患者的生活质量具有重要影响。面对肿瘤的诊断和治疗，患者往往承受巨大的心理压力和恐惧感。焦虑、抑郁等负面情绪不仅影响患者的心理健康，还可能对患者的治疗效果和预后产生负面影响。为了改善患者的心理状态，可以采取心理干预措施，如心理咨询、心理治疗等，帮助患者建立积极的心态，增强应对能力。

社会支持是提高神经系统肿瘤患者生活质量的重要手段之一。家庭、朋友和社区的支持对患者来说具有极大的意义。通过提供情感支持、生活照料和医疗协助等，可以帮助患者更好地应对疾病带来的挑战，提高生活质量。同时，患者还可以参加康复小组、志愿者活动等，与其他患者交流经验、互相鼓励和支持。这些社会支持网络可以帮助患者更好地融入社会，恢复正常生活。

（二）康复锻炼与支持治疗

1. 康复锻炼

康复锻炼在神经系统肿瘤患者的治疗过程中，占据着举足轻重的地位。其核心目标在于改善患者的肢体功能、提高患者的自理能力，并最终提升患者的生活质量。这一过程需要细致入微地根据患者的具体病情和身体状况，制定切实可行的个性化康复计划。

康复锻炼计划的制定必须充分考虑患者的实际情况。对于不同部位和类型的神经系统肿瘤，其所导致的肢体功能障碍也有所不同。因此，康复锻炼计划应针对性地设计，以确保能够最大程度地改善患者受损的肢体功能。同时，患者的年龄、性别、基础健康状况等因素也需纳入考虑，以确保锻炼计划的可行性和安全性。

康复锻炼的形式多样，可包括运动疗法、作业疗法、言语疗法等。运动疗法主要通过系统的肌肉锻炼和关节活动，帮助患者恢复肢体力量和灵活性。作业疗法则着重于通过日常生活技能的训练，如穿衣、进食等，提升患者的自理能力。而言语疗法则针对可能出现的语言障碍，进行专门的口语和吞咽训练。这些疗法可单独应用，也可结合使用，具体取决于患者的实际需求和康复目标。

在康复锻炼的实施过程中，患者的身体状况和反应是需要密切关注的重要内容。康复师和医护人员需定期评估患者的锻炼效果以及身体对锻炼的耐受情况。如出现不适或疲劳过度，应及时调整锻炼计划，确保患者的安全和健康。同时，患者的心理状态也不容忽视，康复过程中可能伴随的焦虑、抑郁等情绪问题也需要得到及时的关注和处理。

康复锻炼是一个长期而持续的过程。对于神经系统肿瘤患者而言，康复锻炼不仅仅是在治疗期间进行的一项辅助措施，更是贯穿其整个康复过程的重要组成部分。患者需要定期参与康复锻炼，并在日常生活中坚持进行自我锻炼和保健，以巩固和提升康复效果。

2. 支持治疗

支持治疗是神经系统肿瘤患者治疗过程中不可或缺的一环。它旨在为患者提供全面的身心照护，以减轻疾病和治疗带来的负担，帮助患者更好地应对康复过程中的各种挑战。

营养支持是支持治疗的重要组成部分。神经系统肿瘤患者的身体往往处于高消耗状态，同时，治疗过程也可能对患者的消化系统产生一定影响。因此，为患者提供充足、均衡的营养摄入至关重要。这包括确保患者获得足够的蛋白质、脂肪、碳水化合物等宏量营养素，以及维生素、矿物质等微量营养素。营养支持的形式可根据患者的具体情况选择，如口服营养补充、肠内营养或肠外营养等。通过合理的营养支持，可以改善患者的营养状况，提高患者的免疫力和康复能力。

心理支持在神经系统肿瘤患者的康复过程中同样占据重要地位。面对疾病的诊断和治疗，患者往往承受巨大的心理压力和恐惧感。焦虑、抑郁等负面情绪不仅影响患者的心理健康，还可能对治疗效果和预后产生负面影响。因此，为患者提供及时、有效的心理支持至关重要。这包括倾听患者的感受和担忧，提供情感支持和心理疏导，帮助患者建立积极的心态和应对策略。同时，还可以引导患者参与康复小组、志愿者活动等社交活动，以促进患者间的交流和支持，增强患者的社会归属感和自信心。

此外，支持治疗还包括对患者疼痛和其他不适症状的关注和处理。神经系统肿瘤患者常伴随疼痛、恶心、呕吐等不适症状，这些症状不仅影响患者的生活质量，还可能对患者的康复进程产生不利影响。因此，医护人员需要定期评估患者的症状情况，并采取有效的措施进行缓解。如药物治疗、物理治疗、心理干预等方法的综合运用，可以帮助患者减轻症状负担，提高康复效果和生活质量。

（三）心理干预与社会支持

1. 心理干预

心理干预在神经系统肿瘤患者的康复过程中，其重要性不言而喻。面对肿瘤这一重大生活事件，患者往往会产生一系列复杂的心理反应，如恐惧、焦虑、抑郁等。这些负面情绪不仅影响患者的心理健康，还可能导致治疗依从性下降，进而影响治疗效果和生活质量。因此，及时、有效的心理干预对于患者的康复至关重要。

心理干预的目标在于帮助患者缓解或消除负面情绪，提升心理适应能力和应对机制。为实现这一目标，心理干预可以采用多种方法，如认知行为疗法、放松训练、家庭治疗等。这些方法各有侧重，但共同目的都是帮助患者建立积极、健康的心态，以更好地应对疾病和治疗带来的挑战。

（1）认知行为疗法是一种常用的心理干预方法，它侧重于帮助患者识别和改变不良的思维模式和行为习惯。通过引导患者以更积极、理性的方式看待问题。认知行为疗法可以帮助患者缓解焦虑、抑郁等情绪问题，提升自信心和应对能力。

（2）放松训练则是一种通过教导患者掌握放松技巧来减轻身心紧张的方法。深呼吸、渐进性肌肉松弛等都是常见的放松技巧。通过反复练习，患者可以在日常生活中随时运用这些技巧来缓解紧张情绪，改善睡眠质量，提升整体心理状态。

（3）家庭治疗则是一种将家庭成员纳入治疗过程的心理干预方法。它侧重于改善家庭成员间的沟通方式，增强家庭支持功能。通过家庭治疗，患者可以获得更多来自家庭的情感支持和理解，从而减轻心理压力，提升康复信心。

在实施心理干预时，需要根据患者的具体情况进行选择和调整。不同患者可能适合不同的干预方法，或者需要多种方法联合使用。因此，心理干预需要由专业的心理医生或心理咨询师进行，以确保干预的有效性和安全性。

2. 社会支持

社会支持是神经系统肿瘤患者康复过程中不可或缺的一环。对于患者而言，家庭、朋友和社区的支持具有极大的意义，它们共同构成了一个强大的支持网络，帮助患者应对疾病带来的各种挑战。

家庭支持在患者的康复过程中起着至关重要的作用。家庭成员是患者最亲密的伙伴，他们的情感支持、生活照料和医疗协助对于患者的康复具有不可替代的作用。在患者面临身心困扰时，家庭的温暖和理解能够给予患者最大的安慰和勇气。同时，家庭成员还能协助患者完成日常康复锻炼和生活自理，减轻患者的负担，使其有更多的时间和精力去应对疾病。

朋友和社区的支持是患者康复过程中不可或缺的力量。朋友的理解和鼓励能够帮助患者保持积极的心态，增强战胜疾病的信心。而社区的支持则可以为患者提供更多的资源和信息，如康复设施、医疗援助、心理咨询等。这些资源和信息能够帮助患者更好地了解疾病和治疗方案，提高康复效果和生活质量。

此外，参加康复小组和志愿者活动也是患者获取社会支持的重要途径。康复小组可以为患者提供一个互相交流、互相鼓励的平台，让患者感受到自己并不孤单，从而增强康复信心。而志愿者活动则可以让患者参与到帮助他人的过程中，感受到自己的价值和能力，提升自尊心和自信心。这些活动不仅有助于患者的心理康复，还能帮助患者建立更广泛的社会网络，为未来的生活打下坚实的基础。

第五章 血液和造血系统疾病

第一节 缺铁性贫血

缺铁性贫血是最常见的贫血，尤其是在发展中国家、经济不发达地区、婴幼儿、育龄妇女中其发病率明显增高。当机体对铁的需求与供给失衡时，将导致体内贮存铁耗尽，继之红细胞内铁缺乏，最终引起缺铁性贫血。其特点是骨髓、肝、脾及其他组织中缺乏可染色铁，血清铁蛋白浓度降低，血清铁浓度和血清转铁蛋白饱和度亦均降低，表现为缺铁引起的小细胞低色素性贫血。人体内铁分为两部分：一是功能状态铁，包括血红蛋白、肌红蛋白、转铁蛋白、乳铁蛋白、酶和辅因子结合的铁；二是贮存铁，包括铁蛋白和含铁血黄素。正常人造血所需的铁主要来自衰老的红细胞。维持体内铁平衡，正常人需每天从食物中摄入铁 1～1.5mg，孕、乳妇 2～4mg。动物食品铁吸收率高于植物食品。铁吸收的主要部位在十二指肠和空肠上段。

一、病因

（一）需要量增加和摄入不足

正常成年男性每天需铁 0.5～1.5mg，而生长期婴幼儿需铁 1.5～2mg，青少年和月经期妇女需铁 2mg，妊娠和哺乳期妇女需铁 3mg。若饮食中含铁量不足，如以大米为主食者或婴幼儿未及时添加副食均可发生缺铁。

（二）铁的吸收不良

这是缺铁的常见原因，常见于胃大部切除术后和胃空肠吻合术后，亦可见于萎缩性胃炎的严重胃酸缺乏和小肠黏膜病变、脂肪性腹泻或肠道功能紊乱等引起的吸收不良综合征，大量饮浓茶亦不利于铁的吸收。

（三）铁丢失过多

慢性失血是造成缺铁的主要原因，如月经过多、消化道出血、痔疮出血和反复鼻出血等。每失血 1mL 约丢失铁 0.5mg。

各种缺铁因素先使体内贮存铁（铁蛋白和含铁血黄素）耗尽，但血清铁和血红蛋白的含量仍在正常范围内，此时称为缺铁性贫血潜伏期；进一步发展则使血清铁下降，血红素合成减少，血红蛋白下降，产生缺铁性贫血。人体内许多酶如细胞色素氧化酶、琥珀酸脱氢酶、乌头酸酶和黄嘌呤氧化酶及肌红蛋白等也含有铁，因而缺铁时也能影响细胞代谢和引起黏膜组织、脏器功能减退及外胚叶营养障碍和上皮细胞功能降低。近年来，发现本病可有免疫异常，如某些患病儿童的T淋巴细胞可减少，还可有中性粒细胞功能缺陷等。

二、诊断

诊断包括两方面：一是缺铁性贫血的诊断；二是病因诊断。

（一）临床表现

（1）发病的临床表现如黑粪、血便、月经过多、血红蛋白尿、肿瘤性疾病引起的消瘦等。

（2）贫血的一般症状包括乏力、倦怠、头晕、头痛、眼花、耳鸣、心慌、气短、纳差、腹胀等。

（3）组织缺铁表现包括精神行为异常，如烦躁、易怒、注意力不集中和异食癖，原因是缺铁不仅影响脑组织的氧化代谢与神经传导，也能导致与行为有关的线粒体单胺酸氧化酶的活性降低；儿童生长发育迟缓、智力低下；10%～70%的患者有口角炎、舌面光滑与舌乳头萎缩、吞咽困难（Plummer-vinson综合征），老年人症状最明显，细胞内含铁酶减少，是上皮变化的主要原因；皮肤干燥、角化和萎缩、毛发易折与脱落；指甲缺乏光泽、脆薄易裂，严重者呈匙状甲。

（二）实验室检查

1. 血象

典型者呈小细胞低色素性贫血，MCV＜80fL、MCH＜26pg、MCHC＜32%，血片中可见红细胞体积小、中央淡染区扩大。

2. 骨髓象

增生活跃，红系明显增生，胞浆量少，且发育滞后，即"老核幼浆"现象，粒系、巨核系无明显异常。骨髓铁染色可见细胞内铁减少或消失，细胞外铁缺如。

3. 铁代谢

血清铁＜8.95μmol/L，总铁结合力＞64.4μmol/L，转铁蛋白饱和度＜15%，血清铁蛋白＜12μg/L，FEP＞0.9μmol/L（全血），ZPP＞0.96μmol/L（全血），FEP/Hb＞4.5μg/gHb。

4. 其他检查

为明确贫血原因，尚需行大便隐血、肝、肾功能、尿常规、胃肠钡剂、胃镜、妇科B超等检查。

（三）诊断要点

仔细询问病史、体格检查可以得到诊断线索，再加上实验室检查即可明确诊断。诊断时应注意分期，同时应进一步查找病因或原发病，各期的诊断标准为：

1. 储铁缺乏（ID）

①血清铁蛋白＜12μg/L，②骨髓铁染色显示骨髓小粒可染色铁消失，铁粒幼细胞少于15%，③血红蛋白及血清铁等指标尚正常。

2. 缺铁性红细胞生成（IDE）

① ID 的（1）+（2），②转铁蛋白饱和度＜15%。③ FEP/Hb＞4.5μg/gHb。④血红蛋白尚正常。

3. 缺铁性贫血（IDA）

① IDE 的（1）+（2）+（3）。②小细胞低色素性贫血。

（四）鉴别诊断

主要与其他小细胞性贫血相鉴别。

1. 慢性病贫血

慢性病贫血系指继发于慢性感染、炎症和恶性肿瘤的一类贫血，表现为红细胞寿命缩短、铁代谢障碍、炎症性细胞因子增多，导致促红细胞生成素减少及骨髓对贫血的反应低下。该贫血常有慢性感染、炎症或肿瘤病史，持续时间多在 1～2 个月以上，贫血为轻度和中度，非进行性，常为基础疾病所掩盖。贫血为正常细胞性、正常色素性，也可是小细胞和低色素性贫血。血清铁降低、总铁结合力也降低；血清铁蛋白增高，血清可以溶性运铁蛋白受体并不增高；红细胞游离原卟啉和锌原卟啉仅轻度升高；骨髓铁染色可染铁增多，但铁粒幼细胞数量减少；血清促红素水平减少。

2. 珠蛋白生成障碍性贫血

珠蛋白生成障碍性贫血常有家族史，是由于血红蛋白的珠蛋白链有一种或几种的合成受到部分或完全抑制所引起的一类遗传性溶血性贫血。血片中可见较多靶形细胞，并有珠蛋白肽链合成数量异常的证据，如血红蛋白电泳可见 HbF 和 HbA_2 增加等，铁蛋白、骨髓可染铁、血清铁和铁蛋白饱和度增加。

3. 铁粒幼细胞性贫血

铁粒幼细胞性贫血是由于多种原因引起铁利用不良，导致血红素合成障碍引起的一类小细胞性贫血，其特点为骨髓中出现环状铁粒幼细胞（＞15%）伴红细胞无效生成。有遗传性和获得性两种。血清铁蛋白、血清铁和铁蛋白饱和度增加，总铁结合力不低，骨髓小粒含铁血黄素颗粒增多、铁粒幼细胞增多，并出现环形铁粒幼细胞。

4. 转铁蛋白缺乏症

转铁蛋白缺乏症有先天性（常染色体隐性遗传）和获得性（严重肝病、肿瘤继发）。表现为小细胞低色素性贫血，血清铁、总铁结合力、血清铁蛋白及骨髓含铁血黄素颗粒均明显降低。先天性者幼儿时发病，伴发育不良和多脏器功能受累。获得性者有原发病表现。

（五）易误诊、漏诊的原因

（1）应明确铁缺乏症分为铁耗减、缺铁性红细胞生成障碍和缺铁性贫血3期，只有到缺铁性贫血期才出现血红蛋白的下降，不能因为血红蛋白正常就忽视缺铁的存在，行铁蛋白的检测可及早发现铁缺乏。

（2）由于缺铁性贫血可出现全身各个系统的表现，当以某系统表现为突出症状时，易发生误诊：如以精神行为异常如烦躁、易怒、注意力不集中等为主要表现的易误诊为神经系统疾病；以吞咽困难为主要表现的易误诊为食管占位性病变；以腹胀、纳差为主要表现的易误诊为慢性胃炎等；以活动后心慌、气短为主要表现的患者尤其是老年患者，常被误诊为单纯的冠心病等。全面、细致地询问病史及血常规检查可避免误诊、漏诊。

（3）仅根据血常规检查为小细胞低色素性贫血就诊断为缺铁性贫血，易发生误诊。应根据病史及血清铁、铁蛋白、骨髓铁染色、血红蛋白电泳等检查除外其他可引起小细胞低色素性贫血的疾病，如慢性病贫血、铁粒幼细胞贫血、珠蛋白生成障碍性贫血等。

（4）仅诊断为缺铁性贫血，忽视了病因诊断，易发生漏诊并影响治疗效果。应详细询问病史，包括家族史、饮食习惯（应特别注意有无偏食、嗜茶）、月经史；是否有月经过多、黑便、痔疮等慢性失血的情况，必要时行肝肾功能、消化道钡剂、胃镜、肠镜、B超、肿瘤等系列检查。

（5）只重视补铁，忽视对原发病或病因的治疗，没有解决贫血的原因，贫血难以纠正或纠正后复发，可能会混淆治疗反应，影响诊断和治疗。

（6）缺铁性贫血可与其他贫血同时存在，如缺铁性贫血合并叶酸、维生素B_{12}缺乏、慢性病性贫血合并缺铁性贫血等。前者可见双像性贫血（红细胞体积直方图中的马鞍形与涂片中出现两种大小悬殊的红细胞），加上血清铁、铁蛋白与血清维生素B_{12}、叶酸的测定，不难明确诊断；而后者骨髓检查是最可靠的鉴别方法。

（7）补铁治疗时应注意观察治疗反应，口服铁剂有效的表现首先是外周血网织红细胞的升高，高峰在开始服药后5～10d，2周后血红蛋白值开始上升，如无反应，不能一味延长补铁时间或加大补铁剂量，应考虑诊断是否正确，或是否有出血情况未祛除，或是否有消化道疾病影响铁的吸收，或是同时合并感染、肿瘤等干扰铁的利用，以免发生漏诊、误诊。

三、治疗

（一）治疗原则

祛除病因，补足贮铁。

（二）治疗方法

1. 病因治疗

尽可能除去引起缺铁性贫血的原因。铁摄入不足引起者应改善饮食；月经过多引起者应看妇科调理月经；消化道溃疡引起者应抑酸、抗幽门螺杆菌治疗；寄生虫感染引起者应驱虫治疗；恶性肿瘤引起者应行放、化疗等。

2. 补铁治疗

补充足够量的铁以供机体合成血红蛋白，补充体内铁的贮存量至正常水平。

（1）口服铁剂：首选口服铁剂，最常用的制剂为硫酸亚铁，0.3g，3次/d；另外，还有富马酸亚铁（富血酸）、右旋糖酐铁等。口服铁剂有效的表现首先是外周血网织红细胞的升高，高峰在开始服药后5～10d，2周后血红蛋白值开始上升。铁剂治疗应在血红蛋白恢复正常后至少持续4～6个月以补足贮存铁，或在铁蛋白正常后停药。

（2）注射铁剂：一般尽量用口服药治疗，仅在下列情况下才应用注射铁剂：①肠道对铁的吸收不良，例如胃切除或胃肠吻合术后、慢性腹泻、脂肪痢等。②胃肠道疾病可由于口服铁剂后症状加重，如消化性溃疡、溃疡性结肠炎、节段性结肠炎、胃切除后胃肠功能紊乱及妊娠时持续呕吐等。③口服铁剂虽经减量而仍有严重胃肠道反应。④铁剂的需求量超过口服所能满足的剂量。⑤患者对口服治疗不予合作。最常用的铁注射剂为右旋糖酐铁，首次肌内注射50mg，若无反应，以后每日可用100mg，直至总需量。注射铁总需量的计算公式：补铁总剂量（mg）=[需达到的血红蛋白浓度（g/L）－患者血红蛋白浓度（g/L）]×体重（kg）×0.33。

（3）如贫血严重（血红蛋白低于40g/L）且较危急时，可输注红细胞悬液，既可快速纠正贫血，又能补铁。

（三）治疗中应注意的问题

（1）必须积极寻找缺铁的原因，并尽可能祛除。

（2）口服铁剂时餐后服用胃肠道反应小，易耐受。应注意铁剂忌与茶、牛奶、氢氧化铝同服，以免影响铁的吸收。

（3）应用注射铁剂的注意事项：①注射方式应为深部肌内注射。②注射铁剂有可能会发生过敏性休克，患者可出现大汗、焦虑、烦躁、恶心、呕吐、呼吸困难、血压下降等症状，如出现上述症状，必须终止注射铁剂，并立即给予0.1%肾上腺素0.5mL皮下注射，同时采用其他抗休克、抗过敏措施。③注射铁剂还会出现注射部位的疼痛、皮肤黑染、关节痛、发热、淋巴结肿大及疼痛等不良反应。④应严格计算注射铁总需量，以免发生铁过载。

第二节 白血病

【急性白血病】

急性白血病是造血干细胞的恶性克隆性疾病,发病时骨髓中异常的原始细胞及幼稚细胞(白血病细胞)大量增殖并广泛浸润肝、脾、淋巴结等各种脏器,抑制正常造血。主要表现为贫血、出血、感染和浸润等征象。

一、病因、发病机制

人类白血病的病因与发病机制至今仍未完全明了。已知病因有感染因素、电离辐射、化学物质、遗传因素及免疫功能异常等,目前认为白血病病因是以上各种因素相互作用的结果。某些血液病最终可能发展为急性白血病如80%以上的慢性粒细胞白血病(CML)最终会急变,其他还有骨髓增生异常综合征(MDS)、骨髓增殖性疾病、骨髓瘤、淋巴瘤等,最后都可能演变为急性白血病。白血病种类繁多,发病机制复杂。一般说来,其发病至少有两个阶段:单个细胞原癌基因决定性的突变,导致克隆性的异常造血细胞生成;进一步的遗传学改变可能涉及一个或多个癌基因的激活和抑癌基因的失活,从而导致白血病的发生。

二、诊断

(一)临床表现

起病急缓不一。

1. 正常骨髓造血功能受抑制表现

(1)贫血:约有60%以上的白血病患者存在贫血。患者可有皮肤黏膜苍白、疲倦、乏力、头晕耳鸣、记忆力衰退、注意力不集中、食欲缺乏、腹胀、腹泻、多尿、月经不调和性欲减退等,严重时患者还可有低热、水肿;查体可发现脉率变快、呼吸急促、在心尖和肺瓣膜区闻及收缩期吹风样杂音等变化。

(2)发热:半数患者以发热为早期表现,可为低热或高热,高热往往提示继发感染,其表现为咽炎、口腔炎、肺炎、蜂窝织炎、肛周脓肿、肠炎、膀胱炎等。最常见的致病菌为革兰氏阴性杆菌。长期应用抗生素者易继发真菌感染。因白血病患者自身免疫功能低下,加之化疗损害免疫功能,还可发生病毒感染。

(3)出血:以出血为早期表现者占40%,其原因主要有血小板减少、白血病细胞浸润小动脉和小静脉使血管壁损伤，凝血因子缺乏和抗凝物质增多。出血以皮肤瘀点、瘀斑、齿龈渗血、鼻出血最常见。女性患者可有月经过多。部分患者还可发生内脏或组织出血。如消化道出血时患者可有黑粪或血便；泌尿道出血时尿液呈洗肉水样；视网膜出血时患者视物不清，甚至失明；若病人发生颅内出血和蛛网膜下腔出血时常可突然死亡。

2. 白血病细胞增殖浸润的表现

（1）淋巴结和肝、脾大。

（2）骨骼和关节疼痛：常有胸骨下段压痛。

（3）眼部：白血病形成的粒细胞肉瘤或绿色瘤常累及骨膜，以眼眶部位最为常见，可引起眼球突出、复视或失明。

（4）口腔和皮肤：可有牙龈增生、皮肤蓝灰色斑丘疹，多见于M4、M5。

（5）中枢神经系统白血病：可有头痛、头晕、恶心、呕吐、视力模糊、视盘水肿、颈项强直甚至抽搐、昏迷。常见于急性淋巴细胞白血病，其次为M4、M5、M2。

（6）睾丸：表现为一侧无痛性肿大，多见于急淋化疗缓解后的幼儿和青年。

（7）此外，白血病细胞还可浸润肺、心脏、消化道、泌尿生殖道等。

（二）实验室检查

1. 血象

多数患者白细胞数增高，也可正常或降低，血涂片检查可见数量不等的原始和（或）幼稚细胞。80%的患者血红蛋白低于正常值，甚至出现严重贫血，网织红细胞常减少。血小板多数患者减少，少数正常或轻度增高。

2. 骨髓象

骨髓象是诊断急性白血病（ALL）的主要依据及必做检查，多数患者骨髓显著增生，原始细胞占全部有核细胞的30%以上，有裂孔现象；少数患者骨髓增生低下，但原始细胞仍在30%以上。如胞浆内发现Auer小体，更有助于排除急性白血病而确诊为急性髓系白血病（AML）。

3. 细胞化学

（1）过氧化物酶染色（POX）：

急性淋巴细胞白血病：（－）；急性粒细胞白血病：分化差的原始细胞（－）～（＋），分化好的原始细胞（＋）～（＋＋＋）；急性单细胞白血病：（－）～（＋）。

（2）糖原染色（PAS）：

急性淋巴细胞白血病：（＋）成块或颗粒状；急性粒细胞白血病：（－）或（＋），弥漫性淡红色；急性单细胞白血病：（－）或（＋），弥漫性淡红色或颗粒状。

（3）非特异性酯酶：

急性淋巴细胞白血病：（－）；急性粒细胞白血病：（－）或（＋），NaF抑制＜50%；

急性单细胞白血病：（+），NaF 抑制 ≥50%。

（4）中性粒细胞碱性磷酸酶：

急性淋巴细胞白血病：增加；急性粒细胞白血病：减少或（-）；急性单细胞白血病：正常或增加。

4. 免疫学检查

根据白血病细胞表达的系列相关抗原，确定其系列来源。

B 细胞系：CD19、CD20、CD21、CD22、CD23、CD24、SmIg、CyIg。

T 细胞系：CD1、CD2、CD3、CD4、CD5、CD7、CD8、TdT。

粒细胞系：CD13、CD33、CD11b、CD15。

单核细胞系：CD14、CD11b。

红细胞系：血型糖蛋白 A、膜收缩蛋白。

巨核细胞系：CD41、CD42b、CD61。

5. 染色体和基因改变

白血病常伴有特异的染色体和基因改变。如 90% 的 M2 有 t（15；17）、t（q22；q21）异常，形成 PML/RAR$_\alpha$ 融合基因。

6. 血液生化改变

高尿酸血症常见于白细胞数增高和诱导化疗期患者，发生 DIC 时可出现凝血异常；M4 和 M5 型血清溶菌酶增高；出现中枢神经系统白血病时脑脊液压力升高，白细胞数增加，蛋白质增多，而糖定量减少，涂片中可找到白血病细胞。

（三）鉴别诊断

1. 类白血病反应

由非白血病因素引起外周血白细胞数目明显增多，并可以出现幼稚细胞，容易和白血病相混淆，但一般不会引起贫血和血小板减少，无白血病细胞浸润表现，骨髓象无原始细胞增多可资鉴别。

2.MDS

多表现一系乃至三系血细胞异常，常出现减少，由此而出现相应的临床表现，可与白血病混淆，但骨髓呈病态造血，骨髓增殖活跃或明显活跃，但骨髓中原始细胞不超过 20%。

3. 传染性单核细胞增多症

临床表现与急性淋巴细胞白血病有相似之处，应注意与之相鉴别。传染性单核细胞增多症有外周血异常淋巴细胞，骨髓中也可同时存在，但无进行性贫血和血小板减少，血清嗜异体凝集试验常阳性，病程呈自限性。

4. 结缔组织疾病

临床有发热、贫血、关节痛甚至淋巴结肿大及类白血病反应,但其骨髓象大多正常,血清有特异相关抗体可资鉴别。

5. 巨幼细胞贫血

巨幼细胞贫血有时易与急性白血病混淆。但巨幼贫骨髓中原始细胞不增加,幼红细胞PAS反应常为阴性。

（四）易误诊、漏诊的原因

（1）白血病细胞可浸润肝、脾,引起肝脾大,但肝脾大不是白血病特有的,如肝炎、肝脓肿、肝癌等可有肝大；疟疾、溶血性贫血、伤寒等可有脾大,应在充分检查后与上述情况鉴别。

（2）白血病常有淋巴结肿大,易误诊为淋巴瘤、传染性单核细胞增多症、淋巴结炎等伴有淋巴结肿大的疾病,应注意血象、骨髓象的检查有无异常。

（3）白血病细胞浸润消化道、肺部、泌尿系统、皮肤、眼部等,可出现腹部不适、黑粪、咳嗽、咳痰、咯血、血尿、皮肤斑丘疹、失明、复视等症状,易误诊为相应脏器的疾病,应注重全面的体格检查及必要的实验室检查（特别是血涂片检查）。

（4）以少见症状为首发表现的急性白血病易发生误诊及漏诊,如肺栓塞、粒细胞缺乏、骨关节疼痛、先于贫血发热出血前发生的中枢神经系统及睾丸浸润表现等,除应重视全面的体格检查及必要的实验室检查（特别是血涂片检查）外,还应动态观察疾病变化（包括症状、体征、实验室检查）。

（5）白细胞在正常范围的急性白血病,易发生漏诊,对中等大小的细胞比值增高的患者必须行血涂片检查,以避免发生漏诊。

（6）偶有急性淋巴细胞白血病患者先表现为全血细胞减少,骨髓增生低下,且对皮质激素有暂时性良好反应,临床类似再生障碍性贫血,但经一至数月便逐渐发展为典型ALL,对此应注意观察,以免误诊。

三、治疗

（一）一般治疗

（1）紧急处理高白细胞血症,可采用白细胞单采、羟基脲（急性粒细胞白血病）、地塞米松（急性淋巴细胞白血病）等,尽快降低白细胞,同时配合水化、防高尿酸血症等处理。

（2）防治感染。

（3）成分输血,包括输红细胞、血小板等。

（4）防治尿酸性肾病,包括大量补液或饮水、碱化尿液、抑制尿酸合成等。

（5）维持营养。

（二）抗白血病治疗

1. 治疗策略

（1）诱导缓解治疗：目标是使患者迅速获得完全缓解。

（2）缓解后治疗：目的是争取患者长期无病生存和痊愈。

2. 急性非淋巴细胞白血病的治疗

（1）诱导缓解治疗：DA、HA 是标准方案。急性早幼粒细胞白血病可采用全反式维甲酸、三氧化二砷诱导分化治疗。

（2）缓解后治疗：用 HDAra-C 巩固强化至少 4 个疗程。维持治疗是否有延长 AML 缓解生存的作用，目前尚无最终定论，但多数作者认为缓解后经足够强烈的巩固、强化治疗 4～6 个疗程之后再给或不给维持治疗，两者的缓解生存率并无差别。

3. 急性淋巴细胞白血病的治疗

（1）诱导缓解治疗：VP、VDLP、DOCP 是基本方案。

（2）缓解后治疗：用 HDMTX 巩固强化治疗，同时给予充分水化、碱化并解救治疗（亚叶酸钙）。维持治疗可采用 6-MP 和 MTX 联合。

4. 防治 CNS-L 定期鞘内注药

5. 难治和复发白血病的治疗

（1）难治的诊断标准：

①经标准剂量 2 个疗程联合化疗未达到 CR 的初治病例。

②第一次 CR 后 6 个月内复发。

③第一次 CR 后 6 个月以后复发，经原诱导缓解方案治疗无效。

④2 次以上或多次复发。

（2）复发的诊断标准：

①CR 后骨髓中原粒Ⅰ+Ⅱ型（原单+幼单或原淋+幼淋）＞5% 又 ≤20%，经过有效抗白血病治疗 1 个疗程仍未能达到骨髓象完全缓解标准者。

②骨髓中原粒Ⅰ+Ⅱ型（原单+幼单或原淋+幼淋）＞20%。

③骨髓外白血病细胞浸润。

（3）治疗方法：

①单纯大剂量阿糖胞苷（HDAra-C）。

②大或中剂量阿糖胞苷十二线化疗药物。

HD/IDAra-C+ 米托蒽醌。

HDAra-C+ 依达比星。

CR：77%，中位生存期 77 周（MD Anderson）。

HDAra-C+安吖啶：HDAra-C 3g/m², 每12h 1次，静脉滴注，第1～4天；m-AMSA120mg/m², 静脉推注，第1～5天。

CR：46%～55%，中位生存期8个月。

③其他化疗方案。

EAM

E：足叶乙苷200mg/（m²·d），持续静脉滴注，第8～10天。

A：阿糖胞苷500mg/（m²·d），持续静脉滴注，第1天、第3天、第8天、第10天。

M：米托蒽醌12mg/（m²·d），静脉滴注，第1～3天。

氟达拉滨（Fludarabine FLUD）+其他化疗药物。

一是Mito-flag（GERMANEY）：

米托蒽醌7mg/m²，每12h 1次，第1天、第3天，第5天。

阿糖胞苷1g/m²，每12h 1次，第1～5天，快速输注。

氟达拉滨15mg/m²，第1～5天。

粒细胞集落刺激因子5Vg/（kg×d），中性粒细胞＜0.5×10⁹/L时用。

CR 59%；PR 3%，总有效率62%。

二是FA（MD Anderson）：

F：氟达拉滨30mg/（m²·d），快速输注，第1～4天。

A：阿糖胞苷1～2g/（m²·d），快速输注，第1～4天。

CR：55%。

三是FAI：

F：氟达拉滨30mg/（m²·d），快速输注，第1～4天。

A：阿糖胞苷2g/（m²·d），快速输注，第1～4天。

I：伊达比星12mg/（m²·d），静脉握注，第2～4天。

CR：55%。

TA（MD Anderson）

T：拓扑替康1.5mg/（m²·d），第1～5天，持续静脉注射。

A：阿糖胞苷1～2g/（m²·d），第1～5天，快速输注。

CR：59%。

对难治及复发患者尽量争取在挽救治疗CR后做造血干细胞移植。

（4）复发和难治性ALL的治疗：目前认为ALL用经典方案诱导化疗4～5周，未获得CR或首次CR 6个月内复发或6个月之后复发经正规诱导化疗失败者或多次复发，符合上述条件之一者即可以诊断为难治性ALL。成人ALL复发率高，复发、难治ALL的治疗效果不够满意。

复发的危险因素：①年龄大，>60岁。②白细胞>$30×10^9$/L。③T-ALL 白细胞>$100×10^9$/L。④Ph+。⑤达到 CR 的时间长，诱导期>4～6周。⑥核型 t（9；22）、t（4；11）、+8。⑦其他因素，中枢神经系统是否累及，外周原始细胞数量，骨髓累及程度，血红蛋白，血小板少的程度，LDH>600U/L，器官淋巴结肿大等。

治疗策略：①长春新碱、蒽环类、激素。②门冬酰胺酶+甲氨蝶呤。③阿糖胞苷加其他药物。④新药物。⑤骨髓移植。

根据不同患者，推荐下列方案，重新诱导缓解：

① hyper-CVAD：

环磷酰胺 300 mg/m², 静脉滴注, 第 1～3 天。

长春新碱 2mg, 静脉滴注, 第 4～11 天。

阿霉素 50mg, 静脉滴注, 第 4～11 天。

地塞米松 40mg/d, 口服, 第 1～4 天, 第 11～14 天。

② HDMTXH-Ara-C：

甲氨蝶呤 1～2g/m², 静脉滴注, 第 1 天（加四氢叶酸钙解救）。

阿糖胞苷 1～3g/m², 每 12h 1 次, 静脉滴注, 第 2～3 天。

③ MOAD：

甲氨蝶呤 100mg/m², 静脉滴注, 第 1 天。

长春新碱 2mg, 静脉滴注, 第 1 天。

门冬酰胺酶 5000U/m², 静脉滴注, 第 2 天。

地塞米松 40mg/d, 口服, 第 2～10 天。

MTX 每次增加 50% 至 225mg/m², 直至 CR 后的 2 个疗程。3 个疗程骨髓无改善，5 个疗程不缓解，认为无效。

巩固：6 个疗程（在上述方案中不用长春新碱和地塞米松，只用 MTX 和 ASP）。

① Ara-C+ 去甲柔红霉素：

阿糖胞苷 1g/m², 每 12h 1 次, 静脉滴注, 第 1～3 天。

去甲柔红霉素 10 g/m², 静脉滴注, 第 1～3 天。

② Ara-c+MI：

阿糖胞苷 1g/m², 每 12h 1 次, 静脉滴注, 第 1～3 天。

MI 10g/m², 静脉滴注, 第 1～3 天。

③ Ara-c+Fludarabine：

阿糖胞苷 1g/m², 每 12h 1 次, 静脉滴注, 第 1～3 天。

氟达拉滨 30 mg/m², 静脉滴注, 第 1～3 天。

④ Ara-c+m-AMSA：

阿糖胞苷 $1g/m^2$，每 12h 1 次，静脉滴注，第 103 天。

安丫啶 $200g/m^2$，静脉滴注，第 1～3 天。

⑤ MI+Fludarabine：

MI $10g/m^2$，静脉滴注，第 1～3 天。

氟达拉滨 $30 mg/m^2$，静脉滴注，第 1～3 天。

对难治及复发患者尽量争取在挽救治疗 CR 后做造血干细胞移植。

6. 耐药逆转药

（1）环孢菌素 A：抑制 P-gp 的功能，有效逆转 MDR1。

方案：DA

柔红霉素 $45mg/m^2$，第 6～8 天。

阿糖胞苷 $3g/m^2$。

静脉滴注 3h 以上，第 1～5 天。

环孢菌素 A 16mg/kg，持续静脉注射 2h 以上，第 6 天 6mg/kg 负荷量，静脉滴注 2h，静脉滴注 6h CsA（4mg/kg）。

（2）PBS833：PBS833 是环孢菌素 D 类似物，抑制 MDR1/P-gp 能力比 CsA 强 10 倍，没有肾毒性。

PBS833：负荷量 1.5mg/kg 静脉滴注，2h，同时 10mg/（kg×d）持续静脉滴注至 DNR、VP-16 结束 24h，DNR、VP-16 在 PBS833 负荷量用完开始给药。由于 PBS833 改变了 DNR、VP-16 的药代动力学，应减少这 2 种药物的剂量（DNR $40mg/m^2$，VP-16 $60mg/m^2$）。

毒性 PBS 剂量限制性毒性主要为胃肠道反应：腹泻、黏膜炎。

（3）奎宁 30mg/（kg×d），对 MDR-1 阳性的患者，奎宁加化疗比单纯化疗明显增加完全缓解率（52 vs 18）和生存率（13m vs 8m）。

（4）LY335979 一种影响 MDR/P-gp 的新药。

7. 生物治疗

（1）Mylotarg（CMA676）：是一种人源化抗 CD33 抗体和加利车霉素（Calicheamicin）连接而成的复合物，后者为一种强效细胞毒性抗生素，其细胞内毒性与蒽环类药物相似。

剂量：每次 $0.25～9mg/m^2$，1～3 次，每次间隔 14d。

毒副反应：发热、寒战（通常输后 24h 内发生）、恶心、呕吐、无症状性低血压、贫血、白细胞减少以及血小板减少等。为防止肿瘤溶解综合征和呼吸窘迫综合征的发生，推荐将白细胞降至 3 万以下再使用。

目前适应证：60 岁以上，首次复发，不宜进行细胞毒化疗的 CD33+AML 患者。

（2）HuM195：

人源化的抗CD33单抗，在治疗AML微小残留病中具有潜在价值。22例APL患者经RA+化疗治疗后，其PML/RARa转录仍为阳性，接受HuM195 2次/周×3周治疗后，半数患者RT-PCR转阴。HuM195已与^{131}I、213Bi、90Y、免疫毒素连接。

（3）法尼酰基转移酶抑制药（FTI）：AML、CML染色体移位产生融合蛋白，增强酪氨酸激酶的活性，从而导致RAS基因活化，最终引起细胞增殖。现在正研究的法尼酰基转移酶抑制药：① R115777可有效治疗AML、ph+CML、CMML、MDS和骨髓纤维化。② Scher-ing66336对CMML和MDS治疗有效。③ BMS214662。

（三）治疗中应注意的问题

（1）在急性白血病的治疗中尤其在诱导缓解阶段应注重支持治疗，强有力的支持治疗可使患者顺利渡过骨髓抑制期，避免引起严重的感染、贫血及出血。

（2）急性白血病的治疗强调尽早取得完全缓解，AML争取1个疗程缓解，ALL争取在5周内缓解。

（3）急性白血病强调分层治疗原则，根据年龄、细胞分子遗传学、肿瘤基因进行分层。

（4）在急性白血病的治疗过程中，蒽环类药物的剂量要足量，剂量不够可能会影响治疗效果。

（5）大剂量阿糖胞苷可使低危核型患者受益，对中、高危核型患者的治疗效果尚不肯定。

（6）因M3患者常合并凝血机制异常，可先用ATRA诱导分化治疗，改善凝血机制的异常，在应用以蒽环类为主的化疗方案上加减砷剂治疗。

【慢性粒细胞白血病】

慢性粒细胞白血病（CML）是一种发生在早期多能造血干细胞上的恶性骨髓增殖性疾病（获得性造血干细胞恶性克隆性疾病）。病程发展较慢，主要涉及髓系，主要特点为外周血粒细胞显著增多，以中性中晚幼、杆状核粒细胞为主，巨脾。中位生存期为3～5年。各年龄阶段均可发病，男性多于女性。

一、病因，发病机制

90%以上的慢粒患者出现Ph染色体，即t（9；22）、t（q34；q11），形成BCR-ABL融合基因，编码p210蛋白。p210具有酪氨酸激酶活性，促使白血病细胞恶性增殖，从而导致CML的发生。

二、诊断

（一）临床表现

起病缓慢，早期可无任何症状，常因脾大或其他原因检查血象时偶被发现。

1. 慢性期

以乏力、低热、多汗、盗汗、体重减轻等新陈代谢亢进为主要表现，脾大为最显著的体征，因巨脾存在而引起腹胀、腹部下坠感，如有脾梗死或脾周围炎，可发生剧烈疼痛，呼吸时加重，可出现摩擦感、摩擦音。肝脏可轻度肿大。部分患者有胸骨中下段压痛。当白细胞极度增高时，可出现白细胞淤滞症，表现为呼吸困难、呼吸窘迫、低氧血症、反应迟钝、言语不清、颅内出血、阴茎异常勃起等。慢性期一般持续 $1\sim 4$ 年。

2. 加速期

患者出现非感染因素引起的发热、骨痛、进行性体重下降，非药物因素引起的血小板进行性下降或升高、脾脏进行性大、对原来治疗有效的药物无效，逐渐出现贫血和出血，提示患者进入加速期。加速期可维持数月至数年。

3. 急变期

临床表现与急性白血病相似。

（二）实验室检查

1. 慢性期

（1）血象：白细胞总数显著增高，常在 $50\times 10^9/L$ 以上。血片中的粒细胞以中性晚幼粒、中性中幼粒及杆状核为主，原粒＜10%，嗜碱、嗜酸性粒细胞比例增高，血小板多正常，部分增多。红细胞及血红蛋白正常或增高，也可轻度减低。

（2）骨髓象：骨髓增生明显活跃或极度活跃，以粒系为主，粒红比例显著增高，分类计数与血象相近似。晚期做骨髓活检可有纤维组织增多。

（3）中性粒细胞碱性磷酸酶活性常常降低或呈阴性。

（4）细胞遗传学及分子生物学改变：90% 以上的慢性粒细胞白血病患者出现 Ph 染色体，BCR-ABL 融合基因阳性，5% 的慢性粒细胞白血病患者 BCR-ABL 融合基因阳性，而 Ph 染色体阴性。

（5）血液生化：由于白细胞大量增殖，核酸代谢加快，血清及尿中尿酸浓度增高。血清乳酸脱氢酶增高。血清维生素 B_{12} 和维生素 B_{12} 结合力显著增高。

2. 加速期

（1）血或骨髓原粒细胞 ≥10%。

（2）外周血嗜碱粒细胞＞20%。

（3）不明原因的血小板进行性减少或增加。

（4）除 Ph 染色体外又出现其他染色体异常。

（5）粒 - 单系祖细胞培养，集簇增加，集落减少。

（6）骨髓活检显示胶原纤维显著增生。

3. 急性期

（1）骨髓中原粒细胞或原淋＋幼淋或原单＋幼单＞20%。

（2）外周血原粒＋早幼粒＞30%。

（3）骨髓中原粒＋早幼粒＞50%。

（4）出现髓外原始细胞浸润。急粒变占60%；急淋变占20%；也可出现红系，巨核或混合性变。

（三）诊断

根据起病较慢、巨脾、白细胞数异常增高（以中性中晚幼、杆状核粒细胞为主）、中性粒细胞碱性磷酸酶活性常常降低或呈阴性、出现 Ph 染色体即可作出诊断，结合骨髓象可明确分期。

（四）鉴别诊断

1. 类白血病反应

常见于严重感染、恶性肿瘤、休克、结核等，也可出现白细胞总数明显增高，外周血有幼稚细胞，脾大。但类白的骨髓增生程度比较轻，一般以成熟阶段的中性粒细胞为主，粒细胞胞浆中常有中毒颗粒及空泡，碱性磷酸酶积分明显增高。无 Ph 染色体，可随原发病治愈而自行缓解。

2. 其他骨髓增生性疾病

CML 为骨髓增生性疾病之一。该组病的共同特征是均有细胞增生且可相互转化。但各自均有其特点，骨髓纤维化常有泪滴样红细胞，骨髓穿刺往往发生"干抽"，骨髓活检可见纤维化病变。真性红细胞增多症，以红细胞增生为主，粒红比例下降，幼红细胞出现巨幼变以及多血症的临床表现。原发性血小板增多症与慢性粒细胞白血病，虽然两病均有巨核细胞的明显增生，但前者常有成堆血小板围绕在巨核细胞周围且粒红比例均较正常可资鉴别。

3. 其他脾大性疾病

如黑热病、慢性疟疾、血吸虫病、肝硬化脾亢等均可有脾大，临床常与慢性粒细胞白血病相混淆。但各病均有原发病的特点，血象及骨髓象可资鉴别。

（五）易误诊、漏诊的原因

1. Ph 染色体阴性、BCR-ABL 融合基因阴性的慢性粒细胞白血病

少数慢性粒细胞白血病 Ph 染色体及 BCR-ABL 融合基因均为阴性，易误诊为慢性粒

单核细胞白血病,后者染色体核型多正常,偶有 8 号染色体三体,对慢性粒细胞白血病常规治疗效果不佳。且慢性粒细胞白血病时单核细胞百分率随白细胞数增高而下降。

2. Ph 染色体阳性的急性淋巴细胞白血病

因其 Ph 染色体阳性,易误诊为慢性粒细胞白血病急性淋巴细胞白血病变。两者临床表现相似,但慢性粒细胞白血病脾大更为明显,Ph 染色体阳性的急性淋巴细胞白血病在完全缓解期染色体核型可恢复正常,复发时再现,而慢性粒细胞白血病急性淋巴细胞白血病变者 Ph 染色体难以消减,还伴有其他染色体异常。半数 Ph 染色体阳性的急性淋巴细胞白血病融合基因及其产物与慢性粒细胞白血病相同,另半数融合基因为 E_1/E_2,蛋白产物为 p19。

3. 其他

因慢性粒细胞白血病早期表现多不典型,患者可能以腹胀、纳差为主要表现,易误诊为消化不良、胃炎等疾病,经对症治疗疗效差;少数患者因明显消瘦、乏力、多汗就诊,易误诊为糖尿病、甲状腺功能亢进、自主神经功能紊乱等疾病;如发生脾周围炎、脾栓塞出现脾区剧烈疼痛,易误诊为消化道穿孔等。故在诊治过程中应详细询问病史并进行全面的体格检查,重视血常规检查。

三、治疗

(一)治疗原则

包括化疗、干扰素、靶向、治疗药物及干细胞移植。

(二)治疗方法

1. 化疗

化疗可以使大多数慢性粒细胞白血病患者达到血液学缓解,减轻患者症状,改善生存质量,但很少使患者达到细胞遗传学缓解,患者的中位生存期并未得到改善。

(1)羟基脲:为当前首选化疗药物,但持续时间短,对血小板的影响较小,可致红系巨幼样变。常用剂量为 3g/d,分 3 次口服,白细胞降至 20×10^9/L 左右时,剂量减半;降至 10×10^9/L 左右时,剂量改为 0.5~1.0g/d 并维持治疗。

(2)白消安:早期应用较多,因不良反应较多,目前临床上已很少应用。

(3)靛玉红:目前临床上已很少应用。

(4)阿糖胞苷:小剂量阿糖胞苷皮下注射或静脉滴注,不仅可以控制病情,还有少数患者治疗后 Ph(+)细胞减少或转阴,故常与干扰素联合应用。

2. α-干扰素

干扰素可以单独应用或与化疗联合应用,干扰素治疗 CML 慢性期疗效显著,单用

INF 的细胞遗传学反应率为 10%～38%，但绝大多数患者最终形成 INF 抵抗而死亡。干扰素对加速期或急变期的患者无效。已证实 INF 和小剂量 Ara-C 联合治疗 CML 的疗效（细胞遗传学反应和长生存）好于 INF 单独应用。1997 年，法国对 721 例 CML 的随机研究表明，INF+Ara-C 的细胞遗传学反应（6 个月和 1 年分别为 66% 和 35%）和 5 年存活率（70%）都高于 INF 单用（6 个月和 1 年分别为 55% 和 21%，5 年存活率为 62%）。INF 的剂量：目前应用剂量在 300 万 U 每周 3 次到 500 万 U/d，可能有剂量依赖效应，但至今未得到证实。INF 的应用时间：①6 个月未达血液学 CR 需停药；1 年未达明显细胞遗传学反应（Ph 转阴＞35%）；2 年未达主要细胞遗传学反应（Ph 转阴＞65%）；丧失细胞遗传学反应者需停药。②有效者细胞遗传学 CR 2 年后可停药。

3. 伊马替尼（格列卫）

这是一种特异的针对 BCR-ABL 酪氨酸激酶的靶向治疗药物，它与 ABL 酪氨酸激酶 ATP 的结合位点特异性结合，从而阻断 ATP 和 ABL 的结合，防止 ABL 诱导的细胞增生、凋亡所需能量的传递。目前，对 CML 者的推荐剂量为慢性期者 400mg/d，对加速器和急变期者 600～800mg/d，最大耐受量 1000mg/d。300mg/d 以上者血液学 CR 达 98%。对加速期和急变期患者治疗也显示好的效果，而且毒不良反应可以耐受，确定了有效和安全剂量为 400mg/d。最常见的非血液学不良反应包括恶心、呕吐、腹痛、腹泻、肌肉痉挛、水肿、皮疹。血象下降较常见，可出现粒细胞缺乏、血小板减少和贫血，严重者需减量或暂时停药。

4. 异基因造血干细胞移植

异基因造血干细胞移植能够治愈部分 CML 患者，骨髓移植应在 CML 慢性期待血象及体征控制后尽早进行。伊马替尼的发现，使 CML 治疗更增加了选择性。对初诊 CML 患者的治疗选择要考虑多种因素，简单而言，对年轻有 HLA 匹配供者的应选择异基因移植，其他患者可选择伊马替尼等。当然，异基因移植时还要考虑移植类型（BMT 或 PBSCT）、预处理方案（清髓性或非清髓性）、GVHD 防治、移植后复发的处理等。目前，对干细胞移植和伊马替尼的选择，初诊患者建议，skoal 积分属于高危、allo-HSCT 属于低危及儿童患者首选移植；余者接受伊马替尼治疗。伊马替尼耐药患者选择异基因造血干细胞移植。

5.CML 终末期的治疗

终末期患者对药物的耐受性差、缓解率低且缓解期很短，可采用异基因造血干细胞移植、联合化疗（依据急变的类型不同选择不同的化疗方案）、伊马替尼或化疗、伊马替尼联合干扰素治疗等，但效果均不理想。

6. 白细胞淤滞症的紧急处理

（1）白细胞单采。

（2）应用羟基脲：同时给予水化及碱化尿液。

(三) 治疗中应注意的问题

(1) 应用羟基脲或伊马替尼（格列卫）时均需定期复查血常规，以便调整药物剂量。

(2) 因慢性粒细胞白血病的特点之一为异常增高的白细胞，因此在治疗中尤其应注意预防高尿酸性肾病，包括让患者多饮水及碱化尿液、水化、降尿酸药物的使用等。

第三节 营养性巨幼细胞性贫血

营养性巨幼细胞性贫血（nutritional megaloblastic anemia）是巨幼细胞性贫血中最主要和最常见的临床类型，是由于叶酸和（或）维生素 B_{12} 缺乏引起的。本病多见于婴幼儿、孕妇、青少年，我国山西、陕西、河南等省为多发区。

一、病因及发病机制

（一）病因

1. 维生 B_{12} 缺乏

原因包括摄入不足、吸收不良、需要量增加和排泄增加。维生素 B_{12} 主要存在于动物蛋白质中，如肉类和动物内脏等，因此素食者常易引起摄入不足。吸收不良见于内因子缺乏，如萎缩性胃炎、胃大部切除术后等；小肠疾病，如回肠切除术后、回肠炎、口炎性腹泻等。需要量增加见于婴幼儿、孕妇及某些疾病，如恶性肿瘤、甲状腺功能亢进和感染等。转钴胺缺乏不能转运维生素 B_{12} 或肝脏病所致的贮存障碍，均能导致维生素 B_{12} 排泄增加。

2. 叶酸缺乏

原因包括摄入不足、吸收不良和需要量增加。摄入不足见于偏食，如少食或不食含叶酸丰富的绿叶蔬菜、水果和动物内脏；因食物烹调不当或煨煮时间太长，使叶酸被大量破坏；婴儿喂养不良，未及时添加辅食；大量长期嗜酒而很少进食者。叶酸主要由十二指肠和空肠吸收，当出现肠道疾病如吸收不良综合征、盲袢综合征或脂肪性腹泻等时可致叶酸吸收不良。需要量增加原因同维生素 B_{12} 缺乏。

（二）发病机制

叶酸和维生素 B_{12} 在细胞核的 DNA 合成过程中是重要的辅酶。当其缺乏时，DNA 合成障碍，使细胞分裂周期中的 S 期延长，而胞浆 RNA 不受影响，结果导致胞核与胞浆之间的发育不同步，呈所谓"幼核老浆"的异常表现；同时核大、染色质疏松，这就是典型的巨幼细胞。它不仅影响造血细胞，而且影响其他代谢旺盛的细胞，如胃肠道的黏膜细胞和脑神经细胞等，引起相应症状。此外，维生素 B_{12} 缺乏时，可引起髓鞘脂代谢障碍及神经纤维发生脱髓鞘作用，导致脊髓后索和侧索退化变性，产生特异的维生素 B_{12} 缺乏的神经系统表现。

二、临床要点

（一）症状与体征

叶酸或维生素 B_{12} 缺乏引起的营养性巨幼细胞性贫血，除维生素 B_{12} 缺乏有特异的神经系统表现外，其他表现基本相同。

1. 全血细胞减少表现

一般起病缓慢，主要见贫血表现，早期可无症状，逐渐加重至中度或重度贫血，患者感到乏力、头晕，皮肤及面色苍白，严重者稍微活动即有气急，少数患者因骨髓原位溶血可出现轻度黄疸。此外，患者可因白细胞和血小板减少而伴有感染和轻度出血倾向。

2. 消化系统表现

病初可有急性舌炎，舌烧灼性疼痛，整个舌面及舌背呈鲜红色，即"牛肉样舌"；病程较久后则见舌乳头萎缩，舌面光滑，出现本病的典型体征"镜面舌"。由于胃肠道黏膜萎缩，所以患者常有食欲不振、恶心、呕吐、腹泻、腹胀及其他消化不良症状。

3. 神经系统表现

这是维生素 B_{12} 缺乏的典型表现，主要是脊髓后索、侧索和周围神经合并受损所致。开始常感全身无力，手足有对称性麻刺和蚁走等异常感觉，之后出现袜子、手套式浅感觉减退或消失，这是周围神经受累表现。若有脊髓后索、侧索变性时，则出现下肢震颤，本体感觉减退甚至消失，共济失调，行走困难，肌张力增高，腱反射亢进，严重时可发生瘫痪和大小便失禁等。

（二）辅助检查

1. 血象

呈大细胞正色素性贫血，即 MCV 常大于 100fL，MCH 大于 32pg，而 MCHC 一般在正常范围，网织红细胞稍减少、正常或稍增多。白细胞通常轻度至中度减少。中性粒细胞可有分叶过多现象：100 个中性分叶核粒细胞中，具有 5 叶或 5 叶以上超过 5 个；100 个中性分叶核粒细胞的平均叶数大于 3.5 叶；100 个中性粒细胞分叶为 2 叶或不足 2 叶者小于 20%。血小板通常减少。

2. 骨髓象

骨髓增生明显活跃，红系比例增高及巨幼样变，出现不同数量的巨早幼、中幼、晚幼红细胞。巨幼红细胞的特点：体积增大；细胞核相对幼稚而细胞质相对成熟，称"幼核老浆"；细胞核染色质颗粒稀少、疏松，具蚕食感。粒系可出现巨晚幼和巨杆状核粒细胞。分叶核粒细胞可呈分叶过多。巨核细胞通常减少（正常每张片膜为 7～35 个），但可正常或稍增多，亦可有核分叶过多现象。

3. 血清叶酸和（或）维生素 B_{12} 测定

含量测定结果低于正常。

4. 胃液分析

多数患者胃酸和胃液分泌均可减低。

5. 胃钡餐透视或内镜检查

可发现胃黏膜萎缩，活检可有胃壁细胞消失或仅少数残留。

6. 治疗试验

每日肌内注射叶酸 0.2～0.4mg，如在 10d 内网织红细胞上升，血象逐渐好转，则为叶酸缺乏（因为小剂量叶酸对维生素 B_{12} 缺乏无效）；应用维生素 B_{12} 治疗后网织红细胞上升，然后贫血减轻，但到一定程度不再好转，加用叶酸后又好转，形成双峰现象，表示叶酸和维生素 B_{12} 均缺乏。

三、诊断

（一）诊断

①有缺乏叶酸和（或）维生素 B_{12} 的因素及有关的临床表现。②大细胞性贫血，可伴白细胞和血小板减少。③骨髓有核红细胞呈巨幼样变，粒细胞分叶过多和出现巨晚幼、巨杆状核粒细胞。④血清叶酸和（或）维生素 B_{12} 含量低。⑤叶酸和（或）维生素 B_{12} 治疗有效。

（二）病情危重指标

贫血症状明显，血红蛋白低于 60g/L 的重度贫血，特别是血红蛋白低于 30g/L，伴或不伴有白细胞和血小板减少。维生素 B_{12} 缺乏引起严重的神经系统表现。

（三）误诊漏诊原因分析

①本病常以消化道症状为首发表现，如食欲不振、舌炎、恶心、呕吐和腹泻等，故常误诊为胃病和慢性胃肠炎等。②本病常合并缺铁，即混合性贫血，红细胞可有大有小，因而 MCV 可正常而不增高，若不仔细询问病史和认真观察血片红细胞形态等常可导致漏诊。

（四）鉴别诊断

本病有全血细胞减少，因而应与引起全血细胞减少的其他疾病鉴别。

1. 慢性再生障碍性贫血

无叶酸和（或）维生素 B_{12} 缺乏病史，呈正常细胞性贫血，网织红细胞降低，骨髓增生低下，巨核细胞明显减少或缺乏，叶酸和（或）维生素 B_{12} 治疗无效。

2. 阵发性睡眠性血红蛋白尿

可有酱油色尿，呈正常细胞性贫血，网织红细胞增高，Ham 试验和尿 Rous 试验阳性，血清间接胆红素升高,叶酸和(或)维生素 B_{12} 治疗无效。

3. 脾功能亢进

有明显脾脏肿大,叶酸和(或)维生 B_{12} 治疗无效。

4. 急性红白血病

除全血细胞减少外,骨髓红系有巨幼样变,与营养性巨幼细胞性贫血相似。但急性红白血病临床有白血病浸润表现,骨髓原幼红细胞的 PAS 染色阳性,叶酸和维生素 B_{12} 治疗无效。

5. 骨髓增殖异常综合征(MDS)

除全血细胞减少外,骨髓红系有巨幼样变,与营养性巨幼细胞性贫血相似,但 MDS 无叶酸和(或)维生素 B_{12} 缺乏的病因和临床表现,而骨髓有其他病态造血表现,如粒系细胞内颗粒减少或增多,原始粒细胞比例可增高(但不会高于 30%),可有小巨核细胞、叶酸和(或)维生素 B_{12} 治疗无效,部分患者最后可转变成急性白血病。

6. 胃癌

常有食欲不振、恶心和由于小量持续出血引起的贫血等像营养性巨幼细胞性贫血的症状,但胃癌患者的大便隐血呈持续阳性,而一般白细胞和血小板正常,叶酸和(或)维生素 B_{12} 治疗无效,胃镜检查可确定诊断。

四、治疗

(一)一般治疗

贫血症状明显和血红蛋白低于 60g/L 者,可考虑输血,若全血细胞减少者可输新鲜全血,若仅贫血明显者可行红细胞成分输注。但原则上应尽量不输血或少输血,因为治疗后会很快好转,同时避免引起输血相关疾病。

(二)病因治疗

去除病因,积极治疗原发病,增加营养,多吃新鲜蔬菜、水果和肉类,改善烹饪技术,防止叶酸大量破坏。婴儿应合理喂养,及时添加辅助食品。

(三)特殊治疗

1. 叶酸

5～10mg 口服,3 次/d。若因胃肠道疾病影响吸收时,可每天肌内注射 5～10mg,直至血象完全恢复正常;若病因不能祛除者,还应继续小量维持。若因维生素 B_{12} 缺乏引起的营养性巨幼细胞性贫血,用叶酸治疗虽可改善贫血,但神经系统症状会加重,临床治疗时一定应避免。

2. 维生素 B_{12} 治疗

适用于维生素 B_{12} 缺乏引起的营养性巨幼细胞性贫血，一般肌内注射 100μg，1 次 /d，连续 2 周后改为 2 次 / 周，直至血象等恢复正常。门诊患者亦可肌内注射 500mg/ 次，1～2 次 / 周。若病因不能祛除者，应每月肌内注射 100μg 维持治疗。

若不易区分是叶酸还是维生 B_{12} 缺乏时，可 2 种药物同时应用，因为 2 种药物均较便宜，而且无明显不良反应。若治疗到一定程度，血红蛋白不再能继续上升时，可能是合并缺铁，应及时补充铁剂（详见缺铁性贫血的铁剂治疗）。重症患者开始治疗阶段会有血钾下降，应注意及时化验检查和补充。

第四节 再生障碍性贫血

再生障碍性贫血（aplastic anemia，AA）简称再障，系由多种病因引起，以造血干细胞数量减少和质的缺陷为主所致的造血障碍，导致红骨髓总容量减少，代以脂肪髓，骨髓中无恶性细胞，无广泛网硬蛋白纤维增生，临床上以全血细胞减少为主要表现的一组综合征。

一、流行病学

据国内 21 个省（市、区）的调查，年发病率为 0.74/10 万，明显低于白血病的发病率；慢性再障的发病率为 0.6/10 万，急性再障为 0.14/10 万；各年龄组均可发病，但以青壮年多见；男性发病率略高于女性。西方国家发病率低于我国，为 0.2/10 万。发病年龄有 2 个高峰：15～30 岁和 >60 岁。

二、分类和分型

分为先天性和获得性两大类，以获得性居绝大多数。先天性再障甚罕见，其主要类型为 Fanconi 贫血。获得性再障可分为原发性和继发性两型。前者原因不明，很可能是免疫介导的，占大多数。又可按临床表现、血象和骨髓象的不同综合分型，分为急性和慢性两型。国外按严重度不同分为严重型、极严重型和非严重型。严重型再障（SAA）的划分标准须血象具备以下 3 项中 2 项：①中性粒细胞绝对值 < $0.5×10^9$/L。②血小板数 < $20×10^9$/L。③网织红细胞纠正值 < 1%（网织红细胞纠正值 =% 网织红细胞 × 患者血细胞比容 /45）。骨髓细胞增生程度低于正常的 25%，如 < 50%，则造血细胞 < 30%。其中，中性粒细胞绝对值 < $0.2×10^9$/L 者称为极重型再障（VSAA）。1987 年，第四届全国再障学术会议上将急性再障称为重型再障 I 型，慢性再障后期发生恶化者称为重型再障 II 型。临床上以严重型、极严重型及慢性型分型较为实用。

三、病因

继发性再障可能和下列因素有关。

（一）药物

药物性再障有 2 种类型。

1. 和剂量有关

一般是可逆的，如各种抗肿瘤药。细胞周期特异性药物如阿糖胞苷和甲氨蝶呤等，主要作用于容易分裂的较成熟的多能干细胞，因此，发生全血细胞减少时骨髓仍保留一定量的多能干细胞，停药后再障可以恢复。白消安和亚硝脲类不仅作用于进入增殖周期的干细胞，而且也作用于非增殖周期的干细胞，因此，常导致长期骨髓抑制难以恢复。此外，无机砷、雌激素、苯妥英钠、吩噻嗪、硫尿嘧啶及氯霉素等也可引起与剂量有关的骨髓抑制。

2. 和剂量关系不大

仅个别患者发生造血障碍，多系药物的特异性反应，常导致持续性再障。这类药物种类繁多，常见的有氯（合）霉素、有机砷、米帕林、三甲双酮、保泰松、金制剂、氨基比林、吡罗昔康（炎痛喜康）、磺胺、甲砜霉素、卡比马唑（甲亢平）、甲巯咪唑（他巴唑）、氯磺丙脲等。药物性再障最常见是由氯霉素引起的。据国内调查，半年内有服用氯霉素者发生再障的危险性为对照组的 33 倍，并且有剂量-反应关系。氯霉素可发生上述 2 种类型的药物性再障，氯（合）霉素的化学结构含有一个硝基苯环，其骨髓毒性作用与亚硝基-氯霉素有关。它可抑制骨髓细胞内线粒体 DNA 聚合酶，导致 DNA 及蛋白质合成减少，也可抑制血红素的合成，幼红细胞质内可出现空泡及铁粒幼细胞增多。这种抑制作用是可逆性的，一旦药物停用，血象即恢复。氯霉素也可引起和剂量关系不大的特异质反应，引起骨髓抑制多发生于服用氯霉素后数周或数月，也可在治疗过程中突然发生，这类作用往往不可逆。体外研究发现，氯霉素和甲砜霉素可抑制 CFU-E 和 CFU-C 的生长，因此，很可能是通过对干细胞的毒性作用而引起再障。

（二）化学毒物

苯及其衍化物和再障的关系已为许多实验研究所肯定。苯进入人体易固定于富含脂肪的组织，慢性苯中毒时苯主要固定于骨髓，苯的骨髓毒性作用与其代谢产物（苯二酚、邻苯二酚）有关，酚类为原浆毒，可直接抑制细胞核分裂，所形成的半抗原可刺激免疫反应。由于不注意劳动保护，苯中毒致再障的发病率有所上升。苯中毒再障可呈慢性型，也可呈严重型，以后者居多。

（三）电离辐射

X 线、γ 线或中子可穿过或进入细胞，直接损害造血干细胞和骨髓微环境。长期超允许量放射照射（如放射源事故）可致再障。全身照射超过 700～1000cCy 可致持久性再障，＞4000cCy 时骨髓微环境被破坏。

（四）病毒感染

病毒性肝炎和再障的关系已较肯定。病毒性肝炎相关性再障，是病毒性肝炎最严重的并发症之一，发生率＜1.0%，占再障患者的 3.2%。引起再障的肝炎类型至今尚未肯定，约 80% 由病因未明的病毒性肝炎引起，其余由乙型肝炎引起。肝炎相关性再障临床上有 2 种类型：急性型和慢性型急性型居多，起病急，肝炎和再障发病间期平均 10 周左右，肝炎已处于恢复期，但再障病情重，生存期短，发病年龄轻，大多系在病因未明的病毒性肝炎基础上发病；慢性型属少数，大多在慢性乙型肝炎基础上发病，病情轻，肝炎和再障发病间期长，生存期也长。肝炎病毒对造血干细胞有直接抑制作用，还可致染色体畸变，并可通过病毒介导自身免疫异常。病毒感染尚可破坏骨髓微循环。其他病毒如人类微小病毒 B19、EB 病毒等也有个案报道。

（五）免疫因素

再障可继发于胸腺瘤、系统性红斑狼疮、嗜酸性筋膜炎和类风湿关节炎等，患者血清中可找到抑制造血干细胞的抗体。

（六）遗传因素

Fanconi 贫血系常染色体隐性遗传病，有家族性。贫血多发现在 5～10 岁，多数患者伴先天性畸形，特别是骨骼系统，如拇指短小或缺如、多指、桡骨缩短、体格矮小、小头、眼裂小、斜视、耳聋、肾畸形及心血管畸形等，皮肤色素沉着也很常见。本病 HbF 常增高。染色体异常发生率高，可见染色体断裂、缺失、染色单体互换、核内再复制、环形染色体畸形等；淋巴细胞培养加入 DNA 交联剂可显示大量染色体断裂。DNA 修复机制有缺陷，因此，恶性肿瘤特别是白血病的发生率显著增高。10% 的患儿双亲有近亲婚配史。

（七）阵发性睡眠性血红蛋白尿症（PNH）

PNH 和再障的关系相当密切，20%～30% 的 PNH 可伴再障，15% 的再障可发生显性 PNH，两者都是造血干细胞疾病。明确地从再障转为 PNH，而再障表现已不明显；或明确地从 PNH 转为再障，而 PNH 表现已不明显；或 PNH 伴再障及再障伴 PNH 红细胞，都可称为再障-PNH 综合征。

（八）其他因素

罕有病例报道。再障在妊娠时再发，但多数学者认为可能是巧合。此外，再障尚可继发于慢性肾衰竭、严重甲状腺或腺垂体功能减退症等。

四、发病机制

（一）造血干细胞减少或缺陷

大量实验研究证实，造血干细胞缺乏或缺陷是再障的主要发病机制。再障患者不仅在骨髓涂片及活检中证实有形态可识别的造血细胞显著减少，且 CD34+ 细胞也显著减少，骨髓祖细胞的体外培养显示 CFU-GM、BFU-E、CFU-E 与 CFU-GEMM 的集落形成均显著减少，并且有细胞丛/集落比值升高，长期培养起始细胞（LTC-IC）只有正常的 1%。临床和实验研究证实，再障造血干细胞具有质的缺陷，其造血干细胞端粒长度缩短，再障与克隆性疾病之间的关系早已受到人们的关注，再障和 PNH 的关系密切，再障患者应用抗胸腺细胞球蛋白治疗后发展成克隆性疾病可高达 57%。

（二）免疫异常

获得性再障应用抗淋巴细胞球蛋白和（或）环孢素等免疫抑制治疗后，至少有 50%～80% 的患者获得缓解，说明造血干细胞量的减少和质的缺陷很可能是免疫介导。再障骨髓中 T 细胞数量显著增多，活化 T 细胞的靶细胞可能是造血细胞。人类辅助性 T 细胞有 Th1 和 Th2 两种亚型。再障患者骨髓中 Th1 不足，Th2 型细胞因子相对不足，Th1/Th2 平衡向 Th1 偏移，导致 IFN-γ、IL-2 和 TNF-α 产生过多。通过对再障患者外周血及骨髓淋巴细胞造血抑制性克隆的研究，发现再障的发病仅与部分淋巴细胞克隆有关，很可能通过特定抗原刺激后而扩增的异常寡克隆淋巴细胞取代多克隆 T 细胞，能识别并杀伤表达该抗原的 CD34+ 造血细胞，从而导致造血衰竭。由于骨髓中 IFN-γ 和 TNF-α 产生过多，诱导 CD34+ 细胞上调 Fas 抗原的表达，通过 Fas/FasL（Fas 配体）启动凋亡使骨髓 CD34+ 细胞大量凋亡，从而引起造血干细胞减少。原发性获得性再障最近研究发现主要是缺乏 CD4+CD25+FOXp3+ 调节性 T 细胞，导致 T 细胞中 T-bet 蛋白增加，IFN-γ 增多，致造血抑制。

五、病理

（一）再障的骨髓病变

主要是造血组织减少，红骨髓总容量减少，代以脂肪组织。正常成人骨髓造血组织与脂肪组织比例约为 1：1，再障时多在 2：3 以上。造血灶中造血细胞（指粒、红和巨核系）减少，而非造血细胞（指淋巴细胞、浆细胞、组织嗜碱细胞和网状细胞）增多。骨髓中有血浆渗出、出血、淋巴细胞增生及间质水肿。严重型再障骨髓病变发展迅速而广泛；慢性再障则呈渐近性"向心性萎缩"，先累及髂骨，然后是脊突与胸骨。慢性再障尚存在代偿性增生灶，后者主要是幼红细胞增生伴成熟障碍。红系细胞不仅数量减少，还有质的缺陷。

（二）骨髓以外脏器病变

尸检见皮肤、黏膜出血外，尚有内脏出血，多见于心、胃肠、肺。脑出血的发生率为52.6%。出血的主要原因是血小板减少和血管壁异常，后者可见甲皱微血管形态和功能改变。血小板质也有异常，小型血小板占50%，外形不规则、突起少、质透明、颗粒少；血小板黏附性、聚集性和第3因子也明显低于正常。血中出现类肝素，蛋白C抗原含量及抗凝血酶活性增高。再障患者易并发各种感染，以革兰氏阴性杆菌（包括大肠埃希菌、铜绿假单胞菌及金黄色葡萄球菌）为主。细菌入侵途径除皮肤、黏膜外，胃肠道屏障功能降低或因出血及黏膜溃疡也是重要的入侵部位。机体防御功能减退和粒细胞、单核细胞减少以及淋巴组织萎缩都有密切关系，后者以严重型再障为主，导致不同程度的细胞及体液免疫异常。反复输血者可见含铁血黄素沉着，甚至发生铁负荷过多。本病的死亡原因主要为颅内出血、心力衰竭、肺水肿及各种严重感染。

六、临床表现

（一）严重型再障

起病急，进展迅速，常以出血和感染、发热为首起及主要表现。病初贫血常不明显，但随着病程发展呈进行性进展。患者几乎均有出血倾向，60%以上有内脏出血，主要表现为消化道出血、血尿、眼底出血（常伴有视力障碍）和颅内出血。皮肤、黏膜出血广泛而严重，且不易控制。病程中几乎均有发热，系感染所致，常在口咽部和肛门周围发生坏死性溃疡，从而导致败血症。肺炎也很常见。感染和出血互为因果，使病情日益恶化，如仅采用一般性治疗，多数在1年内死亡。

（二）慢性型再障

起病慢，以贫血为首起和主要表现；出血多限于皮肤黏膜，且不严重；可并发感染，但常以呼吸道为主，容易控制。若治疗得当、坚持不懈，不少患者可获得长期缓解以至痊愈，但也有部分患者迁延多年不愈，甚至病程长达数十年，少数到后期出现严重型再障的临床表现。

七、辅助检查

（一）血象

血象呈全血细胞减少，贫血属正常细胞型，亦可呈轻度大红细胞。红细胞轻度大小不一，但无明显畸形及多染现象，一般无幼红细胞出现。绝对不会有幼粒细胞出现。网织红细胞显著减少。

（二）骨髓象

严重型呈多部位增生减低或重度减低，三系造血细胞明显减少，尤其是巨核细胞和幼红细胞；非造血细胞增多，尤为淋巴细胞增多。慢性型不同部位穿刺所得的骨髓象很不一致，可从增生不良到增生象，但至少要有一个部位增生不良；如增生良好，晚幼红细胞（炭核）比例常增多，其核为不规则分叶状，呈现脱核障碍，但巨核细胞明显减少。慢性型可有轻度红系病态造血，但绝不会出现粒系和巨核细胞病态造血。骨髓涂片肉眼观察油滴增多，骨髓小粒镜检非造血细胞和脂肪细胞增多，一般在60%以上。

（三）骨髓活组织检查和放射性核素骨髓扫描

由于骨髓涂片易受周围血液稀释的影响，有时一两次涂片检查难以正确反映造血情况，而骨髓活组织检查估计增生情况优于涂片，可提高诊断的正确性。硫化 ^{99mm}Tc 或氯化 ^{111}In 全身骨髓γ照射可反映全身功能性骨髓的分布，再障时在正常骨髓部位放射性摄取低下甚至消失，因此可以间接反映造血组织减少的程度和部位。

（四）其他检查

造血祖细胞培养不仅有助于诊断，而且有助于检出有无抑制性淋巴细胞或血清中有无抑制因子。成熟中性粒细胞碱性磷酸酶活力增高，血清溶菌酶活力降低。抗碱血红蛋白量增多。染色体检查除Fanconi贫血染色体畸变较多外，一般再障属正常，如有核型异常，须除外骨髓增生异常综合征。

八、诊断

再障诊断标准为：①全血细胞减少，网织红细胞绝对值减少。②一般无肝脾大。③骨髓检查显示，至少一个部位增生减少或重度减轻（如增生活跃，巨核细胞应明显减少，骨髓小粒成分中应见非造血细胞增多。有条件者应做骨髓活检等检查）。④能除外其他引起全血细胞减少的疾病，如PNH、骨髓增生异常综合征中的难治性贫血、急性造血功能停滞、骨髓纤维化、急性白血病、恶性组织细胞病等。⑤一般抗贫血药物治疗无效。有条件的医院应将骨髓活检作为再障诊断的必备条件。

九、鉴别诊断

（一）PNH

尤其是血红蛋白尿不发作者极易误诊为再障。本病出血和感染较少见，网织红细胞增高，骨髓幼红细胞增生，尿中含铁血黄素、糖水试验、酸溶血试验及蛇毒因子溶血试验呈阳性反应，成熟中性粒细胞碱性磷酸酶活力低于正常，外周血红细胞、中性粒细胞或淋巴细胞CD59和CD55标记率降低等，均有助于鉴别。

（二）骨髓增生异常综合征（MDS）

其中难治性贫血型易和不典型再障相混淆，尤其是低增生 MDS。MDS 虽有全血细胞减少，但骨髓三系细胞均增生，巨核细胞也增多，三系中均可见有病态造血，染色体检查核型异常占 31.2%，骨髓组织切片检查可见"幼稚前体细胞异常定位"（ALIP）现象。

（三）低增生性急性白血病

多见于老年人，病程缓慢或急进，肝、脾、淋巴结一般不肿大，外周全血细胞减少，未见或偶见少量原始细胞。骨髓灶性增生减低，但原始细胞百分比已达白血病诊断标准。

（四）纯红细胞再障

溶血性贫血的再障危象和急性造血停滞可呈全血细胞减少，起病急，有明确诱因，祛除后可自行缓解，后者骨髓象中可出现巨原红细胞。慢性获得性纯红再障如有白细胞和血小板轻度减少，需注意和慢性再障鉴别。

十、治疗

包括病因治疗、支持疗法和可促进骨髓造血功能恢复的各种措施。慢性轻型一般以雄激素为主，辅以其他综合治疗，经过长期不懈的努力，才能取得满意疗效，不少患者血红蛋白恢复正常，但血小板长期处于较低水平，临床无出血表现，可恢复轻工作。严重型患者预后差，上述治疗常无效，诊断一旦确立，宜及早选用骨髓移植或抗淋巴细胞球蛋白（ALG）等治疗。

（一）免疫抑制剂

适用于年龄 > 40 岁或无合适供髓者的严重型再障。最常用的是抗胸腺球蛋白（ATG）和 ALG。其机制可能主要通过祛除抑制性 T 细胞对骨髓造血的抑制，也有认为尚有免疫刺激作用，通过产生较多造血调节因子以促进干细胞增殖。此外，可能对造血干细胞本身还有直接刺激作用。剂量因来源不同而异，马及猪 ALG 15～20mg/（kg×d），兔 ATG 3～5.0mg/（kg×d），共 5d，用 0.9%氯化钠溶液稀释后先做过敏试验（1mg 加入 100mL0.9% 氯化钠溶液中静脉滴注 1h），如无反应，然后缓慢从大静脉内滴注，全量在 12～18h 内滴完；同时静脉滴注氢化可的松（100～200mg），1/2 剂量在 ALG/ATG 滴注前用，另 1/2 在滴注后用。患者最好给予保护性隔离。为预防血清病，宜在第 5 天后口服泼尼松 1mg/（kg×d），第 15 天后减半，第 30 天停用。不宜应用大剂量肾上腺皮质激素，以免引起股骨头无菌性坏死。疗效要 3 个月后才能评价，无效时可进行第 2 个疗程或换用其他制剂。严重型再障的有效率可达 50%～70%，有效者 50% 可获长期生存。不良反应有发热、寒战、皮疹等过敏反应以及中性粒细胞和血小板减少引起的感染和出血，静脉滴注可发生静脉炎，血清病在治疗后 7～10d 出现。环孢素由于应用方便、安全，因此比 ALG/ATG 更常用，其机制主要通过阻断 IL-2 受体表达来阻止细胞毒性 T 细胞的激活和增殖，抑制产生 IL-2 和 IFN-γ。剂量为 3～6mg/（kg×d），多数患者需要长期维持治疗，维持量为 2～5mg/（kg×d）。有疗效后最好能维持治疗 2 年。对严重再障的有效率也可达 50%～60%，出现疗效的时间也需要 3 个月。不良反应有肝肾毒性作用、多毛、牙龈肿胀、肌肉震颤。为安全用药，宜采用血药浓度监测，安全有效的谷浓度范围为 200～300ng/mL。现代强烈免疫抑制治疗（指 ALG/ATG 和环孢素联合治疗，环孢素口服始于 ATG/ALG 治疗后的第 14 天）已成为严重型再障的标准疗法，有效率可达 70%～80%，并且有效速度为 2 个月，快于单用 ATG。强烈免疫抑制治疗的疗效已可和骨髓移植相近，但前者不能根治，且有远期并发症，如出现克隆性疾病，包括 MIS、PNH 和白血病等。欧洲血液和骨髓移植组采用 ALG、环孢素、甲泼尼龙和 rhG-CSF 联合治疗，对重型再障的有效率已提高到 82%。rhG-CSF 可改善强烈免疫抑制治疗的早期粒细胞缺乏，以免早期死亡。免疫抑制治疗亦可用于慢性再障。其他免疫抑制剂尚有单克隆抗 T 细胞抗体及吗替麦考酚酯等。大剂量 IVIG 可封闭单核 - 巨噬细胞 Fc 受体，延长抗体包裹血小板的寿命，亦可封闭抑制性 T 细胞的作用，中和病毒和免疫调节效应，适用于严重型再障有致命出血表现伴血小板同种抗体阳性而使血小板输注无效时以及病毒相关性严重再障的治疗。国外有应用大剂量环磷酰胺［45mg/（kg×d），连续 4d］治疗严重型再障，但因治疗相关病死率高而未被推荐，近来国内有学者将环磷酰胺的剂量减为 20～30mg/（kg×d），共 4d 取得成功。但上述免疫抑制剂的疗效均不及 ALG/ATG 和环孢素。

（二）骨髓移植

骨髓移植是治疗严重型再障的最佳方法，且能达到根治目的。移植后长期无病存活率可达 60%～80%，但移植需尽早进行。因初诊者常输红细胞和血小板，这样易使受者对献血员的次要组织相容性抗原致敏，导致移植排斥的发生率升高。一旦确诊严重型或极严重型再障，具有 HLA 配型相结合的同胞供者，年龄＜30 岁，应首选异基因骨髓移植；如年龄在 30～40 岁，应首选骨髓移植或免疫抑制治疗，须视患者的一般情况而定；年龄在 40～45 岁的患者，应 2 个疗程标准免疫抑制剂治疗失败后才考虑骨髓移植治疗。HLA 配型相合无关供者的骨髓移植适应证掌握必须严格，仅适用于＜16 岁或＜40 岁的严重型患者（后者需 2 个疗程标准免疫抑制剂治疗失败），需要有采用高分辨技术配型 I 类和 II 类抗原完全相合的供者，并要在有经验的骨髓移植中心进行治疗。

（三）雄激素

雄激素为治疗慢性再障的首选药物。常用的雄激素有 4 类。

（1）17a 烷基雄激素类：如司坦唑醇（康力龙）、甲氧雄烯醇酮、羟甲烯龙、氟甲睾酮、美雄酮（大力补）等。

(2) 睾丸素酯类：如丙酸睾酮、庚酸睾酮、环戊丙酸睾酮、十一酸睾酮（安雄）和混合睾酮酯（丙酸睾酮、戊酸睾酮和十一烷酸睾酮，巧理宝）。

(3) 非 17a 烷基雄激素类：如苯丙酸诺龙和葵酸诺龙等。

(4) 中间活性代谢产物：如本胆烷醇酮和达那唑等。睾酮进入体内，在前列腺细胞内通过 5α 还原酶的作用形成活力更强的 5α 双氢睾酮，促使肾脏分泌红细胞生成素，巨噬细胞产生 GM-CSF；在肝细胞内经 5β 还原酶的作用下生成 5β 双氢睾酮和本胆烷醇酮，后两者对造血干细胞具有直接刺激作用，促使其增殖和分化。因此，雄激素必须在一定量残存的造血干细胞基础上才能发挥作用，对严重型再障常无效。对慢性再障有一定疗效，但用药剂量要大，持续时间要长。丙酸睾酮 50～100mg/d 肌内注射；司坦唑醇（康力龙）6～12mg/d 口服；十一酸睾酮（安雄）120～160mg/d 口服；巧理宝 250mg 肌内注射，每周 2 次；十一酸睾酮 0.25g 肌内注射，每周 1 次，首次 1g。疗程至少 6 个月以上。国内报道的有效率为 34.9%～81%，缓解率为 19%～54%。红系疗效较好，一般在治疗后 1 个月网织红细胞开始上升，但血小板多难恢复。部分患者对雄激素有依赖性，停药后复发率达 25%～50%，复发后再用药仍可有效。丙酸睾酮的男性化不良反应较大，出现痤疮、毛发增多、声音变粗、女性闭经、儿童骨成熟加速及骨骺早期融合。17a 烷基类雄激素的男性化不良反应较丙睾为轻，但肝脏毒性反应显著大于丙睾，多数患者服药后出现丙氨酸氨基转移酶升高，严重者发生肝内胆汁淤积性黄疸，但停药后可消散。

（四）其他治疗

其他治疗包括支持疗法。凡有可能引起骨髓损害的物质均应设法祛除，禁用一切对骨髓有抑制作用的药物。积极做好个人卫生和护理工作。对粒细胞缺乏者宜保护性隔离，积极预防感染。输血要掌握指征，准备做骨髓移植者移植前输血会直接影响其成功率，一般以输入浓缩红细胞为妥。严重出血者宜输入浓缩血小板，采用单产或 HLA 相合的血小板输注可提高疗效。反复输血者宜应用去铁胺排铁治疗。

中医药"治宜补肾为本，兼益气活血"。常用中药为鹿角胶、仙茅、仙灵脾、黄芪、生熟地、首乌、当归、苁蓉、巴戟、补骨脂、菟丝子、枸杞子、阿胶等。国内治疗慢性再障常用雄激素合并中医补肾法治疗。

十一、预防

(1) 对造血系统有损害的药物应严格掌握使用指征，防止滥用。在使用过程中要定期观察血象。

(2) 对接触损害造血系统毒物或放射物质的工作者应加强各种防护措施，定期进行血象检查。

(3) 大力开展防治病毒性肝炎及其他病毒感染工作。

十二、纯红细胞再生障碍性贫血

纯红细胞再生障碍性贫血（pure red cell aplasia，PRCA）简称纯红再障，系骨髓红细胞系列选择性再生障碍所致的一组少见综合征。发病机制多数与自身免疫有关。临床上可分为先天性和获得性两大类。获得性又可按病因分为原发性和继发性，按病程分为急性和慢性两型。我国在20世纪80年代前报道的PRCA共95例，其中先天性23例，合并胸腺瘤6例，继发性29例，原发性37例。

本症共同的临床表现是有严重进行性贫血，呈正常红细胞性或轻度大红细胞性贫血，伴网织红细胞显著减少或缺如，外周血白细胞和血小板数正常或接近正常；骨髓有核细胞并不减少，粒系和巨核系增生正常，但幼红细胞系显著减少，应<3%～5%，甚至完全缺乏。个别患者可见幼红细胞系成熟停顿于早期阶段，出现原红细胞小簇且伴巨幼样变，但缺乏较成熟的幼红细胞。铁动力学测定显示，其本质是红细胞生成障碍。

（一）先天性纯红再障

先天性纯红再障（diamond-blackfan贫血）90%于初生到1岁内起病。患者为常染色体显性遗传，少数为隐性遗传。通过连锁分析揭示其遗传基因位点至少有3个，其中2个位点已确定，分别为19q13.2和8p23—22。患儿生长发育迟缓，少数也有轻度先天性畸形，如拇指畸形，亦易伴发恶性疾病。患者红系祖细胞不但数量缺乏，并且质有异常。HbF增多，Ⅰ类抗原持续存在，嘌呤解救途径酶活性增高，说明核酸合成有缺陷。75%的患者对肾上腺皮质激素治疗有效，无效者亦可做骨髓移植。

（二）急性获得性纯红再障

在慢性溶血性贫血的病程中发生病毒感染特别是人类微小病毒B19感染，可选择性抑制红系祖细胞，发生急性纯红再障，又称溶血性贫血的再生障碍危象。某些患者在病毒感染后发生造血功能暂时停顿，导致全血细胞减少，骨髓中出现巨大原始红细胞，系人类微小病毒B19感染红系祖细胞的细胞学表现，又称急性造血停滞。可测定血清中出现人类微小病毒B19的IgG、IgM抗体，两者均为阳性则表示有近期感染，最好测定病毒的DNA序列。急性纯红再障也可发生在1～4岁小儿，数周后自愈，并无感染因素，称儿童暂时性幼红细胞减少症。急性纯红再障尚见于病毒性肝炎和某些药物诱发，如苯妥英、硫唑嘌呤、氯霉素、异烟肼和磺胺类药等，停药后大多数患者会完全恢复。

（三）慢性获得性纯红再障

慢性获得性纯红再障主要见于成人。10%～15%的患者伴有胸腺瘤，仅5%的胸腺瘤患者有纯红再障；这些胸腺瘤多系良性，70%为纺锤细胞型，少数为恶性；女性多见［男女之比为（1:3）～（1:4.5）。少数尚可继发于某些自身免疫病（如系统性红斑狼疮和类风湿关节炎）以及某些肿瘤，如 T 细胞大颗粒淋巴细胞白血病、慢性淋巴细胞白血病、淋巴瘤、免疫母细胞淋巴结病、胆管腺癌、甲状腺癌、支气管肺癌及乳腺癌等。肾衰竭贫血重组 EPO 治疗后产生抗体致 PRCA。原因不明者称原发性获得性纯红再障，系多种免疫机制引起红细胞生成抑制，患者血清中存在抗幼红细胞抗体、抗红细胞生成素抗体或具有抑制性 T 细胞等。患者常伴多种免疫学异常，如免疫球蛋白增高或降低、单株免疫球蛋白及血清多种抗体阳性，如冷凝集素、冷溶血素、嗜异抗体、抗核抗体、Coombs 试验等阳性。不伴胸腺瘤的纯红再障多见于男性（男女之比为 2：1）。

慢性型者均应详细检查有无胸腺瘤，必须进行 X 线胸部后前位、侧位和 20° 斜位摄片，可检出 85%～90% 的胸腺瘤，CT 扫描的检出率可达 100%。胸腺瘤诊断一旦确立，应及早切除，术后贫血的缓解率可达 30%；如术后未获缓解者，应给予免疫抑制剂治疗。

对不伴胸腺瘤的原发性获得性纯红再障患者应及时选用免疫抑制剂如环孢素、ALG/ATG、硫唑嘌呤、环磷酰胺、巯嘌呤等。雷公藤总苷也可选用。环孢素对其的疗效高于再障。有认为大剂量免疫球蛋白和环孢素联合应用可提高疗效。持续性人类微小病毒 B19 感染，HD-IVIG 治疗几乎均有效。治疗有效者常于 1～8 周后出现网织红细胞增多，应用免疫抑制剂治疗可使 6% 以上的患者症状获得缓解，但复发率可达 80%。如各种治疗无效，可做脾切除，但对某些患者有效，无效者术后再应用免疫抑制剂可望有效。体内抗体滴度高者也可选用血浆置换术。达那唑或利妥昔单抗亦可试用。为改善症状可输红细胞，长期反复输血者铁负荷过多，发生率较高，宜及时选用去铁胺。

第五节 淋巴瘤

恶性淋巴瘤（ML）为常见恶性肿瘤之一，1985 年全世界恶性肿瘤患病总数 762 万，其中 ML31.6 万，占 4.1%，居恶性肿瘤第 7 位。中国 ML 相对较低，居中国恶性肿瘤死亡的第 10 位。发病率男性高于女性。在我国 HD 的发病率偏低，仅为 ML 的 10%，而西方国家约高出我国的 3 倍以上。近年的研究已确立 HD 中肿瘤细胞为 B 细胞来源，因此应更名为霍奇金淋巴瘤（HL）。HL 的组织病理学特点与非霍奇金淋巴瘤（NHL）根本不同，在 NHL 中，作为淋巴瘤的细胞类型占明显优势，经常使淋巴结的正常结构完全消失，相反，在 HL 中，Reed-sterberg（R-S）细胞与其单个核前驱的细胞在活体肿瘤组织中。不但不占优势，有时甚至难以发现。在 NHL 中，预后较好的低度恶性淋巴瘤，在我国发病率较低，约为 NHL 的 5%，而欧美则较我国高 8 倍之多；相反，预后较差的高度恶性淋巴瘤，在我国的发病率较高，占 NHL 的 30% 左右，西方国家则偏低。总之，我国 ML 的不利条件多于西方国家。在临床上，由于新药的不断涌现，特别是综合治疗的经验不断积累，HL 的疗效有了明显的提高，Ⅰ、Ⅱ 期的 5 年生存率已高达 85%～90%，即使 Ⅲ B，Ⅳ 期病例，应用联合化疗亦能达到55%～60%的治愈率，NHL也在相当程度上得到明显提高。

淋巴类恶性肿瘤是一组种类繁多且容易混淆的疾病，包括霍奇金病（霍奇金淋巴瘤）和B细胞、T细胞、NK细胞（自然杀伤细胞）肿瘤［统称为非霍奇金淋巴瘤（NHL）和淋巴细胞白血病］。传统的分类法将淋巴肿瘤分为淋巴瘤和白血病，认为淋巴瘤以明显淋巴结或结外的肿块为特征，而白血病则以骨髓和外周血受累但没有肿块为特征。但是，现在我们知道许多B细胞和T-NK细胞肿瘤既可以表现组织肿块也可以表现为外周血中的肿瘤细胞，可以同时发生在一个患者身上或者发生在不同的患者中。因此，与其把它们称为不同疾病，不如认为它们是同一疾病的不同期别或发展阶段。就因为这个原因，现在我们把这些疾病称为淋巴肿瘤而不是淋巴瘤或白血病，保留后两者概念仅有助于描述两者特殊的临床表现。现在的淋巴肿瘤分类中，以肿块为主要特征的称为淋巴瘤，而以循环血瘤细胞为主要表现的称为白血病，既有肿块又有循环血瘤细胞的称为淋巴瘤白血病。最后，浆细胞肿瘤包括多发性骨髓瘤和浆细胞瘤，过去被划在"淋巴瘤"之外，但浆细胞是B细胞系的一部分，因此，这些肿瘤是B细胞肿瘤，现已重新被划入淋巴肿瘤中。

一、淋巴肿瘤WHO分类

1.B细胞肿瘤

（1）前B细胞肿瘤：前B淋巴母细胞白血病/淋巴瘤（前B细胞急性淋巴母细胞白血病）。

（2）成熟（外周）B细胞肿瘤：

①B细胞慢性淋巴母细胞白血病/小淋巴细胞淋巴瘤。

②B细胞前淋巴细胞白血病。

③淋巴浆细胞淋巴瘤。

④脾边缘带B细胞淋巴瘤（有或无绒毛样淋巴细胞）。

⑤毛细胞白血病。

⑥浆细胞骨髓瘤/浆细胞瘤。

⑦结外边缘带B细胞淋巴瘤MALT型。

⑧结内边缘带B细胞淋巴瘤（有或无单核样B细胞）。

⑨滤泡淋巴瘤。

⑩套细胞淋巴瘤。

弥漫大B细胞淋巴瘤。

Burkitt淋巴瘤/Burkitt细胞白血病。

2.T细胞和NK细胞肿瘤

（1）前T细胞肿瘤：前T淋巴母细胞淋巴瘤/白血病（前T细胞急性淋巴母细胞白血病）。

(2) 成熟（外周）T-NK 细胞肿瘤：

① T 细胞前淋巴细胞白血病。

② T 细胞颗粒淋巴细胞白血病。

③ 侵袭性 NK 细胞白血病。

④ 成人 T 细胞淋巴瘤/白血病。

⑤ 结外 NK 细胞淋巴瘤，鼻型。

⑥ 肠病型 T 细胞淋巴瘤。

⑦ 肝脾 γ/δT 细胞淋巴瘤。

⑧ 皮下脂膜炎样 T 细胞淋巴瘤。

⑨ 蕈样霉菌病/Sezary 综合征。

⑩ 间变大细胞淋巴瘤，T/null（裸）细胞，原发皮肤型。

外周 T 细胞淋巴瘤，没有其他特征（非特指）。

血管免疫母细胞 T 细胞淋巴瘤。

间变大细胞淋巴瘤，T/null（裸）细胞，原发全身型。

(3) 霍奇金淋巴瘤的主要分类：

① 结节性淋巴细胞为主型霍奇金淋巴瘤（NLPHL）。

② 典型霍奇金淋巴瘤（CHL）：

a. 结节硬化型霍奇金淋巴瘤（NSFIL）。

b. 混合细胞型霍奇金淋巴瘤（MCHL）。

c. 富淋巴细胞性经典的霍奇金淋巴瘤（LRCHL）。

d. 淋巴细胞衰减型霍奇金淋巴瘤（LDHL）。

二、病因、诱因

病因尚未阐明，病毒病因学是目前最受重视的。有报道，HL 在学校与家庭成员中有群集发生现象，故推测 HL 与某种病原体传染有关，尤其是能引起传染性单核细胞增多症的 EB 病毒（EBV）。但目前尚缺乏直接有力的佐证。淋巴瘤的发病还与其他诸多因素有关，如免疫因素、环境因素、某些疾病、遗传因素等。

三、诊断

(一) 临床表现

1. 霍奇金淋巴瘤

(1) 局部表现：

① 淋巴结肿大：HL 大多首先侵犯表浅或纵隔、腹膜后、肠系膜淋巴结，仅 9% 可为

结外侵犯。淋巴结肿大的特点为无痛性、表面光滑、活动，按压质韧、饱满、均匀，早期活动，孤立或散在于颈部、腋下、腹股沟等处，晚期则互相融合，与皮肤粘连，不活动，或可形成溃疡。淋巴结的肿大多为渐进性，浅表淋巴结受累以颈部、锁骨上窝、腋下多见，而髂血管周围、腹股沟、股三角区、滑车淋巴结均少见。HL 的淋巴结受累多为邻近部位，而 NHL 受侵淋巴结为跳跃性，无一定规律。

②纵隔：纵隔亦是 HL 好发部位之一，多数患者在初期多无明显症状，主要表现为 X 线片上有中纵隔和前纵隔的分叶状阴影。病变进展迅速则可发生上腔静脉压迫症，但较 NHL 和肺癌明显少见。

③肝与脾：脾为最早的血行转移侵犯的部位，而肝侵犯则继发于脾侵犯之后，所以在临床上有脾侵犯者也可能有肝侵犯，而脾无受累者单有肝侵犯则很少见。

④结外器官：HL 在罕见的情况下亦可有结外器官，如骨、咽淋巴环、皮肤、消化道、脑等侵犯。

（2）全身表现：

①全身症状：HL 患者在发现淋巴结肿大前或同时出现发热、皮痒、盗汗及消瘦等全身症状。有的患者长期不规则发热，原因不明，经 2 年以上始发现表浅淋巴结肿大可得确诊；也有少数患者伴有隐匿性的病灶，长期发热，先为周期性，以后变为持续性。皮痒多出现在确诊 HL 前的数月和数年，首先为局部皮肤瘙痒，如果未能确诊和及时治疗，可逐渐发展为表皮脱落、色素沉着和其他的皮肤继发改变。持续发热、多汗、体重下降等可能标志着疾病进展、机体免疫功能衰竭，预后不佳。

②贫血：一些 HL 患者在就诊时即有贫血，甚至发生于淋巴结肿大前几个月，晚期患者更常出现贫血。进行性贫血和血沉加快是临床判断 HL 发展与否的一个重要指标。

2. 非霍奇金淋巴瘤

（1）淋巴结肿大：淋巴结肿大是本病最常见的表现。60%～70% 的患者因淋巴结肿大就诊，淋巴结常呈无痛性、进行性肿大及"橡皮样"感，常见颈部、腋窝、腹股沟部、腹部及纵隔淋巴结肿大。淋巴结的肿大可呈跳跃式。肿大淋巴结可压迫临近的淋巴管、血管、气管等引起肢体水肿、上腔静脉压迫综合征等。

（2）淋巴结外病变的表现：约 1/3 的非霍奇金淋巴瘤原发于淋巴结外器官的淋巴组织。原发胃肠道淋巴瘤是最常见的结外淋巴瘤，约占结外淋巴瘤的 1/3，常表现为腹痛、呕吐、腹泻及胃肠道出血、梗阻和穿孔等。原发呼吸道淋巴瘤可表现为胸痛、咳嗽、咯血、呼吸困难。原发咽淋巴环淋巴瘤可有鼻塞、血涕、耳鸣、听力减退、咽部不适、溃疡、扁桃体肿大等。原发中枢神经系统表现为头疼、呕吐、麻痹和意识障碍。累及骨骼则骨痛、活动受限或病理性骨折。淋巴瘤累及骨髓可有贫血、出血。皮肤病变可表现为皮肤斑丘疹、肿块、溃疡等。总之，非霍奇金淋巴瘤可原发或转移至全身任何器官从而导致出现相应器官受累的症状、体征，使临床表现多种多样、变化多端。

（3）全身症状：初诊10%～20%的患者出现如发热、盗汗、消瘦和皮肤瘙痒等全身症状。

（二）辅助检查

1. 血液学和骨髓检查

早期患者血象多正常，若继发自身免疫性溶血或肿瘤累及骨髓可发生贫血、血小板减少及出血。9%～16%的患者可出现白血病转化，常见于弥漫性小淋巴细胞性淋巴瘤、淋巴母细胞性淋巴瘤及弥漫型大细胞淋巴瘤等。

2. 生化检查

可有血沉、血清乳酸脱氢酶、β2-微球蛋白及碱性磷酸酶升高，单克隆或多克隆免疫球蛋白升高，以上改变常可作为肿瘤负荷及病情检测指标。

3. 免疫学表型检测

采取组织切片免疫组化染色方法或流式细胞术应用单克隆抗体进行免疫学表型检测，可用于 NHL 的鉴别诊断、诊断和分型。常用的单克隆抗体标记物包括 CD_{45}（白细胞共同抗原），用于鉴定其白细胞来源，阳性率70%～80%；CD19、CD20、CD22、CD45RA、CD5、CD10、CD23、免疫球蛋白轻链κ及λ等，用于鉴定 B 淋巴细胞表型，阳性率约90%；CD2、CD3、CD5、CD7、CD45RO、CD4、CD8 等，用于鉴定 T 淋巴细胞表型，阳性率约90%；CD34 及 TdT，常见于淋巴母细胞淋巴瘤表型；CD30 和 CD56，分别用于识别间变性大细胞淋巴瘤及 NK 细胞淋巴瘤。

4. 细胞遗传学

细胞遗传学研究表明，90%的非霍奇金淋巴瘤存在非随机性染色体核型异常，常见为染色体易位、部分缺失和扩增等。非霍奇金淋巴瘤的不同类型多有各自的分子细胞遗传学特征。

5. 影像学检查

B 超检查可发现体检时触诊时遗漏的浅表淋巴结；X 线胸片和 CT 可了解纵隔有无增宽、纵隔淋巴结有无肿大；腹部 B 超和 CT 检查可了解有无肝脾大、浸润及腹膜后淋巴结有无肿大。

6. 病理学检查

病理学检查是确诊淋巴瘤的"金标准"。

（1）霍奇金淋巴瘤的病理与分型：病理组织学检查发现 R-S 细胞是 HL 的特点，R-S 细胞形态学以及细胞背景组成不同，形成了 HL 的病理学亚型分型的基础。1966年，Rye 会议将 HL 分为淋巴细胞为主型、混合细胞型、结节硬化型和淋巴细胞消减型 4 型。

（2）非霍奇金淋巴瘤的病理与分型：NHL镜下正常淋巴结结构破坏，淋巴滤泡和淋巴窦可消失。增生或浸润的淋巴瘤细胞成分单一、排列紧密，大部分为B细胞性。NHL常原发累及结外淋巴组织，往往跳跃性播散。

（三）诊断要点

凡进行性、无痛性的淋巴结肿大，应考虑到恶性淋巴瘤（ML），包括HL和NHL，如果肿大的淋巴结具有饱满、质韧等特点，就更应该考虑到HL和NHL。再根据HL和NHL的不同临床特点、病理特征进一步区分之。

1. 病理检查

要确定ML诊断必须取活检。病理组织学证实，要注意以下几点：

（1）取表浅淋巴结活检，要选择肿大，而且有丰满、质韧等淋巴瘤特点的淋巴结，最好完整切除，以便观察到淋巴结结构。除非不得已，才做部分淋巴结切除活检。

（2）尽量选择受炎症干扰较小的部位的淋巴结活检，如滑车上淋巴结、腋下淋巴结、锁骨上淋巴结、颏下淋巴结等，而颌下淋巴结肿大大多与口腔炎症有关，腹股沟淋巴结肿大则与下肢感染有关，常见如足癣感染。

（3）纵隔淋巴结肿大，特别是无浅表淋巴结肿大的患者，也要在进行全面检查后，用纵隔镜，甚至不惜开胸取活检，因为纵隔淋巴结肿大，可为良性，也可为恶性。

（4）活检术中，注意勿挤压组织，以免影响诊断结果。

（5）针吸穿刺或针吸活检对诊断HL是不合适的，因取到的组织太少，既不能定性（或勉强可以定性），也多不能分型。

2. 影像学检查

X线检查、CT、MRI、B超、淋巴造影、胃肠造影、肾盂造影等，可根据病情选用；这些检查，可了解深部病变的侵犯程度、侵犯范围，对临床分期、对制定治疗计划和预后的判断以及对临床疗效的观察，均能提示依据。所以，影像学检查是诊断HL的不可缺少的手段。

3. 血液学检查

转肽酶（r-GT）升高，血沉（ESR）增高，血清乳酸脱氢酶（LDH）、β_2-MG水平增高均可作为参考。

4. 临床分期

按照Ann Arbor临床分期。

Ⅰ期：病变仅限于1个淋巴结区（Ⅰ）或单个结外器官局部受累（ⅠE）。

Ⅱ期：病变累及横膈同侧2个或2个以上的淋巴结区（Ⅱ），或病变局限侵犯淋巴结以外器官及横膈同侧1个以上淋巴结区（ⅡE）。

Ⅲ期：横膈上下均有淋巴结病变（Ⅲ）。可伴有脾累及（ⅢS）、结外器官局限受累（ⅢE）或脾与局限性结外器官受累（ⅢSE）。

Ⅳ期：1个或多个结外器官受到广泛性或播散性侵犯，伴或不伴淋巴结肿大。肝或骨髓只要受到累及均属Ⅳ期。

A. 无全身症状。

B. 不明原因的发热 > 38℃ 连续 3d 以上，盗汗，在半年以内不明原因的体重下降 10%。

（四）鉴别诊断

1. 淋巴结炎

常有相应引流区域的感染症状，肿大的淋巴结质地一般较软，触痛明显。抗感染治疗有效。

2. 淋巴结结核

肿大的淋巴结常位于颈部两侧，质地较韧，淋巴结呈串珠样排列，可彼此融合，与周围组织粘连，晚期由于软化、溃破形成窦道。抗结核治疗有效。

3. 组织坏死性淋巴结炎

组织坏死性淋巴结炎是一种发生于淋巴结的良性自限性疾病，多见于亚洲国家。好发于年轻人，以颈部淋巴结肿大为著，也可遍及全身。淋巴结直径一般 < 2cm，质地偏硬，活动时可有疼痛，但无红肿，多与发热同时出现。发热为长期反复发热，呈周期性，抗生素治疗无效，激素治疗有效。病程中可有贫血、白细胞减少或正常。血沉增快。淋巴结病理可有增生、坏死表现。

4. Castleman 病

Castleman 病属原因未明的反应性淋巴结病之一，临床上以深部或浅表淋巴结显著增大为特点，有时直径可超过 10cm，部分病例可伴有全身症状和（或）多系统损害。淋巴结活检可明确诊断。

5. 病毒感染如传染性单核细胞增多症

这是一种由 EBV 引起的感染性疾病，也可有全身性淋巴结肿大，以颈后三角最为常见，腋下及腹股沟次之。淋巴结一般均较小，中等硬度，分散，无粘连，无明显压痛，常与热退后数星期消失。同时伴有发热、咽峡炎、肝脾大、皮疹等表现，外周血白细胞数可增高，以淋巴细胞为主，异型淋巴细胞 > 20%，嗜异凝集试验阳性，EBV 抗体阳性。

6. 转移癌

颈部淋巴结肿大应排除鼻咽癌、甲状腺癌等，纵隔肿块需除外肺癌、胸腺瘤，腋下淋巴结肿大应与乳腺癌鉴别。此类淋巴结质地硬，固定，与周围组织粘连，无触痛，淋巴结活检可明确诊断。

（五）易误诊、漏诊的原因

（1）部分患者以皮肤瘙痒为首发症状，皮痒可出现在确诊HL前的数月和数年，易误诊为单纯皮肤病变。淋巴瘤患者的局部皮肤瘙痒，如果未能确诊和得到及时治疗，可逐渐发展为表皮脱落、色素沉着和其他的皮肤继发改变。

（2）一些患者以贫血症状为主诉就诊，易误诊为营养性贫血、MDS等疾病。该类患者贫血一般在疾病晚期常见，应仔细进行体格检查，看有无肿大的淋巴结，淋巴结活检和骨髓细胞学检查有助于明确诊断。

（3）相当一部分淋巴瘤患者以原因不明的长期不规则发热就诊，少数先为周期性，后变为持续性。该类患者易误诊为感染性发热或风湿性疾病。全面可靠的病史（尤其是诊治经过）、细致的体格检查及必要的辅助检查如NAP、风湿系列、LDH、血沉等有助于鉴别，淋巴结活检可确诊。

（4）非霍奇金淋巴瘤结外病变常见，原发胃肠道淋巴瘤常表现为腹痛、呕吐、腹泻及胃肠道出血、梗阻和穿孔等，易误诊为胃肠道疾病如胃肠炎、急腹症、胃癌、结肠癌、肠结核等；原发于呼吸道淋巴瘤可表现为胸痛、咳嗽、咯血、呼吸困难，易误诊为肺炎、肺结核、肺癌等呼吸道疾病；原发咽淋巴环淋巴瘤可有鼻塞、血涕、耳鸣、听力减退、咽部不适、溃疡、扁桃体肿大等表现，易误诊为鼻窦炎、咽炎、中耳炎、鼻咽癌等；原发中枢神经系统表现为头疼、呕吐、麻痹和意识障碍，易与脑血管疾病如脑出血、脑梗死、脑瘤相混淆；累及骨骼则骨痛、活动受限或病理性骨折，易误诊为多发性骨髓瘤、其他恶性肿瘤骨转移等。单纯依靠临床表现有时很难做出鉴别，病理学检查是确诊的依据。

（5）部分患者以多发淋巴结肿大就诊，可能最初取淋巴结活检示非特异性淋巴结炎，经治疗后肿大的淋巴结消退，但过一段时间后，淋巴结又再次出现肿大。此时诊断应谨慎，不应认为淋巴结炎的诊断是已明确的，应进行密切观察，必要时再次取活检，以免发生淋巴瘤漏诊的情况。

四、治疗

（一）霍奇金淋巴瘤

1. 治疗原则

近年来国际霍奇金淋巴瘤的治疗策略逐步有所改变。主要目的和方向是在提高现有疗效的基础上，减轻放射剂量，缩小照射范围，寻求合理的放、化疗综合治疗，探索新药和新的化疗方案，降低远期并发症和改善生活质量。

V.Dtehl对HL的早期治疗，建议遵循如下原则：

(1) 放弃剖腹分期手术，因早期 HL 采用化疗和放疗的综合治疗，化疗能有效地消除隐匿病变。1993 年，EORTC 研究组结果报道随机采用 A 组：临床分期＞单用放疗＞复发者用合理补救治疗。B 组：剖腹分期＞放疗＞复发者补救化疗。结果，6 年总生存率：A 组：93%，B 组：89%，B 组反较 A 组为低，因部分患者死于手术并发症。因此，EORTC 和 GHSG（德国霍奇金淋巴瘤协作组）决定取消常规剖腹分期手术。

(2) 对早期 HL（Ⅰ、Ⅱ期）分为预后良好组和预后不良组分别进行治疗研究。预后良好因素为：①年龄 ≤50 岁。②无显著纵隔肿大。③ESR＜50 mm/h 和无 B 症状，或虽有 B 症状，但 ESR＜30mm/h。④病变受累局限于 1N3 个区域。预后不良因素为：①年龄 ≥50 岁。②巨大纵隔肿块（＞胸腔横径的 1/3）。③结外受累。④脾受累。⑤ESR≥30 mm/h 有 B 症状或 ESR≥50mm/h，无 B 症状。⑥病变受累 ≥3 个区域。预后良好组早期 HL 建议采用化疗加放疗的综合治疗方式，即 ABVD 或 EBVP 或 MOPP 化疗 4～6 周期，继以受累野放疗，可能 20～30Gy 已够。预后不良组亦建议采用化疗加受累野放疗，但为了减少治疗失败率，建议进一步探索新的强化化疗方案，BEACOPP 和 Stanford V 方案可考虑用于早期预后不良组的 HL 的治疗。

(3) 晚期 HL 仍以化疗为主，目前认为标准化疗方案为 ABVD 或 MOPP/ABVD 交替。近年来研究的新方案 BEACOPP 及 Stanford V 疗效与 ABVD 相当，尚未见不良反应明显增加，故亦被认为是治疗晚期 HL 的新的标准化疗方案，但尚需进一步研究。以上方案应予以连续治疗 6 周期，即达 CR（完全缓解）后再加 2 周期。临床观察化疗后复发常见于原有病灶，特别是淋巴结部位病灶。许多回顾性研究亦表明，联合应用化疗和放疗治疗晚期 HL 疗效较单用化疗好。因此，目前对具有巨块病变，特别是纵隔巨块病变，采用以上方案化疗 6 周期后再予受累野放疗。化疗或化疗联合放疗治疗失败后可进一步采取高剂量化疗加自体造血干细胞移植治疗。临床亦正在研究推荐对某些高危晚期 HL 早期选用大剂量化疗加自体造血干细胞移植治疗。

2. 复发和难治性 HL 的治疗

HL 患者经治疗达 CR 后，约 1/3 将出现复发，对复发患者的处理就不及初治者顺利，对复发和难治性患者的解救治疗也应与下列情况区别对待。

(1) 放疗后复发的早期 HL 的解救治疗：早期 HL 放疗后复发采取联合化疗能取得令人满意的结果，因此，不需高剂量化疗加自体造血干细胞移植。复发后解救治疗的预后，分期是主要因素。Stanford 研究组对比经 STLT 或 TLI 治疗后复发的 HL 的治疗显示，复发后仍为ⅠA 和ⅡA 无 B 症状的 HL，采用联合化疗已足够，10 年无病生存率为 90%，而ⅢA、Ⅳ期或同时具有 B 症状者，联合化疗 10 年无病生存率分别为 58% 和 34%。早期放疗后复发常采用 MOPP 方案化疗，疗后 10 年无第 2 次复发生存率为 57%。目前研究证实 ABVD 方案优于 MOPP 方案。米兰研究组显示，MOPP 和 ABVD 治疗后无复发生存率分别为59%和81%。另外，病理类型以淋巴细胞为主型和结节硬化型患者的解救化疗疗效也明显优于混合细胞型及淋巴细胞消减型。

（2）化疗后复发和难治的解救治疗：临床上将联合化疗后复发和难治分为3种情况。①原发耐药，初始治疗反应差。②经联合化疗后达到CR，但缓解＜1年。③经联合化疗后达CR，其缓解＞1年再出现复发。原发耐药者，中位生存＜1.5年，8年生存率为0%。早复发改换非交叉耐药的新方案CR率＜30%，中位生存为2.5年，20年生存率为11%。晚复发用MOPP或交替方案治疗仍可获得＞80%的CR率，中位生存＞4年，20年生存率为22%。其他影响常规化疗后复发难治患者的不良预后因素为：①B症状。②结外侵犯。③老年患者。研究提出，凡经化疗达CR，无病生存期＞1年复发者，用原联合化疗方案解救治疗，凡无病生存期＜1年复发者，则需改换新方案解救治疗，以期改善疗效。

3. 大剂量化疗

合并自体造血干细胞移植治疗HL常规化疗和放疗的综合治疗已改变了HL的预后，80%的早期HL和60%的晚期HL可获得治愈。但首次诱导化疗未能达完全缓解的原发耐药者或在CR后短期内迅速复发者常规解救治疗效果不理想。高剂量化、放疗和自体造血干细胞移植（ASCT），为此类患者提供了一种新的可治愈手段。总之，霍奇金淋巴瘤应采用最合理的并且也应是痛苦最小、最经济的治疗方案，不仅使患者长期生存而且得到最好的生活质量（最少的远期并发症），这是霍奇金淋巴瘤也是肿瘤治疗临床发展的新方向。

（二）非霍奇金淋巴瘤

国际NHL预后因素研究组采用一些疗前的预后因素建立了一个适用于侵袭性NHL的预后预测模型。发现有5个具有独立的统计学意义的疗前因素：年龄（60比＞60岁）；肿瘤分期Ⅰ或Ⅱ期（局部）比Ⅲ或Ⅳ期（晚期）；结外受侵部位的数目（1比＞1个）；患者行为状态（0或1比＞2）；血清LDH水平（正常比异常）。利用这5个疗前因素，根据出现危险因素的数量将患者分为4个危险组：低危组（0或1分）、低中危组（2分）、中高危组（3分）、高危组（4或5分）。以危险因素分析患者的完全缓解（CR）、无复发生存（RFS）和总生存（OS）时，发现他们的预后有很大差别。结果显示，低危患者的CR率有87%，5年OS率为73%，而高危组患者的CR率为44%，5年OS率为26%。在只对更年轻患者的分析中，也观察到了相似的情况，生存率的降低与不良因素的数量相关。IPI也可用于惰性淋巴瘤，IPI的有效性在T细胞淋巴瘤患者中也得到确认。

非霍奇金淋巴瘤是发生于单一亲本细胞的单克隆恶性增殖，瘤细胞的基因重排高度一致，不同于正常淋巴组织和良性淋巴组织增生性疾病呈多克隆性，因此，可作为非霍奇金淋巴瘤的基因标志。IgH基因重排常作为B细胞淋巴瘤的基因标志，TCRγ或β基因重排常作为T细胞淋巴瘤的基因标志，阳性率均可达70%~80%。细胞遗传学及基因标志可用于非霍奇金淋巴瘤的诊断、分型及评估预后。应用PCR技术检测单克隆性基因重排具有高度敏感性可达$10^{-3} \sim 10^{-5}$，临床可用于肿瘤微小病灶的检测。

非霍奇金淋巴瘤对放疗及化疗敏感，是可能治愈的肿瘤。

1. 惰性非霍奇金淋巴瘤的治疗

惰性非霍奇金淋巴瘤包括小淋巴细胞淋巴瘤、淋巴浆细胞性淋巴瘤、边缘带B细胞淋巴瘤、滤泡型淋巴瘤及蕈样真菌病。惰性非霍奇金淋巴瘤自然病程长，进展缓慢，中数生存期6～7年。惰性淋巴瘤早期（Ⅰ、Ⅱ期）很少见，不超过10%，且主要为滤泡型。治疗目前多推荐区域照射，即照射受累淋巴结区及其两侧各一邻近未受累淋巴结区。照射剂量30～40Gy。放疗5～10年无病生存率约为60%。联合化疗也可达到相近疗效。晚期病例因病情进展缓慢，可长期无症状，生活质量良好。目前多主张密切观察暂时不治疗，以避免长期反复化疗引起耐药性及过度治疗的并发症。待病情恶化（如出现消瘦、低热、淋巴结、肝和脾进行性大或器官压迫、贫血、外周血淋巴细胞明显增高等表现）时开始化疗。化疗常采用单一药物化疗如苯丁酸氮芥4～6mg/d或环磷酰胺100～200mg/d，口服，连服2～3周，间歇应用，可联合服用泼尼松。亦可应用COP、COPP或CHOP联合化疗方案。新药氟达拉宾治疗复发病例有效率为40%～50%。干扰素配合化疗可巩固延长疗效。新近应用CD20单克隆抗体治疗瘤细胞CD20阳性的患者，尤适用于滤泡型淋巴瘤，有效率为40%～50%。若有巨大肿块或肿大淋巴结引起压迫症状可局部病灶野放射治疗。

2. 侵袭性非霍奇金淋巴瘤的治疗

侵袭性淋巴瘤包括弥漫性大B细胞淋巴瘤、滤泡型淋巴瘤（Ⅲ级）、套细胞淋巴瘤、外周T细胞淋巴瘤（特指的和非特指的亚型）及间变性大细胞淋巴瘤。此类淋巴瘤病情进展较快，迅速经淋巴路及血行播散，自然病程短，不治疗多于1～2年内死亡。经化疗及放疗约40%可能长期存活。由于侵袭性淋巴瘤的上述生物学特点治疗以积极的多药联合化疗为主，可配合局部放疗（如巨大肿块、脑病变等）。近20余年来出现了多个联合化疗方案，经多中心随机比较研究表明各方案的完全缓解率（44%～56%）和3年生存率（50%～54%）均无显著性差异，但CHOP方案严重不良反应低。迄今CHOP方案公认为是治疗侵袭性淋巴瘤的"金标准"化疗方案。化疗应力争达到完全缓解，其后给予2～3个周期的巩固化疗，总共需6～9个周期。巨大肿块或残存病灶可加局部病灶野放疗。国际非霍奇金淋巴瘤预后指数分组有助于指导选择治疗方案及评估预后。高危病例可选择强化的联合化疗。初治不能达到完全缓解的难治病例和复发病例给予挽救联合化疗，常用药物有异环磷酰胺、阿糖胞苷、依托泊苷及顺铂等。完全缓解率仅20%～30%，且缓解期短。难治及复发病例特别是化疗尚敏感者可进行大剂量化疗与放疗联合自体造血干细胞移植。化疗敏感者疗效较好，长期无病生存率30%～40%。

3. 高侵袭性淋巴瘤

（1）Burkitt 淋巴瘤：

Burkitt 淋巴瘤呈高度侵袭性，多见于儿童，发病呈地方性（非洲）及散发性，多原发淋巴结外部位常见颌面部及腹部，易播散至骨髓及中枢神经系统。治疗应给予短期积极的强化联合化疗，近年应用包括较大剂量环磷酰胺、甲氨蝶呤或阿糖胞苷以及联合阿霉素、长春新碱、依托泊苷及泼尼松等组成联合化疗方案，并予中枢神经系统预防治疗，疗效显著提高，2 年无病生存率 50%～70%。

（2）淋巴母细胞淋巴瘤：

淋巴母细胞淋巴瘤多来自 T 淋巴细胞，呈高度侵袭性，进展迅猛，常累及纵隔、中枢神经系统、骨髓，并常转化为白血病。新近认为淋巴母细胞淋巴瘤与急性淋巴母细胞白血病为同一疾病的不同临床表现。治疗采用高危急性淋巴母细胞白血病的治疗策略，给予积极的诱导化疗（常用蒽环类药、环磷酰胺、长春新碱、泼尼松及左旋门冬酰氨酶、阿糖胞苷等）及中枢神经系统预防治疗（如鞘内注射甲氨蝶呤或全身应用大剂量甲氨蝶呤联合亚叶酸钙解救）。完全缓解后给予巩固化疗。并应用甲氨蝶呤、巯嘌呤、长春新碱、泼尼松等药进行维持化疗，共治疗约 2 年，成人治疗 5 年生存率为 30%～40%，新近应用新的强化化疗方案疗效明显提高。高危患者可进行大剂量化疗、放疗联合自体或异体造血干细胞移植。

（三）治疗中应注意的问题

（1）淋巴瘤患者本身免疫力低下，加之治疗过程中需用较大剂量的糖皮质激素治疗，特别容易并发结核，有学者形容淋巴瘤与结核是人与影子的关系，如淋巴瘤患者在治疗有效后又出现反复发热的情况，一定不要忘记有无伴发结核的可能，应及时进行检查，以免延误治疗。

（2）在治疗过程中要注意化疗毒不良反应的防治，要同时应用增强机体免疫力、保肝、保心、止吐等治疗，并注意防治末梢神经炎和骨髓抑制。

第六节 急性粒细胞缺乏症

在粒细胞中，中性粒细胞占绝大多数，因此，通常所说的粒细胞减少即指中性粒细胞减少。外周血中性粒细胞绝对计数在成人 $< 2.0×10^9$/L，儿童 $< 1.8×10^9$/L（≥10 岁）或 $< 1.5×10^9$/L（＜10 岁）时，称为中性粒细胞减少；严重者 $< 0.5×10^9$/L 时，称为粒细胞缺乏症。急性粒细胞缺乏系指突然发病，粒细胞缺乏，常伴发热感染为特征的综合征。本病起病急骤、发展迅速，常合并严重感染，病死率高，是内科急症之一。

一、病因及发病机制

（一）药物

药物性粒细胞缺乏症在临床上最为常见，可引起粒细胞缺乏的药物繁多，主要包括细胞毒类药物和某些偶尔引起粒细胞缺乏的药物。细胞毒类药物的作用是剂量依赖性的，只要剂量足够就可以抑制骨髓内各个系统细胞的分裂和增生，出现中性粒细胞显著减少。一般在用药后 5～12d 后出现，1 周左右为抑制高峰。白血病患者化疗后常出现严重的粒细胞缺乏，中性粒细胞可＜ $0.01×10^9$/L，常伴其他两系细胞的减少。这类药物主要包括氮芥、长春新碱、阿糖胞苷、多柔比星等。另一些药物引起粒细胞缺乏与用药剂量无关，只在少数患者引起外周血中性粒细胞数选择性缺乏为特征的血液学超敏反应。患者多数于用药 2～3 周内起病，短者数小时，甚至偶有服药后即刻起病者。其发病机制一般认为与免疫等因素有关，如大剂量半合成青霉素或氨基比林，可作为半抗原，在敏感者体内与白细胞蛋白结合成完全抗原，刺激机体产生能引起粒细胞凝集的抗体，从而血液中直接溶解粒细胞，或经脾及其他部位迅速破坏粒细胞。

近年来国内有关杂志文章报道的可引起粒细胞缺乏的药物有以下几种：

（1）细胞毒药物：氮芥、白消安、苯丁酸氮介、长春新碱、阿糖胞苷、多柔比星、柔红霉素、表柔比星、氟达拉宾等。

（2）解热镇痛药：氨基比林、安乃近、吲哚美辛、阿尼利定、速效伤风胶囊、阿司匹林、安替比林、感冒清、复方感冒灵等。

（3）抗生素：氯霉素、β 内酰胺类抗生素中的氨苄西林和头孢霉素类、万古霉素、阿奇霉素、磷霉素、诺氟沙星等；抗结核药中的异烟肼、利福平、链霉素等；磺胺类药中的复方新诺明、磺胺吡啶等。

（4）抗病毒药：阿昔洛韦、双脱氧肌苷、膦甲酸钠、更昔洛韦、利巴韦林等。

（5）抗甲状腺药：甲巯咪唑、丙硫氧嘧啶、甲硫氧嘧啶、硫氧嘧啶、甲亢平等。

（6）抗精神病、惊厥、癫痫药：氯氮平、苯妥英钠、苯巴比妥、卡马西平、氯丙嗪、奋乃静等。

（7）H_2 受体阻滞剂：西咪替丁、雷尼替丁、奥美拉唑等。

（8）心血管病药：卡托普利、利舍平、甲基多巴等降压药；普萘洛尔、普鲁卡因胺、奎尼丁、安搏氯定等抗心律失常药等。

（9）降糖药：氯磺丙脲、甲苯磺丁脲。

（10）抗组胺药：苯海拉明、氯苯那敏等。

（11）免疫调节药：硫唑嘌呤、左旋咪唑、吗替麦考酚酯（骁悉）等。

（二）感染

某些病原体在严重感染时可引起粒细胞缺乏症，包括病毒、细菌、支原体等，多数为一过性，在病原体感染急性期出现，病情恢复时，粒细胞恢复正常。其发病机制有以下几种可能：

（1）中性粒细胞吸附至边缘池增多。

（2）病毒感染可损伤中性粒细胞或抑制集落刺激因子产生。

（3）严重感染者细菌毒素导致骨髓造血受抑。

（4）外周血粒细胞破坏增加或消耗过多。常见疾病有伤寒、副伤寒、败血症、急性粟粒性结核、布氏杆菌病（波状热）、急性病毒性肝炎、获得性免疫缺陷综合征（AIDS）、登革热、立克次体感染等。

（三）免疫性

自身免疫性疾病（如系统性红斑狼疮、类风湿关节炎、Felty综合征等）、某些伴有自身免疫紊乱的疾病（如慢性肝炎、霍奇金病）患者，由于血液中存在中性粒细胞自身免疫抗体或免疫复合物，导致引起中性粒细胞在血液中破坏增加及在骨髓中生成障碍。

（四）骨髓异常细胞浸润

在急性白血病、骨髓增生异常综合征（MDS）、恶性组织细胞病等血液系统疾病时，骨髓被异常细胞或组织侵占，从而导致粒细胞减少或缺乏。

二、诊断

（一）临床表现特点

1. 起病特点

由于直接抑制骨髓而引起的粒细胞缺乏症，一般疗程长，常在用药后的5～40d后出现。抗癌药物的骨髓抑制作用1周左右为高峰，粒细胞逐渐减少，有可预见性。相反，氨基比林、磺胺类、青霉素或抗甲状腺药等引起的免疫性粒细胞缺乏症，多数于用药7～14d内呈急性或亚急性起病，或再次给药后即刻发病。

2. 全身性症状

药物引起的免疫性粒细胞缺乏时，患者可有高热、头痛、恶心、面部潮红、肌肉与关节疼痛和极度乏力等症状，这些症状与补体激活后，中性粒细胞的大量血管内溶解破坏有关。但临床工作中常难以判断这些症状是由粒细胞的破坏引起，还是因严重感染引起。药物过敏的其他表现虽然偶有发生，但不常见，如皮疹、皮肤瘙痒、关节痛、肝损害、黄疸、狼疮样综合征等。

3. 感染引起的症状

粒细胞缺乏的持续时间（>72h）和中性粒细胞减少的程度是感染的重要危险因素。据统计，当患者中性粒细胞在 $0.1×10^9/L \sim 0.5×10^9/L$ 时，感染发生率为36%，$<0.1×10^9/L$ 时，53%的患者将发生感染。患者出现寒战、高热、头痛，口腔、鼻腔、咽峡、肛门、阴道等平时细菌藏匿之处的黏膜可迅速发生坏死性溃疡，被以灰白色、褐黄色或绿黑色假膜。可出现急性咽喉炎、黏膜坏死性溃疡、颌下及颈部急性淋巴结炎，急性患者症状在数小时至数日内发展至高峰，严重的肺部感染、败血症、脓毒血症等往往导致患者死亡。由于粒细胞缺乏，感染病灶的炎症浸润可不明显，因此脓液很少形成，患者可无明显局部症状但已发生严重败血症。如及时治疗，随着粒细胞计数的上升，症状可逐渐消除。

（二）实验室及辅助检查特点

1. 血常规

中性白细胞绝对计数严重减少，$<0.5×10^9/L$，有时完全缺如。白细胞总数显著下降，通常减至 $1×10^9/L$ 左右，偶可降至 $0.5×10^9/L$ 或者更低。血片示粒细胞空泡形成，颗粒粗大，并可见中毒性颗粒及胞质浓缩等改变。淋巴细胞和单核细胞可有不同程度的增高。细胞毒药物及骨髓浸润引起者常同时伴血红蛋白与血小板计数的下降。

2. 骨髓象

表现主要依赖于两个因素，即引起粒缺的机制以及骨髓抽吸时疾病所处的阶段。因免疫机制引起的粒缺，由于粒细胞的大量溶解破坏，早期与恢复期髓象均呈增生活跃，而增生低下仅见于中间期。在骨髓抑制型所致粒细胞缺乏时，早期与中间期髓象均示增生减退，恢复期可呈增生活跃。粒系细胞内中毒性颗粒及空泡变性等中毒性改变常见，这既与药物毒性直接相关，也可能与合并感染有关。

3. 特殊检查

这些检查仅对小部分病例有帮助，在临床上较少应用。白细胞凝集试验是将药物与患者的血清和白细胞悬浮液一起孵化，然后在显微镜下检查白细胞凝集，常在氨基比林、氯磺丙脲、氯丙嗪、硫氧嘧啶类、奎宁、保泰松和磺胺类等药物引起的粒细胞减少患者中呈阳性。血清溶菌酶主要来自中性粒细胞和单核细胞的崩解，故血清溶菌酶的增高可作为外周血中粒细胞破坏过多的证据。

（三）诊断要点

急性粒细胞缺乏的诊断，主要根据以下几种情况：

（1）发病前曾服用已知引起粒细胞缺乏的药物、存在某些严重感染、结缔组织病等诱因。

（2）常伴有全身严重感染，患者出现畏寒、高热等表现。

（3）血常规提示严重的粒细胞减少，绝对计数＜ 0.5×10⁹/L，伴或不伴红细胞和血小板减低，骨髓象符合再生低下或增生。

三、治疗

1. 积极祛除病因

从病史中尽可能找出引起粒细胞缺乏的病因如药物或环境等，并立即停止接触是至关重要的。

2. 预防感染

在普通环境下，大多数粒细胞缺乏患者可合并感染，而严重感染是粒细胞缺乏症的主要死亡原因。因此，积极预防感染非常重要。

（1）保护性隔离：患者应住单间消毒病房或空气层流洁净病房，病房每 1 ～ 3h 用紫外线及消毒液灭菌（层流室中的清洁消毒采用含氯消毒剂每日擦拭）；医护人员进入血液病患者房间前，需佩戴口罩及用流动水清洁双手，防止交叉感染发生。

（2）口腔及肛周护理：常规给予复方硼砂溶液、1.5% 过氧化氢溶液或 1/1000 氯已定液，每日 3 ～ 4 次交替口腔含漱，以保持口腔清洁，大便后清洗肛周，应用 1 ：5000 高锰酸钾液坐浴。

3. 积极控制感染

粒细胞缺乏患者一旦发生感染，应立即进行治疗。治疗前应做以下工作：迅速全面询问病史和体检，重点为牙龈、牙周、咽喉、胸部、会阴、肛周、皮肤、穿刺部位等，留取相应标本如血、咽拭子、尿等做病原学检查。在无细菌学检查结果之前即需立刻开始给予抗生素经验治疗。

经验性用药的选择主要根据患者感染部位、发热特点、感染常见菌株及耐药性监测结果及抗生素抗菌谱，使用抗生素的原则为广谱、联合、静脉给药、疗程足，尽可能覆盖可能的病原体（球菌、杆菌、各类耐药菌）。如果延迟使用足量、广谱抗生素治疗，容易诱导细菌耐药，增加治疗难度及病死率。院外感染仍以革兰氏阳性菌为主，院内感染则革兰氏阴性菌占大部分。具体用药选择如碳青霉烯类＋氨基糖苷类或万古霉素、头孢第三代或第四代＋氨基糖苷类或万古霉素、哌拉西林/他唑巴坦＋氨基糖苷类或万古霉素等。抗生素治疗的疗程主要根据治疗反应及中性粒细胞的数量决定。若未分离到病原体，治疗后患者体温恢复正常超过 72h，中性粒细胞计数 ≥0.5×10⁹/L，可以停用抗生素；若中性粒细胞仍＜ 0.5×10⁹/L，生命体征不稳定和存在黏膜损害，抗生素应持续使用直至中性粒细胞≥0.5×10⁹/L，且患者临床状况好转。

广谱抗生素治疗无效，或治疗有效但数日后又再次发热的患者，应怀疑系统性真菌感染的可能。经验性治疗深部真菌感染的指征为对积极的抗细菌治疗无效；伴有多器官功能不全或 DIC 的发生；不明原因的长期低血压，对容量复苏无反应；高危患者同时在 2 个部位或以上，2 次以上找到真菌、菌丝；高危患者发现眼内炎。

4. 粒细胞（巨噬细胞）— 集落刺激因子（G-CSF 或 GM-CSF）的应用

G-CSF 或 GM-CSF 可刺激造血干细胞及粒细胞的分化和增生，促进成熟粒、巨噬细胞的释放并提高其吞噬功能，有助于粒细胞缺乏期间的预防感染，促进粒细胞水平恢复，降低感染的发生率，并缩短感染时间。一般剂量为 5μg/（kg×d），皮下注射，于粒细胞缺乏后开始应用，直至中性粒细胞升至 $0.5×10^9$/L 以上后再停药。

5. 感染

严重者可给予大剂量丙种球蛋白输注，10g/d，可迅速提高血清 IgG 水平，中和病原体，激活补体，促进细胞吞噬功能，提高和调节免疫反应的能力。

第六章 内分泌和代谢疾病

第一节 甲状腺疾病

【甲状腺危象】

甲状腺危象是指甲状腺功能亢进的临床表现有急剧的致命性加重。病情危重，病死率较高。本症可发生于任何年龄，但以中老年为多见，儿童少见，迄今文献报道仅有数例，最小者仅 3～4 岁。

一、病因

1. 感染

感染是最常见的诱因。约 4/5 的内科性危象是由于感染引起的，主要是上呼吸道感染，其次是肠道和泌尿道感染，其他如皮肤感染等均少见。

2. 应激

如强烈的精神刺激、过度劳累、心绞痛、分娩、严重的药物反应等。

3. 不适当停用抗甲状腺药物

突然停用碘剂，甲状腺滤泡上皮细胞内碘浓度减低，抑制甲状腺结合蛋白水解的效应消失，甲状腺内原来贮存的碘又能合成激素释放入血，病情加重。而不规则地使用或停用硫脲类抗甲状腺药引起甲亢危象的很少见。

4. ^{131}I 治疗较重的甲状腺功能亢进或甲状腺肿大较明显者

在用药后 1～2 周可发生甲亢危象。

5. 手术

甲亢患者在手术后 4～16h 内发生危象者，要考虑危象与手术有关。而危象在 16h 以后出现者，尚需寻找其他原因。

6. 其他原因

甲状腺活体组织检查、过多或过重触摸甲状腺，均可使大量的甲状腺激素在短时间内释放入血，引起病情突然加重。

二、诊断

（一）临床表现

1. 典型的甲亢危象

（1）高热，本症均有体温急骤升高，高热，体温常在 39℃ 以上，大汗淋漓，皮肤潮红，继而可汗闭，皮肤苍白和脱水。高热是甲亢危象的特征性表现，是与重症甲亢的重要鉴别点。

（2）心率超过 160 次/min，心脏搏动强而有力，部分患者可有心律失常如期外收缩、心房纤颤、心房扑动、室上性心动过速、房室传导阻滞以及心力衰竭。

（3）恶心、呕吐频繁、食欲极差、腹痛腹泻常是本症的早期表现，脱水、电解质紊乱。

（4）精神神经障碍、焦虑、极度烦躁不安、谵妄、昏睡，甚至昏迷。

2. 先兆危象

（1）体温在 38～39℃。

（2）心率在 120～159 次/min，也可有心律失常。

（3）食欲缺乏、恶心、大便次数多、多汗、体重减轻。

（4）嗜睡、焦虑、烦躁、危急预感。

3. 不典型的甲亢危象

危象发生时常无上述典型表现，可只有下列某一系统表现：

（1）心血管系统：心房纤颤、心力衰竭等。

（2）消化系统：恶心、呕吐、腹泻等。

（3）精神神经症状：精神变态或淡漠、木僵、嗜睡、反应迟钝、昏迷。

（4）体温过低、皮肤干燥、无汗等。

（二）诊断要点

任何一个甲亢患者，当病情突然加重时，均应想到有甲亢危象的可能。目前，甲亢危象尚无统一诊断标准，不同的地区和不同的医师，有不同的认识和标准。

（1）甲亢危象的诊断主要根据临床症状和体征，患者应有甲亢病史和特殊体征，如突眼、甲状腺肿大、血管杂音以及胫骨前黏液性水肿等表现对诊断有帮助。

（2）体温超过 39℃，脉率多于 160 次/min，大汗淋漓，烦躁等。

（3）血清 T_3、T_4、rT_3 升高，FT_3、FT_4 增高更明显些。甲亢危象患者的血中甲状腺激素测量结果可以不一致，有的学者认为，在危象时，患者血中甲状腺激素水平比无危象的甲亢时高。也有的学者见到甲亢危象时甲状腺激素含量并不明显升高。所以，测定血中甲状腺激素对甲亢危象的诊断帮助不大。而当检测甲状腺激素水平显著高于正常时，对诊断和判断预后有一定意义。

三、治疗

（一）治疗原则

祛除诱因，积极治疗甲亢是预防危象发生的关键，若有先兆危象即应积极处理。抑制甲状腺激素的合成，减少甲状腺激素的释放并拮抗甲状腺激素的作用。

（二）治疗方法

（1）丙硫尿嘧啶首次剂量600mg，口服或经胃管注入；皮质醇，每日200～400mg，静脉滴注；地塞米松10～30mg，静脉滴注；普萘洛尔（心得安）20～40mg，口服，每4～6h 1次。

（2）甲巯咪唑（MM）60mg，口服或经胃管注入。

（3）复方碘液，首剂30～60滴，以后每6～8h 5～10滴。

（三）治疗中应注意的问题

（1）抑制甲状腺激素的合成，此项措施应在确诊后立即并最先进行。首选丙硫尿嘧啶（PTU），无PTU时可用甲巯咪唑（MM）。继用PTU200mg或MM20mg，3次/d口服，待症状缓解后再减至一般治疗剂量。

（2）服PTU后1～2h再加用复方碘液，抑制甲状腺激素的释放，或碘化钠0.5～1g加入10%葡萄糖盐水中静脉滴注12～24h，视病情逐渐减量，一般使用3～7d停药。

（3）危象时糖皮质激素需要量增加，其还有抗高热、抗过敏、抗毒素、抗休克等作用。尤其有高热虚脱或休克的患者更应使用糖皮质激素。病情好转后应逐渐减量，以至停用。应警惕引起二重感染的可能。

（4）降低周围组织对甲状腺激素的反应性的药物，β受体阻断药普萘洛尔，不仅可抑制甲状腺激素对周围交感神经的作用，且可立即阻止T4变为T3。可口服普萘洛尔或1～5mg加入葡萄糖液20～40mL缓慢静脉注射。严重心力衰竭、房室传导阻滞和哮喘者需慎用。

（5）清除血循环中甲状腺激素，经上述治疗后效果仍不明显，血中T3、T4升高较显著，病情较重者可应用血浆置换及腹膜透析以清除血中过量的甲状腺激素。

（6）对高热患者应采用物理降温和化学降温，如冰袋、乙醇擦浴，必要时考虑人工冬眠。退热药可用对乙酰氨基酚（扑热息痛），但应注意避免应用乙酰水杨酸类解热药，因其可与甲状腺结合球蛋白结合，使血中游离甲状腺激素增高。另外，注意加强支持疗法及积极控制诱因。

【单纯性甲状腺肿】

单纯性甲状腺肿是由于多种原因引起的非炎症性或非肿瘤性，散发性、非毒性甲状腺肿大。不伴有甲状腺功能亢进或减退。

一、病因

（一）碘缺乏

碘缺乏包括摄碘不足和需碘量增加。正常人每天需碘量为150μg，如果每日摄入碘量少于50μg，就可能发生甲状腺肿。缺碘是引起地方性甲状腺肿的主要原因。需碘量增加即碘相对缺乏，如青春期、生长发育、妊娠、哺乳期等因素；另外，寒冷、创伤、感染、精神刺激也可加重或诱发甲状腺肿，是由于在这些情况下人体需要甲状腺激素增加，使碘的供应相对不足。

（二）致甲状腺肿物质

常见的致甲状腺肿食物有卷心菜、白菜、萝卜族、黄豆、小米、核桃、木薯以及含钙过多（如牛奶）或含氟过多的饮水等，因含有硫脲类致甲状腺肿物质或含有某些阻抑甲状腺激素（TH）合成的物质，引起甲状腺肿大。药物有硫脲类、磺胺类、锂盐、钴盐、高氯酸盐、对氨水杨酸、保泰松、秋水仙碱等，它们可以抑制碘离子的浓集或碘离子有机化，抑制甲状腺激素的合成。

（三）先天缺陷

在甲状腺激素合成过程中，任何一个步骤发生障碍都可产生散发性甲状腺肿。甲状腺激素生物合成的先天缺陷，如缺乏过氧化酶、脱碘酶致甲状腺不能正常利用碘而影响甲状腺激素的合成。如缺乏水解酶，则甲状腺激素从甲状球蛋白解离发生障碍，引起甲状腺代偿性肿大。还有患者因受体对甲状腺激素不敏感而出现甲状腺激素相对不足，导致甲状腺肿大。

（四）高碘

高碘是少见的致甲状腺肿大的原因。可能是因为摄入过多的碘，占用过氧化酶的功能基，使甲状腺激素的合成和释放减少，导致血液中甲状腺激素水平下降。

（五）基因突变

虽然碘缺乏被认为是地方性甲状腺肿的最主要的原因，但实际上，并非居住在碘缺乏地区的人群均发生甲状腺肿，还另有其原因。有文献报道，在地方性甲状腺肿患者中发现有甲状腺球蛋白基因外显子10的点突变。

二、诊断

(一)临床特点

1. 发病特点

单纯性甲状腺肿多见于女性,女性与男性之比为 7～9∶1。

2. 甲状腺肿大

本病除甲状腺肿大外,往往无其他症状。甲状腺常呈轻度或中度弥漫性肿大,质地较软,无压痛。随着病情的发展,甲状腺可进一步增大,并可扪及结节,结节呈多个或单个。

3. 压迫症状

甲状腺肿大较重者可引起压迫症状,出现咳嗽、气短、吞咽困难、声音嘶哑等症状。

4. 胸骨后甲状腺肿

可使头部、颈部、上肢静脉回流受阻,表现为面部青紫、水肿,颈部与胸部浅表静脉扩张。抬高手臂时阻塞表现加重。

5. 甲状腺结节内出血时

结节迅速增大;出现疼痛,并可加重压迫症状。

6. 在地方性甲状腺肿流行地区

如自幼碘缺乏严重,可出现地方性呆小病。

(二)诊断要点

(1)患者有甲状腺肿大。

(2)血清 T_3、T_4、rT_3 及 TSH 水平均正常。

(3)尿碘测定,尿碘一般低于 100μg/L。

(4)血浆蛋白结合碘降低。

(5)甲状腺摄碘率正常或增高,但无高峰前移,且可被 T_3 抑制试验所抑制。

(6)抗甲状腺球蛋白抗体(TGAb)和抗甲状腺过氧化物酶抗体(TPOAb)阴性。

(7)甲状腺 ^{131}I 或 ^{99mm}Tc 扫描,早期放射性核素分布均匀,晚期不均匀,可见放射性局限于 1 个或几个结节,若有结节囊性变者表现为"冷结节"。

(8)B超检查,能较客观准确地反映甲状腺体积,并能发现较小结节及囊肿。

(9)X 线检查,颈、胸部 X 线片可见气管移位、变窄,并可协助诊断胸骨后甲状腺肿。

(10)甲状腺细针穿刺细胞学检查可明确诊断。

(三)鉴别诊断

1. 甲状腺功能亢进

当 Graves 病处于非活动期,又缺少眼部表现时,临床上区分这两类疾病有困难,但

Graves 病血促甲状腺激素受体抗体（TRAb）多增高。甲状腺吸 ^{131}I 率增高，且高峰时间提前出现，甲状腺素或三碘甲状腺原氨酸抑制试验不被抑制。

2. 慢性淋巴性甲状腺炎（桥本病）

早期可仅有甲状腺肿，呈橡皮样硬度，触之不均匀感，一般为轻度肿大，亦无疼痛，不与周围组织粘连。早期甲状腺功能正常，甲状腺自身抗体 TGAb 和 TPOAb 阳性，甲状腺穿刺细胞学检查有助于鉴别。最后诊断靠病理诊断。

3. 甲状腺癌

单纯性甲状腺肿伴有结节者，需与甲状腺癌鉴别。一般认为结节性甲状腺肿包膜光滑、局限，而甲状腺癌浸润且固定。甲状腺扫描时显示良性结节性甲状腺肿为"热结节"，而癌肿为"冷结节"。

三、治疗

（一）治疗原则

主要取决于病因。由于缺碘所致者，应多进食含碘丰富的食物，并应补充碘盐；在地方性甲状腺肿流行地区可采用碘化食盐；由于摄入致甲状腺肿物质所致者，即予停用。给予甲状腺激素治疗。

（二）治疗方法

（1）甲状腺片 15～30mg/d，逐渐增至 60～120mg/d，分次口服。

（2）L-T4 25～50μg/d，逐渐增至 75～150μg/d，分次口服。

（三）治疗中应注意的问题

1. 一般治疗

青春发育期或妊娠期的生理性甲状腺肿，可以不给药物治疗，应多食含碘丰富的海带、紫菜等。

2. 碘剂

早期的地方性甲状腺肿患者可口服碘化钾，每日 10～30mg，或复方碘液，每日 3～5 滴，3～6 个月甲状腺肿可消失。但成年人特别是结节性甲状腺肿患者，应避免大剂量碘剂治疗，以免诱发甲状腺功能亢进。

3. 甲状腺激素

多数患者可用甲状腺激素治疗，以补充内源性甲状腺激素的不足，抑制 TSH 的分泌。一般用左甲状腺素（L-T4）口服，先从小剂量开始，25～50μg/d，每隔 2～3 周增加 25μg/d，维持量 75～150μg/d，或甲状腺片由 15～30mg/d 逐渐增至 60～120mg/d，分 2～3 次口服，一般 3～6 个月可使甲状腺肿明显缩小或消失，但停药后易复发，复发后可重复治疗。对有自主功能的结节性甲状腺肿患者，不宜用甲状腺激素治疗。有心血管疾病和老年患者需慎用。由于摄入致甲状腺肿物质所致者，在停用后甲状腺肿一般可自行消失。

4.手术治疗

单纯性甲状腺肿一般不宜手术治疗。但当出现压迫症状、药物治疗无效或疑有甲状腺结节癌变时，应手术治疗，且术后常需长期用甲状腺激素替代治疗。

【甲状腺结节】

甲状腺结节是甲状腺最为常见的一种病症，发病率为4%～25%，是指在甲状腺内的肿块，其大小、位置、质地、功能及其临床意义各有不同，可同时伴有甲状腺肿。

一、病因

甲状腺结节可由多种病因引起，如甲状腺退行性变、炎症、自身免疫以及新生物等甲状腺疾病均可以表现为结节。

（1）甲状腺腺瘤。

（2）多结节性甲状腺肿。

（3）甲状腺囊肿。

（4）甲状腺炎，亚急性甲状腺炎、慢性淋巴细胞性甲状腺炎、慢性纤维性甲状腺炎。

（5）甲状腺癌，乳头状癌、滤泡状癌、未分化癌、髓样癌。

（6）甲状腺淋巴瘤。

（7）甲状腺转移癌。

（8）其他，甲状腺畸胎瘤、甲状舌管囊肿、甲状腺皮样囊肿、甲状腺水样囊肿、甲状腺单叶发育不全等。

二、诊断

（一）临床表现

1.结节性甲状腺肿

在甲状腺结节中最为常见。多发于中年女性患者。一般是由于体内甲状腺激素相对不足，致使垂体TSH分泌增多，在TSH的长期刺激下，甲状腺不断或反复增生，并伴有各种退行性变，最终形成结节。主要临床表现为甲状腺肿大，并可见到或触及大小不等的多个结节，少数患者仅可扪及单个结节，结节的质地多为中等硬度。患者可有颈部不适的感觉，甲状腺功能大多正常。

2.炎性结节

炎性结节分为感染性和非感染性两类。前者主要是由病毒感染引起的亚急性甲状腺炎，表现为甲状腺结节、发热、甲状腺局部疼痛。后者是自身免疫性甲状腺炎引起的，甲状腺可触及多个或单个结节，质韧、无触痛。由结核、梅毒等引起的甲状腺结节均罕见。

3. 毒性结节性甲状腺肿

毒性结节性甲状腺肿又称Plummer病，甲状腺结节可为单个或多个。多在40～50岁以上人群中发病，女性患者多见。临床上可有甲亢表现，但症状较轻，甲状腺眼病者少见。甲状腺功能测定显示，T3的增高较T4更为明显，或仅有T3增高而表现为T3型甲亢。

4. 甲状腺囊肿

绝大多数是由甲状腺结节内出血或退行性变形成的，甲状腺腺癌也可形成甲状腺囊肿，少数患者是由先天的甲状腺舌骨囊肿或第四鳃裂的残余所致。

5. 甲状腺肿瘤

如甲状腺良性腺瘤、甲状腺癌、转移瘤等。

（二）诊断要点及鉴别诊断

1. 根据病史和体格检查估计为良性或恶性病变

（1）起病年龄：儿童青少年发病的良性病变多为缺碘、致甲状腺肿物质或遗传性酶缺陷引起的甲状腺肿；年龄在20岁以下、60岁以上，有颈部放疗史、单个结节、结节粘连固定、直径＞4mm并有囊性变、声带麻痹时，应警惕恶性的可能。

（2）结节增长速度：增长速度越快，恶性肿瘤的可能性越大；急骤增大伴疼痛者多为结节囊肿坏死内出血，或急性甲状腺眼炎。病程进展缓慢者多为良性病变，但乳头状癌、髓样癌的病程也可以很长。

（3）单结节或多结节、质地有无粘连及压迫症状：单个结节较多个结节者恶性率高；癌肿大多质地较硬，表面不光滑，与周围组织粘连，可有颈部淋巴结肿大。

（4）结节有无疼痛及触痛：有触痛的良性疾病为甲状腺炎及囊肿内出血；有触痛的恶性病变为未分化癌及甲状腺髓样癌。

（5）浸润及转移症状：有则为恶性病变。

（6）当存在某些临床现象如有多发性内分泌腺瘤病家族史的患者，应高度怀疑癌的可能。

2. 甲状腺功能检查

毒性结节示甲状腺功能亢进、亚急性甲状腺炎的早期多数也有功能亢进、慢性淋巴性甲状腺炎的甲状腺功能多为正常，但个少患者为减低或者亢进。其余病变引起的甲状腺结节甲状腺功能大多正常。

3. 甲状腺核素显像

可以反映甲状腺及其结节的位置、大小、形态和功能状态。一般认为单个结节"冷结节"恶性的可能性较大；有功能的结节和多个"冷结节"多为良性腺瘤或结节，是癌的机会较少；"热结节"几乎均为良性。

4.B 超检查

甲状腺 B 超能测定甲状腺结节的大小及数目，区分结节是实性、囊性或囊实性混合存在的病变，准确率可达 90% 以上。单个的实性结节恶变的机会较多，囊实性混合结节和实性结节一样，同样有恶变的可能；而纯粹的囊性结节极少是恶性的，可以针刺抽吸液体，做细胞学检查，约 70% 的囊肿可以抽吸治愈或明显缩小。而多个实性小结节大多是良性。

5.X 线检查

颈部的 X 线如有细点状或砂粒样钙化，可能为乳头状癌的砂样体。大的不规则钙化可见于退行性变的结节性甲状腺肿或甲状腺癌。在气管像中如见到有浸润或变形，多提示有恶性病变。

6. 甲状腺细针穿刺细胞学检查

甲状腺细针穿刺细胞学检查可以从甲状腺结节中获取细胞或液体，对诊断结节的性质有一定的帮助，由穿刺获得的甲状腺组织与手术切除后结节的细胞学发现是基本一致的，一致率可达 90% 以上，可使甲状腺结节的手术切除率大为减少，且操作简单、安全、依从性高。但此方法尚难鉴别滤泡型腺瘤或腺癌，后者还需要观察包膜或血管受累的组织学改变。因此，临床上高度怀疑为甲状腺癌时，甲状腺细针穿刺细胞学检查结果阴性不能排除恶性病变的可能。

7. 甲状腺激素试验治疗

因甲状腺良性结节的形成常与 TSH 的不断刺激有关，而恶性结节则无关。当 TSH 被抑制良性结节常可缩小，而恶性结节则不会缩小或反而增大。可用左甲状腺素（L-T4）0.15～0.2mg/d，观察 3～6 个月。但有时良性结节可不缩小，而某些恶性结节反而缩小。因此，本试验的诊断价值有其局限性。

8. 其他

有些检查如血中抗甲状腺抗体对诊断慢性淋巴细胞性甲状腺炎有一定帮助，有学者认为，甲状腺球蛋白在甲状腺癌的患者中可明显升高；血清降钙素水平在甲状腺髓样癌患者中常异常升高。

三、治疗

（一）治疗原则

根据甲状腺结节的不同性质，采取相应的治疗措施。如药物、随诊观察及手术。

（二）治疗方法

(1) 甲状腺片 40～80mg/d，1～3 次/d，口服。

(2) L-T4 25～100μg/d，1～3 次/d，口服。

（三）治疗中应注意的问题

1. 药物治疗

主要是指甲状腺激素抑制疗法，即用甲状腺制剂抑制垂体 TSH 的分泌，从而使依赖于 TSH 的甲状腺结节得以控制、缩小甚至消退。一般开始治疗的剂量为甲状腺片 60～80mg/d，以后每个月增加 15～30mg/d，或 L-T4 开始为 100～150μg/d，以后每月增加 25～50μg/d，直至有效剂量。也有的学者推荐 L-T，每日 100～200μg/d，共用 6 个月。在治疗期间，使血清 T4 及 FT4 保持在正常范围的上限，需注意不要使患者产生临床或实验检查所见的甲状腺功能亢进。甲状腺激素抑制疗法主要适用于结节性甲状腺肿和部分良性腺瘤，还可用于尚不明性质的甲状腺结节的诊断性治疗。不宜用于年老及有心血管疾病者，或用药时必须谨慎。

2. 随诊观察

对 B 超检查发现的甲状腺比较小的无意结节，可不需治疗，3～6 个月后复查，观察结节增长情况。在用甲状腺激素抑制治疗后结节缩小的患者，也可停止治疗，密切随诊观察，若结节再度增大，行甲状腺针吸或活体组织检查，可再用药物进行治疗或选择手术治疗。

3. 甲状腺结节的手术指征

(1) 所扪及的结节高度怀疑为癌者。

(2) 有癌肿转移表现者。

(3) 结节近期增长快，而无结节出血者。

(4) 在甲状腺激素抑制治疗中，结节仍在增大者。

(5) 局部组织有受压、堵塞或浸润表现者。

(6) 针吸或病理组织检查证实为恶性病变者。

(7) 颈部 X 线检查显示为沙粒样钙化者。

(8) 有头颈部放射治疗史。

(9) 血清降钙素水平显著升高。

(10) 儿童、老年人或男性患者的单个实性或囊实性结节，明显影响了美观。

【甲状腺功能亢进症】

甲状腺功能亢进症是指循环中甲状腺激素过多引起的代谢亢进症候群，简称甲亢。

它由多种原因引起，其中 85% 以上为 Graves 病，其余包括毒性结节性甲状腺肿、多结节（Plummer 病）和单结节以及亚急性甲状腺炎引起者等疾病。

一、临床表现

多见于女性,男女之比为 1 : 4～6,以 20～40 岁多见,典型表现为 T3、T4 过多综合征,甲状腺肿和眼征。

1.甲状腺毒症的临床表现

神经过敏,焦虑,舌及双手细颤,烦躁,语速加快。常主诉兴奋,乏力,心悸,怕热,出汗,食欲亢进,体重下降,大便次数增多。常有家庭和工作关系恶化史。检查时发现心动过速或房颤,收缩压升高,舒张压下降,脉压差增大,心前区搏动伴 S1 亢进。皮肤光滑,湿暖。近端肌无力。甲状腺肿大或变形,可听到甲状腺杂音。女性表现为闭经或月经稀少,男性多阳痿,偶见乳房发育。

2.Graves 眼病

约 50% 的 Graves 病人有眼部症状,表现为眼球突出,易流泪,畏光,眼内有砂样异物感,眼睑下落迟滞,眼球向下注视时上睑不能覆盖虹膜上缘,睑裂增宽,眶周水肿,眼球运动障碍,常为双侧,但也可为单侧。Graves 病是常见的单侧突眼的原因之一。

3.胫前黏液性水肿

一些 Graves 病(1%～2%)可出现胫前区、踝部和双足粗大非可凹性水肿,可以斑块病损形式出现,表面橘皮样,无触痛。

4.淡漠型或隐蔽型甲亢

有些病人特别是老年人,高代谢的临床表现不明显,而表现为抑郁。高代谢症候群中常表现为体重下降及充血性心力衰竭,常伴房颤或其他室上性心动过速。故对近期有房颤的病人均应检查甲状腺功能。

5.甲状腺危象

指原来甲亢的病人,在意外应激或感染基础上出现高热、腹痛、谵妄、迟钝或精神异常,这种情况称为甲状腺危象。高热,体温达 39℃ 以上,脉速 120 次/min 以上,可达 160～200 次/min,常因心房颤动或扑动而病情危重。神情焦虑、烦躁不安、大汗淋漓、恶心、厌食、呕吐、腹泻、大量失水,以致虚脱,甚至休克,既而嗜睡或谵妄,终至昏迷。有时伴心衰或肺水肿,偶有黄疸。白细胞中性及分类常升高,故早期不易与严重感染鉴别。血中 T4、T3 常增高。

二、诊断

(一)实验室检查

1.甲状腺摄 ^{131}I 率

3h 大于 25% 或 24h 大于 45%,峰值前移,符合本病。如无峰值前移,宜做 T3 抑制试验,以区别单纯性甲状腺肿。

2. 血清总甲状腺素（TT4）测定

在甲状腺结合球蛋白（TBG）正常者，TT4 76±13μg/L。本病时增高。

3. 血清总 T3（TT3）测定

正常值 1~2μg/L，甲亢早期升高较快，故 TT3 为诊断本病的敏感指标，尤其是 T3 甲亢，并可作为疗效观察及疾病复发的先兆。但老年淡漠型或久病者，T3 可能不高。

4. 血清游离甲状腺素（FT4）及游离三碘甲状腺原氨酸（FT3）测定

不受 TBG 的影响，能直接反映甲状腺功能，其敏感性和特异性均明显超过 TT3/TT4。

5. 三碘甲状腺原氨酸抑制试验（简称 T3 抑制试验）

用于鉴别甲状腺肿伴吸 ^{131}I 碘率增高系甲亢抑或单纯性者以及浸润性突眼的诊断。正常及单纯性甲状腺肿病人摄 ^{131}I 碘率明显下降 50% 以上。甲亢及浸润性突眼病人因非 TSH 刺激引起，而且 TSH 已经被 T4、T3 抑制，故不再被抑制或小于 50%。此法禁用于老年有冠心病或甲亢性心脏病者。

6. 甲状腺刺激性抗体（TSAb）、甲状腺刺激性免疫球蛋白（TSI）、TSH 受体抗体（TRAb）测定

阳性者不仅有诊断意义，且有利于随访疗效。

7. 促甲状腺激素释放激素（TRH）兴奋试验

甲亢中 T4、T3 增高，反馈抑制 TSH，故 TSH 不受 TRH 兴奋，如静脉注射 200μg TRH 后，TSH 升高，可排除甲亢。可用于年老有冠心病或甲亢性心脏病者。

（二）鉴别诊断

1. 单纯性甲状腺肿

除甲状腺肿大外，无上述症状、体征。T4、T3 正常或 T3 偏高。T3 抑制试验及 TRH 兴奋试验正常。

2. 神经官能症

虽精神神经症群相似，但无甲亢的高代谢症群，无甲状腺肿大，突眼，甲状腺功能试验正常。

3. 自主性高功能性甲状腺结节

扫描时放射性集中于结节处，经 TSH 刺激后重复扫描，可见结节放射性增高。

4. 其他

消瘦、低热须与癌症鉴别；腹泻与慢性结肠炎鉴别；单侧突眼与眶内肿瘤鉴别；心律失常与风湿性心脏病、冠心病鉴别。

三、治疗

（一）抗甲状腺药物治疗

1. 药物类型

①硫脲类：甲基及丙基硫氧嘧啶。②咪唑类：他巴唑及甲亢平。其作用在于阻抑甲状腺内过氧化物酶系，抑制碘离子转化为新生态碘或活性碘，妨碍甲状腺激素的合成。

2. 适应证

①病情轻，甲状腺较小。②年龄在20岁以下，孕妇、年迈体弱或合并严重心、肝、肾疾病，不宜手术者。③术前准备。④甲状腺次全切除术后复发不宜用 ^{131}I 碘治疗者。⑤放射性 ^{131}I 碘治疗后的辅助治疗。

3. 用法

用法分为以下三个阶段。

（1）初治阶段：他巴唑 30～40mg/d 或丙基硫氧嘧啶（PTU）300～450mg/d，分3次给药。用药2～3周后症状可改善，FT4、FT3 能达治疗要求水平，如症状无改善，可增加剂量。本阶段约需1～3个月，如服药3个月后症状仍明显，应排除其他干扰因素，如服用碘剂、精神因素及感染等应激。

（2）减药阶段：当症状明显减轻，T4、T3 接近正常，可根据病情每2～3周减药1次，每次减他巴唑 5mg。在减量过程中定期观察临床表现、基础心率、体重、白细胞以及T4，必要时查 TSH，尽量保持甲状腺功能稳定。本阶段一般需2～3个月。

（3）维持阶段：他巴唑 5～10mg/d，停药前可再减至 2.5～5mg/d，维持1～1.5年或2～3年。在遇应激时，应随时酌增药量，待稳定后递减。经此治疗，约50%的病人可痊愈。

4. 副作用

2%～8%的病人出现斑丘疹，不需停药。很少引起肝损害，RTU 可引起血管炎。最严重的副作用是粒细胞减少，可发生在治疗后的任何时间，无剂量依赖关系，一旦发生，必须停药，给予相应的支持疗法。

5. 其他药物

①碘化物：仅用于术前准备和甲状腺危象。Lugol 液每次 10 滴，每日 3 次。②普萘洛尔（心得安）：阻抑 T4 转化为 T3，减少耗氧量与负氮平衡，用于减慢心率、减轻交感神经兴奋症状，属对症治疗。病人伴有充血性心力衰竭及哮喘时不能应用。

（二）放射治疗

1. 适应证

①中度 Graves 病年龄在30岁以上者。②对抗甲状腺药过敏不能应用或长期治疗无效

或治后复发者。③合并心、肝、肾疾病不宜手术或术后复发或不愿手术者。④某些结节性高功能性甲亢。

2. 禁忌证

①妊娠、哺乳期妇女。②年龄在 20 岁以下。③合并肝、心、肾功能衰竭或活动性肺结核者。④血白细胞低于 $3×10^9/L$ 或中性低于 $1.5×10^9/L$ 者。⑤重度浸润性突眼症。⑥甲状腺危象。⑦曾用大量碘而不能吸 ^{131}I 者。

3. 疗效

一般治疗 2～4 周症状始减轻，甲状腺缩小，体重增加，3～4 个月后 60% 可完全缓解。如半年后未缓解，应进行第 2 次治疗。

4. 并发症

应告诉病人，远期甲状腺功能减退的发生率为 80%～100%；治疗 7～10d 后可发生甲状腺炎，个别病人可诱发危象，治疗前须用抗甲状腺药物治疗。

（三）手术治疗

1. 适应证

①甲状腺显著增大，压迫邻近器官。②甲状腺较大，药物治疗无效或停药后复发者。③结节性甲状腺肿伴功能亢进者。④胸骨后甲状腺肿。⑤不能坚持服药而盼迅速控制病情者。

2. 禁忌证

①第 2 次手术，粘连多。②高度突眼。③伴其他严重疾病不宜手术。

3. 术前准备

先用抗甲状腺药物控制病情，使心率在 80～90 次/min 以下，再加服复方碘溶液，以免引起病情复发。从每日 3 次，每次 3～5 滴开始，在数日内增至每次 10 滴，维持 2 周后，再行手术。

（四）治疗选择

大于 40 岁的病人放射性 ^{131}I 碘治疗是目前最有效的方法；甲状腺肿小于正常 3 倍的病人，应建议用抗甲状腺药物治疗；孕前及孕妇需用大剂量抗甲状腺药物；甲状腺极度肿大或合并无功能结节者，建议手术治疗。

（五）甲状腺危象治疗

（1）抑制 T4、T3 合成和 T4 转化为 T3。丙基硫氧嘧啶 600mg 口服或灌胃，或用他巴唑 60mg。以后用前者 200mg，后者 20mg，每日 3 次，症状减轻后改一般剂量。

（2）抑制 T4、T3 释放。复方碘溶液首剂 30～60 滴，以后每 6～8h 5～10 滴，口服，或用碘化钠 0.5～1g 加入 10% 的葡萄糖盐水中静脉滴注 12～24h。以后视病情好转逐渐减量。

(3) 降低周围组织对甲状腺激素的反应。普萘洛尔 10～40mg，每 4～6h 口服 1 次。

(4) 拮抗应激。氟美松 20～30mg，静脉滴注，以后逐渐减少。

(5) 其他。祛除诱因及对症处理。

(六) 眼病治疗

良性突眼伴甲亢用甲状腺片每日 1～3 片，控制突眼加重。恶性突眼用 0.5% 醋酸可的松点眼，服泼尼松 30～40mg/d。

【甲状腺功能减退症】

甲状腺功能减退症简称甲减，指由于不同原因引起的体内甲状腺激素缺乏，机体的代谢和身体各个系统功能减退而引起的临床综合征。典型的成年人甲状腺功能减退也称黏液性水肿；于胚胎期起病者称为克汀病。因甲状腺疾病本身引起的功能减退称原发性甲状腺功能减退，占本病发病率的 90%～95%，也有由于垂体及下丘脑病变引起的继发性甲状腺功能减退。

一、病因

1. 原发性（甲状腺性）甲减

占 90% 以上，甲状腺本身疾患所致。

(1) 甲状腺炎自身免疫性甲状腺炎尤慢性淋巴细胞性甲状腺炎占成人甲减的大多数。

(2) 颈部放射治疗、[131]I 治疗后。

(3) 甲状腺手术后。

(4) 过量碘摄入或碘缺乏。

(5) 锂剂、ClO_4^-、NO_3^-、SCN^-、过量抗甲状腺药物治疗等可致甲状腺肿及甲减。

(6) 遗传或基因突变。

(7) 甲状腺内广泛癌转移等。

2. 继发性（垂体性或下丘脑性）甲减

下丘脑、垂体肿瘤、放疗、手术、缺血、梗死、自身免疫、非肿瘤选择性 TSH 缺乏、卒中、肉芽肿、炎症病变等致 TRH 和（或）TSH 分泌不足。

3. TSH 或甲状腺激素抵抗综合征

二、临床表现

依功能受损程度而定，轻者无明显主诉，重者出现黏液水肿性昏迷。成人经及时系统治疗均可恢复。

（1）一般表现：乏力、体重增加、行动迟缓、纳差、畏寒、无汗、低体温。

（2）黏液水肿面容：虚肿，呆滞，淡漠，苍白，语音不清，嘶哑，鼻、唇、舌肥大增厚，毛发稀疏干燥、脱落（眉外1/3脱落），皮肤干、粗、厚、脱屑。

（3）精神神经系统：记忆力减退、智力下降、抑郁、神经质、嗜睡、重者痴呆、木僵、惊厥、精神失常。小脑受累时共济失调、眼球震颤。

（4）肌肉、关节：肌无力或强直、痉挛疼痛、肌萎缩，少数肌肥大、关节疼痛、可伴积液。

（5）心血管系统：心动过缓、心脏扩大、心音减弱。易合并冠心病，但心绞痛及心力衰竭不易发生心包积液。

（6）消化系统：厌食、腹胀、便秘，重则麻痹性肠梗阻、巨结肠、腹水。

（7）其他：贫血、性欲减退、阳痿、月经过多、溢乳、不育、睡眠呼吸暂停。

（8）黏液水肿性昏迷：可危及生命，须立即抢救。冬季，老人多见。常见诱因：感染、寒冷、手术、麻醉、镇静剂的应用等及伴有严重躯体疾病。表现：心动过缓、呼吸浅慢、嗜睡、木僵至昏迷、低体温（<35℃）、低通气、低血糖、低钠血症、水中毒、休克、肌张力降低、反射减弱或消失。心、肾、肺功能衰竭等。

三、诊断

（一）辅助检查

1. 实验室检查

（1）血甲状腺激素测定：T_3、T_4、FT_3、FT_4降低。原发性甲减，TSH升高为最早的改变，如T_3、T_4低时TSH正常或偏低，则属继发性甲减。

（2）TRH兴奋试验：垂体性甲减无反应，下丘脑性甲减则可呈正常反应或迟发反应；原发性甲减TSH已升高，此时可呈过量反应。

（3）血常规：部分病人可有贫血。

（4）血液检查：原发性甲减病人常伴有高胆固醇血症，心肌酶谱升高。

（5）甲状腺球蛋白抗体（TCAb）及甲状腺过氧化物酶抗体（TPOAb）测定：若为阳性，则可能为桥本病引起的甲减。

2. 特殊检查

（1）心电图：可有低电压、窦性心动过缓、T波低平或倒置、PR间期延长、房室分离、QT间期延长等异常。

（2）X线检查：呆小病者骨龄延迟，骨化中心呈不均匀斑点状；蝶鞍增大或畸形。心影常呈弥漫性双侧增大，可伴心包或胸腔积液。

（3）脑电图：脑电图异常与病情严重程度有关，IX波频率减慢，波幅降低，慢波增加。

（4）病理检查：必要时可经活检或针吸穿刺取甲状腺组织或细胞做病理检查以协助

诊断。

（二）鉴别诊断

1. 特发性水肿

本病的诊断是排除性的，诊断时必须首先排除肝、甲状腺、肾、胰腺等器质性病变。特发性水肿时甲状腺功能测定正常，这是与甲状腺功能减退症相鉴别的要点。

2. 肥胖症

此病可有不同程度的水肿，但 T3、T4、TSH 均为正常。

3. 垂体瘤

原发性甲减（尤其是伴有溢乳的）可有蝶鞍增大，有时血泌乳素升高，但经治疗后血泌乳素可降至正常，蝶鞍可缩小。但垂体瘤病人则无此表现。

四、治疗

（一）一般治疗

即为对症治疗，有贫血者，可补充铁剂、维生素 B_{12}、叶酸等。

（二）药物治疗

替代治疗是治疗本病的基本疗法，且常须终身服药，必须从小剂量开始，甲减性心脏病、50 岁以上的病人、有冠心病者应慎重使用。可用左旋甲状腺素（L-T4），开始剂量为 25～50μg/d，口服，7～14 后增加 25～50μg，其后每 4 周增加 25～50μg，临床症状缓解后维持该剂量长期使用。维持量一般为 100～200μg/d，或用甲状腺片，开始时用 10～20mg/d，口服，7～14d 后增加 10～20mg，以后根据病情逐渐增加，直到临床症状缓解，然后维持该剂量长期使用，一般维持剂量为 40～120mg/d。

第二节 代谢性疾病

【糖尿病】

糖尿病（DM）是与遗传、自身免疫及环境因素相关，以慢性高血糖为特征的代谢紊乱性临床综合征。高血糖是由于胰岛素分泌或作用的缺陷，或者两者同时存在而引起的。除碳水化合物外，尚有脂肪和蛋白质代谢异常。久病可引起多系统损害，导致眼、肾、神经、心脏、血管的慢性进行性病变，引起功能缺陷及衰竭。病情严重或应激时可发生急性代谢紊乱，如酮症酸中毒、高渗性昏迷等。

一、临床表现

1. 代谢紊乱综合征

烦渴、多饮、多尿、消瘦、乏力。1 型病人有酮症倾向,甚至发生酮症酸中毒。2 型病人病情轻,甚至无代谢紊乱症状。

2. 糖尿病慢性病变

常伴有动脉粥样硬化性心脏病、脑血管疾病、糖尿病性肾病、神经系统病变及眼部病变。

3. 感染及其他合并症

如皮肤化脓性感染、心肌病等。

二、病因

1. 胰岛素依赖型糖尿病的病因

胰岛素依赖型糖尿病的病因与发病机制主要是以易感人群为背景的病毒感染、化学物质所致的胰岛 B 细胞自身免疫性炎症,导致 B 细胞破坏和功能损害,胰岛素分泌缺乏。胰岛素依赖型糖尿病胰岛 B 细胞破坏达 80% 以上,临床上出现糖尿病症状。我国胰岛素依赖型糖尿病约占糖尿病患者总数的 5%。

(1) 易感基因:HLA 是人体主要组织相容性抗原系统,是一个高度复等位基因的复合遗传系统。HLA 的异常表达与胰岛素依赖型糖尿病的易感性及胰岛 B 细胞损伤有密切关系。

(2) 病毒感染:病毒感染是少年儿童发生胰岛素依赖型糖尿病的重要环境因素。病毒感染后发生糖尿病的报道很多,如腮腺炎病毒、风疹病毒、巨细胞病毒、脑心肌炎病毒、柯萨奇 B4 病毒及呼肠孤病毒等。但是,并非每次病毒感染都会损害胰岛 B 细胞,在众多的病毒感染患者中,发生糖尿病的毕竟是少数。也有学者发现,某些病毒可预防胰岛素依赖型糖尿病。

(3) 化学物质:对胰岛 B 细胞有毒性作用的化学制剂和药物,可引起糖耐量减低或糖尿病,如四氧嘧啶、链脲佐菌素、喷他脒及灭鼠药等。

(4) 牛奶中的免疫原性物质:有报道称,缺乏母乳喂养、食入过多牛奶与胰岛素依赖型糖尿病的发病率增高有关。认为牛奶蛋白可激发胰岛素依赖型糖尿病患者的免疫反应而致病。迄今为止,有关牛奶蛋白作为胰岛素依赖型糖尿病的始发因素仍存在争议。

(5) 自身免疫因素:胰岛素依赖型糖尿病是一种自身免疫性疾病,患者血清中存在胰岛细胞抗体(ICA)、胰岛素自身抗体(IAA)、谷氨酸脱羧酶抗体(GADA)及其他自身免疫抗体,胰岛 B 细胞作为靶细胞其本身的组织成分,成为自身免疫应答的杀伤目标。有研究发现,在细胞毒性 T 淋巴细胞破坏胰岛 B 细胞的过程中,Fas 及 Fas 配体是 B 细胞凋亡的重要因素。

2. 非胰岛素依赖型糖尿病的病因

非胰岛素依赖型糖尿病是内科的常见病，约占糖尿病患者总数的90%。其病因有很强的遗传基础。

（1）遗传易感性：遗传是非胰岛素依赖型糖尿病重要的发病因素，有明显的家族聚集现象。目前研究认为非胰岛素依赖型糖尿病是一种异质性、多基因遗传病。与非胰岛素依赖型糖尿病有关的遗传基因有胰岛素受体底物1基因、解偶联蛋白2基因、胰高糖素受体基因、B3肾上腺素受体基因、葡萄糖转运蛋白基因突变、糖原合成酶基因等。另外，还有磺脲类受体基因、ATP敏感的钾通道亚基基因、载脂蛋白b基因、脂蛋白脂酶基因、脂肪酸结合蛋白基因和瘦素受体基因等。

（2）环境因素：摄食过高热量，体力活动减少，体重增加以至肥胖，是发生非胰岛素依赖型糖尿病的主要危险因素。

（3）胰岛素抵抗：是非胰岛素依赖型糖尿病的特征之一，是指胰岛素在周围组织摄取和清除葡萄糖的作用减低，需要超常量的胰岛素才能发挥正常的生理效应。包括胰岛素受体前、受体及受体后缺陷三个不同的环节。受体前因素是由于胰岛素基因突变产生结构异常的胰岛素，使胰岛素的生物活性下降或丧失；受体缺陷包括受体功能与结构的异常；功能异常即胰岛素受体数目减少以及亲和力下降导致与胰岛素结合减少，结构异常多为胰岛素受体基因突变，致使受体功能丧失或部分丧失；受体后缺陷是指胰岛素与受体结合后信号向细胞内传递所引起的一系列代谢过程，即所谓胰岛素受体的"下游事件"的异常。

（4）淀粉样变：非胰岛素依赖型糖尿病时可能胰淀素合成与分泌增加。胰淀素可以抑制胰岛素的糖原合成作用，并且在B细胞内外促使淀粉样变，损伤B细胞。至今，胰淀素的确切作用还不十分清楚。

（5）肿瘤坏死因子（TNF-α）的作用：有学者观察到，TNF-α可降低培养的脂肪细胞GLUT4mRNA的表达及GLUT4蛋白含量。

三、诊断

（一）实验室检查

1. 血糖测定

血糖升高是目前诊断糖尿病的主要依据，又是判断糖尿病病情和控制情况的主要指标。一般测静脉血糖或毛细血管血糖，应注意如血细胞比容正常，血浆血糖比全血血糖高15%。静脉血糖正常范围为3.9～6.1mmol/L（70～100mg/dL）。

2. 尿糖测定

尿糖阳性是诊断糖尿病的重要线索，但尿糖阴性不能排除糖尿病的可能。反之，尿糖阳性也不一定是糖尿病，但尿糖检测简便易行，除老年人和肾功能不全者外，一般可作为监测病情和治疗的参考。

（1）餐前尿糖定性试验：可用尿糖试纸监测，于餐前 1h 排空膀胱，然后于餐前 30min 留尿监测。

（2）分段尿糖定量：即分别留 0:00—6:00、6:00—12:00、12:00—18:00、18:00—24:00 时四段尿，分别进行尿糖测定，可以比较准确地了解不同时相尿糖的丢失情况。

（3）24h 尿糖定量：即留取一昼夜尿作尿糖定量，可了解全天尿糖丢失情况。

3. 口服葡萄糖耐量试验（OGTT）

（1）试验前 3d，每日进食糖类不少于 150g，并且有正常的体力活动。

（2）试验开始前禁食 10～16h，但可以饮水。试验中不可吸烟。

（3）取空腹血标本后，饮葡萄糖 75g 加水 250～300mL，5min 内饮完。

（4）儿童按 1.75g/kg 予以葡萄糖负荷，总量不超过 75g。

（5）服糖 2h 后再测静脉血糖。

4. 糖化血红蛋白和糖化血浆清蛋白

糖化血红蛋白 A1（HbA1）是血中葡萄糖和血红蛋白相结合的产物。HbA1 占血红蛋白的 4%～6%，其量与血糖浓度呈正相关，能反映 8～12 周血糖的情况，特异性较高，在临床上已广泛用于观察病情及调整治疗。人血浆白蛋白也可与葡萄糖发生非酶催化的糖基化反应而形成果糖胺（FA），正常值 1.7～2.8mmol/L，可反映糖尿病患者近 2～3 周内血糖的平均水平，亦为糖尿病患者近期病情监测的指标。但一般认为 HbA1 和 FA 测定不能作为诊断糖尿病的依据。

5. 胰岛素与 C 肽测定

血胰岛素水平测定对评价胰岛 B 细胞功能有重要意义。由于 C 肽和胰岛素以等分子数从胰岛细胞生成及释放，C 肽清除率慢，肝脏对 C 肽摄取率低，周围血中 C 肽/胰岛素比值常 > 5，且不受外源性胰岛素影响，故能较准确反映胰岛 B 细胞功能。常用的测定方法有放射免疫法和酶联免疫吸附法。胰岛素依赖型糖尿病患者由于 B 细胞大量被破坏，其胰岛素、C 肽水平低，对糖刺激无反应。非胰岛素依赖型糖尿病患者空腹胰岛素、C 肽水平正常或增高，但服糖刺激后高峰延迟，因此测胰岛素、C 肽可作为区分 1、2 型糖尿病的参考。血浆胰岛素、C 肽水平测定有助于了解 B 细胞功能和指导治疗，但不作为诊断糖尿病的依据。

6. 自身免疫抗体测定

胰岛素依赖型糖尿病患者血中可测到自身免疫抗体。如 ICA、IAA、GADA 以及 IA-2 抗体。IA-2 是染色体 2q35 编码的自身抗原，979 个氨基酸组成的膜内蛋白，为酪氨酸磷酸酶同类物，广泛存在于神经内分泌细胞中，主要在胰岛 B 细胞和垂体前叶细胞中表达。胰岛素依赖型糖尿病患者血清中可发现 IA-2 抗体。

7. 其他

如血脂测定，糖尿病患者多伴有血脂异常；总胆固醇、三酰甘油及低密度脂蛋白增高，高密度脂蛋白降低；尿酮体、尿微量白蛋白测定等。

（二）诊断标准

1. 1999 年 WHO 糖尿病诊断标准

（1）糖尿病症状 + 任何时间血浆葡萄糖水平 ≥11.1mmol/L（200mg/dL）。

（2）空腹血浆葡萄糖（FPG）水平 ≥7mmol/L（126mg/dL）。

（3）OGTT 试验中，2hPG 水平 ≥11.1 mmol/L（200mg/dL）。

2. 糖耐量受损（IGT）的血糖诊断标准

空腹血浆葡萄糖水平（如行检测）＜7mmol/L（126mg/dL）；负荷后 2h 血浆葡萄糖水平 7.8mmol/L（140mg/dL）～11.1mmol/L（100mg/dL）。

3. 空腹血糖受损（IFG）

空腹血浆葡萄糖水平 5.6mmol/L（100mg/dL）～7.0mmol/L（126mg/dL）；负荷后 2h 血浆葡萄糖水平（如行检测）＜7.8mmol/L（140mg/dL）。

4. 正常糖代谢

空腹血浆葡萄糖水平＜5.6mmol/L（110mg/dL）；负荷后 2h 血浆葡萄糖水平＜7.8mmol/L（140mg/dL）。

（三）鉴别诊断

1. 继发性高血糖

如肢端肥大症、库欣综合征、嗜铬细胞瘤、甲状腺功能亢进、肝脏疾病、慢性肾病、胰腺炎、脂肪萎缩、胰高糖素瘤等，详细询问病史，注意起病经过的特殊性，全面、细致的体格检查，配合必要的实验室检查，一般不难鉴别。

2. 药物所致的糖代谢减退

某些药物可使肝细胞损害或使末梢组织对葡萄糖利用能力减弱，使糖耐量异常。使血糖升高的药物有 ACTH、GH、可的松、醛固酮、高血糖素、口服避孕药、咖啡因、儿茶酚胺、吲哚美辛（消炎痛）、异烟肼、酚妥拉明、呋塞米（速尿）、利尿酸钠、尼古丁、苯妥英钠、三环类抗抑郁药等。

3. 急性应激

急性应激时皮质激素分泌可增加 10 倍以上，常见的有突然急性感染、外伤、大手术、急性心肌梗死、脑血管意外、剧烈运动、缺氧等。急性应激后通过下丘脑 — 垂体 — 肾上腺系统，致使肾上腺皮质激素和肾上腺髓质激素分泌增多，从而拮抗胰岛素作用，使葡萄糖耐量减低，或空腹高血糖，两者一般在 7～10d 后均恢复正常。如高血糖持续较久，可考虑糖尿病。

4. 胰岛 A 细胞瘤

此种肿瘤细胞分泌大量的胰升糖素，动员肝糖原，并促进肝糖原异生而使血糖升高。

5. 其他原因所致的尿糖阳性

（1）肾性糖尿：肾性糖尿的特点是尿糖增高而不伴有高血糖，其原因可能是肾小管转运葡萄糖的机制异常或肾小管功能缺陷。常见于家族性肾性糖尿、肾小管性酸中毒、Fanconi 综合征、肝豆状核变性、某些重金属中毒等。

（2）妊娠期糖尿：妊娠期由于细胞外液增加，抑制肾脏近曲小管重吸收葡萄糖的功能，致使肾糖阈下降而出现糖尿。

（3）滋养性糖尿：少数正常人在摄食大量糖类后，由于小肠吸收糖过快，肾糖负荷过重，可出现暂时性糖尿。胃切除、短肠综合征或甲状腺功能亢进患者的肠吸收糖速度超过正常，餐后血糖升高明显，亦可出现一过性糖尿。

（4）假性糖尿：尿中一些还原性物质可在尿糖定性试验时出现假阳性反应，如葡萄糖醛酸、维生素 C、尿酸、青霉素、水合氯醛、异烟肼、吗啡、氨基比林、水杨酸盐、噻嗪类利尿药、强心苷等。

四、治疗

（一）治疗原则

1. 治疗原则

早期治疗、长期治疗、综合治疗、治疗措施个体化。目的是使血糖达到或接近正常水平，纠正代谢紊乱，消除糖尿病症状，防止或延缓并发症，维持良好的健康和劳动（学习）能力，保障儿童生长发育，延长寿命，降低病死率。

2. 具体措施

以饮食治疗和合适的体育锻炼为基础，根据不同病情予以口服降糖药物、胰岛素、胰岛细胞移植等治疗，以及强化血糖水平监测。

（二）治疗方法

（1）格列本脲：（优降糖）2.5～5mg，2～3 次/d，口服。

（2）甲苯磺丁脲：500～2000mg，分 3 次，口服。

（3）格列吡嗪：（迪沙片）5～20mg，分 2～3 次，口服。

（4）二甲双胍：0.5g，3 次/d，口服。

（5）诺和龙（或孚来迪）：0.5～1mg，3 次/d，口服。

（6）阿卡波糖胶囊（或拜唐苹）：50～100mg，3 次/d，口服。

（7）诺和灵 30R：早 14U、晚 8U 于餐前 30min 皮下注射（根据病情调整）。

（三）治疗中应注意的问题

1. 糖尿病知识教育

对糖尿病患者进行教育是重要的基本的治疗措施之一。由于糖尿病是一种终身慢性疾病，其严重性在于各种并发症，因此，首先应将有关对糖尿病的认识和防治知识教给患者及其家属。糖尿病目前虽还不能根治，但这并非不治之症，良好的血糖控制可以减少和延缓糖尿病并发症的发生和进展。让患者对糖尿病有正确的认识，树立治疗信心，掌握糖尿病饮食、药物等自我治疗知识，学会血、尿糖自我监测，主动配合医师治疗，就能达到长期良好控制和预防并发症的目的。

2. 饮食治疗

饮食治疗是另一项重要的基础治疗措施，应严格和长期执行，是胰岛素依赖型糖尿病、非胰岛素依赖型糖尿病以及 IGT 患者都应遵循的治疗原则，只是根据需要而治疗方案有所差异。

（1）制定总热量：合理的热量摄入是糖尿病饮食治疗的关键。首先计算出患者的理想体重，简单计算公式：理想体重＝身高（cm）－105，或计算体重指数（BMI）：体重（kg）/身高^2（m^2）。然后根据理想体重和工作性质，参照原来的生活习惯等因素，计算每日所需总热量。成年人休息状态下每日每千克理想体重给予热量 105～125.5kJ（25～30kcal），轻体力劳动 125.5～146 kJ（30～35kcal），中体力劳动 146～167kJ（35～40kcal），重体力劳动 167kJ（40kcal）以上。儿童、孕妇、乳母、营养不良和消瘦者，以及伴有消耗性疾病者应酌情增加；肥胖者酌减，使患者体重恢复至理想体重的 ±5%。

（2）一般糖类（以主食为主，提倡食用粗制米、面和一定量杂粮，忌食用葡萄糖、蔗糖及其制品）占总热量的 55%～60%；蛋白质占 15% 或按体重（均指理想体重）每（千克）1.0g，儿童、孕妇、乳母、营养不良或伴有消耗性疾病者宜增加至 1.5～2.0g，伴有糖尿病肾病而肾功能正常者应限制至 0.8g，血尿素氮升高者应限制在 0.6g；脂肪量不应超过 30%〔按每克碳水化合物和每克蛋白质可提供热量 16.7kJ（4kcal），脂肪每克提供热量 37.6kJ（9kcal）〕。

（3）每日热量合理分配：将热量换算为食物重量后制订食谱，并根据生活习惯、病情和配合药物治疗的需要进行安排。一般可按每日三餐分配为 1/5、2/5、2/5 或 1/3、1/3、1/3；也可按四餐分为 1/7、2/7、2/7、2/7。在使用降糖药物过程中，按血糖变化再作调整，但不能因降糖药物剂量过大，为防止发生低血糖而增加饮食的总量。加餐的热量应包括在计算的总热量内，加餐时可于两餐之间和睡前。

（4）应鼓励患者多食用含纤维素高的食品，如各种粗粮、新鲜蔬菜、藻类及魔芋类等。

（5）脂肪应以不饱和脂肪酸为主，饱和脂肪酸量不应超过 10%，每日胆固醇量不应超过 300mg。

（6）食盐每日应限制为 6g，至多不应超过 10g。

（7）矿物质和维生素类：是生物生长、代谢所必需的，也应注意补充。

3. 运动疗法

糖尿病患者，尤其是 2 型糖尿病患者应坚持一定量的运动，因体力活动减少及体重增加是发生非胰岛素依赖型糖尿病的重要致病因素。对于肥胖的患者，进行适当的运动可改善胰岛素抵抗。

（1）体力活动的种类及程度：轻度，如散步、逛商店等；中度，如慢跑、快走、骑自行车、爬楼等；重度，如爬山、游泳等。

（2）运动强度及时间：可根据个人身体情况选择各种不同水平的活动，时间一般每天坚持 20～30min，运动量一般采用中等强度即最大耗氧量的 60% 为宜，简单衡量办法是数运动中脉率 =170 一年龄。

（3）运动时的注意点：应防止低血糖反应。胰岛素依赖型糖尿病患者血糖控制不满意，高于 14mmol/L（200mg/dL），不宜参加运动，以免产生酮症合并增殖性视网膜病变、肾病变、严重的神经病变或动脉硬化性心脏病等糖尿病患者，不宜负荷较大运动量。对于大部分患者，散步是比较安全的。

4. 口服降糖药

（1）磺脲类口服降糖药：降糖机制主要是刺激胰岛素分泌，此外，有减少肝糖原产生和改善胰岛素抵抗的作用。适用于中、轻度非胰岛素依赖型糖尿患者，尤其是伴有胰岛素分泌低下和延迟者；不适用于胰岛素依赖型糖尿病患者、非胰岛素依赖型糖尿病患者合并严重感染、酮症酸中毒、高渗性昏迷、进行大手术、伴有肝肾功能不全以及合并妊娠的患者。

①甲苯磺丁脲（D860）：为第一代磺脲类降糖药，口服吸收快，半衰期 6h，在肝内降解，主要由肾脏排出，降糖作用弱但安全。每片 500mg，每日 500～3000mg，分 3 次于餐前 30min 服用。

②氯磺丙脲：为第一代磺脲类降糖药，口服 10h 后达血内高峰，半衰期 36h，主要以原形从肾脏排出，肾功能不良和老年人忌用，可产生严重的低血糖。

③格列美脲（优降糖）：为第二代磺脲类降糖药，降糖作用最强，其降糖作用相当于同等量 D860 的 200 倍，口服后 30min 出现作用，2～6h 血浆浓度达到高峰，作用可持续 10～16h。每日 2.5～10mg，分 2 次于餐前 30min 服用。一般用于中重度，特别是胰岛素分泌减低的非胰岛素依赖型糖尿病患者，对轻度特别是老年患者不作首选。

④格列吡嗪（迪沙片）：为第二代磺脲类降糖药，降糖作用仅次于格列本脲，但比格列本脲安全。半衰期 2～4h，大部分代谢产物由肾脏排出。每日 5～20mg，分 2～3 次于餐前 30min 口服。

⑤格列齐特：为第二代磺脲类降糖药，降糖作用中等，半衰期6～14h，代谢产物大部分（70Y6）由肾脏排出。每日80～320mg，分2次于餐前口服。

⑥格列喹酮：为第二代磺脲类降糖药，降糖作用弱，但安全。半衰期短，约1.5h，无蓄积作用，主要在肝脏代谢，从胆汁排出。每日30～180mg，分3次于餐前30min口服。

⑦格列美脲：为新一代磺脲类降糖药，半衰期5h左右，代谢产物的60%由肾脏排出。每日1～8mg，分1～2次于餐前口服。

（2）双胍类口服降糖药：不会增加胰岛素分泌，主要是增加糖的无氧酵解，减少肠道对葡萄糖的吸收，抑制肝糖原分解，改善周围组织对胰岛素的抵抗。适用于肥胖或超重，特别是伴有高胰岛素血症的非胰岛素依赖型糖尿病患者，可与磺脲类降糖药合用于对磺脲类反应不好或继发磺脲类药物失效的患者，也可与胰岛素合用于胰岛素依赖型糖尿病患者。

①苯乙双胍：口服2～3h吸收血浓度达高峰，半衰期3h，以原形由肾脏排出。不良反应多，如胃肠道反应、乳酸酸中毒，欧美一些国家已停止使用，但我国仍控制使用。对肝、肾功能不良或伴有慢性心、肺功能不全以及重症贫血和尿酮体阳性者禁用。

②二甲双胍：吸收快，半衰期1.5～2.8h，作用持续5～6h，几乎全部以原形由肾脏排出。副作用小，胃肠反应轻，罕见有引起乳酸酸中毒者，且不引起低血糖。肾功能损害者禁用，老年人应视其肾功能情况慎用。每日剂量0.5～1.5g，分2～3次随餐或餐后服用。

（3）葡萄糖苷酶抑制药：常用制剂有阿卡波糖胶囊、卡博平、倍欣等。主要降糖机制为抑制小肠刷状缘上的葡萄糖苷酶活性，减慢双糖和淀粉类多糖转变为葡萄糖，从而降低餐后血糖。适用于各型糖尿病患者，胰岛素依赖型糖尿病（18岁以上）、非胰岛素依赖型糖尿病餐后血糖控制不佳者均可应用，但胰岛素依赖型糖尿病应与胰岛素联合应用。也可用于糖耐量异常的干预治疗。磺脲类药物刺激胰岛素分泌，增加体重；二甲双胍对肝、肾毒性常见，因此，这两类药物不宜作为预防用药。剂量50～100mg，3次/d，进餐时服用，最大剂量可至200mg每次，3次/d。口服后不足2%被小肠吸收，并很快从尿中排出，基本无药物蓄积性。不良反应为腹胀、腹泻、肠鸣、肛门排气增多。

（4）餐时血糖调节药：亦称快速胰岛素促分泌药。常用制剂有诺和龙、孚来迪。为氨基甲酰甲基苯甲酸衍生物，是非磺脲类促胰岛素分泌药，与传统的磺脲类结构不同，其降糖机制是通过抑制胰岛B细胞上的ATP敏感钾通道，钙离子内流而刺激胰岛素释放，但其在B细胞膜上的结合位点不同于磺脲类，而且不促进胰岛素分泌及不抑制胰岛素的生物合成。

口服吸收快，0.5～1.5h见效，作用持续时间短，半衰期为1～1.5h，有利于降低餐后血糖。主要在肝脏代谢，由胆汁排出，低血糖发病率低。剂量为每次0.25～2mg，最大剂量4mg，3次/d，进餐即时服用。偶有胃肠道反应。

（5）胰岛素增敏药：为噻唑烷二酮类，又称格列酮类药物。药理作用可增强胰岛素在骨骼、肝脏及脂肪组织的靶细胞的敏感性，减轻胰岛素抵抗。噻唑烷二酮类药物为过氧化物酶体增殖物激活受体γ（PPARγ）的配体，PPARγ存在于人类胰岛素主要作用的靶组织骨骼肌、脂肪和肝脏，PPARγ核受体的活化调控糖的产生、转运和利用的胰岛素应答基因，另外，还参与调控脂肪酸代谢。主要适用于其他降糖药疗效不佳的非胰岛素依赖型糖尿病，特别是有胰岛素抵抗的患者，可单独使用，也可与磺脲类或胰岛素联合应用。近年来有临床试验证实，对IGT患者生活方式干预疗效尚不满意，给予胰岛素增敏剂可使糖尿病每百人年发病率下降约50%。用药过程中注意监测肝功能。

5.胰岛素治疗

（1）胰岛素的种类：按作用时间可分为短、中、预混合长效；按分子结构分为猪、人、胰岛素类似物；按纯度分为普通、单峰、单组分；按酸碱度分为酸性、中性。

（2）胰岛素的计量单位：目前商品胰岛素制剂有40 U/mL、80U/mL、100U/mL、500U/mL，最近国际糖尿病联盟建议统一为100U/mL，以免使用中出现混淆的错误。

（3）胰岛素治疗的适应证：胰岛素依赖型糖尿病患者的替代治疗；糖尿病酮症酸中毒、非酮症高渗性昏迷和乳酸性酸中毒；糖尿病患者围手术期、糖尿病妊娠和分娩期；糖尿病患者并发急性感染；糖尿病患者并发结核；糖尿病患者有慢性肝、肾疾病及功能不全；非胰岛素依赖型糖尿病患者对口服降糖药失效者。

（4）胰岛素应用方法：一种是小剂量胰岛素静脉连续滴注法和胰岛素泵持续泵入，主要用于糖尿病急性代谢并发症，如糖尿病酮症酸中毒、糖尿病患者围手术期、分娩和并发急性感染等短期急症情况；另一种是胰岛素皮下注射，这是经典的胰岛素给药方式。

（5）胰岛素的剂量与调整：胰岛素用量需因人、因病情个体化，开始剂量宜小，以后根据临床调整，直至满意。

胰岛素皮下注射的剂量参考：通常每2g升高的血糖用1U。用量：0.003×（血糖值－100）×体重（kg）；原用口服降糖药剂量是每片5U，总量不超过30U（6片量）。每日剂量分配是早＞晚＞中＞夜。然后根据治疗反应每3～4d调整1次剂量，每次可增加或减少2～4U，直至血糖控制理想。

非胰岛素依赖型糖尿病改换口服药指征：应激消失，血糖满意；全日胰岛素总量已减少到30U以下；空腹血浆C肽＞0.4mmol/L，餐后C肽＞0.8～1mmol/L。

（6）胰岛素品种的调整：从普通胰岛素改为高纯度、从猪胰岛素改为人胰岛素以及从国产胰岛素改为进口胰岛素时，可能需要适当减少剂量。

（7）胰岛素的不良反应：低血糖反应是胰岛素治疗中最常见的不良反应，多由于胰岛素剂量过大或注射后未及时进餐或体力活动增加等因素所致；变态反应是注射部位出现水肿或瘙痒，多为一过性，全身过敏有荨麻疹和血管性水肿，个别患者有过敏性休克；治疗部位皮下脂肪萎缩；肥胖；不纯的牛和猪胰岛素可在体内产生胰岛素抗体，引起胰岛素抵抗，而高纯度胰岛素和生物合成人胰岛素罕有抗体产生，经典的胰岛素抵抗是指胰岛素用量成年人超过200U/d，14岁以下2.5U/（kg×d），持续48h以上者，数周或数月后可自行缓解。

6.胰岛素泵的应用

胰岛素泵又称"人工胰"，分为开环式和闭环式。开环式人工胰发展迅速，如美敦力胰岛素泵，已得到广泛的推广和应用。胰岛素的输入可按需要多次或每小时改变输出的基础量，恰如人胰岛素的生理分泌一样，进餐时可给追加剂量。患者不必每日注射胰岛素，生活具有更大的灵活性，而血糖控制显著优于常规皮下治疗。胰岛素泵连续皮下输注治疗（CSⅡ）与常规胰岛素治疗的差异有以下几个方面：

（1）胰岛素给药方式更符合生理状态。

（2）避免了使用除短效胰岛素外的其他各种胰岛素制剂。

（3）减少了皮下注射时局部形成的胰岛素"储存池"，缩短了胰岛素从注射部位吸收入血的"起效延迟时间"。

（4）减少了使用多种胰岛素制剂引起的吸收差异。

（5）胰岛素泵脉冲式连续输出方式符合生理状态下非糖尿病胰腺胰岛素分泌方式，可更快地消除对胰岛素的抵抗状态。

（6）可自由改变基础量，减少低血糖的发生，并能有效抑制"黎明现象"。

（7）24h不停地输入微量基础量的胰岛素，不进餐、晚进餐也不会引起低血糖，而多进餐又可适当增加追加量胰岛素，从而使治疗者全天血糖更接近正常，使患者生活自由性增加，更适于经常上夜班及生活方式多变的患者、对低血糖无感知及糖尿病自主神经病变者。

（四）降糖药物的联合应用

（1）任何一类口服降糖药的一种均可与另一类降糖药的一种合用。

（2）同类口服降糖药不宜合用。

（3）任何一类口服降糖药均可与胰岛素合用，如磺脲类和苯甲酸衍生物类。

（五）糖尿病防治要点

糖尿病的防治简要可归纳以下几点：

1.预防糖尿病的五个要点

（1）对糖尿病无知：多懂点儿。

（2）热量摄取过多：少吃点儿。

（3）体力活动减少：勤动点儿。

（4）心理应激增多：放松点儿。

（5）必要的时候：药用点儿。

2.治疗糖尿病的"五驾马车"

（1）糖尿病教育与心理治疗：增加糖尿病知识，减少无知的代价，正确对待糖尿病，"既来之，则安之"，"战略上藐视，战术上重视"。

（2）饮食治疗：控制总热量、合理配餐、少量多餐、高纤维素饮食、清淡饮食、不吸烟饮酒。

（3）运动治疗：有氧运动。

（4）药物治疗。

（5）糖尿病监测。

（六）糖尿病监测

1.糖尿病监测的内容

（1）血糖：每月至少2次，至少包括餐后2h血糖。鼓励每月测1～2次、每日4～7次的血糖谱。近10年来，糖尿病患者管理的主要进展之一是自我血糖监测（SMBG）。但使用前应由专业人员给予必要的培训，因为操作正确与否可影响结果。

（2）糖化血红蛋白（HbA1c）：每2～3个月测1次。

（3）尿常规：注意尿酮体、尿蛋白及血细胞。

（4）血压：首诊必查，此次高下次再测，此次不高则每3个月查1次。

（5）血脂/血黏度：首诊必查，此次高下次再测，此次不高则每半年到1年查1次。

（6）肝功能、肾功能、心电图、眼底：根据病情决定次数。

2.监测糖尿病的五项达标

即血糖达标、体重达标、血压达标、血脂达标和血黏度达标。

【糖尿病乳酸性酸中毒】

乳酸性酸中毒是由不同原因引起血乳酸升高＞5mmol/L和血pH降低＜7.35的异常生化改变所致的临床综合征。在糖尿病的基础上发生的乳酸性酸中毒被称为糖尿病乳酸性酸中毒。

一、诱因

（一）糖尿病控制不佳

由于饮食治疗、运动治疗及药物治疗不得当，糖尿病控制不佳，患者可有血糖升高、脱水及丙酮酸氧化障碍及乳酸代谢缺陷，导致血乳酸升高。

（二）其他糖尿病性急性并发症

如感染、酮症酸中毒和高渗性非酮症糖尿病、昏迷等急性并发症，也可成为糖尿病乳酸性酸中毒的诱因。

（三）其他重要脏器的疾病

如脑血管意外、心肌梗死、呼吸道疾病等，可造成或加重组织器官血液灌注不良，导致低氧血症和乳酸性酸中毒。

（四）大量服用苯乙双胍

双胍类药物，尤其是苯乙双胍因，能增强无氧酵解，抑制肝脏及肌肉对乳酸的摄取，抑制糖异生作用，故有致乳酸性酸中毒的作用。在病例选择不当，如高龄及合并心、肺、肝、肾疾病的糖尿病患者大剂量使用苯乙双胍时，有诱发乳酸性酸中毒的可能。

（五）其他

如酗酒，一氧化碳中毒，水杨酸、儿茶酚胺、乳酸过量时偶亦可诱发乳酸性酸中毒。

二、诊断

（一）临床表现

1. 糖尿病

乳酸性酸中毒多发生在有肝、肾功能不全和有慢性心、肺功能不全并服用苯乙双胍的患者。

2. 症状

病情进展较快，几小时即可因乳酸堆积而出现疲劳、倦怠、无力、恶心、呕吐、腹泻、上腹痛和酸中毒性呼吸、意识障碍等。

3. 体征

面部潮红、体温低、血压低及脱水等表现。

（二）诊断要点

（1）凡有上述表现而临床可疑的患者，特别是同时有慢性缺氧性疾病，肝、肾功能不全及服用苯乙双胍病史者。

（2）有糖尿病史，但多数患者血糖不甚高，没有显著的酮症酸中毒。

（3）酸中毒的证据：如pH＜7.35，血碳酸氢根＜20mmol/L，阴离子隙＞18mmol/L 等。如能排除酮症酸中毒、肾衰竭等诊断，则应高度考虑乳酸性酸中毒的可能。

（4）血乳酸水平升高：在1.8mmol/L 以上。血乳酸水平在 2～5mmol/L，患者多呈代偿性酸中毒，这种仅有乳酸过高而无酸中毒者可称为高乳酸血症。乳酸性酸中毒患者血乳酸水平多超过 5mmol/L，这是乳酸性酸中毒诊断的主要依据。

（5）血常规：血红蛋白和白细胞增高。

（6）乳酸 / 丙酮酸（L/P）增高＞13（正常为10/1），肌酐和BUN增高。

（7）血气分析：二氧化碳分压降低，氧分压正常或降低。

（8）危重指标：①血乳酸水平越高病死率越高，血乳酸＞9mmol/L者病死率高达80%，当血乳酸水平＞25 mmol/L时，罕见存活者。②血乳酸增高持续时间越久，病死率越高。③与患者原发病和全身状况有关。

（三）鉴别诊断

1. 应与引起酸中毒的疾病相鉴别

如糖尿病酮症酸中毒、尿毒症等。

2. 与其他昏迷性疾病鉴别

如低血糖昏迷、高渗性非酮症糖尿病昏迷、脑血管病、药物中毒等。

三、治疗

（一）治疗原则

本病应以预防为主，一旦发生，病死率高。祛除诱因等。治疗措施包括补液、纠正酸中毒、胰岛素治疗．

（二）治疗方法

（1）0.9%氯化钠溶液300mL，5%碳酸氢钠150mL，静脉滴注；0.9%氯化钠溶液1000mL，10%氯化钾20mL，静脉滴注；胰岛素2U加入液体中持续静脉滴注。

（2）5%葡萄糖盐水1000mL，胰岛素12U，10%氯化钾10mL，静脉滴注，1.3%碳酸氢钠200mL。

（三）治疗中应注意的问题

（1）补液扩容可改善组织灌注，纠正休克，利尿排酸，是治疗乳酸性酸中毒的重要手段之一。常用0.9%氯化钠溶液，也可用5%葡萄糖液或糖盐水，必要时补充血浆。避免使用含乳酸的制剂。

（2）乳酸性酸中毒对机体损害严重，必须及时有效地予以纠正。碳酸氢钠最为常用。1.3%碳酸氢钠100～150mL加入0.9%氯化钠溶液中静脉滴注，总量500～1500mL/24h，尽快使血pH上升到7.25后则停止补碱。每2h测定血pH和乳酸以防反跳性碱中毒。

（3）胰岛素可以改善丙酮酸的代谢障碍，减少糖类的无氧酵解，减少乳酸产生和增加乳酸的利用。

（4）可同时给予二氯乙酸以降低血乳酸。

（5）血液或腹膜透析：如经上述治疗效果不明显，用不含乳酸根的透析液进行血液或腹膜透析，可有效促进乳酸的排出，并可清除引起乳酸性酸中毒的药物。常用于对水钠潴留不能耐受的患者，尤其是苯乙双胍引起的乳酸性酸中毒患者。

（6）祛除诱因及对症治疗，是有效纠正乳酸性酸中毒并防止其复发的重要措施。包括病因治疗、控制感染、吸氧、纠正休克、停用可能引起乳酸性酸中毒的药物等。另外，还要注意补钾以避免低血钾，必要时使用甘露醇、糖皮质激素等。

（7）尽量避免用乙醇、果糖、山梨醇、水杨酸，慎用普萘洛尔。

【糖尿病酮症酸中毒】

糖尿病酮症酸中毒（DKA）是由于体内胰岛素缺乏，胰岛素的反调节激素增加，引起糖、脂肪代谢紊乱，以高血糖、高血酮和代谢性酸中毒为主要特点的临床综合征。其是糖尿病的急性并发症，也是内科常见急症之一。

一、诱因

（一）急性感染

急性感染是酮症酸中毒的重要诱因，最常见的感染部位包括呼吸道、泌尿系统和皮肤。急性感染亦可成为酮症酸中毒并发症，与酮症酸中毒互为因果，形成恶性循环。有报道称，酮症酸中毒一般以冬春季发病率较高，可能与此季节气候多变、呼吸道感染发病率较高有关。

（二）治疗不当

包括中断药物治疗、剂量不足、产生抗药性等情况，特别是胰岛素的治疗。有些患者轻信一些虚假广告，而放弃了正规的糖尿病治疗方案，尤其是胰岛素依赖型糖尿病患者停用胰岛素治疗或减少胰岛素的用量，常可引起酮症酸中毒。此外，大剂量的降糖灵可在肝、肾功能不佳的糖尿病患者诱发酮症酸中毒，亦值得注意。也有大剂量噻嗪类利尿药引起本症的报道。

（三）饮食失控

进食过多高糖、高脂肪食物或酗酒等。

（四）精神因素

精神创伤、过度激动或劳累等。

（五）原因不明

据统计，10%～30%的患者以糖尿病酮症酸中毒形式突然发病，无明显诱因可查。

（六）其他

应激、外伤、手术、麻醉、妊娠、脑卒中、心肌梗死、甲状腺功能亢进等，应用肾上腺皮质激素治疗也可引起糖尿病酮症酸中毒。

二、诊断

（一）临床特点

（1）每年1型糖尿病酮症酸中毒发病率3%～4%，年龄＜20岁者占30%，20～40岁占20%，40～70岁占10%，儿童糖尿病常以糖尿病酮症酸中毒首发，但目前酮症酸中毒直接致死率已明显下降。

（2）糖尿病症状加重，多饮多尿、体力及体重下降的症状常加重。

（3）胃肠道症状，食欲下降、恶心呕吐，有的患者可出现腹痛，甚至误诊为急腹症。

（4）呼吸改变，酸中毒所致Kussmaul呼吸，当血pH＜7.2时呼吸深而快，以利排酸；当pH＜7时则发生呼吸中枢受抑制。部分患者呼吸中可有类似烂苹果味的酮臭味。

（5）脱水与休克症状，中、重度酮症酸中毒患者常有脱水症状，脱水达5%者可有脱水表现，如尿量减少、皮肤干燥、眼球下陷等。脱水超过体重的15%时则可有循环衰竭，表现为心率加快、脉搏细弱、血压及体重下降等，严重者可危及生命。

（6）神志改变，早期可有头痛、头晕、萎靡，继而烦躁、嗜睡、昏迷。

（7）诱发疾病表现。

（二）实验室检查

（1）血糖升高一般在16.6～33.3mmol/L（300～600mg/dL）。

（2）血酮体增高：定性呈强阳性，定量＞5mmol/L有诊断意义。

（3）血清电解质：血钠多数降至135mmol/L以下，少数可正常，偶可升高至145mmol/L以上。血清钾于病程初期正常或偏低，少尿、失水、酸中毒可致血钾升高，补液、胰岛素治疗后又可降至2mmol/L以下。

（4）血气分析及CO_2CP：代偿期pH及CO_2CP可在正常范围，碱剩余负值增大，缓冲碱（BB）明显减低，标准碳酸氢盐（SB）及实际碳酸氢盐（AB）也降低。失代偿期，pH及CO_2CP均可明显降低，HCO_3降至15～10mmol/L以下，阴离子间隙增大。

（5）尿糖定性强阳性，尿酮体强阳性：当肾功能严重损害，肾小球滤过率减少，而肾糖阈及酮阈升高，可出现尿糖与酮体减少，甚至消失。因此，诊断时必须注意以血酮体为主。

（6）其他：血肌酐和尿素氮可以轻度升高，多为肾前性；血清淀粉酶和谷丙转氨酶可有一过性增高。

(三)诊断要点

(1)有酮症酸中毒的病史和临床表现。

(2)血糖中度升高,血渗透压不甚高。

(3)尿酮体阳性是酮症酸中毒的重要诊断依据之一。

(4)酸中毒。较重的酮症酸中毒往往伴有代偿或失代偿性酸中毒,而且可以排除其他原因的酸中毒。

(四)鉴别诊断

1. 饥饿性酮症

某些患者由于其他疾病引起剧烈呕吐、禁食等状态时,也可产生大量酮体及酸中毒,但这些患者血糖不高,尿糖阴性,有助于鉴别。

2. 非酮症高渗性昏迷

多见于2型糖尿病老年患者,特别是新发病者,常有缺水、感染、服用利尿药及激素等病史。患者脱水明显,血压低或休克,多有神志障碍、意识模糊、反应迟钝、抽搐等。实验室检查血钠升高＞145mmol,血糖显著升高,常＞33.3mmol/L,血渗透压增加＞330mmol/L,酮体阴性或弱阳性。

3. 低血糖昏迷

起病较突然,发病前有用胰岛素及口服降糖药史,用药后未按时进食或过度运动等。可有饥饿、心慌、出汗、颤抖、反应迟钝、性格改变、神志障碍等。患者皮肤湿冷,与高渗昏迷、酮症酸中毒皮肤干燥不一样。测血糖＜2.8mmol/L,尿糖、尿酮均阴性。

4. 乳酸酸中毒

多发生在服用大量降糖灵、休克、缺氧、饮酒、感染等情况时,原有慢性肝病、肾病、心力衰竭史者更易发生。表现为深大呼吸、皮肤潮红、昏迷,但无酮味。血乳酸＞5mmol/L,pH＜7.35或阴离子隙＞18mmol/L,乳酸/丙酮酸(L/P)＞3。

5. 酒精性酸中毒

慢性酒精中毒可合并严重代谢性酸中毒,常因剧烈呕吐、脱水、厌食使血G-羟丁酸升高,而出现酸中毒表现。

6. 急腹症

糖尿病酮症酸中毒患者可出现腹痛及非特异性中性粒细胞增多,常误诊为急腹症。测血、尿糖与血、尿酮体有助于鉴别。

7. 其他

尚需与急性脑血管病进行鉴别。

三、治疗

（一）治疗原则

糖尿病酮症酸中毒一经确诊，即应立即进行治疗。

（1）加强肝脏、肌肉及脂肪组织对葡萄糖的利用，逆转酮血症和酸中毒，纠正水和电解质失衡。

（2）应根据病情严重程度不同而定，对有酮血症，无明显脱水及酸中毒，神志清楚，能进食的患者，可只给予皮下普通胰岛素治疗；对有脱水、酸中毒等危重患者，应给予补液扩容，静脉滴注胰岛素，纠正水、电解质、酸碱失衡，对症支持疗法以及消除诱因等。

（二）治疗方法

（1）糖尿病并酮症者，诺和灵 R 早 12U、中 8U、晚 10U 于三餐前 15min 皮下注射。

（2）糖尿病酮症酸中毒者，0.9% 氯化钠溶液 2000mL，静脉滴注；0.9% 氯化钠溶液 1000 mL；10% 氯化钾 20mL，静脉滴注；706 代血浆 500mL，静脉滴注；5% 葡萄糖盐水 500mL，10% 氯化钾 10mL，静脉滴注；5% 葡萄糖液 500mL，10% 氯化钾 10mL，静脉滴注；胰岛素 8U，诺和灵 R 5U/h，持续静脉滴注或泵入。

3. 当 pH < 7 时，加 5% 碳酸氢钠 100mL，静脉滴注。

（三）治疗中应注意的问题

1. 补液输液

补液输液是抢救糖尿病酮症酸中毒首要的极其关键的措施，不只是利于失水的纠正，而且有助于血糖的下降和酮体的消除。成人酮症酸中毒患者一般失水 3~6L，原则上前 4h 应补足失水量的 1/3~1/2，以纠正细胞外脱水及高渗问题。以后则主要纠正细胞内脱水并恢复正常的细胞代谢及功能。如无心力衰竭，开始时补液速度应较快，在 2h 内输入 1000~2000mL，第 2~6h 输入 1000~2000mL。第 1 个 24h 输液总量 4000~5000mL，严重失水者可达 6000~8000mL。输液种类在开始多为 0.9% 氯化钠溶液，当血糖降至 13.9mmol/L（250mg/dL）左右时方可改为输 5% 葡萄糖或糖盐水。

2. 胰岛素治疗

目前已广泛使用小剂量胰岛素疗法，即每小时每公斤体重 0.1U 的剂量，静脉、肌内或皮下注射。有简便、有效、安全，较少引起脑水肿、低血糖、低血钾等优点。成人通常用 4~6U/h，一般不超过 10U/h。使血糖以 3.9~6.1mmol/L（70~110mg/dL）的速度下降。治疗过程中几点注意事项：①胰岛素可皮下给药，但较重者末梢循环差，皮下用药效果不佳，常需静脉给药。②可用冲击量 20U 左右，尤其是采用胰岛素皮下给药时。③葡萄糖为消酮体所必需，当血糖低于 13.9mmol/L（250mg/dL）时，注意输注葡萄糖，可按胰岛素：

葡萄糖 1 : 4 ～ 6 给药。④静脉给药者停止输液后，应及时皮下注射胰岛素。

3. 纠正电解质紊乱

钠和氯的补充可通过输入 0.9% 氯化钠溶液而实现，故对本症纠正电解质紊乱主要是补钾。除患者已有肾功能不全、无尿或高血钾应暂缓补钾外，一般在开始静脉滴注胰岛素和患者有尿后即可予以静脉补钾。每小时补钾量 13 ～ 20mmol/L（相当于 KCl 1 ～ 1.5g），24h 氯化钾总量 6 ～ 10g，应定时监测血钾和心电图。在患者恢复进食后仍需继续口服钾 1 周。

4. 纠正酸中毒

给碱性药物应慎重，因补碱不当可引起低钾、高钠和反应性碱中毒，并可影响氧和血红蛋白的解离。一般轻、中度酸中毒在予以胰岛素治疗后可随着代谢紊乱的纠正而恢复，只是对严重酸中毒（血 pH≤7.1 或 HCO_3 降至 5mmol/L 相当于（TCO_2）4.5 ～ 6.7mmol/L）时，才给予补碱性药物。一般用 5% $NaHCO_3$，而不宜用乳酸钠，可给予碳酸氢钠 50mmol/L，即 5% $NaHCO_3$ 剂量 84mL，静脉滴注。当 pH＞7.1 或 HCO_3＞10mmol/L（相当于 TCO_2 11.2 ～ 13.5mmol/L）时停止补碱。

5. 其他

（1）消除诱因和积极治疗各种并发症。

（2）列表记录血及尿化验结果，出入量，葡萄糖、钾及胰岛素使用量，每日至少小结 2 次，以指导治疗。

（3）辅助治疗：吸氧、下胃管、导尿等。

第三节 下丘脑 — 垂体疾病

【下丘脑综合征】

一、病因

1. 先天性（遗传性）因素

如劳伦斯 — 穆恩 — 比德尔综合征（Laurence-Moon-Biedl 综合征）、下丘脑性甲状腺功能减退。

2. 肿瘤

如颅咽管瘤、星形细胞瘤、松果体区肿瘤、脑室膜瘤、第三脑室囊肿、漏斗瘤、错构瘤、神经节细胞瘤、髓母细胞瘤、畸胎瘤、血管瘤、转移性癌肿等。

3. 肉芽肿性损害

如结节病、结核球、慢性多发性黄色瘤、嗜酸肉芽肿网状内皮细胞增生等。

4. 炎症或脑病

如病毒性脑炎、化脓性脑膜炎、系统性红斑狼疮性脑病、疫苗接种或感染后变态反应性脑病、二氧化碳麻醉后所致的脑病。

5. 退行性改变

如动脉硬化、脑软化、结节性硬化、神经角质增生、不明原因萎缩等。

6. 物理因素

颅脑外伤或手术使垂体柄断裂、放射治疗引起下丘脑坏死等。

7. 药物

服用多潘立酮、利舍平、氯丙嗪等药物可引起溢乳——闭经综合征。

8. 其他

最近有报道歌舞化妆综合征，患者可伴有中枢性尿崩症及生长激素分泌功能减退。

二、诊断

（一）临床表现

1. 神经系统表现

根据累及下丘脑功能部位不同，症状亦异，如精神变态，意识、情感和行为异常，过度兴奋，易激动，喜怒失常，幻觉、癫痫样发作。自主神经功能障碍表现为出汗异常，多汗或无汗。持续发热，可高热，一般退热药无效，少数呈发作性，或体温颠倒，其上午体温高于下午，少数患者体温过低。血管舒缩功能障碍以及括约肌功能障碍。

2. 内分泌功能异常

因下丘脑释放或抑制性激素分泌紊乱，其相应下级腺体激素分泌异常。出现功能亢进或减退，如溢乳、性腺功能减退、肾上腺功能减退、甲状腺功能减退、尿崩症、儿童下丘脑肿瘤可致生长激素水平低下出现生长停滞、松果体瘤，可引起性早熟等。

3. 睡眠异常

嗜睡或少数表现为严重失眠。

4. 食欲异常

多数为病变累及下丘脑腹内侧核饱感中枢，多食而引起肥胖。下丘脑性肥胖常很明显，略呈向心性。病变累及双腹中间核摄食中枢时，表现为厌食而消瘦，若病变严重，则累及生命。

（二）诊断要点

1. 根据临床表现，遇有下列线索有助于下丘脑综合征的诊断

（1）内分泌症状及体征不能用单一的靶腺或单纯垂体损害加以解释。

（2）内分泌紊乱症状伴有肥胖、多食、消瘦、厌食、嗜睡、精神失常及体温异常等，不能用其他疾病解释者。

（3）颅内压增高伴视力或视野下降以及合并尿崩症、性功能低下、溢乳者。

（4）少数患者可以表现为发育不良，畸形、性腺发育不全。

2. 实验室检查

（1）下丘脑激素的测定：ADH（抗利尿激素）测定，应在禁水试验后进行。正常人禁水可刺激 ADH 分泌，中枢性尿崩症 ADH 缺乏，禁水刺激亦不能使 ADH 分泌增加。

（2）垂体激素测定：包括 ACTH（促肾上腺皮质激素）、TSH（促甲状腺激素）、LH（促黄体生成素）、FSH（促卵泡成熟激素）、GH（生长激素）、PRL（泌乳素）。

（3）相应靶腺激素及其代谢产物测定：腺垂体影响其靶腺甲状腺、性腺及肾上腺皮质激素的分泌。测定 T3（三碘甲状腺原氨酸）、T4（甲状腺素）、皮质醇以及 17-羟类固醇的排出量等。

（4）下丘脑释放激素兴奋试验：可作 LHRH（促黄体生成素释放激素）兴奋试验和 TRH（促甲状腺素释放激素）兴奋试验，病变在垂体者不起反应，如病变在下丘脑则可出现延迟反应。

（5）氯米芬试验：氯米芬为抗雌激素药，阻断雌激素受体，引起功能性雌激素缺乏，从而使 GnRH（促性腺激素释放激素）释放，正常人应用氯米芬 12d 后来月经，下丘脑疾病时氯米芬试验无反应。

（6）禁水试验：用于 ADH（抗利尿激素）缺乏患者。

3. 影像学检查

主要是脑中线部位 X 线片，颅咽管瘤、松果体瘤有钙化影，前者钙化主要在儿童患者。CT 扫描、磁共振对诊断有意义，可助确定肿瘤及其扩展情况。必要时可做脑血管造影。

（三）鉴别诊断

要注意与原发性甲状腺、性腺、肾上腺、垂体后叶受损、垂体前叶功能减退、神经衰弱、神经分裂症等相鉴别。

三、治疗

（一）治疗原则

1. 病因治疗

肿瘤引起者应尽早手术切除。颅咽管瘤常不能完全切除，单纯手术复发率高达 80%，

术后辅以放射治疗可明显使复发率减少至 20% 左右。

2. 内分泌治疗

治疗内分泌功能障碍，应用神经递质类药物等。

（二）治疗方法

溢乳 — 闭经者：溴隐亭 2.5 ～ 7.5mg/d 或左旋多巴 1 ～ 2g/d，分次服用。

（三）治疗中应注意的问题

1. 调节或替代下丘脑功能

调节或替代下丘脑功能的激素氯米芬（氯底酚胺）可兴奋促黄体生成激素释放以促进排卵，左旋多巴或嗅隐亭可兴奋泌乳素抑制因子（PIF），使 PRL 恢复正常以治疗溢乳症，促进性腺功能。赛庚啶抑制促肾上腺皮质激素释放因子（CRH），使 ACTH 分泌正常，以治疗增生型皮质醇增多症。促黄体生成素释放激素可促使排卵，生长激素释放激素（GHRH）可以治疗肢端肥大症。

2. 应用垂体激素替代治疗

根据垂体激素缺乏情况选用相应垂体激素以治疗功能减退。

3. 应用靶腺激素替代治疗

根据不同靶腺功能情况，选用靶腺激素以治疗其功能减退。

4. 垂体或靶腺功能亢进的治疗

如应用垂体切除、垂体照射以治疗功能亢进，切除靶腺或应用阻断靶腺激素合成的药物来治疗靶腺功能亢进。

5. 部分下丘脑综合征并无器质性损害，而是精神因素引起的功能性异常。因此，需改善环境，消除抑郁或紧张的因素等。

6. 对症及支持疗法

注意全身营养支持、水及电解质平衡。肥胖者应控制食量。发热时可应用氯丙嗪 25mg，2 ～ 3 次 /d。

【垂体前叶功能减退症】

垂体前叶功能减退症（西蒙 — 席汉综合征）系腺脑垂体不同性质病变，导致多种垂体前叶激素分泌不足，继发性腺、甲状腺、肾上腺皮质等功能低下。其中产后垂体前叶功能减退又称席汉综合征。由垂体前叶本身病变引起者，称为原发性垂体功能减退；病变在下丘脑者，如下丘脑肿瘤引起者，称为继发性垂体功能减退症。

一、临床表现

长期软弱无力，性欲减退或消失，阴毛脱落，女性乳房萎缩，乳晕色淡，月经稀少甚至闭经，产后无乳。畏寒，表情淡漠，嗜睡，记忆力减退，苍白，浮肿。严重者出现乏力、头晕、纳减、恶心、血压偏低、晕厥等。如系垂体附近肿瘤所致可伴头痛、偏盲、视力减退、视野缺损。

二、诊断

（一）病史

病前多有明确的产后大出血病史。

（二）实验室检查

腺脑垂体疾患涉及 3 个靶腺：甲状腺、肾上腺、性腺。

（1）垂体激素测定：GH、FSH、LH、TSH、PRL、ACTH 测定值偏低。

（2）甲状腺：T3、T4、FT3、FT4 及胆固醇常低或偏低。

（3）肾上腺：皮质醇、尿 17-OHCS、17-KS 浓度减少，OGTT 低平曲线，空腹血糖偏低。

（4）性腺：24h 尿 FSH、HCC 均低水平。

（5）功能试验：①ACTH 兴奋试验呈延迟反应。②甲吡酮试验：服甲吡酮后，尿中 17-OHCS 无明显升高。③TRH 兴奋试验：呈低弱反应或无反应。④LH-RH 试验：无反应。

（6）影像学检查：席汉综合征一般蝶鞍无明显变化。若肿瘤引起的垂体前叶功能低下，X 线可见蝶鞍扩大、变形以及骨结构破坏。颅脑 CT 及磁共振可进一步明确颅内肿瘤诊断。

（三）鉴别诊断

本病根据病史、临床表现及实验室检查诊断一般无困难，但须与下列 2 组疾病鉴别：

（1）周围靶腺疾病，尤其是多发性靶腺功能减退者，如甲状腺及肾上腺皮质机能减退，有时伴糖尿病（称 Schmidt 综合征）。但患此类疾病时相应的促激素升高。

（2）类似本症的全身性疾病，如精神性厌食、营养不良等慢性消耗性疾病，病人多有精神因素，拒食，阴毛和腋毛如常人，生长激素及泌乳素基值可增高，T3 降低，FSH 及 LH 基值亦低，有别于垂体前叶功能减退症。

三、治疗

（一）激素替代治疗

（1）肾上腺皮质激素：醋酸氢化可的松每日 25mg，口服。应先于甲状腺等激素的治疗。

（2）甲状腺干制剂：从小剂量开始，以每日 15～30mg 开始口服，每 4～7d 增加 1 次，每次增加 15～30mg，逐渐增加至最适剂量，每日 60～180mg。

（3）补充性激素：性功能低下者，女性可用人工周期疗法，口服乙烯雌酚 0.5～1mg/d，连续 20d，于服药第 16 天起给予黄体酮 10mg，肌内注射，共 5d。男性病人可肌内注射丙酸睾丸酮，每周 2 次，每次 25～50mg。

（二）危象昏迷治疗

垂体危象及昏迷属内科急症，必须采取紧急措施：①对低血糖病人立即静脉滴注 50% 葡萄糖 50～100mL，随后静脉滴注 10% 葡萄糖盐水同时加入氢化可的松 100mg。②根据病人血压情况，尤其有周围循环衰竭者，静脉注射葡萄糖盐水要加氢化可的松，升压药和必要的抗生素。③有低血钠及水中毒者口服泼尼松 10～20mg，以后每 6h 5～10mg，不能口服者用皮质醇 25mg 加入 50mL 葡萄糖 40mL 中，缓慢静脉注入。④低温昏迷者采取保暖措施，提前开始小剂量甲状腺制剂治疗。高温者用各种降温措施。⑤禁用或慎用吗啡等麻醉剂。

【生长激素缺乏性侏儒症】

生长激素缺乏性侏儒症即垂体性侏儒症，是发生于儿童期的各种原因所致生长激素（GH）分泌减少或功能障碍，导致生长发育缓慢及身材矮小。本病可以是 GH 孤立性缺乏或伴有垂体前叶多种激素缺乏。

一、病因及发病机制

（一）特发性

占 2/3，病因不明。围产期异常造成下丘脑及（或）垂体柄病变致 GHRH 缺乏或其不能下达垂体占大多数。

（二）遗传性

（1）常染色体隐性（多数）、显性或伴性（少数）遗传。已明确的 7 种遗传性 GH 缺乏性侏儒症中，4 种为 GH 单一缺乏（如ⅠA 型为 hGH 基因缺失或突变，宫内即有生长障碍），其余为多发性垂体激素不足（以性激素缺乏最多）。

（2）肝 GH 受体基因缺陷。即原发性 GH 不敏感综合征（Laron 侏儒症）。肝脏不能产生胰岛素样生长因子（IGF），致使周围组织对 GH 无反应，虽血中 GH 水平增高并具活性，却出现 GH 严重缺乏表现。IGF-1 水平明显降低。外源性 GH 治疗无效，而对基因重组 IGF-1 反应良好。

（三）继发性

下丘脑/垂体部位肿瘤、感染、创伤、放射等均可损伤其功能造成 GH 缺乏致病。

二、临床表现

（1）生长缓慢：出生后数月开始，生长速度缓慢，2～3 岁差别显现，< 7cm/ 年；

以后＜4～5cm/年；青春期，＜5.5～6cm/年。身高低于同龄、同性别第三百分位曲线。

（2）面容：幼稚面容，有皱纹。脂肪较丰满，身材比例匀称。

（3）性发育：性器官不发育，第二性征缺如。女性原发性闭经。孤立性 GH 缺乏者表现性发育延迟。

（4）智力及学习成绩：一般不逊于同龄人，但孤僻、自卑。

（5）骨骼：骨骼短小，骨龄幼稚，最终身高＜130cm。

（6）其他：因肿瘤引起者，可有局部受压及高颅压表现，视力、视野障碍、头痛、呕吐等。

三、诊断

（一）诊断要点

（1）确定存在生长障碍：①身高低于我国同年龄、同性别正常儿童相应身高标准的两个标准差。②骨龄较实际年龄延迟2年以上。③身高生长速度小于4cm/年。

（2）确定有无生长激素不足：①两种以上兴奋刺激试验，生长激素峰值均小于10μg/L。② IGF-I＜0.2μg/mL。

（二）鉴别诊断

1. 体质性青春延退

出生时生长正常，青春期前生长缓慢，较同龄儿童矮，青春期发育较晚，最后身高能达到正常水平。常有父亲或母亲青春期发育延迟的家族史。

2. 全身疾病所致侏儒症

儿童期各种慢性感染如结核、钩虫病及各脏器的慢性疾病均可导致发育障碍，但这类情况都有其原发病的临床特征。

3. 呆小症

除身材矮小外，体形不均匀，上部较长，四肢较短，智力低下，反应迟钝，血甲状腺激素水平低下。

4. Tumer 综合征

本病为先天性性分化异常，有性染色体异常。除身材矮小外，有颈、蹼、肘外翻等畸形，缺乏性发育。

5. Laron 侏儒

此类生长障碍是肝脏缺乏生长激素受体或受体后缺陷，使生长激素不能发挥作用所致。检测血生长激素上升，IGF-1下降，而生长激素缺乏症为血生长激素及IGF-1均下降。

四、治疗

(一) 一般治疗

治疗主要采用生长激素的补充疗法，对伴有其他腺体（性腺、甲状腺、肾上腺）功能减退者应给予相应的激素治疗。如为继发性，应尽快治疗原发病。积极治疗原发疾病，如肿瘤、感染、外伤（围产期损伤）等。

(二) 药物治疗

（1）生长激素可用重组人生长激素（r-hGH），常用剂量为每天 0.1IU/kg，每天晚上睡前皮下注射；亦可用生长激素补充疗法。如生长激素释放激素（GHRH），推荐剂量为 1～3μg/kg，每晚睡前皮下注射1次。

（2）有垂体前叶多种激素缺乏者，给予相应激素补充，如用左旋-T4（优甲乐）25μg，1次/d，口服。

（3）上述患儿至青春期时，可用绒毛膜促性腺激素，对性腺及第二性征发育有刺激作用；可用绒毛膜促性腺激素500IU，2次/d，肌内注射，4～6周为1疗程。

【库欣病】

因垂体促肾上腺皮质细胞肿瘤分泌过量，促肾上腺皮质激素引起双侧肾上腺皮质增生，称库欣病。女性多于男性，确切的发病率尚未见报道。在库欣综合征患者中约占70%。

一、病因

（1）对库欣病发生的原因迄今仍无统一的观点。一种看法认为，库欣病发生是由于下丘脑功能紊乱后导致 CRH 或其他能对 ACTH 起刺激作用的神经激素分泌过多，并进入门静脉，在这些激素的持续作用下，垂体可出现细胞增生，在增生的基础上导致分泌 ACTH 腺瘤形成。

（2）另一种观点认为库欣病患者垂体产生的分泌 ACTH 的腺瘤本身是原发病因。

（3）垂体 ACTH 瘤的分子病因学，至今仍未被阐明。但随着分子生物学技术的发展，研究人员认为遗传基因的变异对垂体瘤的发生和发展有着密切的关系。

二、诊断

(一) 临床表现

具有典型的库欣综合征的表现。

(二) 诊断要点

1. 典型临床表现

临床典型库欣综合征的表现。

2. 24h 尿游离皮质醇

本病明显增高。测定 24h 尿游离皮质醇含量是库欣病最好的筛选方法，如果患者能够合作，检查可在门诊进行，不但方便，而且也较为可靠，关键是收集的尿液必须准确。由于测定尿液游离皮质醇不受血液皮质醇分泌节律的影响，而且测到的是 24h 游离皮质醇的总量，比起定点时间测得的血皮质醇水平无疑要可靠得多。

3. 血浆皮质醇和 ACTH 水平及其昼夜节律

血浆基础 ACTH 及皮质醇水平增高，尤其是下午或午夜。最好测定 2～3 次。

4. 美替拉酮试验尿

17-OHCS（17-羟皮质类固醇）明显增加。

5. CRH 兴奋试验

试验后 80% 的库欣病患者血 ACTH 可明显升高，而肾上腺皮质功能自主性皮质醇增多症则仍处于被抑制状态。

6. 经皮插管测定

内岩窦与外周血 ACTH 浓度比值，本病明显增高。

7. 影像学检查

经过上述检测后确诊为库欣病后，做有关的影像学检查将有助于病变部位的最后确诊。由于库欣病患者垂体肿瘤往往甚小，少数可能仅是细胞增生，故做 CT 或 MRI 检出率仅 50%～60%，大腺瘤 X 线平片亦能显示。因此，需借助两侧肾上腺 CT 扫描，协助诊断。

8. 放射性核素扫描

近来发现一些类癌在肿瘤细胞的表面有生长抑素受体的表达，故用放射性核素标记的生长抑素类似物对其受体进行扫描，可能有助于发现异位 ACTH 肿瘤。肾上腺碘化胆固醇扫描对诊断库欣病也有一定帮助。

（三）鉴别诊断

1. 异位 ACTH 综合征

大剂量地塞米松抑制试验，异位 ACTH 综合征不被抑制，而库欣病大部分出现抑制。美替拉酮试验库欣病血皮质醇及尿 17-OHCS 反应正常或增高，异位 ACTH 综合征不增加。颞骨岩下窦采血检查能提供明确诊断依据，本方法特异而灵敏，但此为创伤性检查，有一定危险性，不宜常规使用。

2. 肾上腺腺瘤

在库欣综合征中约占 20%，一般多发于单侧，双侧者罕见。血浆 CRH 及 ACTH 浓度极低，一般检测不到。做肾上腺 CT 或 MRI 可见到腺瘤存在。大剂量地塞米松抑制试验、美替拉酮试验、CGH 兴奋试验均无反应。

3. 甲状腺癌

甲状腺腺癌可自主性分泌皮质醇，CRH、ACTH 均受到抑制，对大剂量外源性地塞米松抑制试验及 CRFI、ACTH 兴奋试验均无反应。

4. 原发性肾上腺结节样增生

原发性肾上腺结节样增生也可造成库欣综合征的表现，临床上较少见，病因不明。本病 ACTH 分泌常受到抑制，而且结节分泌皮质醇也不受外源性地塞米松的抑制。肾上腺 CT 或 MRI 扫描可发现病灶所在。

5. 类库欣综合征

如使用肾上腺皮质激素药物、单纯性肥胖、非胰岛素依赖型糖尿病、多囊卵巢、抑郁症等。

三、治疗

（一）治疗原则

首选经蝶手术，然后从手术开始至下丘脑—垂体—肾上腺皮质功能恢复止，应用糖皮质激素替代治疗，通常需 6～12 个月。双侧肾上腺切除后需终身应用糖类及盐类皮质激素。对于不能手术者可采用垂体放射治疗，同时，可给予药物抑制治疗。

（二）治疗方法

1. 影响神经递质和神经调质作用的药物

赛庚啶 2～4mg，3 次/d，口服；或溴隐亭 5～30mg/d，分次口服；或奥曲肽 300mg/d，皮下注射。

2. 皮质醇合成抑制药

美替拉酮 1g/d，分次口服；或酮康唑 0.2～1.2g/d，分次口服；或米妥坦 50～75ng/（d×kg）。

3. 糖皮质激素受体拮抗药

米非司酮 5～22mg/（d×kg），分次口服。

（三）治疗中应注意的问题

（1）经蝶的选择性垂体腺瘤切除是库欣病手术治疗的首选方法。界限清楚的微腺瘤可经蝶切除，否则需切除 85%～90% 的垂体前叶或加用放疗。治疗无效可行双侧肾上腺切除。

（2）现在治疗库欣病的药物也已有多种，一类是作用于下丘脑—垂体水平，减少 ACTH 分泌；另一类是作用于肾上腺水平，抑制皮质醇合成；还有一类是作用于靶组织，与皮质醇竞争受体。如赛庚啶是临床上首选的 5-羟色胺拮抗药；溴隐亭是一种麦角衍生物，多巴胺激动药；氨基丁酸类药物能影响 CRH、ACTH 分泌；奥曲肽是一种生长抑素功能的八肽，能抑制 Nel-son 综合征的 ACTH 分泌；可乐定、利舍平能降低 ACTH。作用于肾上腺水平的药物有米妥坦（米非司酮）、美替拉酮、氨鲁米特、酮康唑、依托咪酯、曲洛司坦等。类固醇合成抑制剂在治疗库欣病中各有特点，可以根据其特点选择单独或联合应用。作用于受体水平的药物如米非司酮是第一种用于临床的糖皮质激素受体拮抗药，它与糖皮质激素受体有高度亲和力，却没有糖皮质激素的作用。

（3）原则上微腺瘤病例已不再是放射治疗的指征，放射治疗应用对象只限于经蝶手术后病情仍未能缓解，一部分由于各种原因不能进行手术以及少数患者本人坚持不愿意进行手术的患者。采用直线加速器或 ^{60}Co（^{60}钴），达最大疗效需 3～12 个月。

（4）经蝶手术后约 80% 的患者可治愈，其余 20% 加用放射治疗，其中 45%～85% 可治愈，未治愈者可采用双侧肾上腺切除。

第四节 肾上腺疾病

一、肾上腺的解剖与生理功能

（一）肾上腺的位置和结构

肾上腺，顾名思义，是位于肾脏上方的内分泌腺体。它们位于腹膜后的两侧，紧邻肾的上极，左右各一，共同构成人体的内分泌重心之一。肾上腺的形态犹如一顶小巧的帽子，静静地戴在肾脏之上，虽不起眼，却在人体的生理平衡中扮演着举足轻重的角色。

从结构上来看，肾上腺由外向内依次由皮质和髓质构成。皮质是肾上腺的主要组成部分，占腺体的 80%～90%，而髓质则占据中心位置，占 10%～20%。皮质又可细分为三个带状区域：球状带、束状带和网状带。每一层区域都有独特的细胞形态和功能，分别负责合成和分泌不同类型的激素。

肾上腺的血液供应主要来自附近的动脉，这些动脉在肾上腺内形成丰富的毛细血管网，为激素的合成和分泌提供了必要的物质基础。而静脉则负责将这些激素输送到全身各处，发挥其生理作用。

（二）肾上腺分泌的激素及其作用

肾上腺作为人体的内分泌器官，主要通过分泌多种激素来参与和调节人体的生理功能。这些激素在维持人体的内环境稳定、应对外界应激和调节代谢等方面发挥着至关重要的作用。

1. 盐皮质激素

盐皮质激素，主要是醛固酮，由肾上腺皮质的球状带合成和分泌。醛固酮的主要作用是调节人体内水和电解质的平衡，特别是钠和钾的代谢。在人体缺钠或血钾过高时，醛固酮的分泌会增加，促使肾脏保留钠和排泄钾，从而维持血钠和血钾的平衡。这对维持血压稳定、保障心肌和神经肌肉的正常功能至关重要。

2. 糖皮质激素

糖皮质激素是由肾上腺皮质的束状带分泌的一类激素，以皮质醇为代表。它们对糖、脂肪和蛋白质的代谢具有广泛的调节作用。在应激状态下，糖皮质激素的分泌会增加，促使血糖升高、脂肪分解和蛋白质转化为糖，从而为身体提供额外的能量来应对紧急情况。此外，糖皮质激素还具有抗炎、抗过敏和免疫抑制等作用，对维持人体的稳态具有重要意义。

3. 性激素

虽然肾上腺不是人体内性激素的主要来源，但其分泌的性激素在某些特定情况下仍然具有重要意义。例如，在青春期前和更年期后，当性腺的功能减退时，肾上腺分泌的雄激素和雌激素可能成为体内性激素的重要补充。这些激素在维持第二性征、促进骨骼生长和调节性行为等方面发挥着重要作用。

4. 肾上腺素和去甲肾上腺素

肾上腺素和去甲肾上腺素是由肾上腺髓质合成和分泌的两种重要激素。它们在人体的应激反应中起着关键作用。当人体面临紧急情况或需要迅速做出反应时，交感神经系统会刺激肾上腺髓质释放大量的肾上腺素和去甲肾上腺素。这些激素能够迅速提高心率、增加心肌收缩力、扩张支气管和收缩血管等生理效应，从而使人体能够迅速适应环境变化并应对挑战。然而，如果长时间处于应激状态或肾上腺素分泌过多，也可能导致一系列健康问题，如高血压、心脏病等。

二、肾上腺疾病的分类

（一）肾上腺皮质疾病

肾上腺皮质疾病主要由肾上腺皮质功能异常引起，根据分泌的激素类型和过量或缺乏情况，可分为多种疾病。

1. 库欣综合征

库欣综合征，又称皮质醇增多症，是一种罕见的由多种病因引起的以高皮质醇血症为特征的临床综合征。典型表现包括向心性肥胖、满月脸、水牛背、皮肤紫纹、毛发增多等，同时还可能伴随高血压、低血钾和骨质疏松等症状。库欣综合征的病因多样，包括但不限于肾上腺皮质腺瘤、肾上腺皮质癌、垂体ACTH瘤以及异位ACTH综合征等。这些病因均会导致肾上腺皮质分泌过量的糖皮质激素，进而引发一系列的临床表现。

在治疗方面，库欣综合征的治疗主要取决于其病因。对于肾上腺皮质腺瘤或癌等肿瘤性疾病，手术切除是主要的治疗方法。而对于垂体 ACTH 瘤或异位 ACTH 综合征等疾病，则需要根据具体情况制定个性化的治疗方案。此外，药物治疗如酮康唑、米托坦等也可用于缓解症状或控制疾病进展。

2. 原发性醛固酮增多症

原发性醛固酮增多症是由肾上腺皮质病变导致醛固酮分泌增多，并导致水、钠潴留及体液容量扩增，继而引发高血压并抑制肾素——血管紧张素系统所致。醛固酮的过量分泌会导致钠的重吸收增加和钾的排泄增加，从而引发高血压和低血钾等症状。除了高血压和低血钾，患者还可能出现肌无力、周期性瘫痪、烦渴、多尿等症状。

在治疗方面，原发性醛固酮增多症的治疗目标主要是降低血压和血醛固酮水平。对于大多数患者来说，手术切除病变的肾上腺组织是主要的治疗方法。药物治疗如螺内酯、依普利酮等也可用于缓解症状或控制疾病进展。同时，患者还需要注意饮食调整和生活方式的改善以降低疾病复发的风险。

（二）肾上腺髓质疾病

肾上腺髓质疾病主要由肾上腺髓质功能异常引起，其中最典型的是嗜铬细胞瘤。

嗜铬细胞瘤是一种起源于肾上腺髓质的肿瘤，它能够分泌大量儿茶酚胺类物质（如肾上腺素、去甲肾上腺素和多巴胺）。这些物质的过量分泌会导致血管收缩和心跳加快等症状的出现。患者常表现为阵发性高血压、头痛、心悸和出汗等。这些症状可能会在数分钟或数小时内突然发作并持续一段时间后逐渐缓解。嗜铬细胞瘤虽然大多为良性但具有潜在的恶性可能因此需要早期诊断和治疗。

在治疗方面，嗜铬细胞瘤的首选治疗方法是手术切除。手术前需要进行充分的准备以降低手术风险并确保患者的安全。药物治疗如 α 受体阻滞剂和 β 受体阻滞剂可用于控制症状和降低血压水平以准备手术。对于无法手术切除或已经转移的患者来说，化疗和放疗等辅助治疗方法可能，具有一定的疗效，但仍然需要进一步的研究和临床实践来验证其效果。

除了手术治疗，患者还需要注意饮食调整和生活方式的改善以降低疾病复发的风险。建议患者保持低盐饮食、适量运动、避免过度劳累和情绪激动等刺激性因素以减少儿茶酚胺类物质的分泌和减轻症状。同时，定期进行体检和监测血压水平以便及时发现并处理并发症和复发情况。

三、诊断方法

肾上腺疾病的诊断是一个复杂而细致的过程，医生需要综合患者的病史、症状、体征以及实验室和影像学检查来做出准确的判断。下面将详细论述血液和尿液激素检测以及影像学检查在肾上腺疾病诊断中的应用。

（一）血液和尿液激素检测

血液和尿液激素检测是肾上腺疾病诊断的重要手段之一。通过测定血液中肾上腺分泌的激素水平和尿液中的代谢产物，医生可以了解患者的肾上腺功能状态，为疾病的诊断和治疗提供重要依据。

1. 血液激素检测

血液激素检测主要包括皮质醇、醛固酮等肾上腺皮质激素的测定。这些激素在人体内的水平受到多种因素的调节，如时间、饮食、应激等。因此，在进行血液激素检测时，需要注意采样时间、患者状态等因素对结果的影响。一般来说，医生会根据患者的具体情况选择合适的采样时间和频率，以确保检测结果的准确性。

皮质醇是肾上腺皮质分泌的一种重要激素，参与糖、脂肪和蛋白质的代谢调节。皮质醇水平异常升高或降低可能提示库欣综合征、肾上腺皮质功能减退症等疾病。醛固酮是另一种重要的肾上腺皮质激素，主要作用是保钠排钾。原发性醛固酮增多症患者血液中醛固酮水平会显著升高，同时伴有低血钾等电解质紊乱表现。

除了皮质醇和醛固酮，医生还可能根据患者的具体情况检测其他肾上腺皮质激素，如雄激素、雌激素等。这些激素的异常变化也可能提示相应的肾上腺疾病。

2. 尿液激素检测

尿液激素检测主要包括儿茶酚胺及其代谢产物的测定。儿茶酚胺是一类由肾上腺髓质和神经末梢分泌的激素，包括肾上腺素、去甲肾上腺素和多巴胺等。这些激素在尿液中的代谢产物如香草扁桃酸（VMA）等可以反映患者的儿茶酚胺分泌情况。

嗜铬细胞瘤是一种能够分泌大量儿茶酚胺的肾上腺髓质肿瘤。患者尿液中儿茶酚胺及其代谢产物的水平会显著升高，这是嗜铬细胞瘤的重要诊断依据之一。同时，尿液激素检测还可以用于监测嗜铬细胞瘤患者的治疗效果和预后情况。

需要注意的是，尿液激素检测容易受到多种因素的影响，如饮食、运动、药物等。因此，在进行尿液激素检测时，需要注意患者的饮食和生活习惯等因素对结果的影响，并结合其他检查结果进行综合判断。

（二）影像学检查

影像学检查在肾上腺疾病的诊断中具有不可替代的作用。通过超声、计算机断层扫描（CT）和磁共振成像（MRI）等影像学检查方法，医生可以清晰地观察肾上腺的形态、大小和位置以及是否有肿瘤等异常情况。这些检查方法为肾上腺疾病的诊断和鉴别诊断提供了重要依据。

1. 超声检查

超声检查是一种简便、无创的影像学检查方法，在肾上腺疾病的初步筛查中具有重要作用。通过超声检查，医生可以观察肾上腺的大小、形态和回声情况，判断是否存在肿瘤等异常情况。同时，超声检查还可以用于引导穿刺活检等操作，提高诊断的准确性。

然而，超声检查对肾上腺疾病的诊断有一定的局限性。由于肾上腺位置较深，受到周围组织和器官的影响较大，因此，超声检查对肾上腺疾病的敏感性和特异性相对较低。对于较小的肿瘤或早期病变，超声检查可能难以发现。

2. 计算机断层扫描（CT）

计算机断层扫描（CT）是一种常用的影像学检查方法，具有分辨率高、图像清晰等优点。通过CT检查，医生可以清晰地观察到肾上腺的形态、大小和位置，判断是否存在肿瘤及其与周围组织的毗邻关系。同时，CT检查还可以显示肿瘤内部的密度变化和血供情况，为鉴别诊断提供重要依据。

对于嗜铬细胞瘤等肾上腺髓质疾病，CT检查可以显示肿瘤的形态、大小和位置以及是否侵犯周围组织和器官。通过增强扫描等技术手段，医生还可以进一步了解肿瘤的血供情况和恶性程度，为治疗方案的制定提供参考依据。

3. 磁共振成像（MRI）

磁共振成像（MRI）是一种无放射性损害的影像学检查方法，具有多参数成像、软组织分辨率高等优点。通过MRI检查，医生可以更加清晰地观察肾上腺的形态、结构和信号变化，判断是否存在肿瘤等异常情况。同时，MRI检查还可以显示肿瘤与周围组织的毗邻关系和侵犯情况，为手术方案的制定提供参考依据。

对于肾上腺皮质疾病和肾上腺髓质疾病，MRI检查都可以提供重要的诊断信息。通过MRI检查，医生可以了解肿瘤的大小、形态、位置和信号特点等信息，从而做出更加准确的诊断和鉴别诊断。此外，MRI检查还可以用于评估患者的治疗效果和预后情况。

四、治疗策略

肾上腺疾病的治疗是一个复杂且需要个体化的过程，其策略主要取决于具体的疾病类型和患者的个体情况。一般来说，治疗目标主要是恢复肾上腺的正常功能、缓解症状和预防并发症。以下将详细论述药物治疗和手术治疗在肾上腺疾病中的应用：

（一）药物治疗

药物治疗是肾上腺疾病的常用治疗方法之一，其主要是通过调节患者体内的激素水平，以达到控制疾病进展、缓解症状和改善患者生活质量的目的。

1. 肾上腺皮质疾病的药物治疗

对于肾上腺皮质疾病，如库欣综合征和原发性醛固酮增多症，药物治疗是首选的治疗策略。对于库欣综合征，常用的药物包括酮康唑、美替拉酮等，这些药物可以抑制肾上腺皮质激素的合成和分泌，从而降低患者体内的皮质醇水平。对于原发性醛固酮增多症，螺内酯是常用的治疗药物，它可以阻断醛固酮的作用，从而降低血压和血钾水平。

然而，药物治疗也存在一定的局限性。首先，药物治疗通常需要长期进行，患者需要定期服药并接受医生的监测和调整治疗方案。其次，药物治疗可能存在一定的副作用和风险，如肝功能损害、胃肠道反应等。因此，在选择药物治疗时，医生需要权衡利弊，根据患者的具体情况制定个性化的治疗方案。

2. 肾上腺髓质疾病的药物治疗

对于肾上腺髓质疾病，如嗜铬细胞瘤，药物治疗也是重要的治疗策略之一。嗜铬细胞瘤能够分泌大量的儿茶酚胺类物质，导致阵发性高血压、头痛、心悸等症状。药物治疗主要是通过控制儿茶酚胺的分泌和作用，以缓解症状和预防并发症。

常用的药物包括α受体阻滞剂和β受体阻滞剂。α受体阻滞剂（如酚妥拉明）可以阻断儿茶酚胺的血管收缩作用，从而降低血压；β受体阻滞剂（如普萘洛尔）可以阻断儿茶酚胺的心脏兴奋作用，从而减慢心率。这些药物可以单独使用或联合使用，具体取决于患者的症状和病情严重程度。

然而，药物治疗在肾上腺髓质疾病中的应用也存在一定的挑战。首先，嗜铬细胞瘤虽然大多为良性，但具有潜在的恶性可能，因此，药物治疗可能无法完全控制疾病的进展。其次，药物治疗需要长期进行，并可能存在一定的副作用和风险。因此，在选择药物治疗时，医生需要综合考虑患者的整体情况、药物的疗效和安全性等因素。

（二）手术治疗

手术治疗是肾上腺疾病的另一种重要治疗策略，尤其是对于某些肾上腺肿瘤或增生等病变，手术治疗可能是最有效的治疗方法。

1. 肾上腺皮质疾病的手术治疗

对于肾上腺皮质疾病，如肾上腺皮质腺瘤或癌等肿瘤性疾病，手术切除是主要的治疗方法。通过手术切除病变组织或整个肾上腺，可以迅速缓解症状并恢复肾上腺的正常功能。对于库欣综合征等由肾上腺皮质增生引起的疾病，也可以考虑采用手术切除部分或全部肾上腺的方法进行治疗。

手术治疗肾上腺皮质疾病具有显著的疗效和优势。首先，手术切除可以彻底祛除病变组织，避免疾病的复发和转移。其次，手术治疗可以迅速缓解症状并改善患者的生活质量。然而，手术治疗也存在一定的风险和并发症，如出血、感染、邻近器官损伤等。因此，在决定手术治疗前，医生会对患者的整体情况进行全面评估，并制定详细的手术方案和术后康复计划。

2. 肾上腺髓质疾病的手术治疗

对于肾上腺髓质疾病，如嗜铬细胞瘤等肿瘤性疾病，手术治疗也是首选的治疗方法。

嗜铬细胞瘤虽然大多为良性，但具有潜在的恶性可能，因此，早期发现并进行手术切除是最佳的治疗策略。通过手术切除肿瘤组织，可以迅速缓解症状并预防并发症的发生。

手术治疗肾上腺髓质疾病同样具有显著的疗效和优势。首先，手术切除可以彻底祛除肿瘤组织，避免疾病的恶化和转移。其次，手术治疗可以迅速缓解症状并提高患者的生活质量。然而，与肾上腺皮质疾病相似，手术治疗也存在一定的风险和并发症。因此，在决定手术治疗前，医生需要综合考虑患者的整体情况、手术的风险和收益等因素。

第五节 胰腺疾病

一、胰腺的解剖与生理功能

（一）胰腺的结构和分泌功能

胰腺，位于人体上腹部深处的狭长腺体，不仅是消化系统的重要组成部分，还承担着关键的内分泌功能。其形态独特，分为头、体、尾三部分，并通过胰管与十二指肠紧密相连，形成了一个复杂而精细的生理系统。

1. 胰腺的结构特点

胰腺的头、体、尾三部分各有其独特的结构和功能。胰头部宽大，被十二指肠环绕，其中有胰管与胆总管汇合后开口于十二指肠降部。胰体部和尾部则相对狭长，位于胃的后方，与脾静脉等血管相邻。这种特殊的解剖位置使得胰腺在消化和内分泌调节中发挥着举足轻重的作用。

2. 胰腺的外分泌功能

胰腺的外分泌功能主要由腺泡细胞完成。这些细胞紧密排列，形成许多小的腺泡，每个腺泡都有中央导管与胰管相连。当食物进入胃和小肠时，胰腺受到神经和激素的调节，开始分泌胰液。胰液中含有多种消化酶，如胰蛋白酶、胰脂肪酶和胰淀粉酶等。这些酶在食物消化过程中起着关键作用，能够分解蛋白质、脂肪和碳水化合物等营养物质，使其变成可被小肠吸收的小分子物质。

胰液的分泌量和成分受到多种因素的调节。一方面，食物的种类和数量可以刺激胰腺分泌不同量和成分的胰液；另一方面，神经和激素的调节也起着重要作用。例如，迷走神经的兴奋可以促进胰液的分泌，而胆囊收缩素、促胰液素等激素也能调节胰液的分泌量和成分。

3. 胰腺的内分泌功能

除了外分泌功能，胰腺还具有重要的内分泌功能。这部分功能主要由胰岛细胞完成。

胰岛是胰腺内散在分布的细胞团,由多种细胞类型组成,包括α细胞、β细胞、δ细胞和PP细胞等。这些细胞分别分泌不同的激素,参与体内血糖的调节和其他生理过程。

其中,β细胞是胰岛中数量最多的细胞类型,主要负责分泌胰岛素。胰岛素是一种重要的降糖激素,能够促进组织细胞对葡萄糖的摄取和利用,促进葡萄糖合成糖原,从而降低血糖水平。当血糖浓度升高时,β细胞受到刺激会分泌胰岛素,使血糖浓度恢复正常水平。因此,胰岛素对于维持体内血糖平衡至关重要。

除了β细胞,α细胞也是胰岛中重要组成部分。它们主要负责分泌胰高血糖素,这是一种升糖激素。胰高血糖素的作用与胰岛素相反,主要是促进肝糖原分解和非糖物质转化为葡萄糖,从而升高血糖水平。当血糖浓度降低时,α细胞受到刺激会分泌胰高血糖素,使血糖浓度恢复正常水平。因此,胰高血糖素和胰岛素相互拮抗,共同维持体内血糖的稳定。

(二)胰岛素和胰高血糖素的作用

胰岛素和胰高血糖素是胰腺内分泌功能的两种重要激素,它们在体内血糖调节中发挥着关键作用。下面将分别详细论述这两种激素的作用机制、生理意义以及与疾病的关系。

1. 胰岛素的作用

胰岛素是由胰岛β细胞分泌的一种蛋白质激素,它是体内唯一的降糖激素。胰岛素的主要作用是通过促进组织细胞对葡萄糖的摄取和利用来降低血糖水平。具体来说,胰岛素可以促进葡萄糖进入肌肉、脂肪等组织细胞,并在这些细胞内合成糖原或转化为脂肪储存起来。同时,胰岛素还能抑制肝脏中葡萄糖的产生和输出,进一步降低血糖水平。

胰岛素的作用机制十分复杂,涉及多个信号转导途径和分子靶点。其中最重要的是胰岛素受体介导的信号转导途径。胰岛素受体是一种跨膜蛋白,当胰岛素与受体结合后,可以激活受体内部的酪氨酸激酶活性,进而触发一系列信号转导事件,最终调节细胞内的代谢过程和基因表达。

胰岛素在维持体内血糖平衡中起着至关重要的作用。当血糖浓度升高时,胰岛β细胞受到刺激分泌胰岛素,使血糖浓度恢复正常水平。如果胰岛素分泌不足或作用受损,就会导致高血糖和糖尿病等代谢性疾病的发生。因此,了解胰岛素的作用机制和调节方式对于预防和治疗这些疾病具有重要意义。

2. 胰高血糖素的作用

胰高血糖素是由胰岛α细胞分泌的一种多肽激素,它是体内主要的升糖激素之一。胰高血糖素的主要作用是通过促进肝糖原分解和非糖物质转化为葡萄糖来升高血糖水平。具体来说,胰高血糖素可以激活肝脏中的糖原磷酸化酶和葡萄糖—6—磷酸酶等酶类,促进肝糖原分解为葡萄糖并释放入血。同时,胰高血糖素还能促进脂肪酸、氨基酸等非糖物质转化为葡萄糖,进一步升高血糖水平。

胰高血糖素的作用机制与胰岛素相反，它主要通过激活 G 蛋白偶联受体介导的信号转导途径来发挥作用。当胰高血糖素与受体结合后，可以激活腺苷酸环化酶活性，进而产生环磷酸腺苷（cAMP），作为第二信使调节细胞内的代谢过程和基因表达。

胰高血糖素在维持体内血糖稳定中也起着重要作用。当血糖浓度降低时，胰岛 α 细胞受到刺激会分泌胰高血糖素，使血糖浓度恢复正常水平。如果胰高血糖素分泌不足或作用受损，就会导致低血糖等代谢性疾病的发生。同时，在某些情况下（如长时间饥饿、剧烈运动等），胰高血糖素还可以促进脂肪分解和酮体生成等过程，为机体提供能量来源。

二、胰腺疾病的分类

胰腺，作为人体的重要腺体，既承担外分泌功能以协助消化，又拥有内分泌功能以调节血糖。然而，由于各种内外因素的影响，胰腺也会发生多种疾病。根据发病原因和病理改变，胰腺疾病大致可以分为以下几类：胰腺炎、胰腺癌和与胰腺功能密切相关的糖尿病。

（一）胰腺炎

胰腺炎是指胰腺组织发生的炎症，根据发病的急缓，可以分为急性和慢性两种。

1. 急性胰腺炎

急性胰腺炎通常起病急骤，病情较重。其发病原因多样，其中胆道疾病、酒精中毒和暴饮暴食是三大主要诱因。胆道疾病如胆结石、胆囊炎等可引起胆汁反流至胰管，激活胰酶，从而导致胰腺自身消化。酒精中毒则可直接损伤胰腺组织，引发炎症反应。暴饮暴食则可能通过增加胰腺负担、促进胰液分泌等方式诱发胰腺炎。

急性胰腺炎的典型症状包括突发的上腹部疼痛、恶心、呕吐等。疼痛多呈持续性、剧烈性，可向腰背部放射。恶心、呕吐后疼痛不能缓解，是急性胰腺炎的重要特征。此外，患者还可出现发热、黄疸、休克等症状。

2. 慢性胰腺炎

慢性胰腺炎多由急性胰腺炎反复发作或持续存在所致。其症状相对较轻，但病程较长，对患者的生活质量影响较大。腹痛是慢性胰腺炎的主要症状，多表现为反复发作的上腹部疼痛或不适。此外，患者还可出现腹泻、消瘦、营养不良等症状。慢性胰腺炎的发病原因与急性胰腺炎相似，但慢性胰腺炎的发病过程中还涉及胰腺组织的纤维化、钙化等病理改变。

胰腺炎的治疗原则包括禁食、胃肠减压、抑制胰酶分泌、抗感染等。对于急性胰腺炎患者，还需要密切监测生命体征，及时纠正水、电解质紊乱和酸碱失衡等并发症。慢性胰腺炎的治疗则更加注重病因治疗和营养支持。

（二）胰腺癌

胰腺癌是一种起源于胰腺组织的恶性肿瘤，其恶性程度高、预后差，是威胁人类健康的重要疾病之一。胰腺癌的发病原因尚不完全清楚，但可能与遗传、环境、饮食习惯等多种因素有关。

胰腺癌的早期症状隐匿，不易被发现。随着病情的进展，患者可出现腹痛、黄疸、消瘦等症状。腹痛多表现为持续性的上腹部或腰背部疼痛，可向肩背部放射。黄疸是胰腺癌的重要症状之一，表现为皮肤、巩膜黄染等。消瘦则是由于胰腺癌患者食欲减退、消化吸收不良等原因所致。

胰腺癌的诊断主要依靠影像学检查和组织病理学检查。治疗方法包括手术切除、放疗、化疗等。但由于胰腺癌早期症状不明显，且病情进展迅速，因此，大多数患者在确诊时就已失去手术机会。放疗和化疗虽然可以一定程度上缓解症状、延长生存期，但总体预后仍不佳。

（三）糖尿病

糖尿病是一种以高血糖为特征的代谢性疾病，其发病原因包括遗传因素、环境因素和自身免疫因素等。胰腺在糖尿病的发病中起着重要作用，尤其是胰岛 β 细胞功能受损导致的胰岛素分泌不足，这是糖尿病发病的关键环节。

1. 糖尿病的分型

根据发病原因和病理改变的不同，糖尿病可以分为 1 型和 2 型两种。1 型糖尿病又称为胰岛素依赖型糖尿病，多发生于青少年时期，其发病原因主要是胰岛 β 细胞受到自身免疫攻击而破坏，导致胰岛素分泌绝对不足。2 型糖尿病又称为非胰岛素依赖型糖尿病，多发生于成年时期，其发病原因主要是胰岛素抵抗和胰岛 β 细胞功能相对不足所致。

2. 糖尿病的症状与并发症

糖尿病的典型症状包括多饮、多食、多尿和体重减轻等"三多一少"症状。此外，患者还可出现乏力、视力模糊、皮肤瘙痒等症状。长期高血糖可导致多种并发症的发生和发展，如心脑血管疾病、视网膜病变、糖尿病肾病、糖尿病足等。这些并发症不仅严重影响患者的生活质量，甚至可能危及生命。

3. 糖尿病的治疗与管理

糖尿病的治疗原则包括控制饮食、增加运动、药物治疗和血糖监测等。控制饮食是治疗糖尿病的基础措施之一，通过合理搭配食物种类和数量来控制血糖水平。增加运动可以促进肌肉对葡萄糖的利用和消耗，从而降低血糖水平。药物治疗则包括口服降糖药和注射胰岛素等，具体药物选择应根据患者的血糖水平、胰岛功能和并发症情况等因素综合考虑。血糖监测是糖尿病管理的重要环节之一，通过定期监测血糖水平来了解病情变化和治疗效果。

三、诊断方法

胰腺疾病的诊断是一个复杂而细致的过程，医生通常会结合患者的病史、症状和体征以及相关的实验室检查和影像学检查来进行综合判断。下面将详细介绍这些诊断方法及其在胰腺疾病诊断中的应用。

（一）血液和尿液检测

血液和尿液检测是诊断胰腺疾病的基础手段之一，通过检测相关指标的变化情况，可以为医生提供重要的诊断依据。

1. 血液检测

血液检测可以了解患者的血糖、血脂、胰酶等指标的变化情况。其中，血糖是诊断糖尿病的关键指标，高血糖水平提示可能存在胰岛素分泌不足或胰岛素抵抗。血脂水平异常则可能与胰腺炎、胰腺癌等疾病的发病风险增加有关。胰酶水平升高则可能提示胰腺炎或胰腺癌等疾病的存在。

此外，血液检测还可以检测肿瘤标志物如癌胚抗原（CEA）、糖类抗原19-9（CA19-9）等，这些指标在胰腺癌的诊断和预后评估中具有一定价值。但需要注意的是，这些肿瘤标志物并非特异性指标，其升高也可能见于其他恶性肿瘤或非肿瘤性疾病。

2. 尿液检测

尿液检测在胰腺疾病的诊断中同样具有重要意义。尿糖阳性是糖尿病的重要诊断依据之一，但需要注意的是，尿糖阳性也可能见于肾性糖尿等非糖尿病性疾病。尿酮体阳性则可能提示糖尿病酮症酸中毒等严重并发症的存在。

此外，尿液检测还可以检测胰蛋白酶原等胰酶成分，这些成分在尿液中的出现可能提示胰腺炎或胰腺癌等疾病的存在。但同样需要注意的是，这些成分的检测结果可能受到多种因素的影响，如尿液浓缩程度、肾功能等。

（二）胰腺功能试验

胰腺功能试验是评估胰腺功能状态的重要手段之一，包括胰岛素释放试验、C肽释放试验等。这些试验可以了解胰岛β细胞的功能状态和胰岛素的分泌情况，对于糖尿病的分型和诊断具有重要价值。

1. 胰岛素释放试验

胰岛素释放试验是通过测定空腹及餐后不同时间点的胰岛素水平来了解胰岛β细胞的功能状态和胰岛素的分泌情况。正常情况下，餐后胰岛素水平应迅速升高并达到峰值，随后逐渐下降。而在糖尿病患者中，胰岛素分泌可能呈现不足或延迟等异常情况。

2. C 肽释放试验

C 肽是胰岛素原分子中连接胰岛素 A 链和 B 链的连接肽，在胰岛素分泌过程中与胰岛素等比例释放入血。因此，通过测定空腹及餐后不同时间点的 C 肽水平可以间接反映胰岛 β 细胞的功能状态和胰岛素的分泌情况。与胰岛素释放试验相比，C 肽释放试验不受外源性胰岛素注射的影响，因此更适用于已经使用胰岛素治疗的患者。

此外，还有一些特殊的胰腺功能试验如胰高血糖素刺激试验等可以用于诊断特定的胰腺疾病如胰岛素瘤等。这些试验的原理是通过给予特定的刺激物质如胰高血糖素等来观察胰腺的反应和激素水平的变化情况从而进行诊断。

（三）影像学检查

影像学检查在胰腺疾病的诊断中具有重要作用，可以清晰地显示胰腺的形态、大小和位置以及是否有肿瘤、结石等异常情况。常用的影像学检查方法包括超声、计算机断层扫描（CT）、磁共振成像（MRI）等。

1. 超声检查

超声检查诊断是胰腺疾病的常用方法之一，具有操作简便、无创伤、可重复性好等优点。通过超声检查可以观察胰腺的形态、大小和位置以及是否有肿瘤、结石等异常情况。同时，超声检查还可以检测胰管扩张、胰周积液等间接征象来提示胰腺疾病的存在。但需要注意的是，超声检查受到气体干扰的影响较大，对于胰腺尾部等较深部位的病变可能显示不清。

2. 计算机断层扫描（CT）

CT 检查是诊断胰腺疾病的重要手段之一，具有较高的分辨率和敏感性。通过 CT 检查可以清晰地显示胰腺的形态、大小和位置以及是否有肿瘤、结石等异常情况。同时，CT 检查还可以评估肿瘤与周围血管的关系以及是否有淋巴结转移等征象，对于胰腺癌的分期和手术可切除性评估具有重要意义。但需要注意的是，CT 检查对于较小的病变可能显示不清，且存在一定的辐射损伤。

3. 磁共振成像（MRI）

MRI 检查是诊断胰腺疾病的另一种重要手段，具有较高的软组织分辨率和无辐射损伤等优点。通过 MRI 检查可以清晰地显示胰腺的形态、大小和位置以及是否有肿瘤、结石等异常情况。同时，MRI 检查还可以根据胰胆管成像（MRCP）等特殊序列来观察胰管和胆管的扩张情况从而提示胰腺疾病的存在。但需要注意的是，MRI 检查时间较长且价格较昂贵，对于患者的配合度和经济条件有一定要求。

四、治疗策略

胰腺疾病的治疗是一个综合性、个体化的过程，其策略主要取决于具体的疾病类型和患者的个体情况。一般来说，治疗目标主要是缓解症状、控制疾病进展和预防并发症。

（一）药物治疗

药物治疗是胰腺疾病的常用治疗方法之一，通过给予特定的药物来纠正生理紊乱、缓解症状或控制疾病的进展。

1. 糖尿病的药物治疗

对于糖尿病患者，药物治疗是控制血糖水平的重要手段。常用的口服降糖药包括磺脲类、双胍类、α-糖苷酶抑制剂等，它们通过不同的机制来降低血糖水平。对于口服降糖药控制不佳的患者，可以考虑使用胰岛素注射治疗。胰岛素是体内唯一的降血糖激素，通过外源性补充胰岛素可以迅速控制高血糖并预防并发症的发生。但需要注意的是，胰岛素治疗需要严格掌握剂量和注射时间，以避免低血糖等不良反应的发生。

2. 胰腺炎的药物治疗

对于胰腺炎患者，药物治疗的目标主要是控制炎症、缓解疼痛和预防感染。常用的药物包括抗生素、生长抑素等。抗生素可以预防和治疗胰腺感染，生长抑素则可以抑制胰酶的分泌和胰腺的自身消化作用，从而减轻炎症和缓解疼痛。但需要注意的是，药物治疗通常需要联合其他治疗手段如禁食、胃肠减压等来达到最佳效果。

3. 胰腺癌的药物治疗

对于胰腺癌患者，药物治疗的目标主要是控制肿瘤的生长和扩散。常用的药物包括化疗药物、靶向药物等。化疗药物可以杀死或抑制肿瘤细胞的生长，靶向药物则可以针对肿瘤细胞的特定靶点进行精准打击。但需要注意的是，药物治疗通常存在一定的副作用和风险，如恶心、呕吐、骨髓抑制等，因此在使用时需严格遵循医嘱并密切监测患者的反应和病情变化。

（二）手术治疗

手术治疗是某些胰腺疾病的有效治疗方法，通过切除病变组织或整个胰腺来迅速缓解症状并控制疾病的进展。

1. 胰腺癌的手术治疗

对于胰腺癌患者，手术治疗是首选的治疗方法。通过手术切除肿瘤及其周围受累组织可以延长患者的生存期和改善生活质量。但需要注意的是，胰腺癌手术风险较大且并发症发生率较高，如出血、感染、胰瘘等。因此，在决定手术治疗前医生会对患者的整体情况进行全面评估并制定详细的手术方案和术后康复计划。

2. 胰腺炎的手术治疗

对于严重的胰腺炎患者如坏死性胰腺炎等，手术治疗可能是必要的。通过手术清除坏死的胰腺组织和渗出物可以迅速缓解症状并预防并发症的发生。但需要注意的是，手术治疗通常需要联合其他治疗手段如药物治疗、营养支持等来达到最佳效果。

3. 糖尿病的手术治疗

对于某些糖尿病患者如肥胖型2型糖尿病患者等，手术治疗也是一种可行的治疗方法。通过减重手术（如胃旁路术、袖状胃切除术等）可以减轻患者的体重和改善胰岛素抵抗从而控制血糖水平。但需要注意的是，手术治疗存在一定的风险和并发症如感染、出血等，且并非所有糖尿病患者都适合手术治疗。因此，在决定手术治疗前医生会对患者的整体情况进行全面评估并制定详细的手术方案和术后管理计划。

（三）生活方式调整

生活方式调整在胰腺疾病的治疗和预防中起着重要作用。通过改变不良的生活习惯和建立健康的生活方式可以有助于缓解症状、控制疾病进展和预防并发症的发生。

1. 糖尿病患者的生活方式调整

对于糖尿病患者来说，合理的饮食控制是至关重要的。通过控制总热量摄入、选择低升糖指数的食物以及定时定量进餐等措施可以有助于控制血糖水平。此外，适当的运动锻炼也是必不可少的。通过增加身体活动量和提高肌肉对葡萄糖的利用可以有助于降低血糖水平并改善胰岛素抵抗。同时，保持良好的心态和充足的睡眠也是非常重要的，它们可以有助于提高身体免疫力和促进疾病的康复。

2. 胰腺炎的生活方式调整

对于胰腺炎患者来说，避免暴饮暴食和戒酒是至关重要的。暴饮暴食会加重胰腺负担并诱发胰腺炎的发作，而酒精则是胰腺炎的重要诱因之一。因此，通过控制饮食量和饮酒量可以有助于减轻胰腺负担和缓解症状。此外，低脂饮食也是非常重要的，因为高脂肪食物会刺激胰液分泌并加重胰腺负担。因此，通过选择低脂食物并控制脂肪摄入量可以有助于预防胰腺炎的发作。

3. 胰腺癌的生活方式调整

对于胰腺癌患者来说，保持良好的生活习惯和心态也是非常重要的。通过戒烟限酒、保持健康饮食和适当运动等措施可以有助于提高身体免疫力和延缓疾病的进展。同时，保持良好的心态也有助于提高患者的生活质量和延长生存期。

第六节 性腺疾病

一、性腺的解剖与生理功能

（一）性腺的结构和分泌功能

性腺，作为人体生殖系统的重要组成部分，承担着生殖细胞的产生和性激素的分泌两大核心功能。在男性和女性中，性腺分别以睾丸和卵巢的形式存在，它们不仅结构各异，而且在生理功能上也有着显著的差异。

1. 睾丸的结构和分泌功能

睾丸是男性的主要性腺，位于阴囊内，通过精索与身体相连。结构上，睾丸主要由曲细精管和间质细胞组成。曲细精管是精子生成的地方，其中包含精原细胞和支持细胞。精原细胞经过一系列复杂的分裂和分化过程，最终发育成成熟的精子。间质细胞则主要负责分泌睾酮等雄激素。

睾酮是男性体内最主要的雄激素，它对男性的身体发育和生理功能有着广泛的影响。除了促进男性生殖器官的发育和维持第二性征，睾酮还参与骨骼的生长和强度维持、肌肉的发育和力量提升以及心血管系统的健康等多个方面的生理过程。此外，睾酮还对男性的性欲和性功能有着重要的调节作用。

2. 卵巢的结构和分泌功能

卵巢是女性的主要性腺，位于盆腔内，左右各一。结构上，卵巢由皮质和髓质组成。皮质是卵巢的外层部分，其中包含大量的原始卵泡和发育中的卵泡。原始卵泡在卵巢皮质中逐渐发育成熟，最终释放出卵子。髓质则是卵巢的内层部分，主要由结缔组织和血管组成，为卵巢提供营养和支持。

卵巢的分泌功能主要体现在雌激素和孕激素的分泌上。雌激素是女性体内最主要的性激素之一，它对女性的身体发育和生理功能有着广泛的影响。除了促进女性生殖器官的发育和维持第二性征，雌激素还参与骨骼的生长和强度维持、心血管系统的健康以及神经系统的功能等多个方面的生理过程。孕激素则主要在女性体内起着维持妊娠和调节月经周期的作用。在怀孕期间，孕激素的分泌量会显著增加，以支持胚胎的着床和发育。同时，孕激素还通过调节子宫内膜的变化来影响月经周期。

（二）性激素的作用

性激素是一类具有生物活性的物质，它们在人体内发挥着重要的生理作用。雄激素、雌激素和孕激素是三种最主要的性激素，它们在男性和女性体内分别发挥着不同的作用。

1. 雄激素的作用

雄激素是男性体内最主要的性激素之一，主要由睾丸分泌。除了促进男性生殖器官的发育和维持第二性征，雄激素还在男性体内发挥着广泛的生理作用。例如，雄激素可以促进骨骼的生长和强度维持，使男性具有更加健壮的体格；同时，雄激素还可以促进肌肉的发育和力量提升，使男性具有更强的运动能力。此外，雄激素还对男性的心血管系统健康有着重要的保护作用。然而，当雄激素分泌过多或过少时，都可能对男性的健康产生不良影响。例如，雄激素过多可能导致前列腺肥大、脱发等问题；而雄激素过少则可能导致性欲减退、骨质疏松等问题。

2. 雌激素的作用

雌激素是女性体内最主要的性激素之一，主要由卵巢分泌。除了促进女性生殖器官的发育和维持第二性征，雌激素还在女性体内发挥着广泛的生理作用。例如，雌激素可以促进骨骼的生长和强度维持，预防骨质疏松等骨骼问题；同时，雌激素还可以调节心血管系统的功能，降低心血管疾病的风险。此外，雌激素还对女性的神经系统功能有着重要的调节作用。然而，当雌激素分泌过多或过少时，都可能对女性的健康产生不良影响。例如，雌激素过多可能导致乳腺增生、子宫肌瘤等问题；而雌激素过少则可能导致更年期综合征等问题。

3. 孕激素的作用

孕激素是女性体内特有的性激素之一，主要由卵巢分泌。孕激素在女性体内主要起着维持妊娠和调节月经周期的作用。在怀孕期间，孕激素的分泌量会显著增加，以支持胚胎的着床和发育。同时，孕激素还通过调节子宫内膜的变化来影响月经周期。此外，孕激素还对女性的乳腺发育和乳汁分泌有着重要的调节作用。然而，当孕激素分泌不足时，可能导致早期流产或不孕等问题；而孕激素过多则可能导致月经紊乱等问题。

二、性腺疾病的分类

性腺疾病是指影响性腺（睾丸和卵巢）正常结构和功能的疾病。这些疾病可能由多种因素引起，包括遗传、环境、内分泌和生活方式等。性腺疾病大致可分为性腺发育不良、性腺功能减退和性腺肿瘤三类。

（一）性腺发育不良

性腺发育不良是一类由于遗传、染色体异常或环境因素导致的性腺发育障碍性疾病。这类疾病通常表现为生殖器官发育不良、第二性征不明显或缺失以及生育能力受损。

1. 特纳综合征

特纳综合征是一种常见的女性性腺发育不良疾病，主要由 X 染色体缺失或部分缺失引起。患者通常表现为身材矮小、颈部短而宽、卵巢发育不良、第二性征不明显等症状。此外，患者还可能伴有心脏、肾脏等器官的先天性异常。特纳综合征患者的生育能力严重受损，大多数患者无法自然受孕。

2. 克氏综合征

克氏综合征是一种男性性腺发育不良疾病，主要由额外的 X 染色体引起（47,XXY）。患者通常表现为睾丸小而硬、第二性征不明显、乳房发育、生育能力低下等症状。此外，患者还可能伴有智力轻度低下、行为异常等精神心理症状。克氏综合征患者的生育能力因个体差异而异，部分患者可能通过辅助生殖技术实现生育。

（二）性腺功能减退

性腺功能减退是指性腺分泌的性激素水平下降，导致生殖功能减退或丧失。这类疾病可能由多种因素引起，包括年龄、慢性疾病、药物副作用等。

1. 男性更年期综合征

男性更年期综合征是一种与年龄相关的性腺功能减退疾病。随着年龄的增长，男性睾丸分泌的睾酮水平逐渐下降，导致性欲减退、勃起功能障碍、骨质疏松等症状。此外，患者还可能伴有情绪低落、焦虑等精神心理症状。男性更年期综合征的治疗主要包括生活方式调整、药物治疗和心理干预等。

2. 女性卵巢早衰

女性卵巢早衰是指女性在 40 岁之前出现卵巢功能衰退的现象。这可能与遗传因素、自身免疫性疾病、医源性因素等有关。卵巢早衰患者通常表现为月经不规律、闭经、第二性征衰退等症状。此外，患者还可能伴有潮热、盗汗等更年期症状。卵巢早衰的治疗主要包括激素替代治疗、生育力保存和辅助生殖技术等。

（三）性腺肿瘤

性腺肿瘤是指发生在性腺组织的肿瘤性疾病，包括良性肿瘤和恶性肿瘤。这类疾病可能由多种因素引起，包括遗传、环境、内分泌等。

1. 睾丸癌

睾丸癌是一种相对罕见的男性生殖系统恶性肿瘤，主要发生在青壮年男性中。睾丸癌的早期症状可能不明显，随着病情的发展，患者可能出现睾丸肿胀、疼痛等症状。睾丸癌的治疗主要包括手术切除、放射治疗和化疗等。早期发现和治疗对于提高睾丸癌的治愈率至关重要。

2. 卵巢癌

卵巢癌是女性生殖系统常见的恶性肿瘤之一，其发病率和死亡率均较高。卵巢癌的早期症状可能不明显，容易被忽视，随着病情的发展，患者可能出现腹胀、腹痛、消瘦等症状。卵巢癌的治疗主要包括手术切除、化疗和放疗等。由于卵巢癌的早期诊断困难，因此预防和筛查对于降低卵巢癌的发病率和死亡率具有重要意义。

三、诊断方法

性腺疾病是一类影响人体生殖健康和性功能的重要疾病。为了准确诊断和及时治疗性腺疾病，医生通常会采用多种诊断方法，包括血液性激素检测、遗传学检测和影像学检查等。下面将详细介绍这些诊断方法及其在性腺疾病诊断中的应用。

（一）血液性激素检测

血液性激素检测是性腺疾病诊断的常规方法之一。通过抽取患者的静脉血，检测血液中的性激素水平，可以了解患者的性腺功能状态，从而为疾病的诊断和治疗提供依据。

1. 性激素检测指标

常见的性激素检测指标包括睾酮、雌二醇、孕酮等。睾酮是男性主要的雄激素，对于维持男性第二性征和性功能具有重要作用；雌二醇是女性主要的雌激素，对于维持女性第二性征和生殖功能具有重要意义；孕酮则是女性体内的一种重要孕激素，对于维持妊娠和调节月经周期具有关键作用。这些指标的异常可能提示性腺疾病的存在。

2. 检测结果解读

在解读血液性激素检测结果时，医生需要综合考虑患者的年龄、性别、生理周期等因素。例如，青春期前儿童的性激素水平通常较低，而育龄期男女的性激素水平则相对较高。此外，不同性别的性激素水平也存在显著差异。因此，医生需要根据患者的具体情况来判断性激素水平是否正常。

3. 临床意义

血液性激素检测在性腺疾病的诊断中具有重要临床意义。例如，对于男性而言，睾酮水平过低可能提示睾丸功能减退或性腺发育不良；对于女性而言，雌二醇水平过低可能提示卵巢功能减退或闭经等问题。通过血液性激素检测，医生可以及时发现并诊断这些性腺疾病，从而为患者提供及时有效的治疗。

（二）遗传学检测

对于疑似由遗传因素引起的性腺疾病，遗传学检测是一种重要的诊断方法。通过检测患者的染色体、基因等遗传物质，可以明确疾病的遗传背景和发病机制，为疾病的预防和治疗提供重要依据。

1. 染色体检测

染色体检测是遗传学检测的重要组成部分。通过检测患者的染色体数目和结构异常，可以发现一些与性腺发育和功能相关的遗传性疾病。例如，特纳综合征患者的核型通常为（45,X），而克氏综合征患者的核型则为（47,XXY）。这些染色体异常是导致患者性腺发育不良和功能障碍的重要原因。

2. 基因检测

随着分子生物学技术的不断发展，基因检测在性腺疾病的诊断中发挥着越来越重要的作用。通过检测患者特定基因的突变或变异，可以明确一些遗传性性腺疾病的分子机制。例如，先天性肾上腺皮质增生症是一种常见的遗传性性腺疾病，其发病机制与某些基因突变密切相关。通过基因检测，可以准确诊断该病并为患者提供个性化的治疗方案。

3. 临床意义

遗传学检测在性腺疾病的诊断中具有重要临床意义。首先，它可以帮助医生明确疾病的遗传背景和发病机制，从而为患者提供更加精准的治疗方案。其次，对于携带遗传性疾病致病基因的患者，遗传学检测可以为其生育提供指导建议，降低遗传性疾病的传递风险。最后，遗传学检测还可以为性腺疾病的预防提供重要依据，推动相关遗传性疾病的筛查和干预工作。

（三）影像学检查

影像学检查在性腺疾病的诊断中具有重要作用。通过直观展示性腺的形态、大小和位置等信息，医生可以更加准确地判断疾病的存在和进展情况。

1. 超声检查

超声检查是一种常用的性腺影像学检查方法。它具有操作简便、无创伤、可重复性好等优点。通过超声检查，医生可以观察睾丸或卵巢的大小、形态和结构等信息，从而判断是否存在肿瘤、囊肿等异常情况。此外，超声检查还可以观察血流情况，为疾病的鉴别诊断提供重要依据。

2. 计算机断层扫描（CT）

计算机断层扫描是一种高分辨率的影像学检查方法。它可以清晰地显示性腺的三维结构和毗邻关系等信息。通过 CT 检查，医生可以更加准确地判断肿瘤的大小、位置和侵犯范围等信息，为疾病的手术治疗提供重要依据。此外，CT 检查还可以观察淋巴结和远处转移情况等信息，为疾病的分期和治疗方案制定提供参考。

3. 磁共振成像（MRI）

磁共振成像是一种无放射性损害的影像学检查方法。它具有高分辨率和多方位成像等优点。通过 MRI 检查，医生可以更加清晰地观察性腺的内部结构和信号特征等信息。这些信息对于疾病的鉴别诊断和治疗方案制定具有重要价值。例如，在诊断睾丸肿瘤时，MRI 检查可以准确区分良性和恶性肿瘤，并评估肿瘤对周围组织的侵犯情况等信息。

四、治疗策略

性腺疾病是一类涉及人体生殖健康的重要疾病，其治疗策略因疾病类型、严重程度和患者个体差异而异。针对不同类型的性腺疾病，医生通常会采用不同的治疗策略，包括激素替代治疗、手术治疗和辅助生殖技术等。

（一）激素替代治疗

激素替代治疗是性腺功能减退患者的主要治疗手段之一。通过补充外源性的性激素，可以维持患者的生殖功能和第二性征，改善生活质量。

1. 治疗原理

激素替代治疗的原理是通过模拟人体自然分泌的性激素，补充患者体内缺乏的激素，从而维持正常的生理功能。对于性腺功能减退的患者，由于自身分泌的性激素不足，导致生殖器官发育不良、第二性征不明显或缺失以及生育能力受损。通过激素替代治疗，可以弥补这些缺陷，使患者恢复正常的生殖功能和第二性征。

2. 个性化治疗方案

激素替代治疗需要根据患者的具体情况制定个性化的治疗方案。医生会根据患者的年龄、性别、病因、病情严重程度等因素，选择合适的激素种类、剂量和给药途径。同时，还需要定期监测患者的激素水平和身体状况，及时调整治疗方案，确保治疗效果和安全性。

3. 注意事项

在激素替代治疗过程中，患者需要注意以下事项：首先，要严格按照医嘱用药，不得随意更改剂量或停药；其次，要定期到医院进行检查和监测，确保激素水平处于正常范围；最后，要注意保持良好的生活习惯和心态，积极配合医生的治疗。

（二）手术治疗

手术治疗是性腺肿瘤等需要手术治疗的疾病的主要治疗手段之一。通过手术切除肿瘤组织，可以缓解压迫症状，延长患者的生存期。

1. 手术方式选择

手术治疗的方式因疾病类型和患者具体情况而异。常见的手术方式包括根治性手术、姑息性手术和探查性手术等。根治性手术旨在完全切除肿瘤组织，达到治愈的目的；姑息性手术旨在缓解患者的症状，提高生活质量；探查性手术则用于明确诊断和了解病情。医生会根据患者的具体情况选择合适的手术方式。

2. 术后治疗方案

手术后需要根据患者的病理类型和分期制定后续的治疗方案。对于恶性肿瘤患者，可能需要进行放疗、化疗等综合治疗，以降低复发和转移的风险。对于良性肿瘤患者，术后可能需要进行一段时间的康复治疗和随访观察。

3. 注意事项

在手术治疗过程中，患者需要注意以下事项：首先，要积极配合医生的治疗，遵守医嘱；其次，要做好术前准备和术后护理，减少手术并发症的发生；最后，要定期到医院进行复查和随访，及时发现并处理异常情况。

（三）辅助生殖技术

辅助生殖技术，作为现代医学的一大突破，为因性腺疾病而面临生育困难的患者带来了希望的曙光。这项技术通过模拟自然受孕过程，帮助患者实现了生育梦想。下面将详细介绍辅助生殖技术的原理、技术选择与应用以及患者在接受治疗过程中需要注意的事项。

1. 技术原理

辅助生殖技术基于人工手段，旨在模拟自然受孕过程，从而协助生育困难的患者完成受孕和妊娠。其中，人工授精和体外受精—胚胎移植（IVF-ET）是最为常见的两种技术。

人工授精是一种相对简单的辅助生殖技术。它的原理是将经过处理的精液，通过非性交的方式注入女性子宫腔内，使精子与卵子相结合，达到受孕的目的。这种方式适用于因轻度性腺功能障碍、精液异常或性交困难等原因导致的不育症患者。

体外受精—胚胎移植（IVF-ET）则是一种更为复杂的辅助生殖技术。它的原理是将从女性卵巢内取出的卵子与经过处理的精子在体外（实验室）结合受精，然后培养成胚胎。再将胚胎移植到女性子宫腔内，使其着床发育成胎儿。这种方式适用于因重度性腺功能障碍、输卵管堵塞、子宫内膜异位症等原因导致的不孕症患者。

这两种技术都是通过模拟自然受孕过程的不同阶段，帮助患者实现生育愿望。它们的应用和发展，不仅提高了生育成功率，还极大地减轻了患者的心理压力和痛苦。

2. 技术选择与应用

辅助生殖技术的选择与应用需要根据患者的具体情况进行个体化考虑。医生会根据患者的病因、病情严重程度、年龄以及生育史等因素，综合评估后选择最合适的技术方式。

在选择技术时，医生还会考虑患者的心理状况和经济承受能力。因为不同技术的费用、成功率和风险都有所不同，患者需要在充分了解各种技术的优缺点后，与医生共同做出决策。

在技术应用方面，医生会制定详细的治疗方案，包括激素治疗、卵泡监测、取卵和移植等步骤。患者需要严格遵守医生的建议，积极配合治疗过程，以确保技术的成功实施和安全性。

此外，随着辅助生殖技术的不断发展，新的技术和方法也在不断涌现。例如，卵母细胞体外成熟培养（IVM）、胚胎基因组筛查（PGS）和线粒体置换技术等，这些新技术为更复杂的生育难题提供了解决方案，进一步拓宽了辅助生殖技术的应用范围。

3. 注意事项

在接受辅助生殖技术治疗过程中，患者需要注意以下几个方面：

（1）选择正规医疗机构：患者应选择具有合法资质、设备齐全、技术先进的正规医疗机构进行治疗。避免选择非法机构或者不具备资质的医生，以免给治疗带来不必要的风险。

（2）配合医生治疗：患者要充分信任医生，按照医生的建议进行治疗和护理。在治疗过程中，要保持良好的沟通，及时向医生反馈身体状况和任何不适，以便医生调整治疗方案。

（3）保持良好的心态：辅助生殖技术虽然成功率较高，但仍存在一定的失败风险。患者需要保持积极乐观的心态，面对可能出现的困难和挑战。同时，家人和朋友的支持与理解也是非常重要的。

（4）健康的生活方式：在治疗期间，患者应保持健康的生活方式，包括合理饮食、适当运动、规律作息等。这些措施有助于提高身体素质和免疫力，为技术的成功实施创造有利条件。

（5）关注身体反应：在治疗过程中，患者要密切关注自己的身体反应。如出现腹痛、出血等异常情况，应及时就医进行检查和处理。此外，定期进行孕检也是非常重要的，可以确保母婴的安全和健康。

第七节 甲状旁腺疾病

一、甲状旁腺的解剖与生理功能

（一）甲状旁腺的位置和结构

甲状旁腺，作为人体内分泌系统中的一个重要组成部分，位于甲状腺的背侧，通常呈现为4个小腺体，分别附着在左右两叶甲状腺的上下极。这些小腺体虽然体积微小，但在维持人体钙磷代谢平衡中发挥着至关重要的作用。

1. 甲状旁腺的具体位置

甲状旁腺位于甲状腺的两侧叶后缘，通常隐藏在甲状腺被囊之内。它们的具体位置相对固定，但也可能因个体差异或病理变化而有所偏移。在正常情况下，人体通常拥有4个甲状旁腺，分别附着在左右两叶甲状腺的上下极。这种位置关系使得甲状旁腺能够紧密地与甲状腺协同工作，共同调节人体的内分泌平衡。

由于甲状旁腺与甲状腺紧密相邻，这使得在涉及甲状腺的手术中，医生需要特别小心以免误切甲状旁腺。误切甲状旁腺可能会导致患者出现严重的低钙血症，甚至危及生命。因此，在手术前，医生通常会通过影像学检查等手段来精确定位甲状旁腺的位置，以确保手术的安全性。

2. 甲状旁腺的结构特点

甲状旁腺的结构相对简单，主要由两种细胞构成：主细胞和嗜酸性细胞。这两种细胞在形态和功能上都有所不同，共同维持着甲状旁腺的正常生理功能。

（1）主细胞：主细胞是甲状旁腺激素（PTH）的合成和分泌细胞，占据了腺体的绝大部分。它们具有典型的内分泌细胞特征，包括丰富的粗面型内质网、高尔基复合体和大量的分泌颗粒等。在受到刺激时，主细胞能够迅速合成并分泌 PTH，以调节人体的钙磷代谢平衡。PTH 的主要作用是促进肾远曲小管和集合管重吸收钙离子，同时抑制近端小管和远端小管重吸收磷离子，从而维持血钙和血磷的正常水平。此外，PTH 还具有促进骨钙释放和肠道钙吸收的作用，进一步确保了人体内钙离子的充足供应。

（2）嗜酸性细胞：与主细胞相比，嗜酸性细胞在甲状旁腺中的数量相对较少。它们的胞质内含有丰富的嗜酸性颗粒，这些颗粒的成分和功能目前尚不完全明确。然而，一些研究表明，嗜酸性细胞可能与甲状旁腺的某些特殊生理功能有关，如参与局部免疫调节或分泌其他生物活性物质等。尽管目前对嗜酸性细胞的认识仍有限，但随着研究的不断深入，我们有望在未来揭示其更多的生理功能和作用机制。

除了上述两种主要细胞，甲状旁腺内还含有少量的结缔组织、血管和神经等辅助成分。这些成分共同构成了甲状旁腺的完整结构，为其在人体内的正常生理功能提供了必要的支持和保障。

在探讨甲状旁腺的位置和结构特点时，我们不禁要对其在人体内的生理功能表示敬意。这个微小的腺体通过精确地调节钙磷代谢平衡，为我们的骨骼健康、神经传导和肌肉收缩等生命活动提供了坚实的保障。未来，随着医学研究的不断进步和深入，我们有望更加全面地了解甲状旁腺的生理功能和作用机制，为人类的健康事业贡献更多的智慧和力量。

（二）甲状旁腺激素的作用

甲状旁腺激素（PTH）是由甲状旁腺主细胞合成和分泌的一种关键激素，属于碱性单链多肽类。在人体复杂的内分泌系统中，PTH 扮演着维持钙磷代谢平衡的核心角色，对于血钙水平的稳定至关重要。下面将深入探讨 PTH 在调节钙磷代谢、影响骨骼健康以及促进肠道钙吸收等方面的作用。

1. 调节钙磷代谢

PTH 在调节钙磷代谢方面发挥着至关重要的作用。它通过精确调控肾脏对钙离子和磷的重吸收来维持血钙水平的稳定。具体来说，当血钙水平降低时，甲状旁腺受到刺激分泌更多的 PTH。这些 PTH 分子迅速作用于肾脏的远曲小管和集合管，促进这些部位对钙离子的重吸收，同时抑制磷的重吸收。这种作用使得血钙水平得以回升，而血磷水平则相应下降。

相反，当血钙水平升高时，甲状旁腺减少 PTH 的分泌。这导致肾脏对钙离子的重吸收减少，而对磷的重吸收增加，从而使血钙水平下降，血磷水平上升。这种精细的负反馈调节机制确保了人体内钙磷代谢的动态平衡。

值得注意的是，PTH 对肾脏的调节作用不仅限于远曲小管和集合管。实际上，PTH

还能影响肾脏其他部位的功能，如促进肾小管对碳酸氢盐的重吸收等。这些作用共同维持着人体的酸碱平衡和电解质平衡。

2. 对骨骼的影响

除了对肾脏的调节作用，PTH 还对骨骼健康产生深远影响。它能激活骨细胞（包括破骨细胞和成骨细胞）释放钙离子进入血液，这一过程被称为骨转换。骨转换是一个复杂而精细的过程，涉及多种细胞和分子的相互作用。

在骨转换过程中，PTH 主要刺激破骨细胞的活性。破骨细胞是负责骨基质降解和钙离子释放的细胞。在 PTH 的作用下，破骨细胞的活性增强，加速骨基质的降解和钙离子的释放。同时，PTH 还抑制成骨细胞的活性。成骨细胞是负责新骨形成的细胞。在 PTH 的作用下，成骨细胞的活性受到抑制，从而减少新骨的形成。

这种作用机制有助于维持血钙水平的稳定。当血钙水平降低时，PTH 刺激破骨细胞释放更多的钙离子进入血液；而当血钙水平升高时，PTH 则抑制破骨细胞的活性并促进成骨细胞的活性以沉积更多的钙离子到骨骼中。然而，长期过度的骨转换可能导致骨质疏松等骨骼疾病的风险增加。因此，保持适当的 PTH 水平和钙磷代谢平衡对于骨骼健康至关重要。

3. 对肠道的影响

除了对肾脏和骨骼的影响，PTH 还间接促进肠道对钙的吸收。这主要是通过调节维生素 D 的代谢来实现的。维生素 D 是一种脂溶性维生素，对于肠道钙吸收和骨骼健康至关重要。在人体内，维生素 D 需要经过一系列代谢过程才能转化为具有生物活性的形式——1,25—二羟维生素 D_3（calcitriol）。

PTH 能刺激肾脏合成并释放更多的 1,25—二羟维生素 D_3。这种活性维生素 D 能促进肠道上皮细胞对钙的吸收作用。当血钙水平降低时，PTH 不仅通过调节肾脏功能来维持血钙水平稳定，还通过促进肠道对钙的吸收来进一步补充血钙储备。这种双重作用机制确保了人体在面临钙需求增加或钙摄入不足时能够迅速做出适应性调整并维持内环境稳定。

二、甲状旁腺疾病的分类

（一）甲状旁腺功能亢进

甲状旁腺功能亢进是一种由于甲状旁腺分泌过多甲状旁腺激素（PTH）而导致的疾病，其特征是血钙升高和血磷降低。根据发病原因，甲状旁腺功能亢进可分为原发性、继发性和三发性三种类型。

1. 原发性甲状旁腺功能亢进

原发性甲状旁腺功能亢进，顾名思义，是指甲状旁腺本身出现的病变，导致其分泌的甲状旁腺激素（PTH）过多。这种病变通常与甲状旁腺腺瘤、增生或癌变有关。当甲状旁腺组织发生这些异常变化时，它们会失去对 PTH 分泌的正常调控，从而导致 PTH 水平持续升高。

原发性甲状旁腺功能亢进的患者可能会出现一系列的临床症状。其中，骨骼疼痛是最常见的症状之一，因为过高的PTH水平会促进骨钙的释放，导致骨质疏松和骨折的风险增加。此外，患者还可能出现泌尿系统结石，这是因为高血钙和高尿钙会促进结石的形成。消化道溃疡也是原发性甲状旁腺功能亢进的常见并发症，可能与高血钙对胃肠道黏膜的刺激有关。

对于原发性甲状旁腺功能亢进的治疗，手术切除病变的甲状旁腺组织是首选的方法。通过手术可以彻底祛除病因，使PTH水平恢复正常。然而，手术并非适用于所有患者，特别是对于那些不能耐受手术或病变广泛的患者，药物治疗成为重要的选择。药物治疗主要是通过使用降钙药物来降低血钙水平，从而缓解症状并防止并发症的发生。

2. 继发性甲状旁腺功能亢进

继发性甲状旁腺功能亢进是由于其他疾病或因素导致的甲状旁腺功能亢进。与原发性甲状旁腺功能亢进不同，继发性甲状旁腺功能亢进的病因并非甲状旁腺本身的病变，而是由其他疾病引起的血钙水平降低或维生素D缺乏导致的。

慢性肾功能不全是继发性甲状旁腺功能亢进的常见原因之一。在慢性肾功能不全的情况下，肾脏对钙的重吸收能力下降，导致血钙水平降低。为了维持正常的血钙水平，机体会通过增加PTH的分泌来促进骨钙的释放和肠道钙的吸收。然而，长期的PTH分泌增加会导致甲状旁腺组织的增生和肥大，进一步加重甲状旁腺功能亢进的程度。

维生素D缺乏也是继发性甲状旁腺功能亢进的常见原因。维生素D在肠道钙吸收中起着重要作用，当维生素D缺乏时，肠道对钙的吸收能力下降，导致血钙水平降低。为了维持正常的血钙水平，机体会通过增加PTH分泌来促进骨钙的释放。然而，与慢性肾功能不全相似，长期的PTH分泌增加也会导致甲状旁腺组织的增生和肥大。

对于继发性甲状旁腺功能亢进的治疗，主要是针对原发病进行治疗。对于慢性肾功能不全的患者，改善肾功能是治疗的关键。通过透析、肾移植等方法可以改善肾脏对钙的重吸收能力，从而降低血钙水平和PTH分泌。对于维生素D缺乏的患者，补充维生素D是治疗的首选方法。通过增加维生素D的摄入可以促进肠道对钙的吸收，从而提高血钙水平和降低PTH分泌。

3. 三发性甲状旁腺功能亢进

三发性甲状旁腺功能亢进是在长期继发性亢进的基础上，甲状旁腺组织发生自主性增生或瘤变而导致的。这种情况下，即使原发病得到治疗，血钙水平也可能无法恢复正常。这是因为长期的继发性甲状旁腺功能亢进已经导致甲状旁腺组织发生了不可逆的改变。

三发性甲状旁腺功能亢进的治疗相对复杂。一方面，需要继续治疗原发病以控制病情进展；另一方面，需要针对已经发生自主性增生或瘤变的甲状旁腺组织进行治疗。手术切除病变的甲状旁腺组织是治疗三发性甲状旁腺功能亢进的有效方法之一。通过手术可以去除自主性增生或瘤变的组织，从而降低PTH分泌和血钙水平。然而，由于三发性甲状旁腺功能亢进的患者往往存在多个增生的甲状旁腺组织或伴有其他并发症，手术难度和风险相对较高。因此，在手术前需要充分评估患者的病情和手术风险，并制定合理的手术方案。

除了手术治疗，药物治疗也是治疗三发性甲状旁腺功能亢进的重要手段之一。药物治疗主要是通过使用降钙药物来降低血钙水平，从而缓解症状并预防并发症的发生。与原发性甲状旁腺功能亢进相似，药物治疗在三发性甲状旁腺功能亢进中也起着重要的作用。然而，由于三发性甲状旁腺功能亢进的病因复杂且病情较重，药物治疗的效果可能有限，需要与其他治疗方法相结合以达到最佳的治疗效果。

（二）甲状旁腺功能减退

甲状旁腺功能减退是一种相对罕见的内分泌疾病，其核心特征是甲状旁腺激素（PTH）的分泌不足或功能障碍。这种激素在维持血钙和血磷的平衡中起着至关重要的作用。当PTH分泌不足时，血钙水平会下降，而血磷水平则会上升，从而引发一系列的临床症状。

1. 先天性发育异常

先天性发育异常是导致甲状旁腺功能减退的重要原因之一。在胚胎发育过程中，甲状旁腺组织的正常形成和分化受到多种因素的影响。如果这些因素出现异常，就可能导致甲状旁腺组织的发育异常或缺失。例如，某些遗传性疾病或胚胎期的病毒感染都可能干扰甲状旁腺的正常发育。

患者从出生时就可能表现出低血钙和高血磷的症状。由于甲状旁腺激素的缺乏，新生儿可能出现抽搐、肌肉痉挛等神经肌肉症状。此外，长期的低血钙还可能影响骨骼的正常发育，导致佝偻病或骨质疏松等骨骼疾病。

对于这类患者，治疗的主要目标是维持正常的血钙水平。这通常需要通过长期补充钙剂和维生素D来实现。钙剂可以直接提高血钙水平，而维生素D则有助于促进肠道对钙的吸收。在治疗过程中，医生还需要密切监测患者的血钙和血磷水平，以确保治疗效果并预防并发症的发生。

2. 自身免疫性疾病

自身免疫性疾病是另一类导致甲状旁腺功能减退的重要原因。在这类疾病中，机体的免疫系统错误地将甲状旁腺组织识别为"外来入侵者"，并发起攻击。这种错误的免疫反应会导致甲状旁腺组织的损伤和功能丧失。

常见的与甲状旁腺功能减退相关的自身免疫性疾病包括自身免疫性多腺体综合征和孤立性甲状旁腺功能减退。这些疾病的确切发病机制尚不完全清楚，但遗传和环境因素都被认为在其中起着重要作用。

对于由自身免疫性疾病引起的甲状旁腺功能减退，治疗方法主要包括免疫抑制剂的使用和钙剂及维生素 D 的补充。免疫抑制剂可以抑制过度的免疫反应，从而减轻对甲状旁腺组织的损伤。而钙剂和维生素 D 的补充则是为了维持正常的血钙水平。

在治疗过程中，医生还需要密切关注患者的免疫功能状态和其他可能的并发症。例如，长期使用免疫抑制剂可能会增加感染的风险，因此需要采取相应的预防措施。

3. 手术损伤或放射性损伤

颈部手术或放射性治疗是导致甲状旁腺功能减退的第三大原因。在手术过程中，如果不慎损伤了甲状旁腺组织或其血液供应，就可能导致其功能减退或丧失。同样，颈部放射性治疗也可能对甲状旁腺组织造成损伤，从而引发功能减退。

对于由手术或放射性损伤引起的甲状旁腺功能减退，治疗方法主要是补充钙剂和维生素 D 来维持正常的血钙水平。在某些情况下，如果损伤严重且无法恢复，患者可能需要长期依赖这些药物来维持生命。

除了药物治疗，患者还需要定期接受医生的随访和监测。这包括定期检查血钙、血磷和 PTH 水平以及评估骨骼和肾脏等器官的功能状态。通过这些措施，医生可以及时调整治疗方案并预防并发症的发生。

三、诊断方法

（一）血液和尿液检测

血液和尿液检测是诊断甲状旁腺疾病的初步且关键的步骤。通过检测特定的生化指标，医生可以获取关于甲状旁腺功能状态的重要信息。

1. 血液检测在甲状旁腺功能评估中的应用

血液检测是评估甲状旁腺功能状态的重要手段之一。通过测定血液中的相关指标，如血钙、血磷和甲状旁腺激素（PTH）等，可以初步判断甲状旁腺的功能状态，为临床诊断和治疗提供重要依据。

（1）血钙水平：血钙是反映甲状旁腺功能状态最直接且敏感的指标。甲状旁腺激素的主要作用是调节血钙水平，因此，血钙的变化可以直观地反映甲状旁腺的功能状态。在甲状旁腺功能亢进时，由于甲状旁腺激素分泌过多，导致骨钙释放增加、肾钙重吸收增加以及肠道钙吸收增加，从而使得血钙水平升高。相反，在甲状旁腺功能减退时，由于甲状旁腺激素分泌不足或缺乏，导致上述过程受阻，血钙水平降低。

血钙测定的方法有多种，包括离子选择电极法、比色法等。不同的测定方法可能受到不同因素的干扰，如血清蛋白浓度、酸碱平衡状态等。因此，在进行血钙测定时，需要注意选择合适的测定方法，并排除可能的干扰因素，以确保结果的准确性。

（2）血磷水平：与血钙相反，甲状旁腺功能亢进时，血磷水平通常降低；而甲状旁腺功能减退时，血磷水平升高。这主要是因为甲状旁腺激素对磷代谢的调节作用。在甲状旁腺功能亢进时，甲状旁腺激素分泌过多，促进磷从肾脏排出，导致血磷水平降低。而在甲状旁腺功能减退时，由于甲状旁腺激素分泌不足或缺乏，肾脏对磷的重吸收增加，导致血磷水平升高。

血磷测定的方法也有多种，包括分光光度法、离子选择电极法等。与血钙测定类似，血磷测定也可能受到一些因素的干扰，如血清蛋白浓度、酸碱平衡状态等。因此，在进行血磷测定时，同样需要注意选择合适的测定方法，并排除可能的干扰因素。

（3）甲状旁腺激素（PTH）：直接测定血液中的PTH水平对于明确甲状旁腺的功能状态至关重要。PTH是甲状旁腺分泌的一种激素，其主要作用是调节血钙和血磷水平。在原发性甲状旁腺功能亢进中，由于甲状旁腺组织增生或腺瘤等原因导致PTH分泌过多，使得血钙水平升高、血磷水平降低。而在甲状旁腺功能减退中，由于甲状旁腺组织萎缩或损伤等原因导致PTH分泌不足或缺乏，使得血钙水平降低、血磷水平升高。因此，通过测定血液中的PTH水平可以直观地反映甲状旁腺的功能状态。

PTH测定的方法有多种，包括放射免疫分析法、免疫化学发光法等。不同的测定方法具有不同的灵敏度和特异性，因此需要根据具体情况选择合适的测定方法。同时，在进行PTH测定时还需要注意一些影响因素的干扰，如样本采集时间、保存条件等。

2. 尿液检测在甲状旁腺功能评估中的意义

尿液检测也是评估甲状旁腺功能状态的重要手段之一。通过测定尿液中的相关指标，如尿钙和尿磷等，可以进一步了解机体的钙磷代谢状况以及肾脏对钙磷的调节功能，为临床诊断和治疗提供重要线索。

（1）尿钙排泄：尿钙排泄量反映了机体钙代谢的状况。在甲状旁腺功能亢进时，由于血钙水平升高以及肾脏对钙的重吸收减少等原因导致尿钙排泄量增加。相反，在甲状旁腺功能减退时，由于血钙水平降低以及肾脏对钙的重吸收增加等原因导致尿钙排泄量减少。因此，通过测定尿液中的尿钙排泄量可以辅助判断甲状旁腺的功能状态以及机体的钙代谢状况。

尿钙测定的方法有多种，包括比色法、原子吸收光谱法等。不同的测定方法可能受到不同因素的干扰，如尿液的酸碱度、饮食等。因此，在进行尿钙测定时需要注意选择合适的测定方法，并排除可能的干扰因素。

（2）尿磷排泄：与尿钙类似，尿磷排泄量也反映了机体磷代谢的状况以及肾脏对磷的调节功能。在甲状旁腺功能亢进时，由于血磷水平降低以及肾脏对磷的重吸收减少等原因导致尿磷排泄量增加。而在甲状旁腺功能减退时，则相反地出现尿磷排泄量减少的情况。因此，通过测定尿液中的尿磷排泄量也可以为诊断提供一定线索。

尿磷测定的方法与尿钙测定类似，同样需要注意选择合适的测定方法并排除可能的干扰因素。同时，在进行尿液检测时还需要注意样本的采集和处理等细节问题，以确保结果的准确性和可靠性。

（二）影像学检查

影像学检查在甲状旁腺疾病的诊断中具有不可替代的作用，尤其是对于确定病变性质、位置和范围具有重要意义。

1. 超声检查在甲状旁腺疾病中的诊断价值

超声检查，作为一种无创、便捷且经济的影像学检查手段，在甲状旁腺疾病的诊断中发挥着重要作用。其原理是利用高频声波在人体组织中传播时产生的反射波进行成像，从而清晰地显示甲状旁腺的形态、大小和位置。

在甲状旁腺功能亢进的情况下，超声检查通常可以发现增大的甲状旁腺或腺瘤。这些病变在超声图像上可能表现为形态不规则、边界不清晰的结节，有时还可以观察到内部的钙化灶。通过测量这些结节的大小和形态，超声医生可以初步判断其性质，并为后续的治疗提供重要依据。

而在甲状旁腺功能减退的情况下，超声检查则可以发现甲状旁腺的萎缩或缺失。这可能是由于长期的甲状旁腺激素分泌不足导致的组织退化。在这种情况下，超声图像上可能难以观察到正常的甲状旁腺结构，需要结合其他检查手段进行进一步诊断。

此外，超声检查还可以用于引导细针穿刺活检或介入治疗等操作。在超声引导下，医生可以准确地将穿刺针或治疗器械引导至病变部位，从而提高操作的准确性和安全性。

2. 计算机断层扫描（CT）在甲状旁腺疾病中的应用

计算机断层扫描（CT）是一种利用 X 线对人体进行断层扫描的影像学检查方法。它具有高分辨率和高敏感性的特点，可以清晰地显示甲状旁腺及其周围组织的结构关系。在甲状旁腺疾病的诊断中，CT 发挥着不可替代的作用。

在甲状旁腺功能亢进的情况下，CT 扫描可以发现增大的甲状旁腺或腺瘤，并判断其是否侵犯周围组织。通过三维重建技术，医生还可以更加直观地观察病变与周围血管、神经等结构的关系，为手术方案的制定提供重要依据。同时，CT 还可以用于评估颈部淋巴结是否肿大以及是否有远处转移等情况，对于疾病的分期和治疗方案的选择具有重要意义。

在甲状旁腺功能减退的情况下，CT 则可以发现甲状旁腺的萎缩或钙化等异常情况。这些改变可能是由于长期的甲状旁腺激素分泌不足导致的组织退化和钙盐沉积。通过观察这些异常表现，医生可以进一步了解疾病的发展程度和预后情况。

3. 磁共振成像（MRI）在甲状旁腺疾病中的诊断作用

磁共振成像（MRI）是一种利用磁场和射频脉冲对人体进行成像的影像学检查方法。它具有无辐射、高分辨率和多参数成像的特点，在甲状旁腺疾病的诊断中也具有独特优势。

与超声和 CT 相比，MRI 具有更高的软组织分辨率和对比度，可以更加清晰地显示甲状旁腺及其周围组织的解剖结构和生理功能。在甲状旁腺功能亢进的情况下，MRI 可以发现增大的甲状旁腺或腺瘤，并判断其是否侵犯周围组织。同时，通过不同的成像序列和参数设置，MRI 还可以提供关于病变组织成分、代谢状态以及血流动力学等方面的信息，有助于对疾病进行更加全面和深入的了解。

在甲状旁腺功能减退的情况下，MRI 则可以发现甲状旁腺的萎缩或信号异常等情况。这些改变可能是由于长期的甲状旁腺激素分泌不足导致的组织退化和代谢异常。通过观察这些异常表现以及结合其他检查手段的结果，医生可以对疾病进行更加准确的诊断和评估。

此外，MRI 还可以用于评估颈部软组织病变以及是否存在血管侵犯等情况。这对于手术方案的制定和预后评估具有重要意义。同时，由于 MRI 具有无辐射的优点，因此在儿童、孕妇以及需要长期随访的患者中也具有广泛的应用前景。

四、治疗策略

（一）药物治疗

药物治疗是甲状旁腺疾病的首选治疗方法之一，主要通过调节血钙、血磷水平来改善患者的临床症状。

1. 甲状旁腺功能亢进的药物治疗

甲状旁腺功能亢进是一种由于甲状旁腺激素（PTH）分泌过多导致的疾病，其主要特征是血钙水平升高。针对这种疾病，药物治疗是一种重要的治疗手段。下面将详细介绍几种常用的药物治疗方法。

（1）降钙素：降钙素是一种人工合成的多肽激素，其作用与天然甲状旁腺激素（PTH）相反，能够显著降低血钙水平。它主要通过抑制破骨细胞的活性和促进肾脏对钙的排泄来发挥作用。破骨细胞是骨骼中的一种细胞，主要负责骨质的吸收和重塑。当破骨细胞活性过高时，会导致骨质过度吸收，从而释放过多的钙离子进入血液，导致血钙水平升高。而降钙素能够抑制破骨细胞的活性，减少骨质的吸收，从而降低血钙水平。此外，降钙素还能促进肾脏对钙的排泄，进一步降低血钙水平。

降钙素适用于急性高钙血症的紧急处理，如恶性肿瘤引起的高钙血症、甲状旁腺功能亢进危象等。在这些情况下，血钙水平急剧升高，可能危及患者的生命。使用降钙素能够迅速降低血钙水平，缓解症状，挽救患者的生命。此外，降钙素也可用于慢性高钙血症的长期控制，如原发性甲状旁腺功能亢进症、肾功能衰竭等。在这些情况下，血钙水平持续升高，虽然不会立即危及生命，但长期下去会对患者的健康造成严重影响。使用降钙素能够控制血钙水平，减少并发症的发生，提高患者的生活质量。

使用降钙素时需要注意一些事项。首先，降钙素的使用应根据患者的具体情况和医生的建议进行选择，不能随意使用。其次，降钙素可能会引起一些不良反应，如恶心、呕吐、面部潮红等，需要密切观察患者的反应情况，并及时处理。最后，降钙素的治疗效果可能因人而异，有些患者可能效果不佳，需要及时调整治疗方案。

（2）双膦酸盐：双膦酸盐是一类与骨骼中无机磷结合的药物，能够抑制破骨细胞的活性和减少骨钙释放，从而降低血钙水平。它与骨骼中的无机磷结合后，能够干扰破骨细胞的正常功能，抑制其对骨质的吸收和重塑作用。同时，双膦酸盐还能促进骨骼对钙的利用和储存，进一步降低血钙水平。与降钙素相比，双膦酸盐的作用机制略有不同，但都能有效地降低血钙水平。

双膦酸盐主要用于治疗恶性肿瘤引起的高钙血症和骨质疏松症等疾病。在这些疾病中，破骨细胞的活性异常增高，导致骨质过度吸收和释放过多的钙离子进入血液。使用双膦酸盐能够抑制破骨细胞的活性，减少骨质的吸收和钙离子的释放，从而降低血钙水平并改善患者的症状。此外，双膦酸盐也可用于甲状旁腺功能亢进的治疗。虽然双膦酸盐与降钙素的作用机制略有不同，但两者都能有效地控制血钙水平并改善患者的预后。

使用双膦酸盐时需要注意一些事项。首先，双膦酸盐的使用应根据患者的具体情况和医生的建议进行选择，不能随意使用。其次，双膦酸盐可能会引起一些不良反应，如胃肠道不适、发热等，需要密切观察患者的反应情况并及时处理。最后，双膦酸盐的治疗效果可能因人而异，有些患者可能效果不佳或需要长时间使用才能见效。

（3）其他药物：除了降钙素和双膦酸盐，还有一些其他药物可用于治疗甲状旁腺功能亢进。这些药物主要通过增加肾脏对钙的排泄或减少肠道对钙的吸收来降低血钙水平。例如，利尿剂可以增加尿液的排出量，从而带走更多的钙离子；糖皮质激素则可以抑制肠道对钙的吸收作用。这些药物通常只作为辅助治疗手段使用，不能替代降钙素和双膦酸盐等主要治疗药物。在使用这些药物时需要注意控制剂量和使用时间，避免过度使用导致不良反应的发生。

2. 甲状旁腺功能减退的药物治疗

甲状旁腺功能减退是一种由于甲状旁腺激素分泌不足或功能障碍导致的疾病，其主要特征是血钙降低。针对这种疾病，药物治疗同样是一种重要的治疗手段。下面将详细介绍几种常用的药物治疗方法。

（1）钙剂和维生素 D：对于甲状旁腺功能减退的患者来说，补充钙剂和维生素 D 是维持血钙水平稳定的关键措施之一。由于甲状旁腺激素分泌不足或功能障碍导致肠道对钙的吸收减少以及肾脏对钙的重吸收增加，使得血钙水平降低。而钙剂可以直接提供血钙来源，增加血液中的钙离子浓度；维生素 D 则可以促进肠道对钙的吸收和肾脏对钙的重吸收作用，进一步提高血钙水平。因此，钙剂和维生素 D 的联合使用可以有效地纠正低钙血症并改善患者的症状。

常用的钙剂有碳酸钙、乳酸钙等。这些钙剂具有良好的安全性和耐受性，可以根据患者的具体情况和医生的建议进行选择使用。维生素D则包括维生素D_2和维生素D_3等。其中，维生素D_3是天然存在的形式，而维生素D_2是人工合成的形式。两者在作用机制和效果上略有不同，但都能有效地促进肠道对钙的吸收和肾脏对钙的重吸收作用。在使用维生素D时需要注意控制剂量和使用时间，避免过度使用导致高钙血症等不良反应的发生。

（2）其他药物：除了钙剂和维生素D，还有一些其他药物可用于治疗甲状旁腺功能减退的并发症。例如，抗癫痫药物可以控制由于低钙血症引起的抽搐等症状；抗抑郁药物可以改善由于低钙血症引起的情绪障碍等问题。这些药物的使用应根据患者的具体情况和医生的建议进行选择，不能随意使用。在使用这些药物时需要注意控制剂量和使用时间，避免过度使用导致不良反应的发生。同时，还需要密切观察患者的反应情况并及时调整治疗方案以获得最佳的治疗效果。

（二）手术治疗

手术治疗是甲状旁腺疾病的另一种重要治疗方法，主要适用于药物治疗无效或存在手术指征的患者。

1. 甲状旁腺功能亢进的手术治疗

甲状旁腺功能亢进是一种由甲状旁腺过度分泌甲状旁腺激素导致的疾病，常引发血钙水平异常升高，进而影响全身多个系统的正常功能。在药物治疗无效或病情严重的情况下，手术治疗成为重要的治疗选择。手术治疗能够直接切除病变组织，有效降低血钙水平，改善患者的临床症状和生活质量。

（1）甲状旁腺切除术：甲状旁腺切除术是治疗原发性甲状旁腺功能亢进的主要手术方式之一。通过切除病变的甲状旁腺组织，可以迅速降低血钙水平，从而缓解高钙血症引起的相关症状，如肾结石、消化系统溃疡、骨骼疼痛等。手术方式根据病变的范围和性质来选择，主要包括全切和部分切除术。

全切术通常适用于单侧病变的甲状旁腺功能亢进，通过切除一侧的所有甲状旁腺组织来达到治疗效果。部分切除术则适用于双侧病变或需要保留部分甲状旁腺功能的患者，通过切除部分病变组织来降低血钙水平，同时保留足够的甲状旁腺组织以维持正常的生理功能。

在手术前，需要对患者进行全面的评估，包括了解患者的病史、体格检查、实验室检查和影像学检查等，以确定病变的位置、范围和性质。同时，还需要评估患者的心肺功能等手术耐受性，以确保手术的安全性。在手术过程中，需要密切监测患者的生命体征，采取适当的麻醉和手术操作技巧，以降低手术风险和预防并发症的发生。

甲状旁腺切除术后的患者需要密切观察病情变化，特别是血钙水平和甲状旁腺激素水平的监测。术后可能会出现低钙血症等并发症，需要及时补充钙剂和维生素 D 来维持血钙水平的稳定。同时还需要注意切口愈合情况，定期换药和拆线，以避免感染等不良后果的发生。

（2）颈部探查术：对于无法确定病变位置或存在多个病变的甲状旁腺功能亢进患者，颈部探查术是一种有效的手术治疗方式。这种手术方式需要在全麻下进行，通过切开颈部皮肤和组织来暴露甲状旁腺，并进行全面的探查和切除。在手术过程中，需要仔细分离和保护周围的重要组织和器官，如喉返神经、甲状腺等，以避免损伤和并发症的发生。

颈部探查术的优点是能够全面探查颈部甲状旁腺的情况，发现并切除所有病变组织，从而确保手术的治疗效果。但同时也存在一定的风险和并发症，如喉返神经损伤、甲状腺功能减退等。因此，在选择颈部探查术时，需要充分评估患者的病情和手术耐受性，选择合适的手术方式和时机。

术后患者需要密切监测生命体征和病情变化，及时发现并处理可能出现的并发症。特别是血钙水平和甲状旁腺激素水平的监测至关重要，以便及时调整治疗方案和维持内环境的稳定。同时，还需要加强切口护理和营养支持等综合性治疗措施，促进患者的康复和生活质量的提高。

2. 甲状旁腺功能减退的手术治疗

甲状旁腺功能减退是由于甲状旁腺激素分泌不足或功能障碍导致的疾病，常表现为低钙血症和高磷血症等症状。在某些情况下，手术治疗成为治疗甲状旁腺功能减退的有效手段之一。手术治疗的目的主要是通过移植健康的甲状旁腺组织来恢复患者的甲状旁腺功能，从而维持正常的血钙水平和生理功能。

（1）自体移植：自体移植是将患者自身的甲状旁腺组织移植到体内其他部位，以使其重新发挥功能的一种手术方式。自体移植具有较好的安全性和可行性，因为使用的是患者自身的组织，不存在免疫排斥反应等问题。同时，自体移植还可以保留患者的原有甲状旁腺功能，避免长期使用外源性药物治疗的副作用和风险。

在进行自体移植前，需要对患者进行全面的评估，包括了解患者的病史、体格检查、实验室检查和影像学检查等，以确定是否适合进行自体移植。同时，还需要选择合适的移植部位和手术方式，以确保移植的成功率和安全性。在手术过程中，需要仔细分离和保护移植的甲状旁腺组织，避免损伤和缺血等问题的发生。术后还需要密切观察患者的生命体征和病情变化，及时发现并处理可能出现的并发症和不良反应。

需要注意的是，自体移植虽然是一种有效的治疗方式，但也存在一定的限制和不足之处。例如，移植后的甲状旁腺组织可能无法完全恢复正常的生理功能，需要长期使用钙剂和维生素 D 等药物来维持血钙水平的稳定。此外，自体移植还存在手术创伤和风险等问题，需要在选择手术时进行全面的评估和权衡。

(2) 异体移植：除了自体移植，异体移植也是治疗甲状旁腺功能减退的一种手术方式。异体移植是指将他人的甲状旁腺组织移植到患者体内，以替代受损的甲状旁腺组织。然而，由于免疫排斥反应等问题，异体移植在临床应用上受到一定的限制。目前主要用于研究或特殊情况下的治疗。

在进行异体移植前，需要充分评估患者的病情和免疫状态，选择合适的供体和手术方式。同时还需要使用免疫抑制剂等药物来降低免疫排斥反应的风险。但长期使用免疫抑制剂可能会增加感染、肿瘤等并发症的风险，因此需要在权衡利弊后做出决策。术后同样需要密切观察患者的病情变化，以便及时发现并处理可能出现的并发症和不良反应。同时，还需要加强免疫监测和调整免疫抑制剂的用量等综合性治疗措施，以确保移植的成功率和患者的安全。但由于其局限性和风险性，异体移植并不是甲状旁腺功能减退的首选治疗方法。在大多数情况下，医生会更倾向于采用药物治疗或自体移植等更为安全和有效的方式来治疗甲状旁腺功能减退。

第八节 骨质疏松和代谢性骨病

一、骨骼的生理与代谢

（一）骨骼的结构和功能

骨骼作为人体的支架，承载着多重重要功能，其结构复杂且高度适应人体的生理需求。

1. 骨骼的组成

骨骼，作为人体的重要组成部分，承担着多种功能，从保护内脏到支持身体，再到制造血细胞和储存矿物质。为了更深入地理解骨骼的这些功能，我们首先需要详细了解骨骼的组成。

骨骼主要由三大部分构成：骨组织、骨膜和骨髓。它们各自在骨骼的结构和功能中发挥着不可或缺的作用。

骨组织是骨骼的主体，由骨细胞和骨基质组成。骨细胞包括成骨细胞、破骨细胞和骨细胞等。这些细胞通过复杂的相互作用，共同参与骨骼的生长、发育和修复过程。成骨细胞负责骨基质的合成和分泌，促进骨的形成；破骨细胞则负责骨的吸收和重塑，有助于维持骨骼的动态平衡。骨基质主要由胶原蛋白和钙磷矿物质等有机成分和无机成分组成。胶原蛋白为骨骼提供弹性和韧性，而钙磷矿物质则赋予骨骼强度和硬度。这两者的紧密结合，使得骨骼既坚固又灵活。

骨膜是覆盖在骨表面的一层薄膜。它含有丰富的血管和神经，对骨骼的营养和感觉功能有重要作用。血管为骨组织提供充足的血液供应，确保骨细胞的正常代谢和生长；神经则负责传递疼痛、触觉等感觉信息，帮助人体感知外界环境的变化。

骨髓位于骨髓腔内，分为红骨髓和黄骨髓两种。红骨髓具有造血功能，能够产生红细胞、白细胞和血小板等血细胞。这些血细胞在维持人体的血液循环、免疫功能和止血机制中发挥着关键作用。黄骨髓则主要由脂肪细胞组成，具有储存能量的作用。当人体需要额外能量时，黄骨髓中的脂肪细胞可以分解产生能量，满足机体的需求。

2.骨骼的功能

骨骼作为人体的重要器官，承担着多种功能，对于维持人体的正常生理活动和保护内脏器官具有重要意义。以下将详细阐述骨骼的四大主要功能。

（1）保护内脏：骨骼形成人体的框架，对内脏器官起到保护作用。例如，颅骨像一顶坚硬的头盔，紧密地包裹着大脑，有效防止外界冲击对大脑的损伤；肋骨则像一道屏障，环绕在心肺周围，保护这些重要的呼吸和循环器官免受外界伤害。骨骼的坚硬和稳定性是其保护内脏功能的基础，确保人体在受到外力作用时能够保持内部环境的相对稳定。

（2）支持身体：骨骼支撑着人体的重量，维持人体的姿势和运动平衡。从站立、行走到跑跳等各种运动状态，都需要骨骼的支撑和稳定。骨骼的强度和稳定性对于人体的运动功能和负重能力至关重要。一旦骨骼受损或发生病变，人体的运动能力将受到严重影响，甚至可能导致瘫痪等严重后果。

（3）制造血细胞：红骨髓中的造血细胞能够产生各种血细胞，包括红细胞、白细胞和血小板等。这些血细胞在维持人体的血液循环、免疫功能和止血机制中发挥着关键作用。红细胞携带氧气和营养物质，为全身细胞提供能量；白细胞则负责识别和消灭侵入人体的病原体，维护人体的免疫健康；血小板则参与止血过程，防止因血管破裂而导致的出血。骨骼的造血功能对于维持人体的生命活动具有重要意义。一旦造血功能受损，将严重影响人体的健康状况。

（4）储存矿物质：骨骼是钙、磷等矿物质的主要储存库。这些矿物质对于维持人体的正常生理功能具有重要意义。例如，钙是构成骨骼和牙齿的主要成分，同时还参与神经传导、肌肉收缩等生理过程；磷则是构成细胞膜、核酸等生物大分子的重要元素。当人体需要这些矿物质时，骨骼可以释放它们进入血液，以满足机体的生理需求。这种储存和释放的过程有助于维持人体内环境的稳定。一旦矿物质代谢失衡，将可能导致骨质疏松、骨折等骨骼相关疾病的发生。

（二）钙磷代谢与骨骼健康

钙和磷是构成骨骼的主要矿物质，对于维持骨骼的强度和硬度至关重要。钙磷代谢的平衡对于骨骼健康具有重要意义。

1. 钙磷代谢的调节

钙和磷是人体内两种重要的矿物质，它们在维持生命活动中起着至关重要的作用。钙不仅是构成骨骼和牙齿的主要成分，还参与神经传导、肌肉收缩以及血液凝固等生理过程；而磷则是构成细胞膜、遗传物质以及能量代谢的关键元素。因此，钙磷代谢的平衡对于人体健康具有举足轻重的意义。

钙磷代谢的平衡主要通过三个途径来调节：肠道吸收、肾脏排泄以及骨骼的储存与释放。这三个过程紧密相连，共同维持着人体内钙磷水平的动态平衡。

肠道是钙磷进入人体的主要通道。在肠道中，钙和磷通过主动转运和被动扩散的方式被吸收进入血液。其中，维生素 D 在促进肠道对钙的吸收中发挥着关键作用。当人体缺乏维生素 D 时，肠道对钙的吸收能力会下降，导致血钙水平降低。为了维持血钙的稳定，甲状旁腺激素（PTH）会被分泌出来，它能够促进骨骼释放钙离子进入血液，从而提升血钙水平。同时，PTH 还能抑制肾脏对磷的重吸收，使磷随尿液排出，从而降低血磷水平。这种负反馈调节机制有助于维持钙磷代谢的平衡。

肾脏在钙磷排泄中起着关键作用。肾小球滤过和肾小管重吸收是肾脏处理钙磷的主要方式。在肾小球滤过过程中，部分钙和磷会被滤出进入原尿；而在肾小管重吸收过程中，大部分钙和磷又会被重新吸收回血液。这两个过程的平衡决定了尿液中钙磷的排泄量。当血钙水平升高时，肾脏会增加对钙的排泄；反之，当血钙水平降低时，肾脏会减少对钙的排泄。同样地，血磷水平的变化也会影响肾脏对磷的排泄。这种调节机制有助于维持血液中钙磷水平的稳定。

骨骼作为人体内最大的钙磷储存库，在维持钙磷代谢平衡中发挥着重要作用。骨骼中的钙磷主要以羟基磷灰石的形式存在，它们与骨胶原纤维一起构成了骨骼的主体结构。当血液中钙磷水平发生变化时，骨骼会通过成骨细胞和破骨细胞的活动来调节骨钙和骨磷的释放与储存。例如，在血钙水平降低时，破骨细胞会被激活，促进骨骼释放钙离子进入血液；而在血钙水平升高时，成骨细胞则会被激活，促进骨骼对钙的吸收和储存。这种骨骼对钙磷的调节机制有助于维持人体内钙磷代谢的长期平衡。

除了上述调节机制，还有一些其他因素也会影响钙磷代谢的平衡。例如，年龄、性别、饮食习惯、激素水平以及疾病状态等都会对钙磷代谢产生影响。因此，在实际生活中，我们需要根据自己的情况调整饮食结构和生活方式，以维持钙磷代谢的平衡和健康。

2. 钙磷代谢与骨骼健康的关系

钙磷代谢与骨骼健康之间存在着密切的联系。钙和磷是构成骨骼的主要矿物质成分，对于维持骨骼的强度、硬度和稳定性至关重要。因此，钙磷摄入不足或代谢失衡都会对骨骼健康产生不良影响。

缺钙是导致骨质疏松和骨折等骨骼疾病的主要原因之一。钙是骨骼的主要成分之一，对于维持骨骼的结构和功能具有重要作用。当钙摄入不足或吸收不良时,骨骼中的钙含量会下降,导致骨骼变薄、变脆,易发生骨折。此外,缺钙还会影响骨骼的生长和发育,导致佝偻病、软骨病等骨骼畸形。因此,保持充足的钙摄入对于维护骨骼健康具有重要意义。

磷摄入过多或过少也会影响骨骼的健康状况。磷是构成骨骼和牙齿的重要元素之一,与钙一起维持着骨骼的强度和稳定性。当磷摄入过多时,会与钙结合形成不溶性的磷酸钙沉淀,从而降低血液中钙的浓度,影响骨骼对钙的吸收和利用。而当磷摄入不足时,则会影响骨骼的正常生长和发育。因此,合理控制磷的摄入量对于维护骨骼健康同样重要。

为了维持钙磷代谢的平衡和骨骼的健康,人们需要采取一系列措施。首先,保持合理的饮食结构是关键。多食用富含钙和磷的食物,如牛奶、豆制品、海鲜、坚果等,有助于增加钙磷的摄入量。同时,适当补充维生素 D 等营养素也有助于促进钙磷的吸收和利用。其次,保持良好的生活习惯也很重要。适当进行户外运动、接受阳光照射可以促进维生素 D 的合成和钙的吸收;避免过度减肥、戒烟限酒等也有助于维护骨骼的健康。此外,对于特定人群(如老年人、孕妇、哺乳期妇女等),还需要根据自身情况制定个性化的补钙补磷方案,以满足特殊时期的营养需求。

二、骨质疏松和代谢性骨病的分类

(一)原发性骨质疏松

原发性骨质疏松是最常见的骨质疏松类型,主要与年龄增长、性激素水平下降以及骨代谢失衡等因素有关。根据发病机制和患者群体的不同,原发性骨质疏松可以分为Ⅰ型和Ⅱ型两种类型。

1. Ⅰ型原发性骨质疏松

Ⅰ型原发性骨质疏松主要发生于绝经后妇女,与雌激素水平下降密切相关。雌激素在维持骨骼健康中起着重要作用,它能够促进钙的吸收和利用,抑制破骨细胞的活性,从而减少骨质的流失。然而,随着女性年龄的增长,卵巢功能逐渐减退,雌激素水平下降,导致骨骼对钙的吸收和利用能力减弱,骨质逐渐流失,最终引发骨质疏松。

Ⅰ型原发性骨质疏松的临床表现主要包括疼痛、脊柱变形和骨折等。患者常感到腰背疼痛或全身骨骼疼痛,严重时可影响日常生活。此外,由于骨骼强度的降低,患者易发生脊柱压缩性骨折,导致身高变矮、驼背等畸形。

2. Ⅱ型原发性骨质疏松

Ⅱ型原发性骨质疏松主要发生于老年人,与年龄增长和骨代谢失衡有关。随着年龄的增长,骨骼的代谢能力逐渐减弱,成骨细胞的活性降低,破骨细胞的活性相对增强,导致骨质逐渐流失。此外,老年人常伴有多种慢性疾病和营养不良等问题,这些因素也可能加重骨质疏松的发生和发展。

Ⅱ型原发性骨质疏松的临床表现与Ⅰ型相似，但发病年龄较晚，且多伴有其他老年性疾病。因此，在治疗上需要综合考虑患者的整体健康状况和药物耐受性等因素。

（二）继发性骨质疏松

继发性骨质疏松是由其他疾病或因素引起的骨质疏松。与原发性骨质疏松相比，继发性骨质疏松的发病原因更为复杂多样。常见的病因包括内分泌疾病、药物因素、营养因素以及生活方式因素等。

1. 内分泌疾病引起的继发性骨质疏松

内分泌疾病是引起继发性骨质疏松的常见原因之一。例如，甲状腺功能亢进可导致骨骼代谢加速，骨质流失增加；糖尿病可影响钙磷代谢和骨骼微结构，增加骨质疏松的风险。这些内分泌疾病通过不同的机制影响骨骼健康，导致骨质疏松的发生和发展。

2. 药物因素引起的继发性骨质疏松

长期使用某些药物也可能导致继发性骨质疏松。例如，激素类药物（如糖皮质激素）可抑制成骨细胞的活性，促进破骨细胞的活性，导致骨质流失；抗癫痫药物和抗凝血药物等也可能对骨骼健康产生不良影响。因此，在使用这些药物时，需要密切关注患者的骨骼健康状况，并采取相应的预防措施。

3. 营养因素引起的继发性骨质疏松

钙摄入不足、维生素D缺乏等营养因素也是引起继发性骨质疏松的重要原因。钙是构成骨骼的主要成分之一，维生素D则有助于促进钙的吸收和利用。当钙摄入不足或维生素D缺乏时，会导致骨骼对钙的吸收和利用能力减弱，骨质逐渐流失。因此，保持合理的饮食习惯和适当的营养补充对于预防和治疗骨质疏松具有重要意义。

4. 生活方式因素引起的继发性骨质疏松

长期卧床、缺乏运动等生活方式因素也可能导致继发性骨质疏松。适当的运动可以促进骨骼的血液循环和新陈代谢，增强骨骼的强度和稳定性。而长期卧床或缺乏运动则会导致骨骼的废用性萎缩和骨质流失。因此，保持适当的运动量和良好的生活习惯对于预防和治疗骨质疏松同样重要。

（三）代谢性骨病

代谢性骨病是一类由于骨骼代谢异常引起的疾病，包括佝偻病、骨软化症等。这些疾病的发生与维生素D缺乏、钙摄入不足以及磷代谢异常等因素有关。

1. 佝偻病

佝偻病主要发生于婴幼儿和青少年时期，与维生素D缺乏和钙摄入不足密切相关。维生素D在促进钙的吸收和利用中起着重要作用，当维生素D缺乏时，会导致钙的吸收和利用能力减弱，骨骼发育异常和软化。佝偻病的临床表现包括方颅、鸡胸、O型腿等畸形以及生长发育迟缓等症状。治疗佝偻病需要补充维生素D和钙剂，并改善患者的饮食和生活习惯。

2.骨软化症

骨软化症主要发生于成年人时期，与维生素 D 缺乏、钙摄入不足以及磷代谢异常等因素有关。与佝偻病不同的是，骨软化症患者的骨骼已经发育成熟，但由于代谢异常导致骨质逐渐软化。骨软化症的临床表现包括骨骼疼痛、肌肉无力、行走困难等症状。治疗骨软化症需要针对病因进行治疗，如补充维生素 D 和钙剂、调整饮食等。对于严重畸形的患者，可能还需要进行手术治疗以纠正畸形并改善生活质量。

三、诊断方法

（一）骨密度检测

骨密度检测是诊断骨质疏松的常用方法，通过测量骨骼的矿物质密度来评估骨质疏松的程度。这种检测方法在临床上被广泛应用，因为它具有无创、简便、可重复性好等优点。

1.双能 X 线吸收法（DEXA）

双能 X 线吸收法是目前公认的骨密度检测"金标准"。它利用两种不同能量的 X 线穿过骨骼和软组织，通过测量不同能量下 X 线的吸收程度，计算出骨骼的矿物质密度。DEXA 具有高精度和高重复性，可以测量全身多个部位的骨密度，包括腰椎、髋部等。DEXA 还能提供身体成分分析，包括脂肪组织、肌肉组织等的含量，有助于全面评估患者的健康状况。

2.定量超声法（QUS）

定量超声法是一种基于超声波技术的骨密度检测方法。它通过测量超声波在骨骼中的传播速度和衰减程度来评估骨骼的矿物质密度和弹性模量。QUS 具有无辐射、便携、操作简便等优点，适用于大规模筛查和儿童、孕妇等特殊人群的骨密度检测。然而，QUS 的准确性和重复性相对较低，受骨骼形态、软组织厚度等因素影响较大，因此其临床应用受到一定限制。

（二）血液和尿液检测

血液和尿液检测可以反映钙磷代谢的情况，为骨质疏松和代谢性骨病的诊断提供线索。这些检测方法有助于发现潜在的代谢异常和疾病风险。

1.血液检测

血液检测是评估钙磷代谢和骨骼健康的重要手段。常用的血液检测指标包括血钙、血磷、碱性磷酸酶等。血钙和血磷是构成骨骼的主要矿物质成分，其水平的变化可以反映钙磷代谢的平衡状态。碱性磷酸酶是一种与骨骼生长和发育密切相关的酶类，其活性的变化可以反映成骨细胞的活性和骨形成速率。此外，还可以检测维生素 D、甲状旁腺激素等相关指标，以全面了解患者的钙磷代谢和骨骼健康状况。

2. 尿液检测

尿液检测是评估钙磷代谢的另一种重要手段。常用的尿液检测指标包括尿钙、尿磷等。尿钙和尿磷的排泄量可以反映钙磷的代谢平衡和肾脏对钙磷的调节功能。正常情况下，尿钙和尿磷的排泄量与血钙和血磷的水平保持一定的比例关系。当钙磷代谢失衡时，尿钙和尿磷的排泄量会发生异常变化，从而为骨质疏松和代谢性骨病的诊断提供线索。

（三）影像学检查

影像学检查在骨质疏松和代谢性骨病的诊断中具有重要作用。这些检查方法可以直观地显示骨骼的形态和结构变化，为疾病的诊断和治疗提供有力支持。

1. X 线检查

X 线检查是诊断骨质疏松和代谢性骨病的常用方法之一。它可以显示骨骼的形态和结构变化，如骨折、骨质破坏、骨质增生等。X 线检查具有操作简便、价格低廉等优点，适用于大规模筛查和初步诊断。然而，X 线检查对早期骨质疏松和代谢性骨病的敏感性较低，难以发现轻微的骨质变化。

2. CT 和 MRI 检查

CT（计算机断层扫描）和 MRI（磁共振成像）检查是更高级的影像学检查方法。它们可以详细地显示骨骼的内部结构和病变情况，包括骨小梁的变化、骨髓水肿、软组织肿胀等。CT 和 MRI 检查对骨质疏松和代谢性骨病的诊断具有较高的敏感性和特异性，尤其适用于复杂病例和需要精确诊断的情况。然而，这些检查方法价格昂贵、操作复杂，且存在一定的辐射风险（CT），因此在临床应用时需要权衡利弊。

3. 核素骨扫描

核素骨扫描是一种利用放射性核素标记的化合物来显示骨骼代谢活性的检查方法。它可以反映骨骼的血流灌注、成骨细胞和破骨细胞的活性等信息，有助于发现早期骨质疏松和代谢性骨病。核素骨扫描具有灵敏度高、全身性检查等优点，尤其适用于恶性肿瘤骨转移等疾病的诊断。然而，核素骨扫描存在一定的辐射风险，且价格相对较高，因此在临床应用时需要谨慎选择。

四、治疗策略

（一）药物治疗

药物治疗是骨质疏松和代谢性骨病治疗的核心组成部分。根据疾病的不同阶段和患者的具体情况，医生会选择合适的药物来改善骨骼健康状况。

1. 钙剂和维生素 D

钙是构成骨骼的主要矿物质，而维生素 D 有助于促进钙的吸收和利用。因此，补充适量的钙剂和维生素 D 是预防和治疗骨质疏松的基础。钙剂可以选择碳酸钙、柠檬酸钙等形式,建议的日摄入量因年龄、性别和生理状况而异。维生素 D 可以通过阳光照射、食物摄入或补充剂来获得,对于缺乏阳光照射或维生素 D 摄入不足的人群,医生可能会推荐服用维生素 D 补充剂。

2. 双膦酸盐

双膦酸盐是一类能够抑制骨吸收的药物,通过减少破骨细胞的活性和数量来减缓骨质的流失。它们被广泛用于治疗骨质疏松症,特别是绝经后妇女和老年性骨质疏松症。双膦酸盐通常需要长期服用,以达到最佳的治疗效果。然而,它们也可能引起一些副作用,如胃肠道不适、肌肉疼痛等,因此在使用时需要密切监测患者的反应。

3. 降钙素

降钙素是一种激素类药物,能够抑制破骨细胞的活性,从而减少骨质的流失。它通常用于治疗高钙血症和骨质疏松症等疾病。降钙素可以通过注射或鼻喷剂的形式给予患者。然而,长期使用降钙素可能会增加患骨折的风险,因此在使用时需要权衡利弊并密切监测患者的骨密度变化。

4. 其他药物

除了上述药物,还有一些其他药物可用于治疗骨质疏松和代谢性骨病,如雌激素替代疗法(ERT)、选择性雌激素受体调节剂(SERMs)等。这些药物的作用机制各不相同,但都旨在改善骨骼健康状况。然而,它们的使用也可能伴随一定的风险和副作用,因此在使用时需要谨慎评估患者的整体健康状况和潜在风险。

(二)生活方式调整

生活方式调整对于预防和治疗骨质疏松和代谢性骨病具有重要意义。以下是一些建议的生活方式调整措施:

1. 合理饮食

保持均衡的饮食对于维持骨骼健康至关重要。患者应增加富含钙、磷和维生素 D 的食物摄入,如奶制品、豆制品、鱼类等。同时,减少盐的摄入量有助于降低骨质疏松的风险。此外,适量摄入蛋白质也有助于维持骨骼的健康。

2. 增加运动量

适当的运动可以促进骨骼的健康和发育。有氧运动(如步行、慢跑等)可以提高心肺功能并增加骨骼的负荷能力;力量训练(如举重等)可以增强肌肉力量和骨密度;平衡训练(如太极拳等),可以改善身体的平衡性和协调性,降低跌倒的风险。医生应根据患者的具体情况制订个性化的运动计划。

3. 避免不良嗜好

吸烟和饮酒等不良嗜好对骨骼健康具有负面影响。吸烟会降低骨密度并增加骨折的风险;而过量饮酒也会影响钙的吸收和利用。因此,患者应尽量戒烟限酒以保持骨骼的健康。

4. 定期健康检查

定期接受健康检查有助于及时发现并治疗相关疾病。医生可以通过骨密度检测、血液和尿液检测等手段来评估患者的骨骼健康状况，并根据具体情况制定相应的治疗方案。此外，定期健康检查还可以帮助患者及时纠正不良的生活方式和饮食习惯，降低骨质疏松和代谢性骨病的风险。

（三）手术治疗

对于严重的骨质疏松和代谢性骨病患者，手术治疗可能是必要的选择。手术治疗的目的是纠正骨骼畸形、固定骨折或缓解压迫症状等，以改善患者的生活质量和预后。

1. 骨折内固定术

对于骨质疏松引起的骨折，医生可采用内固定术来稳定骨折部位并促进愈合。内固定术通常使用金属板、螺钉等器械将骨折的两端固定在一起。术后患者需要遵循医生的康复指导进行康复训练，以促进骨折的愈合和功能的恢复。

2. 脊柱矫形术

对于脊柱侧弯、驼背等严重的脊柱畸形，脊柱矫形术可能是一种有效的治疗方法。脊柱矫形术通过手术矫正脊柱的曲度和姿势，以改善患者的外观和功能。术后患者需要佩戴支具并保持正确的坐姿和站姿，以防止脊柱畸形的复发。

3. 其他手术方式

除了上述两种手术方式，还有一些其他手术方式可用于治疗骨质疏松和代谢性骨病引起的并发症，如关节置换术（用于治疗严重的关节炎）、骨肿瘤切除术（用于治疗骨肿瘤等）。这些手术方式的选择需要根据患者的具体情况和医生的建议来确定。

需要注意的是，手术治疗并非没有风险。患者在接受手术治疗前需要充分了解手术的风险和可能的并发症，并在医生的指导下做出决策。同时，手术治疗后还需要进行康复训练和药物治疗等综合治疗，以促进患者的康复和生活质量的提高。

第九节 多囊卵巢综合征

一、多囊卵巢综合征的定义与流行病学

（一）PCOS 的诊断标准

多囊卵巢综合征（PCOS）是一种复杂且多方面的女性生殖功能障碍性疾病，其核心特征包括高雄激素血症、排卵障碍以及多囊卵巢的形态学改变。这一综合征不仅影响女性的生殖健康，还常常伴随着代谢异常和心理健康问题。

1. 稀发排卵或无排卵

PCOS 患者常常表现出月经周期不规律，这主要是由于排卵的稀发或完全缺失造成的。诊断时，医生可能会通过基础体温测定、血清孕酮水平检测或超声检查来评估患者的排卵状况。稀发排卵或无排卵是 PCOS 患者最常见的临床表现之一，也是导致不孕的主要原因。

2. 高雄激素血症的临床表现和（或）生化指标

高雄激素血症是 PCOS 的另一个关键特征。临床上，患者可能表现出多毛、痤疮、雄激素性脱发等症状。生化指标方面，血清睾酮、游离睾酮指数等雄激素水平的升高是诊断的重要依据。需要注意的是，并非所有 PCOS 患者都会出现明显的高雄激素血症症状，但生化指标的异常仍然可以作为诊断的参考。

3. 超声检查显示多囊卵巢形态学改变

通过超声检查，医生可以观察到 PCOS 患者卵巢的特定形态学改变。这些改变包括卵巢体积的增大、包膜回声的增强以及卵巢内多个小卵泡的存在（通常≥12 个，直径为 2～9mm）。这些超声特征是 PCOS 诊断的重要依据之一。

在诊断 PCOS 时，医生需要综合考虑患者的临床表现、生化指标和超声检查结果。同时，还需要排除其他可能导致类似临床表现的疾病，如先天性肾上腺皮质增生、库欣综合征、分泌雄激素的肿瘤等。这一排除过程对于确保诊断的准确性至关重要。

（二）患病率和影响因素

1. 患病率

PCOS 的患病率因地区、种族和诊断标准的不同而有所差异。一般来说，在育龄妇女中，PCOS 的患病率估计为 5%～10%。然而，在某些特定人群中，如肥胖或具有家族遗传史的女性中，患病率可能会更高。这种差异可能部分归因于不同地区和种族间生活方式、饮食习惯以及遗传背景的差异。

2. 影响因素

PCOS 的发病受多种因素的影响，包括遗传、环境和生活方式等。以下是对这些因素的详细分析：

（1）遗传因素：家族研究表明，遗传因素在 PCOS 的发病中起着重要作用。有家族史的女性患 PCOS 的风险显著增加。此外，全基因组关联研究（GWAS）也发现了与 PCOS 发病风险相关的多个基因变异。这些发现表明，遗传因素在 PCOS 的发病机制中扮演着重要角色。

（2）环境因素：环境因素如宫内高雄激素环境、营养过剩等也被认为与 PCOS 的发病有关。例如，孕期母体高雄激素暴露可能导致子代女性患 PCOS 的风险增加。此外，不良的生活方式如高热量饮食、缺乏运动等也可能通过影响内分泌系统而增加 PCOS 的发病风险。

（3）生活方式因素：生活方式因素如肥胖、缺乏运动和不良饮食习惯等也与PCOS的发病密切相关。肥胖是PCOS患者最常见的伴随症状之一，它不仅加重了病情，还增加了心血管疾病、糖尿病等并发症的风险。缺乏运动和不良饮食习惯则可能通过影响能量代谢和内分泌系统而促进PCOS的发生和发展。

需要注意的是，这些影响因素之间可能存在复杂的相互作用关系，共同影响着PCOS的发病过程。因此，在预防和治疗PCOS时，需要综合考虑各种影响因素并采取综合性的干预措施。

二、临床表现与病理生理

（一）临床表现

多囊卵巢综合征（PCOS）是一种临床表现多样的疾病，其主要症状包括月经不规律、不孕、多毛等。这些症状不仅影响患者的生殖健康，还常常伴随着心理健康问题和代谢异常。

1. 月经不规律

PCOS患者最常见的症状之一是月经不规律。这种不规律性可能表现为月经周期的延长、经量的减少，甚至闭经。月经不规律的主要原因是排卵障碍，即稀发排卵或无排卵。排卵是女性生殖系统的重要环节，它决定了月经周期的正常与否以及生育能力。在PCOS患者中，由于卵泡发育障碍和激素分泌异常，排卵过程受到干扰，导致月经周期紊乱。

2. 不孕

不孕是PCOS患者另一常见的临床表现。不孕的定义是夫妻双方在未采取避孕措施的情况下，有规律的性生活至少一年未能怀孕。在PCOS患者中，不孕的主要原因是排卵障碍和子宫内膜容受性降低。排卵障碍导致卵子无法正常释放和受精，而子宫内膜容受性的降低则影响了胚胎的着床和发育。这些因素共同作用，使得PCOS患者的生育能力受到严重影响。

3. 多毛

多毛是PCOS患者另一显著的临床表现。多毛是指女性体毛过多，分布呈男性型。这种症状主要是由于高雄激素血症引起的。高雄激素血症是PCOS的重要特征之一，它导致患者体内雄激素水平升高，进而刺激毛发的生长。除了多毛，患者还可能出现痤疮、脱发等皮肤表现，这些症状都与高雄激素血症有关。

4. 其他代谢异常表现

PCOS患者还常常伴有其他代谢异常表现，如肥胖、胰岛素抵抗、血脂异常等。肥胖是PCOS患者最常见的伴随症状之一，它与高雄激素血症和胰岛素抵抗等代谢异常密切相关。胰岛素抵抗是指胰岛素在促进葡萄糖摄取和利用方面的效率降低，这会导致血糖升高和血脂代谢紊乱。这些代谢异常不仅增加了患者患心血管疾病和糖尿病的风险，还进一步加重了 PCOS 的病情。

（二）病理生理改变

多囊卵巢综合征（PCOS）的病理生理改变涉及多个方面，主要包括高雄激素血症、胰岛素抵抗等。这些改变相互作用，共同导致 PCOS 的发生和发展。

1. 高雄激素血症

高雄激素血症是 PCOS 的核心病理生理改变之一。在 PCOS 患者中，卵巢和肾上腺皮质分泌过多的雄激素，导致血清雄激素水平升高。高雄激素血症不仅刺激毛发的生长和导致多毛等皮肤表现，还干扰卵泡的正常发育和排卵过程。卵泡发育障碍和排卵异常是 PCOS 患者月经不规律和不孕的主要原因之一。此外，高雄激素血症还可能影响子宫内膜的容受性和胚胎的着床发育，进一步降低生育能力。

2. 胰岛素抵抗

胰岛素抵抗是 PCOS 另一重要的病理生理改变。在 PCOS 患者中，胰岛素敏感性降低，导致胰岛素在促进葡萄糖摄取和利用方面的效率下降。这种抵抗状态使得机体需要分泌更多的胰岛素来维持正常的血糖水平，从而形成高胰岛素血症。高胰岛素血症不仅加重了胰岛 β 细胞的负担，还促进了卵巢和肾上腺皮质分泌雄激素的过程，形成恶性循环。此外，胰岛素抵抗还与血脂代谢紊乱、肥胖等代谢异常密切相关，共同增加了患者患心血管疾病和糖尿病的风险。

3. 其他相关因素

除了高雄激素血症和胰岛素抵抗，还有一些其他因素与 PCOS 的病理生理改变有关。例如，遗传因素在 PCOS 的发病中起着重要作用，家族研究表明，遗传因素可能占 PCOS 发病风险的相当一部分。此外，环境因素如宫内高雄激素环境、营养过剩等也可能与 PCOS 的发病有关。这些因素可能通过影响基因表达、内分泌系统等方式参与 PCOS 的发生和发展过程。

三、诊断方法

（一）血液激素检测

血液激素检测在多囊卵巢综合征（PCOS）的诊断中占据重要地位。通过测定血清中的多种激素水平，医生可以评估患者的内分泌状态，从而为确诊 PCOS 提供重要依据。

1. 雄激素水平测定

PCOS 患者的一个显著特征是高雄激素血症。因此，测定血清中的雄激素水平，如睾酮和雄烯二酮，对于诊断 PCOS 至关重要。这些激素水平的升高可以帮助医生确认高雄激素血症的存在，并进一步评估其严重程度。需要注意的是，雄激素水平在不同生理周期和个体差异中可能有所波动，因此，医生在解读结果时需要结合患者的具体情况进行综合分析。

2. 垂体激素水平测定

除了雄激素水平外，医生还需要测定促卵泡生成素（FSH）和促黄体生成素（LH）等垂体激素水平。在PCOS患者中，LH水平通常升高，而FSH水平可能正常或稍低。这种激素水平的变化模式有助于医生进一步确认PCOS的诊断。同时，垂体激素水平的测定还可以帮助医生评估患者的卵巢功能状态，为制定后续治疗方案提供参考。

3. 胰岛素抵抗评估

胰岛素抵抗是PCOS患者常见的代谢异常之一。为了评估患者的胰岛素抵抗情况，医生可以进行葡萄糖耐量试验和胰岛素释放试验。这些试验可以检测患者在不同时间点的血糖和胰岛素水平，从而判断其胰岛素敏感性。胰岛素抵抗的存在不仅有助于确诊PCOS，还提示医生需要关注患者的代谢健康状况，并采取相应的干预措施以降低心血管疾病和糖尿病等并发症的风险。

（二）超声检查

超声检查是诊断PCOS的另一种关键手段。通过超声波扫描，医生可以直观地观察卵巢的形态学改变，为确诊PCOS提供直接证据。

1. 卵巢形态学评估

在超声检查中，医生会仔细观察卵巢的大小、形态和内部结构。PCOS患者的卵巢通常呈现出体积增大、包膜回声增强、间质回声增强等特征性表现。此外，医生还会特别注意卵巢内的小卵泡数量。在PCOS患者中，多个小卵泡围绕卵巢边缘呈车轮状排列是常见的超声表现。这些特征性改变有助于医生确认PCOS的诊断，并评估其严重程度。

2. 排除其他疾病

除了观察卵巢形态学改变，超声检查还可以帮助医生排除其他可能导致类似表现的疾病。例如，卵巢肿瘤、子宫内膜异位症等疾病也可能导致月经不规律和不孕等症状。通过超声检查，医生可以及时发现并鉴别这些疾病，从而确保诊断的准确性。

（三）其他相关检查

除了血液激素检测和超声检查，医生还可以根据患者的具体情况进行其他相关检查以辅助诊断PCOS。

1. 子宫内膜活检

对于部分疑似PCOS的患者，医生可能会建议进行子宫内膜活检。这项检查可以直接评估子宫内膜的容受性，并排除子宫内膜病变的可能性。通过子宫内膜活检，医生可以了解患者的子宫内膜状态，为制定后续治疗方案提供参考。

2. 肾上腺功能检查

由于部分 PCOS 患者的高雄激素血症可能由肾上腺皮质功能亢进引起，因此，进行肾上腺功能检查有助于明确高雄激素血症的来源。这项检查可以检测患者血清中的肾上腺皮质激素水平，从而判断肾上腺皮质功能是否正常。

3. 甲状腺功能检查

甲状腺功能减退也可能导致月经不规律和不孕等症状，与 PCOS 的临床表现相似。因此，进行甲状腺功能检查有助于排除甲状腺功能减退引起的类似症状，确保诊断的准确性。这项检查可以检测患者血清中的甲状腺激素水平，从而评估甲状腺功能状态。

四、治疗策略

（一）生活方式调整

生活方式调整是多囊卵巢综合征（PCOS）治疗的基础，对于改善患者的内分泌状况、代谢健康和生殖功能至关重要。

1. 饮食调整

PCOS 患者应采用低脂、高纤维的饮食结构。增加蔬菜、水果和全谷类食物的摄入，这些食物富含纤维和营养素，有助于控制体重和血糖水平。同时，应避免高糖、高脂食物的摄入，如甜点、油炸食品等，以降低能量过剩和胰岛素抵抗的风险。

推荐食物：绿叶蔬菜、深色水果、全麦面包、糙米等。

避免食物：加工肉类、含糖饮料、反式脂肪等。

2. 增加运动

有氧运动是提高身体代谢水平和心肺功能的有效途径。对于 PCOS 患者来说，增加有氧运动如慢跑、游泳、骑自行车等，不仅可以帮助控制体重，还能改善胰岛素抵抗和降低心血管疾病风险。

推荐运动：每周至少进行 150min 的中等强度有氧运动，如快走、跳舞等。

个性化建议：根据患者的身体状况和运动偏好制订个性化的运动计划。

3. 体重管理

对于肥胖的 PCOS 患者来说，减轻体重是改善生殖功能和代谢状况的关键。通过合理的饮食控制和增加运动来实现健康减重，不仅可以降低雄激素水平，还有助于恢复排卵功能和改善子宫内膜容受性。

减重目标：制定合理的减重目标，通常建议减轻 5%～10% 的体重。

持续监测：定期监测体重变化和身体成分，以调整减重计划并保持动力。

（二）药物治疗

药物治疗是 PCOS 治疗的重要手段之一，针对患者的具体症状和生理状况选择合适的药物。

1. 口服避孕药

口服避孕药如达英—35 等，不仅可以调节月经周期，还能有效降低雄激素水平。这类药物适用于月经周期不规律、高雄激素血症表现明显的患者。但长期使用需注意可能带来的副作用如体重增加、肝功能损害等。

使用方法：按照医生的指导规律服用，通常连续使用 21d 后停药 7d。

监测与调整：定期监测激素水平以评估疗效，并根据需要进行药物调整。

2. 胰岛素增敏剂

对于存在胰岛素抵抗的 PCOS 患者，使用胰岛素增敏剂如二甲双胍等可以改善胰岛素抵抗、降低血糖水平并有助于控制体重。这类药物适用于肥胖、血糖异常或胰岛素抵抗明显的患者。

使用方法：根据医生建议的剂量和频次服用。

注意事项：服用期间可能出现胃肠道不适等副作用，需注意观察并处理。

3. 促排卵药物

对于排卵障碍的 PCOS 患者，使用促排卵药物如克罗米芬等可以诱发排卵并提高妊娠率。这类药物适用于有生育需求且其他治疗方法无效的患者。但使用促排卵药物时需密切监测卵巢功能和子宫内膜情况，以预防卵巢过度刺激综合征（OHSS）等并发症的发生。

使用方法：在月经周期的特定时间开始服用，并按照医生的指导进行剂量调整。

监测与处理：通过 B 超和激素水平监测来评估卵泡发育和排卵情况，并及时处理任何异常情况。

（三）手术治疗

对于部分药物治疗无效或存在严重并发症的 PCOS 患者，手术治疗可以作为一种有效的治疗选择。但手术治疗具有一定的风险性，应在严格掌握适应证和禁忌证的前提下进行选择。

1. 腹腔镜下卵巢打孔术（LOD）

腹腔镜下卵巢打孔术是一种微创手术方式，通过在卵巢上打孔来破坏部分卵巢组织，从而降低雄激素水平并恢复排卵功能。这种手术方法适用于药物治疗无效、高雄激素血症和排卵障碍严重的患者。但 LOD 手术可能带来一些并发症如出血、感染、卵巢功能减退等，因此需在手术前进行全面评估和准备。

手术时机：通常选择在月经周期的黄体期进行手术。

术后管理：术后需密切监测患者的生命体征和卵巢功能恢复情况，并及时处理任何异常情况。

2. 卵巢楔形切除术

卵巢楔形切除术是一种更为激进的手术方式，通过切除部分卵巢组织来达到治疗目的。这种手术方法在过去曾被广泛使用，但由于其并发症较多且存在卵巢功能减退的风险，现已较少采用。仅在特定情况下如存在卵巢肿瘤等时才考虑使用此方法。

适应证与禁忌证：需严格掌握适应证和禁忌证，避免不必要的手术损伤。

术后管理：术后需密切监测患者的卵巢功能和激素水平变化情况，并及时采取必要的干预措施以预防并发症的发生。

第十节 肥胖症和相关代谢疾病

一、肥胖症的定义与分类

肥胖症是一种由多种因素引起的慢性代谢性疾病，以体内脂肪细胞的体积和数量增加导致体脂占体重的百分比异常增高并在某些局部过多沉积脂肪为特点。它不仅仅是一个美观问题，更重要的是与健康紧密相关。

（一）肥胖症的诊断标准

肥胖症，作为一种慢性代谢性疾病，已在全球范围内引起了广泛关注。它不仅影响个体的外观，更重要的是，与多种健康问题密切相关。要准确诊断肥胖症，我们需要依靠一些标准化的指标，其中最常用的是身体质量指数（BMI）和腰围。

1. 肥胖症的全球关注与影响

肥胖症，这一慢性代谢性疾病，在全球范围内已引发了广泛的关注与讨论。随着现代生活节奏的加快、饮食结构的改变以及体力活动的减少，肥胖症的发病率呈现出逐年上升的趋势。这一现象不仅局限于某个国家或地区，而是成为一个全球性的问题。

肥胖症的影响远不止于外观上的变化。更为重要的是，它与多种健康问题存在着密切的联系。从心血管疾病、糖尿病到某些类型的癌症，肥胖症都被认为是这些疾病发病风险增加的重要因素之一。因此，对于肥胖症的准确诊断和有效管理，就显得尤为重要。

要准确诊断肥胖症，我们不能仅仅依靠外观上的判断或者是个体的自我感觉。为了更加客观、准确地评估个体的体重状况，我们需要依靠一些标准化的指标。这些指标能够帮助我们更好地了解个体的体脂含量和分布，从而为后续的治疗和管理提供有力的依据。

2. 身体质量指数（BMI）与肥胖症的诊断

身体质量指数（BMI）是目前应用最为广泛的肥胖症诊断指标之一。它通过体重（以 kg 为单位）除以身高（以 m 为单位）的平方来计算得出，能够简单、快速地反映个体的体重状况。

根据世界卫生组织（WHO）的标准，BMI 值在 18.5～24.9 之间被认为是正常体重，25.0～29.9 之间为超重，而 ≥30.0 则被视为肥胖。这一标准在全球范围内得到了广泛的认可和应用，成为肥胖症诊断的重要依据。

然而，BMI 作为肥胖症的诊断指标也存在一定的局限性。首先，它并不能完全准确地反映个体的体脂含量和分布。在某些特殊情况下，如运动员或水肿患者，由于其肌肉含量或水分含量较高，BMI 值可能会偏高或偏低，从而导致误诊或漏诊。其次，BMI 也无法区分脂肪和肌肉的比例，因此，对于某些体脂含量较高且肌肉含量也较高的个体，BMI 值可能会低估其肥胖程度。

尽管如此，BMI 仍然是一个重要的肥胖症诊断指标。在实际应用中，我们可以结合其他指标（如腰围、体脂率等）进行综合评估，以提高诊断的准确性。

3. 腰围与肥胖症的健康风险

除了 BMI 之外，腰围也是评估肥胖症的重要指标之一。与 BMI 相比，腰围更能反映腹部脂肪的积累情况。而腹部脂肪过多与多种健康问题（如心血管疾病、糖尿病等）的风险增加密切相关。

测量腰围的方法相对简单，只需使用软尺在个体腰部最细处进行测量即可。一般来说，男性的腰围 ≥90cm、女性腰围 ≥85cm 被认为是腹部肥胖的标志。但需要注意的是，这一标准并不适用于所有个体。不同性别、种族和年龄段的个体，其理想的腰围值可能存在一定差异。因此，在实际应用中，我们需要根据具体情况进行判断和评估。

腰围作为肥胖症的诊断指标之一，其重要性在于它能够反映腹部脂肪的积累情况。而腹部脂肪过多被认为是多种健康问题的独立危险因素之一。因此，通过测量腰围，我们可以更全面地评估个体的肥胖状况和健康风险，从而为后续的治疗和管理提供有力的依据。

（二）肥胖的类型

肥胖，这一看似简单的状态，实际上涵盖了多种不同的脂肪分布和积累模式。这些不同的模式不仅影响着个体的外观，更关键的是，它们与各种健康问题的风险密切相关。因此，深入了解肥胖的不同类型，对于制定针对性的治疗和干预方案至关重要。

1. 向心性肥胖（腹型肥胖）

向心性肥胖，或称腹型肥胖，是一种特别值得关注的肥胖类型。在这种类型中，脂肪主要积聚在腹部区域，尤其是内脏器官周围。这种脂肪分布模式与多种严重的健康问题紧密相关，包括心血管疾病、2型糖尿病，甚至某些类型的癌症。

向心性肥胖的形成并非偶然，它与多种因素相互作用。遗传因素在其中扮演了重要角色，但生活方式的选择，如饮食习惯和运动水平，同样对腹部脂肪的积累有深远影响。此外，个体的内分泌状态和某些药物的使用也可能促进向心性肥胖的发展。

向心性肥胖的个体通常表现出明显的腹部突出和较大的腰围，而四肢则相对较细。这种体型特征不仅影响外观，更重要的是，它反映了内脏脂肪积累的程度和相关的健康风险。

2. 全身性肥胖

与向心性肥胖形成鲜明对比的是全身性肥胖。在这种类型中，脂肪在全身范围内均匀分布，没有明显的局部积聚。全身性肥胖通常与个体的整体能量摄入和消耗之间的平衡失调有关。当能量摄入持续超过能量消耗时，多余的能量就会转化为脂肪，储存在身体的各个部位。

全身性肥胖的个体往往整体体重较重，BMI值也较高。尽管他们的腹部突出程度可能不如向心性肥胖者明显，但他们同样面临着一系列健康问题的风险。这些问题包括关节疾病、呼吸系统疾病、心理健康问题等。全身性肥胖的治疗需要综合考虑多种手段，包括饮食控制、增加运动量以及必要时的药物治疗。

3. 特殊类型的肥胖

除了上述两种主要类型，还存在一些特殊类型的肥胖。局部性肥胖就是其中之一，它表现为脂肪在某些特定部位（如臀部、大腿等）的积聚。这种类型的肥胖可能与遗传、荷尔蒙水平以及生活方式等多种因素有关。例如，某些遗传特征可能导致个体更容易在特定部位积累脂肪；而荷尔蒙水平的变化，如雌激素和孕激素的变化，也可能影响脂肪的分布。

另外，还有一种混合性肥胖值得注意。这种类型的肥胖同时具有中心性和全身性肥胖的特征，即个体既表现出明显的腹部突出和较大的腰围，又整体体重较重。混合性肥胖可能需要更加全面的干预措施来应对，包括针对腹部脂肪和整体体重的双重控制策略。

二、肥胖与相关代谢疾病的关系

肥胖与多种代谢疾病密切相关，其中最为突出的是2型糖尿病、高血压和高血脂。这些疾病往往共同存在，形成一个复杂的代谢综合征。

（一）肥胖与2型糖尿病的关系

肥胖与2型糖尿病之间的联系已被广泛研究并确认。肥胖不仅仅是2型糖尿病的一个风险因素，实际上，它可能是导致这种疾病发生和发展的最主要驱动力。

1. 肥胖与2型糖尿病的紧密联系

随着全球肥胖率的不断攀升，2型糖尿病的发病率也呈现出惊人的增长趋势，这一现象在各个年龄段和人群中都有所体现。

2. 胰岛素抵抗：肥胖与 2 型糖尿病之间的桥梁

在肥胖人群中，胰岛素抵抗是一种普遍存在的现象。胰岛素抵抗是指身体细胞对胰岛素的反应减弱，导致胰岛素不能有效地促进葡萄糖进入细胞内进行代谢。为了维持正常的血糖水平，胰岛 β 细胞需要分泌更多的胰岛素。然而，长期的高胰岛素分泌状态最终可能导致胰岛 β 细胞功能衰竭，进而引发 2 型糖尿病。

胰岛素抵抗的发生机制十分复杂，涉及多种生理和病理过程。肥胖引起的脂肪组织增多和炎性反应是其中两个重要的因素。脂肪组织增多会导致游离脂肪酸水平升高，这些脂肪酸可以干扰胰岛素信号传导通路，从而降低细胞对胰岛素的敏感性。同时，肥胖引起的慢性炎症也会导致细胞因子和炎性介质的释放增加，这些物质同样可以干扰胰岛素的作用。

3. 胰岛 β 细胞功能障碍：肥胖对胰岛的损害

除了胰岛素抵抗，肥胖还可能导致胰岛 β 细胞功能障碍。胰岛 β 细胞是负责分泌胰岛素的细胞类型，在维持血糖平衡中起着至关重要的作用。然而，在肥胖状态下，长期的高血糖和高胰岛素血症可能对胰岛 β 细胞产生毒性作用，导致其分泌胰岛素的能力下降甚至丧失。这种损害是不可逆的，一旦发生就很难恢复。

此外，肥胖引起的慢性炎症和氧化应激也可能对胰岛 β 细胞造成损害。慢性炎症会导致细胞因子和炎性介质的持续释放，这些物质可以直接或间接地损害胰岛 β 细胞。而氧化应激则是指细胞内活性氧物种的产生和清除失衡所导致的细胞损伤过程。在肥胖状态下，氧化应激水平升高可以进一步加剧胰岛 β 细胞的损害。

4. 减轻体重：预防和治疗 2 型糖尿病的关键

鉴于肥胖与 2 型糖尿病之间的紧密联系以及肥胖对胰岛的损害作用，减轻体重成为预防和治疗 2 型糖尿病的重要手段之一。通过饮食控制和增加运动量来减轻体重可以有效地改善胰岛素抵抗状态并降低血糖水平。这对于防止 2 型糖尿病的发生和发展具有重要意义。

在饮食控制方面，建议采用低热量、均衡的饮食模式，减少高糖、高脂和高盐食物的摄入。增加蔬菜、水果和全谷类食物的摄入量可以提供足够的膳食纤维和维生素矿物质等营养素，有助于改善肠道微生态环境并降低炎性反应水平。同时，限制饮酒和戒烟也是预防和治疗 2 型糖尿病的重要措施之一。

在运动方面，建议进行有规律的中等强度有氧运动（如快走、慢跑、游泳等）以及力量训练（如举重等）。这些运动方式可以增加能量消耗并促进脂肪分解代谢从而降低体重和脂肪含量。同时，运动还可以提高细胞对胰岛素的敏感性并改善血管内皮功能，降低心血管疾病风险。

对于已经患有 2 型糖尿病的患者来说，减轻体重同样具有重要意义。通过减轻体重可以降低药物治疗的需求并提高药物治疗的效果从而降低并发症的风险如心血管疾病、视网膜病变、肾脏病变等。此外，减轻体重还可以改善患者的心理状态和生活质量，提高自我管理能力并降低医疗成本。

（二）肥胖与高血压的关系

肥胖与高血压之间的关系复杂且密切。肥胖人群中的高血压发病率显著高于正常体重人群，这可能与多种机制有关。

1. 血容量增加

肥胖人群的血容量通常较高，这可能是由于肥胖引起的肾脏钠重吸收增加所致。血容量的增加会导致心脏输出量增加和血压升高。

2. 外周血管阻力增高

肥胖还可能导致外周血管阻力增高。这可能与肥胖引起的血管结构改变、内皮功能障碍以及交感神经系统活性增加有关。外周血管阻力增高会使心脏需要更大的力量来泵血，从而导致血压升高。

3. 肾素 — 血管紧张素 — 醛固酮系统的激活

肥胖还可能激活肾素 — 血管紧张素 — 醛固酮系统（RAAS）。RAAS是一个调节血压和体液平衡的重要系统。在肥胖人群中，RAAS的激活可能导致血管收缩和钠重吸收增加，进一步升高血压。

4. 控制体重与减少盐的摄入

控制体重和减少盐的摄入是预防和治疗高血压的有效方法。通过减轻体重，可以降低血容量和外周血管阻力，从而降低血压。同时，减少盐的摄入也可以降低RAAS的活性，有助于控制血压。对于已经患有高血压的患者来说，这些措施还可以提高药物治疗的效果，减少并发症的风险。

（三）肥胖对心血管健康的影响

肥胖对心血管系统的影响是多方面的，且极为严重。肥胖不仅增加了心血管疾病的发病率和死亡率，还加速了心血管疾病的进程。

1. 肥胖与高血压的流行病学关联

肥胖与高血压之间的关系已被广泛研究，且结果一致表明，肥胖人群中的高血压发病率显著高于正常体重人群。这种关联不仅存在于成年人中，也在儿童和青少年中有所体现，预示着一种长期的健康风险。肥胖对高血压的影响是多方面的，涉及血容量、血管阻力、内分泌系统等多个生理机制。

2. 血容量增加与肥胖相关的高血压

血容量是指血液在循环系统中的总量。在肥胖人群中，血容量通常较高，这可能是由于肥胖引起的肾脏对钠的重吸收增加所致。肾脏在调节体液平衡和血压中起着关键作用。当身体摄入过多的钠时，肾脏通常会通过尿液排出多余的钠和水分，以维持血容量和血压的稳定。然而，在肥胖状态下，肾脏对钠的重吸收可能增加，导致血容量上升。

血容量的增加会导致心脏输出量增加，即心脏每分钟泵出的血液量增多。为了维持足够的血液供应到身体的各个部位，心脏需要加大力度泵血，这会导致血压升高。长期的高血容量状态会使心脏承受额外的负担，增加心脏肥大和心力衰竭的风险。

3. 外周血管阻力增高与肥胖相关的高血压

外周血管阻力是指血液在流经外周血管（如小动脉和毛细血管）时所遇到的阻力。在肥胖人群中，外周血管阻力往往增高，这可能与肥胖引起的血管结构改变、内皮功能障碍以及交感神经系统活性增加有关。

血管结构改变包括血管壁增厚和血管腔狭窄，这些变化会增加血液流动的阻力。内皮功能障碍是指血管内皮细胞受损或功能异常，导致血管不能有效地扩张和收缩以调节血流。交感神经系统活性增加是指神经系统中控制血管收缩的神经信号增强，导致血管收缩力增加。

外周血管阻力增高会使心脏需要更大的力量来泵血以克服阻力，从而导致血压升高。长期的高外周血管阻力状态不仅会增加心脏的负担，还可能对血管本身造成损害，加速动脉粥样硬化的进程并增加心脑血管事件的风险。

4. 肾素—血管紧张素—醛固酮系统的激活与肥胖相关的高血压

肾素—血管紧张素—醛固酮系统（RAAS）是一个重要的内分泌系统，参与调节血压和体液平衡。在肥胖人群中，RAAS可能被激活，导致血管收缩和钠重吸收增加，进一步升高血压。

肾素是由肾脏分泌的一种酶，它能够将血液中的血管紧张素原转化为血管紧张素Ⅰ。血管紧张素Ⅰ在血管紧张素转换酶的作用下进一步转化为血管紧张素Ⅱ。血管紧张素Ⅱ是一种强效的血管收缩剂，它能够引起小动脉收缩，增加外周血管阻力并升高血压。同时，血管紧张素Ⅱ还能刺激醛固酮的分泌，促进肾脏对钠的重吸收和钾的排泄，从而增加血容量和血压。

在肥胖状态下，脂肪组织可能通过分泌多种炎性因子和激素来激活RAAS。这些物质能够刺激肾脏分泌肾素并促进血管紧张素Ⅱ的生成和作用。此外，肥胖还可能影响肾脏对钠的处理能力，导致钠的重吸收增加和尿钠排泄减少，进一步激活RAAS并升高血压。

5. 控制体重与减少盐的摄入：预防和治疗高血压的有效方法

鉴于肥胖与高血压之间的密切关系以及肥胖对心血管健康的潜在危害，控制体重和减少盐的摄入成为预防和治疗高血压的有效方法。通过减轻体重可以降低血容量和外周血管阻力从而降低血压水平；同时，减少盐的摄入也可以降低RAAS的活性，有助于进一步控制血压水平。这些措施对于降低高血压的发病率和并发症风险具有重要意义。

在控制体重方面，建议采用健康的饮食模式和增加身体活动的方法来实现减重目标。

健康的饮食模式包括低热量、均衡的膳食结构以及适量的膳食纤维和维生素矿物质的摄入；增加身体活动则可以通过有氧运动（如快走、慢跑等）以及力量训练（如举重等）方式来实现能量消耗的增加和脂肪分解代谢的促进。

在减少盐的摄入方面，建议采用低盐饮食模式并避免高盐食品的摄入，如加工肉类、腌制食品等；同时，还可以通过选择新鲜食材并自己烹饪来控制食物中的盐含量。此外，限制饮酒和戒烟也是降低高血压风险的重要措施之一。

三、诊断方法

肥胖症的诊断需要综合考虑多个方面，包括身体测量和血液检测等。

（一）身体测量在肥胖症诊断中的应用

身体测量是肥胖症诊断的首要步骤，通过简单、非侵入性的方法，为医生提供患者体重状况的直接证据。这些测量不仅有助于确定患者是否超重或肥胖，还能为后续的干预和治疗提供基线数据。

1. 体重与身高测量

体重和身高是评估个体营养状况和肥胖程度的基本指标。体重反映了身体的总质量，而身高则与个体的骨架大小有关。通过这两个数据的结合，我们可以计算出 BMI，这是目前全球范围内用于定义超重和肥胖的最常用指标。

2. BMI 的计算与解读

BMI 是通过体重（以 kg 位单位）除以身高（以 m 为单位）的平方得出的数值。根据世界卫生组织（WHO）的标准，BMI 在 18.5～24.9 之间被认为是正常体重，25～29.9 之间为超重，≥30 则为肥胖。但需要注意的是，BMI 并不能完全区分肌肉和脂肪的质量，因此，在某些特殊情况下（如运动员或身体构成异常的个体），BMI 可能不是最佳的评估工具。

3. 腰围的测量与意义

除了 BMI，腰围也是评估肥胖状况的重要指标之一。腰围主要反映腹部脂肪的积累情况，与向心性肥胖密切相关。向心性肥胖与多种代谢性疾病（如 2 型糖尿病、心血管疾病等）的风险增加有关。因此，测量腰围有助于更全面地评估个体的肥胖状况和健康风险。一般来说，男性的腰围 ≥90cm、女性腰围 ≥85cm 被认为是腹部肥胖的标志。

4. 其他身体测量指标

除了体重、身高和腰围，还有一些其他的身体测量指标也被用于评估肥胖状况，如臀围、腰臀比、皮褶厚度等。这些指标可以提供关于脂肪分布和身体构成的额外信息，有助于更全面地了解个体的肥胖状况。

（二）血液检测在肥胖症诊断中的价值

血液检测是肥胖症诊断中不可或缺的一部分，它提供了关于患者代谢状态和健康风险的深入信息。通过检测血液中的各种生化指标，医生可以更准确地评估患者的肥胖程度以及相关并发症的风险。

1. 血糖检测与糖尿病风险评估

血糖是反映机体糖代谢状态的重要指标。在肥胖人群中，高血糖和胰岛素抵抗是常见的现象，这增加了患2型糖尿病的风险。通过检测空腹血糖和餐后血糖水平，医生可以评估患者的糖代谢状态，及时发现并干预糖尿病前期或糖尿病的情况。

2. 血脂检测与心血管疾病风险评估

血脂异常是肥胖患者常见的代谢紊乱之一，与心血管疾病的发生和发展密切相关。通过检测总胆固醇、甘油三酯、高密度脂蛋白胆固醇（HDL-C）和低密度脂蛋白胆固醇（LDL-C）等血脂指标，医生可以评估患者的血脂代谢状态以及心血管疾病的风险。这些指标的异常可能提示患者需要采取降脂治疗和生活方式干预等措施来降低心血管疾病的风险。

3. 胰岛素水平检测与胰岛素抵抗评估

胰岛素是由胰腺β细胞分泌的一种激素，它在调节机体糖代谢中起着关键作用。在肥胖人群中，胰岛素抵抗是常见的现象，这导致胰岛素不能有效地促进葡萄糖的摄取和利用。通过检测空腹胰岛素水平和餐后胰岛素反应等指标，医生可以评估患者的胰岛素分泌功能和胰岛素抵抗程度。这些信息对于制定个性化的治疗方案和评估治疗效果具有重要意义。

4. 其他血液生化指标检测

除了上述指标，还有一些其他的血液生化指标也被用于肥胖症的诊断和评估中。例如，肝功能指标（如转氨酶、胆红素等）可以反映肝脏的代谢状态和损伤程度；肾功能指标（如肌酐、尿素氮等）可以评估肾脏的排泄功能和损伤情况；炎性标志物（如C反应蛋白、白细胞计数等）可以反映机体的炎症状态和感染风险等。这些指标的检测有助于更全面地了解患者的健康状况和并发症风险。

四、治疗策略

肥胖症的治疗需要采取综合措施，包括生活方式调整、药物治疗和手术治疗等。

（一）生活方式调整在肥胖症治疗中的核心作用

生活方式调整是肥胖症治疗的基石，它包括饮食控制和增加运动两个方面。这种调整不仅有助于减轻体重，还能改善代谢状况，降低相关并发症发生的风险。

1. 饮食控制的重要性及实施方法

饮食在肥胖症的形成和发展中起着关键作用。高热量、高脂肪和高糖食物的过量摄入是导致肥胖的主要原因之一。因此，控制饮食是减轻体重、改善代谢的首要步骤。

实施饮食控制时，应注重以下几个方面：减少高热量食物的摄入，如油炸食品、甜食和含糖饮料等；增加蔬菜、水果和全谷类食物的摄入，这些食物富含纤维和营养素，有助于增加饱腹感、减少能量摄入；保持饮食的均衡和多样性，确保身体获得必需的营养素；避免暴饮暴食和夜间进食等不良饮食习惯。

2. 增加运动对减肥和改善代谢的益处

运动在肥胖症治疗中同样占据重要地位。有规律的有氧运动（如步行、跑步、游泳等）可以消耗体内多余的能量，促进脂肪的分解和代谢。此外，力量训练有助于提高肌肉质量和代谢率，进一步促进体重的减轻和代谢的改善。

为了增加运动的效果和安全性，建议患者在运动前进行充分的热身活动，避免运动损伤；根据个人情况选择合适的运动方式和强度，循序渐进地增加运动量；保持运动的持续性和规律性，每周至少进行 3～5 次运动，每次持续 30min 以上。

3. 生活方式调整的长期性和持续性

生活方式调整需要长期坚持才能取得显著的效果。在减肥过程中，患者可能会遇到各种挑战和困难，如食欲增加、运动疲劳等。因此，建立健康的生活习惯和心态至关重要。患者可以通过定期自我监测体重和代谢指标、寻求家人和朋友的支持和鼓励、参加减肥小组或课程等方式来增强自我管理和持续减肥的动力。

（二）药物治疗在肥胖症治疗中的应用与注意事项

药物治疗是肥胖症治疗的辅助手段之一，主要用于生活方式调整无效或存在严重并发症的患者。然而，药物治疗的效果有限且存在潜在风险，因此，需要在医生的指导下谨慎使用。

1. 药物治疗的作用机制和种类

目前，市场上存在的减肥药物主要通过抑制食欲、减少能量吸收或增加能量消耗来发挥作用。常见的药物包括奥利司他等。这些药物可以在一定程度上减轻体重和改善代谢状况，但效果因人而异且存在个体差异。

2. 药物治疗的适应证和禁忌证

药物治疗主要适用于 BMI≥30 或 BMI≥27 且伴有至少一种肥胖相关并发症的患者。对于轻度肥胖或无明显并发症的患者，一般不推荐使用药物治疗。此外，某些药物（如奥利司他）在使用过程中可能存在禁忌证，如慢性吸收不良综合征、胆汁淤积症等患者应禁用。因此，在使用药物治疗前，医生应对患者进行全面的评估和诊断，确保药物使用的安全性和有效性。

3. 药物治疗的副作用和反弹现象

药物治疗可能带来一些副作用，如胃肠道不适、头痛、失眠等。此外，长期使用某些药物可能导致肝肾功能损害等严重并发症。因此，在使用过程中需要密切监测患者的反应和生化指标变化。同时，药物治疗停止后可能会出现体重反弹的现象，这主要与患者的生活方式调整和自我管理有关。为了降低反弹风险，患者应在停药后继续保持健康的生活习惯和定期随访。

（三）手术治疗在肥胖症治疗中的选择与风险

肥胖症已成为全球性的健康问题，对于部分患者而言，传统的非手术治疗方法如饮食控制、运动疗法等可能难以达到理想的减重效果。此时，手术治疗便成为了一个值得考虑的选择。然而，手术治疗并非没有风险，它需要在严格掌握手术适应证和禁忌证的前提下进行决策。

（四）手术治疗的适应证和禁忌证

手术治疗肥胖症主要适用于 BMI（体重指数）≥40 的极度肥胖患者，或 BMI≥35 且伴有严重并发症（如2型糖尿病、高血压、睡眠呼吸暂停等）的患者。这些患者通常已经尝试过多种非手术治疗方法，但效果不佳或难以持续。对于这部分患者而言，手术治疗可能是一个更为有效的选择，能够帮助他们显著减轻体重、改善代谢状况并降低相关并发症的风险。

然而，并非所有肥胖症患者都适合接受手术治疗。轻度或中度肥胖的患者（BMI＜35），一般首选非手术治疗方法，如通过调整饮食结构、增加运动量等方式来减轻体重。此外，存在某些手术禁忌证的患者也不宜进行手术治疗，如严重心肺功能不全、凝血功能障碍、未控制的严重精神疾病等。这些禁忌证的存在会增加手术的风险和并发症的发生率，因此，需要在术前进行充分的评估和筛查。

在决定是否进行手术治疗时，患者还需要充分了解手术的风险和术后生活方式调整的要求。医生应向患者详细解释手术的过程、可能的风险和并发症以及术后的饮食和运动指导等，帮助患者做出明智的决策。同时，患者也需要在术前进行必要的心理准备和生活方式调整，如戒烟、戒酒、控制饮食等，以最佳状态迎接手术。

（五）常见的手术方式及其效果

目前，常见的肥胖症手术方式主要包括胃减容手术和胃肠改道手术两大类。胃减容手术主要通过减少胃的容量来限制食物的摄入，从而达到减轻体重的目的。常见的胃减容手术方式包括胃束带术、胃旁路术和胃袖状切除术等。这些手术方式各有优缺点，医生应根据患者的具体情况进行选择。

胃束带术是在胃的上部放置一个可调节的束带，通过束带的收缩来限制食物的摄入。这种手术方式相对简单、创伤小，但减重效果可能不如其他手术方式显著。胃旁路术则是将胃的一部分与小肠直接连接，使食物绕过大部分胃和小肠，从而减少食物的吸收。这种手术方式减重效果较好，但术后可能出现营养不良等并发症。胃袖状切除术是将胃的大部分切除，只保留一个袖状的胃腔，从而显著减少食物的摄入。这种手术方式减重效果最为显著，但手术创伤较大，恢复时间较长。

胃肠改道手术则是通过改变胃肠道的解剖结构来影响食物的吸收和代谢过程，从而达到减轻体重的目的。常见的胃肠改道手术方式包括Roux-en-Y胃旁路术和胆胰转流术等。这些手术方式在减重的同时还能改善患者的代谢状况，如降低血糖、血脂等。但术后也可能出现营养不良、维生素缺乏等并发症，需要密切监测和及时调整饮食结构。

（六）手术治疗的风险和并发症

尽管手术治疗肥胖症具有一定的效果，但仍然存在一定的风险和并发症。出血、感染、吻合口瘘等是手术常见的并发症，这些并发症的发生与患者的身体状况、手术操作以及术后护理等因素有关。为了降低手术风险，医生应在术前对患者进行全面的评估和准备，制定个性化的手术方案，并尽可能选择经验丰富的手术团队进行操作。

除了手术本身的并发症，术后还可能出现一些与减重相关的并发症，如营养不良、维生素缺乏、骨质疏松等。这些并发症的发生与术后饮食结构的改变、营养吸收不良等因素有关。因此，在术后需要密切监测患者的营养状况，及时调整饮食结构，补充必要的营养素和维生素。

（七）术后的生活方式调整和长期随访

手术治疗肥胖症并非是一劳永逸的方法，术后患者需要进行严格的生活方式调整以保证手术效果并降低并发症的风险。这包括遵循医生的建议进行饮食控制、增加运动量以及定期接受营养咨询和健康检查等。在饮食方面，患者需要遵循少量多餐、细嚼慢咽的原则，避免暴饮暴食和过度摄入高热量食物。在运动方面，患者需要逐渐增加运动量，选择适合自己的运动方式并持之以恒。

此外，长期随访也是确保手术效果持续稳定的重要环节。通过定期随访，医生可以及时了解患者的身体状况和生活习惯变化，评估手术效果并发现潜在的并发症风险。在随访过程中，医生还可以根据患者的具体情况提供个性化的指导和建议，帮助患者更好地适应术后生活并保持良好的减重效果。

第七章 急诊重症疾病

第一节 急性中毒

一、概述

（一）定义与分类
急性中毒是指人体在短时间内接触或摄入较大量的毒物，导致机体出现功能性或器质性损害的临床状态。根据毒物的性质、来源和作用机制，急性中毒可分为工业性毒物中毒、农药中毒、药物中毒、动植物中毒等。每一种中毒类型都有其特定的毒理学特点和临床表现。

（二）流行病学特点
急性中毒的流行病学特点因毒物种类、地区差异、社会经济状况等因素而异。一般来说，发展中国家由于工业、农业和生活条件的限制，急性中毒事件相对较多。而在发达国家，由于毒物管理和控制措施的完善，急性中毒事件相对较少，但药物滥用和误用导致的中毒事件却呈上升趋势。

（三）毒物吸收、分布与代谢
毒物进入人体后，经过吸收、分布和代谢三个过程。吸收是指毒物通过消化道、呼吸道或皮肤等途径进入血液循环。分布是指毒物随血液循环到达全身各组织和器官。代谢是指毒物在机体内发生化学变化，包括氧化、还原、水解等反应，最终生成无毒或低毒物质排出体外。不同毒物的吸收、分布和代谢过程各有特点，这也是导致不同毒物中毒临床表现差异的重要原因。

二、临床表现

（一）毒物接触史与症状关联
急性中毒的临床表现与毒物种类、剂量、接触时间和个体差异等因素密切相关。在诊断急性中毒时，首先要详细询问患者的毒物接触史，包括接触时间、方式、剂量等，以便准确判断中毒原因和严重程度。同时，要注意观察患者的症状表现，如恶心、呕吐、腹痛、腹泻、头痛、头晕等，这些症状往往与特定的毒物中毒有关。

(二)不同毒物的特异性表现

不同毒物中毒的临床表现具有特异性。例如,有机磷农药中毒主要表现为毒蕈碱样症状、烟碱样症状和中枢神经系统症状;一氧化碳中毒主要表现为缺氧症状,如头晕、头痛、恶心、呕吐、心悸等;镇静催眠药中毒则主要表现为中枢神经系统抑制症状,如嗜睡、昏迷、呼吸抑制等。因此,在诊断急性中毒时,要根据患者的临床表现和毒物接触史,并结合毒物的特异性表现进行综合分析。

(三)中毒严重程度评估

急性中毒的严重程度评估是指导治疗的重要依据。一般来说,轻度中毒患者症状较轻,生命体征稳定,预后良好;重度中毒患者症状严重,生命体征不稳定,预后较差。在评估中毒严重程度时,要综合考虑患者的临床表现、实验室检查结果和毒物种类等因素。同时,要注意动态观察患者的病情变化,及时调整治疗方案。

三、诊断

(一)毒物暴露史确认

在诊断急性中毒时,首先要确认患者的毒物暴露史。这包括详细询问患者或家属关于毒物接触的情况,如接触时间、方式、剂量等。同时,要注意收集现场相关证据,如毒物容器、残留物等,以便进行实验室检测和鉴定。

(二)临床症状与体征分析

临床症状和体征是诊断急性中毒的重要依据。医生要详细观察患者的症状表现,如恶心、呕吐、腹痛、腹泻、头痛、头晕等,并结合体格检查发现异常体征,如瞳孔缩小或扩大、心率增快或减慢、呼吸节律改变等。这些症状和体征往往与特定的毒物中毒有关,有助于医生判断中毒原因和严重程度。

(三)实验室检查与毒物检测

实验室检查是诊断急性中毒的重要手段之一。常规实验室检查项目包括血常规、尿常规、生化指标等,可以反映患者的全身状况和器官功能状态。此外,针对特定毒物的检测也是诊断急性中毒的关键步骤。例如,对于有机磷农药中毒患者,可以检测血液和尿液中的有机磷农药代谢产物;对于一氧化碳中毒患者,可以检测血液中的碳氧血红蛋白含量等。这些实验室检查结果可以为医生提供客观的诊断依据。

四、治疗原则

(一)立即脱离毒物环境

治疗急性中毒的首要任务是迅速且有效地将患者从毒物环境中撤离,以避免进一步的毒物接触和吸收。这一步骤至关重要，因为它直接影响到患者后续的康复和预后。

对于经呼吸道吸入中毒的患者，必须立即将其移至空气新鲜的地方。在移动过程中，要确保患者呼吸道通畅，避免窒息。如果环境中有其他有害气体或烟尘，应使用湿毛巾捂住口鼻，以减少吸入。到达安全地点后，要继续观察患者的呼吸状况，必要时给予氧气吸入。

对于经皮肤吸收中毒的患者，应迅速脱去所有被污染的衣物，并用大量清水彻底冲洗皮肤。冲洗时要特别注意头发、指甲缝和皮肤皱褶等容易残留毒物的部位。同时，要避免使用热水或刺激性强的清洁剂，以免加重皮肤损伤。

对于经口摄入中毒的患者，首先要尽快进行催吐处理。催吐前应先确认患者意识清醒且能配合操作，然后让患者喝下大量温开水或淡盐水，再用手指刺激咽喉部引发呕吐。催吐过程中要保持患者头部低位，以防止呕吐物误吸入气管。若催吐无效或患者已出现昏迷等严重症状，应立即送往医院进行洗胃处理。

（二）清除未吸收毒物

在成功脱离毒物环境后，下一步是尽快清除患者体内尚未被吸收的毒物。这可以通过催吐、洗胃和导泻等方法实现。

（1）催吐适用于意识清醒且能配合的患者。除了上述的喝温开水或淡盐水后刺激咽喉部的方法，还可以使用催吐药物如吐根糖浆等。但需要注意的是，对于某些特殊毒物如强酸、强碱等腐蚀性物质中毒的患者，催吐是禁忌的，因为这可能加重食道和胃的损伤。

（2）洗胃是清除胃肠道内未吸收毒物的有效方法。它可以通过向胃内注入大量洗胃液并抽出，以清除胃内容物和毒物。洗胃的时机越早越好，一般在中毒后6h内进行效果最佳。洗胃液的选择应根据毒物的性质而定，常用的有温开水、盐水、高锰酸钾溶液等。在洗胃过程中，要密切观察患者的生命体征和洗出液的性质、量等，以及时调整操作策略。

（3）导泻适用于已经吸收部分毒物但尚未完全排出的患者。常用的导泻药物有硫酸镁、甘露醇等。导泻的目的是加速肠道内毒物的排出，减少其吸收量。但需要注意的是，对于某些特殊毒物如有机磷农药等中毒的患者，导泻可能加重中毒症状，因此应慎用。

（三）特效解毒剂应用

针对某些特定毒物中毒，可以使用特效解毒剂进行治疗。这些解毒剂能够迅速中和或排出体内的毒物，减轻中毒症状并促进康复。

（1）有机磷农药中毒：对于有机磷农药中毒的患者，可以使用阿托品、解磷定等特效解毒剂进行治疗。阿托品能够迅速解除有机磷农药引起的毒蕈碱样症状，如呼吸困难、肺水肿等；而解磷定则能够恢复胆碱酯酶的活性，从而减轻中毒症状。在使用这些药物时，要密切观察患者的生命体征和症状变化，及时调整用药剂量和频率。

（2）重金属中毒：对于重金属中毒的患者，可以使用相应的螯合剂进行治疗。螯合剂能够与重金属离子结合形成稳定的化合物，并随尿液排出体外。常用的螯合剂有依地酸钙钠、二巯丙磺钠等。在使用这些药物时，要注意监测患者的肾功能和尿液中重金属的排出情况。

（四）对症支持治疗

除了针对毒物本身的治疗，还需要对患者进行对症支持治疗以维持生命体征和内环境的稳定。这包括维持水、电解质平衡，纠正酸碱失衡，保护重要器官功能等。同时，要注意预防并发症的发生，如感染、肺水肿、脑水肿等；对于病情严重的患者还需要进行重症监护和机械通气等支持治疗。在对症支持治疗过程中要密切监测患者的生命体征和实验室检查指标以及时调整治疗方案。

五、预防措施

（一）毒物管理与教育

预防急性中毒的首要任务是加强毒物管理和教育，从源头上减少毒物对人类的危害。建立健全的毒物管理制度是预防中毒的基础，这包括对毒物的生产、储存、运输、使用和废弃等各个环节进行严格监管和控制。在工业领域，要确保企业遵守相关法规和标准，采取有效的防护措施，减少工人接触毒物的机会。在农业领域，要加强对农药的管理和使用指导，推广低毒、低残留农药，减少农产品中的毒物残留。在生活领域，要加强对公众的毒物安全知识教育，提高公众对毒物的认识和防范意识。这可以通过开展宣传教育活动、制作和发放宣传资料、举办讲座和培训班等方式实现。

除了普及毒物安全知识，还要加强对高危行业和特殊人群的培训和指导。对于从事化工、制药、冶金等高危行业的人员，要进行专业的安全培训和操作指导，确保他们了解毒物的性质和危害程度，掌握正确的操作方法和应急处置技能。对于儿童、老年人、孕妇等特殊人群，要特别关注他们的安全防护需求，提供针对性的教育和指导。

（二）个人防护与应急准备

个人防护是预防急性中毒的重要措施之一。在接触毒物时，要穿戴适当的防护用品，如口罩、手套、防护服等，以减少毒物通过呼吸道、皮肤等途径进入体内的机会。选择防护用品时要根据毒物的性质和危害程度进行选择，确保防护用品能够有效地阻挡毒物的侵入。同时，要掌握正确的佩戴和使用方法，确保防护用品能够发挥最大的防护效果。

除了个人防护，还要做好应急准备工作。在可能发生急性中毒的场所和情况下，要配备必要的急救药品和设备，如解毒剂、吸氧设备、洗胃机等，以便在发生中毒事件时能够及时进行救治。此外，还要制定应急预案和演练计划，明确应急处置流程和责任人，提高应对中毒事件的能力和水平。

（三）高危环境与职业监控

对于存在高危环境和职业暴露的人群，要加强监控和管理。要定期对工作环境进行毒物检测和评估，了解工作环境中毒物的种类、浓度和分布情况，及时发现和处理潜在的中毒隐患。对于从事高危职业的人员，要进行定期的健康检查和职业健康监护，及时发现和处理职业中毒问题。健康检查的内容应包括体格检查、实验室检查、影像学检查等，以全面了解人员的健康状况和中毒情况。职业健康监护则是对从事高危职业的人员进行长期的健康监测和管理，包括建立健康档案、定期随访、提供健康指导等。

在加强监控和管理的同时，还要加强对职业中毒的预防和控制研究。要深入研究不同行业和工种中毒物的种类和危害程度，探索有效的防护措施和治疗方法。同时，要关注新技术、新材料的研发和应用情况，及时推广和应用能够有效减少毒物危害的新技术、新材料。此外，还要加强国际合作和交流，借鉴其他国家和地区的成功经验和做法，提高我国职业健康保护水平。

第二节 休克

一、休克的概念与分类

（一）休克的定义

休克是一种由于有效循环血量锐减、全身微循环障碍引起重要生命器官（脑、心、肺、肾、肝）严重缺血、缺氧的综合征。其典型表现是面色苍白、四肢湿冷、血压降低、脉搏微弱、神志模糊。引发休克的因子主要是通过血量减少、心输出量减少及外周血管容量增加等途径引起有效循环血量剧减而导致的。

（二）休克类型

（1）低血容量性休克：主要是由于大量失血、失液或烧伤等原因引起的血容量减少所致。

（2）心源性休克：由于心脏功能减退或衰竭，导致心输出量急剧减少而引起的休克。

（3）感染性休克：由微生物及其毒素等产物所引起的脓毒病综合征伴休克。

此外，还有过敏性休克、神经源性休克等其他类型。

二、病理生理机制

（一）微循环障碍

休克时，微循环发生障碍，导致血液在毛细血管内淤积，有效循环血量减少。这主要是由于毛细血管前括约肌收缩、毛细血管后小静脉对酸中毒的耐受性较大而相对不收缩等因素造成的。

（二）组织缺氧与代谢改变

由于微循环障碍，组织得不到充足的氧气和营养物质供应，导致组织缺氧和代谢改变。这会引起乳酸堆积、酸中毒等严重后果。

（三）炎症反应与介质释放

休克时，机体发生炎症反应，并释放多种炎性介质和细胞因子。这些物质在休克的发生和发展过程中起着重要作用，但也可能加重组织损伤和器官功能障碍。

三、临床表现与评估

（一）休克早期识别

休克早期可能表现为精神紧张、兴奋或烦躁不安、皮肤苍白、四肢厥冷、心率加快、脉压小、呼吸加快、尿量减少等。这些症状和体征应引起高度重视，及时采取措施防止休克进一步发展。

（二）休克严重程度评估指标

评估休克严重程度的指标包括意识状态、心率、血压、脉压、尿量、皮肤色泽和温度等。这些指标可以反映患者的全身状况和休克程度，有助于指导治疗和判断预后。

（三）不同类型休克的特异性表现

不同类型的休克具有其特异性的临床表现。例如，低血容量性休克主要表现为血压下降和尿量减少；心源性休克则可能伴有心律失常和心力衰竭等症状；感染性休克则可能伴有高热、寒战等感染症状。这些特异性表现有助于鉴别不同类型的休克并采取相应的治疗措施。

四、治疗原则

（一）迅速恢复有效循环血量

休克是一种危及生命的紧急状况，其核心问题是有效循环血量的急剧减少，导致组织器官氧供不足。因此，迅速恢复有效循环血量是治疗休克的首要任务。

（1）补充血容量：这是纠正休克引起的组织低灌注和缺氧的关键。首选的补液方案是晶体液，如0.9%氯化钠溶液或乳酸林格氏液，它们可以快速扩充血容量。在晶体液补充后，若休克仍未纠正，可考虑使用胶体液如白蛋白或人工胶体来进一步增加血浆胶体渗透压，维持血管内液体的稳定。

(2) 输血：对于失血性休克患者，输血是恢复血容量的重要手段。输血应根据患者的失血量和血液成分丢失情况来定制方案，包括输全血或成分血。输血过程中应密切监测患者的生命体征和输血反应，确保输血安全有效。

(3) 输液途径和速度：在补充血容量的过程中，选择合适的输液途径和速度至关重要。对于严重休克患者，应建立多条静脉通路，以确保快速补液。同时，要根据患者的血压、心率和尿量等指标来调整输液速度，避免因过快或过慢引起并发症。

（二）纠正休克原因

在迅速恢复有效循环血量的同时，必须积极寻找并纠正引起休克的原因。只有消除病因，才能从根本上治疗休克。

(1) 止血：对于失血性休克患者，止血是首要任务。应根据出血部位和原因采取相应的止血措施，如手术止血、介入栓塞等。同时，要使用止血药物和输血来纠正凝血功能障碍，减少进一步出血的风险。

(2) 控制感染：感染性休克是临床常见的休克类型之一。在治疗过程中，要使用足量的抗生素来控制感染，并根据病原学检查和药敏试验结果调整用药方案。同时，要关注患者的免疫功能状态，必要时给予免疫支持治疗。

(3) 抗过敏：对于过敏性休克患者，要立即停止接触过敏原，并给予抗过敏药物治疗，如抗组胺药、糖皮质激素等。对于严重过敏反应如喉头水肿、支气管痉挛等，要迅速采取紧急治疗措施（如气管插管、机械通气等）以维持呼吸道通畅。

（三）合理应用血管活性药物

在补充血容量的基础上，合理应用血管活性药物可以调节血管舒缩功能，改善微循环障碍，维持血压稳定。这对于纠正休克状态具有重要意义。

(1) 多巴胺：多巴胺是一种常用的血管活性药物，具有兴奋α、β和多巴胺受体的作用。小剂量多巴胺主要作用于多巴胺受体，可以扩张肾血管和胃肠道血管；中等剂量多巴胺则主要作用于β受体，可以增加心肌收缩力和心率；大剂量多巴胺则主要作用于α受体，可以收缩血管升高血压。因此，在使用多巴胺时要根据患者的具体情况选择合适的剂量和用法。

(2) 去甲肾上腺素：去甲肾上腺素是一种强效的血管收缩剂，可以迅速提升血压。它主要通过激活α受体来收缩血管平滑肌，减少外周阻力从而升高血压。在使用去甲肾上腺素时要特别注意监测患者的血压和心率变化，避免过量使用导致组织器官缺血缺氧。

（四）器官功能支持与保护

在休克治疗过程中，要密切关注患者各器官功能的变化，及时采取支持和保护措施以减少器官功能障碍和并发症的发生。

（1）呼吸机辅助呼吸：对于出现呼吸衰竭或低氧血症的患者，应及时使用呼吸机辅助呼吸，以维持呼吸道通畅和氧供。在使用呼吸机时要根据患者的呼吸情况和血气分析结果调整参数设置，确保呼吸支持的有效性和安全性。

（2）保护肾功能：休克时肾脏是最易受累的器官之一。为了保护肾功能，在休克早期就应开始关注患者的尿量变化并给予相应处理如利尿、碱化尿液等；对于已经出现肾功能障碍的患者则要采取更加积极的措施（如血液透析等）以清除体内代谢废物和毒素。

（3）其他器官功能支持：除了呼吸和肾功能，还要关注患者的其他重要器官功能，如心、肝、脑等。对于出现功能障碍的器官要及时给予相应的支持治疗（如强心、保肝、降颅压等）以维持器官的正常功能运转。

五、预防与监测

（一）高危患者监测

对于存在休克风险的高危患者，如严重创伤、大手术、重症感染等患者，密切的监测和精心的护理是预防休克发生的关键。

（1）严密监测生命体征：对于高危患者，应定期监测体温、脉搏、呼吸、血压等生命体征以及神志、尿量等变化。这些指标的异常往往提示休克的发生或发展，及时发现并处理可以显著降低休克对患者的危害。

（2）实验室检查与影像学检查：除了生命体征的监测，还应定期进行血常规、尿常规、血生化等实验室检查以及 B 超、CT 等影像学检查。这些检查可以帮助医生了解患者的内环境稳态和器官功能状况，为预防和治疗休克提供重要依据。

（3）及时处理休克征象：一旦发现患者有休克的征象，如血压下降、心率加快、神志改变等，应立即采取相应的处理措施。这包括补充血容量、纠正酸碱平衡紊乱、应用血管活性药物等，以迅速稳定患者的生命体征并防止休克进一步发展。

（二）早期预警系统应用

建立并应用早期预警系统对于预防休克的发生具有重要意义。通过监测患者的生命体征和实验室检查指标等变化，可以及时发现休克的早期征象并采取相应的干预措施。

（1）制定预警标准：根据不同类型的休克和患者的具体情况，制定相应的预警标准。这些标准应包括生命体征的正常范围和异常值以及实验室检查指标的参考值等。当患者的监测数据超出正常范围时，系统应自动触发预警机制。

（2）实时监测与数据分析：通过实时监测患者的生命体征和实验室检查指标等数据，可以及时发现患者的异常情况。同时，对收集到的数据进行统计分析，可以帮助医生了解患者的病情变化趋势，为预防和治疗休克提供科学依据。

(3) 及时响应与处理：一旦早期预警系统触发预警机制，应立即响应并采取相应的处理措施。这包括调整治疗方案、加强护理与监测、通知医生等，以确保患者能够得到及时有效的救治。

（三）预防与教育措施

加强休克相关知识的宣传和教育，提高公众对休克的认识和防范意识，是预防休克发生的重要措施之一。

(1) 普及休克知识：通过宣传栏、健康教育讲座、宣传手册等多种形式，向公众普及休克的概念、原因、症状及危害等知识。让公众了解休克的发生机制和预防措施，提高自我防范意识。

(2) 针对不同类型休克的预防措施：根据不同类型的休克，制定相应的预防措施。例如，对于失血性休克，应加强安全防护教育，避免外伤和出血；对于感染性休克，应强调个人卫生和预防感染的重要性；对于过敏性休克，应避免接触过敏原并学会急救处理等。

(3) 提高急救能力：除了预防措施，还应加强公众的急救能力培训。通过培训和教育，让公众掌握基本的急救技能和知识，如心肺复苏、止血包扎等。这样可以在休克发生时迅速采取正确的急救措施，为患者的救治赢得宝贵时间。

(4) 强调医患沟通与合作：预防休克的发生需要医患双方的共同努力。医生应向患者详细解释休克的相关知识和预防措施，并根据患者的具体情况制定个性化的预防方案。同时，患者应积极配合医生的治疗和建议，共同维护自身健康。

第三节 心脏骤停与心肺复苏

一、心脏骤停的原因与机制

（一）心脏骤停定义与分类

心脏骤停是指心脏射血功能的突然终止，大动脉搏动与心音消失，重要器官（如脑）严重缺血、缺氧，导致生命终止。根据心脏骤停的原因，可将其分为原发性心脏骤停和继发性心脏骤停。原发性心脏骤停多由于心脏本身病变导致，如心肌梗死、心肌炎等；继发性心脏骤停则是由其他因素引起，如严重电解质紊乱、药物中毒等。

（二）常见原因与高危因素

常见的心脏骤停原因包括冠心病、心肌病、心肌炎、心包积液、心律失常等。高危因素则包括年龄、性别（男性风险更高）、家族史、吸烟、高血压、高胆固醇血症、糖尿病等。了解这些原因和高危因素有助于预防心脏骤停的发生。

二、心肺复苏概述

（一）心肺复苏的定义与重要性

心肺复苏（CPR）是一种紧急处理措施，用于在心脏骤停时维持患者生命。通过胸外按压、人工呼吸等方式，暂时替代患者的心脏和呼吸功能，为抢救患者生命赢得宝贵时间。心肺复苏的重要性在于它能够在关键时刻挽救患者生命，提高生存率。

（二）心肺复苏的历史与发展

心肺复苏的历史可以追溯到20世纪初。随着医学的发展，心肺复苏技术不断得到完善和改进。从最初的单纯胸外按压到后来的口对口人工呼吸、自动体外除颤器（AED）的使用等，心肺复苏技术的不断进步，使得更多患者得以获救。

三、心肺复苏技术

（一）基本生命支持（BLS）

基本生命支持是心肺复苏的初级阶段，主要包括识别心脏骤停、启动应急反应系统、胸外按压和人工呼吸等步骤。这些措施旨在迅速恢复患者的血液循环和氧气供应，为进一步治疗创造条件。

（二）高级心血管生命支持（ACLS）

高级心血管生命支持是在基本生命支持的基础上，进一步采取药物治疗、电除颤等措施，以恢复患者的心脏功能和自主呼吸。这一阶段需要专业医护人员参与，根据患者的具体情况制定个性化的治疗方案。

（三）持续生命支持（PLS）与复苏后管理

持续生命支持是在患者恢复自主循环和呼吸后，继续进行的监护和治疗。这一阶段主要关注患者的生命体征、器官功能恢复以及并发症的预防和处理。复苏后管理则包括对患者进行长期随访、康复治疗和心理支持等，以促进患者的全面恢复。

四、特殊情况下的心肺复苏

（一）孕妇与小儿心肺复苏

孕妇和小儿在心肺复苏时需要特别注意。孕妇的心肺复苏应考虑到胎儿的安全，采取适当的体位和按压方式；小儿的心肺复苏则需要根据年龄和体重来调整按压深度和频率。

（二）淹溺与电击伤的心肺复苏

淹溺和电击伤是两种特殊情况下的心脏骤停。在淹溺时，应尽快将患者从水中救出，并进行口对口人工呼吸和胸外按压；在电击伤时，应先确保患者脱离电源，然后进行心肺复苏。这两种情况下都需要特别注意患者的呼吸道通畅和氧气供应。

（三）低温与高温环境下的心肺复苏

在低温环境下，患者可能出现低体温症，导致心脏骤停。此时应迅速将患者移至温暖环境，并进行心肺复苏。在高温环境下，患者可能出现中暑和热射病等病症，也可能导致心脏骤停，此时应迅速降温并进行心肺复苏。在这两种情况下，都需要密切关注患者的体温变化和器官功能恢复情况。

五、预防与培训

（一）心脏骤停的预防策略

心脏骤停是一种突然发生的心脏泵血功能停止的急症，严重威胁着人们的生命健康。预防心脏骤停的发生至关重要，以下将针对心脏骤停的预防策略进行详细论述，包括控制高危因素、改善生活方式、积极治疗原发病以及定期体检和心脏检查等方面。

1. 控制高危因素

控制高危因素是预防心脏骤停的关键。高血压、高血脂、糖尿病以及吸烟和过量饮酒等都是心脏骤停的高危因素。因此，我们需要采取有效措施来控制这些高危因素。

（1）对于高血压的管理，我们应该定期监测血压，了解自身的血压状况。一旦发现血压升高，应及时就医，遵医嘱使用降压药物，将血压控制在正常范围内。同时，我们还可以通过调整饮食、增加运动等方式来辅助降压。

（2）血脂控制同样重要。高血脂会导致动脉粥样硬化，增加心脏骤停的风险。我们可以通过调整饮食结构，减少高脂肪、高胆固醇食物的摄入，增加富含膳食纤维的食物的摄入，来降低血脂水平。必要时，我们还需要在医生的指导下使用降脂药物。

（3）对于糖尿病的管理，我们需要严格控制血糖水平，以减少并发症的发生。这包括定期监测血糖、遵医嘱使用降糖药物、合理饮食和适当运动等。

（4）戒烟限酒是预防心脏骤停的重要措施。吸烟会损害血管内皮功能，增加心血管疾病的风险。因此，我们应该坚决戒烟，远离烟草危害。同时，过量饮酒也会对心脏造成损害，我们应限制酒精的摄入量，保持健康的生活方式。

2. 改善生活方式

改善生活方式是预防心脏骤停的重要手段。我们应该养成合理饮食、适当运动、控制体重和规律作息等良好的生活习惯。

（1）合理饮食是预防心脏骤停的基础。我们应该摄入均衡的营养，增加蔬菜、水果、全谷类食物的摄入，这些食物富含膳食纤维、维生素和矿物质等营养成分，有助于保护心脏健康。同时，我们应该减少高盐、高脂、高糖食物的摄入，以降低心血管疾病的风险。

（2）适当运动对预防心脏骤停具有重要意义。运动可以增强心肺功能，提高身体的代谢水平，有助于控制体重和降低血压、血脂等高危因素。我们可以选择适合自己的有氧运动方式，如快走、慢跑、游泳等，并坚持进行规律的运动。

（）控制体重是预防心脏骤停的重要措施。肥胖会增加心脏的负担，导致心脏功能受损。我们应该通过合理饮食和适当运动来控制体重，保持健康的体态。

（4）规律作息对预防心脏骤停同样重要。充足的睡眠时间可以保证身体的正常代谢和修复，有助于维护心脏健康。我们应该避免熬夜和过度劳累，保证充足的睡眠时间，让身体得到充分的休息和恢复。

3. 积极治疗原发病

积极治疗原发病是预防心脏骤停的重要措施之一。冠心病、心肌病和心律失常等心脏疾病都可能导致心脏骤停的发生。因此，我们需要积极治疗这些原发病，以减少心脏骤停的风险。

（1）对于冠心病的治疗，我们可以遵医嘱进行药物治疗、介入治疗或外科手术等方式来改善心肌供血情况。药物治疗主要是使用抗血小板药物、他汀类药物等来降低血栓形成的风险和稳定斑块；介入治疗主要是通过球囊扩张或支架植入等方式来开通狭窄的冠状动脉；外科手术则包括冠状动脉搭桥手术等。

（2）对于心肌病的治疗，我们需要根据具体类型进行相应治疗。例如，对于扩张型心肌病，我们可以使用药物治疗来改善心脏功能；对于肥厚型心肌病，我们可以使用药物治疗或起搏器植入等方式来缓解症状。

（3）对于心律失常的治疗，我们需要进行心电监测，了解心律失常的类型和严重程度。然后，我们可以使用抗心律失常药物或射频消融等治疗手段来恢复正常的心律。

4. 定期体检和心脏检查

定期体检和心脏检查是预防心脏骤停的重要手段之一。通过定期体检和心脏检查，我们可以及时发现并处理潜在的健康问题，从而降低心脏骤停的风险。

（1）定期体检至少每年进行一次，包括身高、体重、血压、血糖、血脂等基本指标的测量以及心电图、胸片等常规检查。这些检查可以帮助我们了解自身的健康状况，及时发现并处理潜在的健康问题。

（2）心脏检查则根据个人情况进行定期安排。对于高危人群或有心脏病史的人群，建议进行更频繁的心脏检查。心脏检查包括心电图、心脏超声、运动试验等多种方式，可以评估心脏功能、发现心脏病变以及预测心脏骤停的风险。通过这些检查，我们可以及时了解心脏的健康状况，并采取相应的干预措施来预防心脏骤停的发生。

（二）心肺复苏培训与普及

心肺复苏（CPR）是一种在心脏骤停发生时挽救患者生命的紧急处理措施。它的重要性不言而喻，但遗憾的是，许多人在面对心脏骤停的紧急情况时并不知道如何进行心肺复苏，或者操作不规范，从而错失了挽救生命的黄金时机。因此，提高公众对心肺复苏的认识和操作技能至关重要。以下将针对心肺复苏培训与普及进行详细论述。

1. 学校培训

学校是推广心肺复苏知识的重要场所。将心肺复苏纳入学校课程体系，作为学生必须掌握的一项技能，是提高学生急救意识和能力的有效途径。在体育课程中增加心肺复苏实践操作环节，可以让学生亲身体验并掌握技巧，加深记忆和理解。此外，学校还可以定期组织心肺复苏培训和演练活动，通过模拟真实的急救场景，让学生在实践中学习和提高。

为了确保培训效果，学校可以邀请专业医护人员或具有丰富教学经验的急救培训师来授课。同时，学校还可以配备相应的心肺复苏模拟器材和急救设备，为学生提供更加真实、专业的实践环境。通过这样的培训，学生不仅可以掌握心肺复苏的基本操作技能，还能在紧急情况下保持冷静、迅速反应，为挽救生命赢得宝贵时间。

2. 社区培训

社区是居民生活的重要场所，也是推广心肺复苏知识的重要阵地。在社区设立心肺复苏培训基地，定期开展培训课程和活动，可以让更多居民了解并掌握心肺复苏技能。邀请专业医护人员授课，向居民传授正确的心肺复苏操作技能，是提高培训效果的关键。同时，社区还可以利用宣传栏、广播等方式普及心肺复苏知识，提高居民的急救意识。

为了吸引更多居民参与培训，社区可以采取多种形式的宣传和推广手段。例如，通过社交媒体平台发布培训信息和报名方式，邀请居民积极参与；在社区活动中穿插心肺复苏知识问答环节，增加趣味性和互动性；与周边企事业单位合作，共同推广心肺复苏知识等。通过这些措施，可以让更多居民了解心肺复苏的重要性，并掌握相关技能。

3. 企事业单位培训

企事业单位是员工工作的重要场所，也是推广心肺复苏知识的重要领域。将心肺复苏培训纳入员工培训计划，作为员工必须掌握的一项技能，可以提高员工的急救意识和能力。邀请专业培训机构或医护人员到单位进行授课和实践操作指导，是确保培训效果的有效途径。同时，在单位内部设立急救小组，负责紧急情况下的急救处理和协调工作，可以为员工提供更加及时、专业的急救服务。

为了确保培训效果，企事业单位可以采取多种形式的培训方式。例如，组织集中授课和实践操作指导相结合的培训方式；利用在线学习平台提供远程授课和实践操作指导服务；定期组织心肺复苏技能竞赛和演练活动等。通过这些措施，可以让员工更加深入地了解心肺复苏知识，并掌握相关技能。

4. 媒体宣传与网络教育

媒体宣传和网络教育是推广心肺复苏知识的重要手段。利用电视、广播、报纸等媒体渠道广泛宣传心肺复苏知识和重要性，可以让更多人了解并掌握相关技能。制作心肺复苏教学视频和图解，通过网络平台进行传播和分享，可以让更多人随时随地学习心肺复苏知识。同时，建立在线心肺复苏培训平台，提供远程授课和实践操作指导服务，可以为更多人提供更加便捷、高效的学习方式。

为了吸引更多人参与学习，媒体和网络教育平台可以采取多种形式的宣传和推广手段。例如，在社交媒体平台上发布心肺复苏知识问答或挑战活动；邀请知名人士或专家进行线上直播授课；与相关机构合作推出优惠活动等。通过这些措施，可以让更多人了解心肺复苏知识的重要性，并积极参与学习。

5. 培训效果评估与持续改进

培训效果评估是确保心肺复苏培训质量的关键环节。对参与培训的人员进行技能考核和评估，可以确保他们掌握了正确的心肺复苏操作技能。同时，收集培训反馈意见，不断改进培训内容和方式，可以提高培训效果和质量。通过定期评估和改进，可以不断完善心肺复苏培训体系，提高公众的急救意识和能力。

为了确保评估的准确性和公正性，可以采取多种形式的评估方式。例如，组织专家对参与培训的人员进行技能考核和评估；邀请第三方机构对培训效果进行独立评估；通过问卷调查等方式收集参与者的反馈意见等。通过这些措施，可以更加全面、客观地了解培训效果和质量，为持续改进提供有力支持。

第四节 多器官功能障碍综合征

一、概述与定义

（一）多器官功能障碍综合征（MODS）的概念

多器官功能障碍综合征（MODS）是指在严重创伤、感染、大手术等致病因素作用下，机体同时或序贯性出现两个或两个以上器官功能障碍的临床综合征。它并不是简单的单器官功能衰竭的累加，而是涉及多个器官之间的相互作用和影响，导致整个机体的生理功能出现严重紊乱。MODS 的发生率高，病死率也高，是临床面临的重大挑战之一。

（二）MODS 与单器官功能衰竭的区别

（1）涉及的器官数量不同：MODS 涉及两个或更多的器官功能衰竭，而单器官功能衰竭仅涉及一个器官的功能丧失。

(2)发病机制不同：MODS 的发病机制更为复杂，涉及多个器官之间的相互作用和影响，如炎症反应、微循环障碍、氧化应激等；而单器官功能衰竭的发病机制相对较为单一，主要与该器官的特异性病理过程有关。

(3)临床表现和病程不同：MODS 的临床表现更为复杂多样，且病程进展迅速，死亡率较高；而单器官功能衰竭的临床表现相对较为单一，病程进展较慢，治疗效果和预后也相对较好。

二、病因与发病机制

(一)常见病因分析

引起 MODS 的常见病因包括严重感染、创伤、大手术、烧伤、休克、急性胰腺炎等。这些致病因素可通过直接损伤或间接影响（如炎症反应、微循环障碍等）导致器官功能障碍。此外，患者的年龄、基础疾病、免疫状态等也是影响 MODS 发生和发展的重要因素。

(二)发病机制与病理生理过程

MODS 的发病机制尚未完全阐明，但目前认为主要包括以下几个方面：全身性炎症反应失控、微循环障碍与缺血再灌注损伤、肠道屏障功能破坏与内毒素血症、氧自由基与氧化应激反应等。这些机制相互作用和影响，导致多个器官的功能障碍和衰竭。在病理生理过程上，MODS 的早期以炎症反应和微循环障碍为主，随着病程的进展逐渐出现器官实质性的损伤和功能衰竭。

三、临床表现与诊断

(一)器官功能障碍的顺序与特点

MODS 中器官功能障碍的顺序并不固定，但常见的首发器官包括肺、肝、肾等。这些器官的功能障碍可表现为呼吸困难、低氧血症、黄疸、肝功能异常、少尿或无尿等症状。随着病情的加重，其他器官也可能受累出现功能障碍，如心血管系统的不稳定、中枢神经系统功能障碍等。MODS 的临床表现复杂多样，缺乏特异性，因此需结合病史、体征和实验室检查进行综合分析。

(二)诊断标准与评分系统

目前对 MODS 的诊断尚无统一标准，但一般认为需要满足以下条件：有明确的致病因素存在；同时或序贯性出现两个或两个以上器官的功能障碍；不能由原发病或其他原因解释的症状和体征。此外，为了更好地评估 MODS 的严重程度和预后情况，临床上还采用了多种评分系统如 SOFA 评分（序贯器官衰竭评分）等来进行评估。这些评分系统通常包括呼吸、循环、肝、肾、神经等多个系统的指标来综合反映患者的生理功能状态。

四、治疗原则

（一）祛除病因与诱因

多器官功能障碍综合征（MODS）是一种复杂的临床综合征，涉及多个器官的功能障碍，严重威胁患者的生命。治疗 MODS 的首要任务是祛除或控制致病因素，这是阻止病情恶化和促进患者康复的关键。

（1）控制感染：感染是 MODS 最常见的诱因之一。因此，及时、有效地控制感染至关重要。这包括使用敏感的抗生素、抗病毒药物或抗真菌药物以及采取必要的手术措施如清创、引流等。同时，还需要增强患者的免疫力，以降低感染的风险和严重程度。

（2）纠正休克状态：休克是 MODS 常见的病理生理过程之一，可导致组织缺氧和器官功能障碍。因此，纠正休克状态是治疗 MODS 的重要措施之一。这包括补充血容量、使用血管活性药物以维持血压和组织灌注以及纠正酸碱平衡和电解质紊乱等。

（3）处理创伤：创伤是 MODS 的另一常见诱因，特别是严重创伤如烧伤、挤压伤等。对于创伤患者，应及时进行清创、缝合、固定等处理，以降低感染的风险和促进伤口愈合。同时，还需要加强患者的营养支持和疼痛管理，以促进康复和提高生活质量。

此外，在治疗过程中还需要注意避免或减少可能引起 MODS 的诱因。例如，不合理用药（如滥用抗生素、激素等）可导致菌群失调和免疫力下降，从而增加感染的风险；医源性损伤（如手术并发症、输血反应等）也可诱发 MODS。因此，医生在治疗过程中应谨慎用药和操作，尽量减少不必要的医疗干预和损伤。

（二）器官功能支持与替代治疗

对于已经出现功能障碍的器官，需要给予积极的支持治疗和必要的替代治疗以维持其正常生理功能。这是治疗 MODS 的关键环节之一，也是提高患者生存率和改善生活质量的重要手段。

（1）呼吸支持：呼吸衰竭是 MODS 中常见的器官功能障碍之一。对于呼吸衰竭的患者，可给予机械通气辅助呼吸以维持正常的氧合和通气功能。机械通气的方式和参数应根据患者的具体情况进行调整，以避免呼吸机相关性肺炎等并发症的发生。同时，还需要加强患者的呼吸道管理和护理，保持呼吸道通畅和清洁。

（2）肾脏替代治疗：肾功能不全也是 MODS 中常见的器官功能障碍之一。对于肾功能不全的患者，可进行血液透析或连续性血液净化治疗等肾脏替代治疗以清除体内的代谢废物和毒素，维持水、电解质平衡和酸碱平衡等。透析的方式和频率应根据患者的肾功能和病情进行调整，以避免透析相关并发症的发生。同时，还需要加强患者的营养支持和液体管理，以促进肾功能的恢复和维持内环境的稳定。

（3）其他器官支持治疗：除了呼吸和肾脏，其他器官（如心血管、肝脏、胃肠道等）

也可能出现功能障碍。对于这些器官的功能障碍，也需要给予相应的支持治疗以维持其正常生理功能。例如，对于心血管功能障碍的患者可给予强心药物、血管活性药物等以维持血压和心脏功能；对于肝功能障碍的患者可进行人工肝治疗等以清除体内的毒素和促进肝细胞的再生等。

在器官功能支持与替代治疗过程中，需要密切监测各器官的功能状态以便及时调整治疗方案。这包括定期检测患者的生命体征、实验室检查指标（如血常规、生化指标等）以及影像学检查（如超声、CT等），以评估器官的功能状态和治疗效果。同时，还需要加强患者的护理和康复训练，以促进器官功能的恢复和提高患者的生活质量。

（三）免疫调节与炎症控制

由于MODS的发病机制涉及全身性炎症反应失控等过程，因此需要进行适当的免疫调节和炎症控制以减轻组织损伤和促进器官功能恢复。这是治疗MODS的重要手段之一，也是改善患者预后和提高生存率的关键环节。

（1）药物治疗：常用的药物包括糖皮质激素、免疫抑制剂等。糖皮质激素具有抗炎、抗过敏和免疫抑制等作用，可用于减轻全身性炎症反应的程度和缓解患者的症状；免疫抑制剂则可用于抑制过度的免疫反应和减轻组织损伤。但需要注意的是，这些药物的使用应根据患者的具体情况和病情进行调整，以避免不良反应和并发症的发生。

（2）血液净化技术：血液净化技术是一种通过清除血液中的有害物质和炎症介质以减轻全身性炎症反应的方法。常用的血液净化技术包括血液透析、血液滤过、血浆置换等。这些技术可以有效地清除体内的代谢废物、毒素和炎性因子等有害物质，从而减轻组织损伤和促进器官功能恢复。但需要注意的是，血液净化技术的使用应根据患者的具体情况和病情进行选择，并加强操作过程中的监测和护理以避免并发症的发生。

在免疫调节与炎症控制过程中，还需要注意权衡利弊并密切观察患者的病情变化。过度的免疫抑制可能会增加感染的风险。因此，需要谨慎使用免疫抑制剂等药物；同时还需要加强患者的护理和监测，以及时发现和处理并发症和不良反应等异常情况。

（四）营养支持与代谢调理

由于MODS患者往往处于高代谢状态且摄入不足，因此，需要进行合理的营养支持和代谢调理以满足机体的能量需求和促进组织修复。这是治疗MODS的基础措施之一，也是改善患者预后和提高生活质量的重要手段。

（1）肠内营养：对于胃肠道功能正常的患者首选肠内营养支持方式。肠内营养可以提供全面、均衡的营养物质以满足机体的需求；同时，还可以促进胃肠道蠕动和消化液分泌以维持正常的消化功能。肠内营养的途径包括口服、鼻胃管、鼻肠管等；营养液的配方应根据患者的年龄、性别、体重和病情进行调整以满足个性化的需求。在实施肠内营养过程中需要加强患者的护理和监测以避免误吸、腹泻等并发症的发生。

（2）肠外营养：对于胃肠道功能障碍或无法耐受肠内营养的患者可选择肠外营养支持方式。肠外营养可以通过静脉途径提供全面、均衡的营养物质以满足机体的需求；同时还可以纠正水、电解质紊乱和酸碱失衡等异常情况。肠外营养液的配方应根据患者的具体情况和病情进行调整以避免营养过剩或不足等问题；同时，还需要加强静脉导管的护理和监测以避免感染、静脉炎等并发症的发生。

（3）代谢调理：在营养支持的同时还需要注意维持水、电解质和酸碱平衡以避免代谢紊乱的发生；同时，还可以使用一些药物（如生长激素等）促进蛋白质的合成和组织的修复。对于存在高血糖、高血脂等代谢异常的患者，还需要进行相应的治疗以控制病情进展并降低并发症的风险。

五、预防与监测

（一）高危因素识别与干预

多器官功能障碍综合征（MODS）是一种严重威胁患者生命的临床综合征，其发生往往与多种高危因素密切相关。因此，对于可能引起 MODS 的高危因素进行早期识别，并采取相应的干预措施，是预防 MODS 发生的关键环节。以下将详细阐述高危因素的识别与干预策略。

1. 重症感染

重症感染是 MODS 最常见的诱因之一，因此早期识别并控制感染至关重要。对于疑似感染的患者，应尽快进行病原学检查和药敏试验，以明确感染类型和选择合适的抗生素。同时，还需要加强患者的免疫力，以减少感染的风险和严重程度。具体措施包括：

（1）早期使用抗生素：一旦怀疑感染，应立即开始经验性抗生素治疗，待病原学结果明确后调整为针对性治疗。

（2）感染源控制：对于局部感染如脓肿、肺炎等，应尽快采取引流、清创等措施以清除感染源。

（3）免疫支持治疗：对于免疫力低下的患者，可给予免疫增强剂（如丙种球蛋白等）以提高机体抵抗力。

2. 创伤

创伤，特别是严重创伤如烧伤、挤压伤等，也是 MODS 的常见诱因之一。对于创伤患者，应尽快进行清创缝合等处理以减少感染的机会，并加强患者的营养支持和疼痛管理以促进伤口愈合和康复。具体措施包括：

（1）早期清创缝合：对于开放性创伤，应尽快进行清创缝合以减少污染和感染的机会。

（2）疼痛管理：给予患者适当的镇痛药物以减轻疼痛刺激和应激反应。

（3）营养支持：根据患者的营养状况和需求制定合理的营养支持方案，包括肠内营养和肠外营养等。

3.手术打击与应激反应

手术过程中的打击和应激反应也可能诱发MODS。因此，对于手术患者应选择合适的麻醉方式和手术方式以减轻手术打击和应激反应。具体措施包括：

（1）选择合适的麻醉方式：根据患者的病情和手术需求选择合适的麻醉方式，如全身麻醉、局部麻醉等，以减轻手术过程中的应激反应。

（2）微创手术技术：对于适宜的患者可采用微创手术技术如腹腔镜、胸腔镜等以减轻手术创伤和应激反应。

（3）围手术期管理：加强围手术期的护理和监测，及时发现和处理并发症和异常情况，以促进患者的康复和减少MODS的发生。

除了上述针对特定高危因素的干预措施，还需要注意以下几点：

（1）加强患者的护理和康复训练：保持患者的呼吸道通畅、定期翻身拍背、预防深静脉血栓等以减少并发症的发生和促进康复。

（2）心理支持与干预：给予患者及其家属必要的心理支持和干预以减轻焦虑、抑郁等负面情绪对病情的影响。

（3）定期随访与评估：对于高危患者应定期随访和评估病情变化，以便及时发现和处理MODS的征兆和变化。

（二）早期预警与监测系统的建立

为了及时发现和处理MODS的征兆和变化，临床上需要建立一套完善的早期预警和监测系统。该系统应能够密切监测患者的生命体征、实验室检查结果等信息的变化情况，并对患者的病情进行动态评估，以便及时调整治疗方案和采取相应的干预措施来降低MODS的发生率。以下将详细阐述早期预警与监测系统的建立策略。

1.生命体征监测

生命体征是反映患者病情变化的重要指标之一，因此，应作为早期预警和监测系统的核心内容之一。具体措施包括：

（1）心电监测：实时监测患者的心率、心律等心电信息以评估心脏功能状态。

（2）呼吸监测：通过呼吸频率、呼吸深度等参数评估患者的呼吸功能状态，必要时可进行血气分析以了解氧合和酸碱平衡情况。

（3）体温监测：定期测量患者的体温以了解有无发热等感染迹象。

（4）血压监测：实时监测患者的血压以评估循环功能状态，特别是对于休克患者更应密切关注血压变化。

2.实验室检查结果监测

实验室检查结果是评估患者病情变化的重要依据之一，因此也应纳入早期预警和监测系统中。具体措施包括：

（1）血常规检查：定期检测患者的血常规指标（如白细胞计数、红细胞计数等）以了解有无感染、贫血等情况。

（2）生化指标检查：定期检测患者的肝肾功能、电解质等生化指标以评估器官功能状态和代谢情况。

（3）凝血功能检查：对于存在出血倾向的患者应定期检测凝血功能指标以评估出血风险。

（4）微生物学检查：对于疑似感染的患者应尽快进行微生物学检查如细菌培养、药敏试验等以明确感染类型和选择合适的抗生素。

3. 病情动态评估

除了上述生命体征和实验室检查结果的监测，还需要对患者的病情进行动态评估以便及时调整治疗方案和采取相应的干预措施。具体措施包括：

（1）定期查房与评估：医护人员应定期查房并评估患者的病情变化，特别是对于高危患者应增加查房频次并密切关注病情变化。

（2）病情记录与分析：建立完善的病情记录系统，对患者的病情变化进行详细记录和分析，以便及时发现问题并采取相应的干预措施。

（3）多学科协作与讨论：对于复杂病例或疑难病例应组织多学科专家进行协作讨论，共同制定治疗方案和干预措施以提高治疗效果和降低 MODS 的发生率。

4. 先进医疗设备与技术的应用

为了提高早期预警和监测系统的有效性和准确性，还需要借助先进的医疗设备和技术来实现。例如，可采用床旁监护仪、中心监护站等设备实现实时心电、呼吸、血压等生命体征的监测；采用自动化生化分析仪、血气分析仪等设备实现快速准确的实验室检查结果监测；采用电子病历系统、移动医疗等技术实现病情记录与分析的信息化和智能化等。这些先进设备和技术的应用将有助于提高早期预警和监测系统的效率和准确性，为 MODS 的预防和治疗提供有力支持。

第五节 严重创伤的急救处理

一、创伤概述与分类

（一）创伤定义与流行病学

创伤是指由于外部力量作用于人体，导致组织完整性破坏或功能障碍。流行病学研究显示，创伤是全球范围内导致死亡和残疾的主要原因之一，尤其在年轻人群中更为突出。

（二）创伤类型与严重程度评估

创伤类型多样，包括钝性伤、穿透伤、烧伤等。严重程度评估通常基于解剖部位、损伤机制和生理反应，如使用 AIS-ISS 评分系统。

二、现场急救与转运

（一）现场初步评估与处理原则

现场急救的首要任务是确保救援人员和患者的安全。初步评估应遵循 ABCDE 原则（气道、呼吸、循环、残疾、暴露），快速识别并处理威胁生命的损伤。

（二）转运过程中的监护与救治

在转运过程中，应持续监测患者的生命体征，保持呼吸道通畅，提供必要的初步救治措施，如止血、固定骨折等，并与接收医院保持沟通，确保平稳交接。

三、急诊室处理流程

（一）初步复苏与稳定生命体征

到达急诊室后，应立即进行初步复苏，包括确保气道通畅、提供氧气、建立静脉通路等，以稳定患者的生命体征。

（二）创伤严重程度的再次评估

在初步复苏后，应对患者的创伤严重程度进行再次评估，以确定后续的治疗策略。这通常包括详细的体格检查、必要的影像学检查和实验室检查。

（三）紧急手术与损伤控制策略

对于需要紧急手术的患者，应尽快安排手术。在手术过程中，可能采用损伤控制策略，即先进行必要的初步手术以稳定患者生命体征，待患者情况改善后再进行确定性手术。

四、特殊创伤的处理

（一）颅脑损伤

颅脑损伤的处理重点在于降低颅内压、预防脑疝形成和维持脑灌注压。可能的治疗措施包括药物治疗、手术减压和颅内压监测等。

（二）胸部创伤

胸部创伤可能导致气胸、血胸等严重后果。处理时应确保呼吸道通畅，提供氧气，并进行必要的胸腔闭式引流或开胸手术。

（三）腹部创伤

腹部创伤可能导致内脏器官损伤和出血。处理时应进行详细的体格检查，必要时进行腹腔穿刺或影像学检查以明确诊断，并尽快进行手术治疗。

（四）脊柱与四肢创伤

脊柱与四肢创伤的处理重点在于保持脊柱稳定性、固定骨折和预防并发症。可能的治疗措施包括脊柱固定、牵引、外固定架和手术治疗等。

五、并发症预防与处理

（一）感染控制与抗生素应用

感染是创伤患者最常见的并发症之一，其发生不仅延长了患者的康复时间，还可能增加患者的死亡风险。因此，采取有效的感染控制措施和合理使用抗生素是预防和处理感染并发症的关键。

1. 严格执行无菌操作

在创伤患者的诊疗过程中，必须始终贯彻无菌操作原则。医护人员在进行伤口处理、手术操作、导管插入等操作时，应严格遵守无菌技术规程，避免将外界的微生物带入患者体内。同时，还应加强手卫生管理，提高医护人员的手卫生依从性，以减少交叉感染的风险。

2. 定期更换敷料

对于创伤患者的伤口，应定期更换敷料以保持伤口的清洁和干燥。更换敷料时，应注意观察伤口的愈合情况，及时发现并处理伤口感染、裂开等并发症。同时，还应根据伤口的类型和部位选择合适的敷料，以促进伤口的愈合和减少感染的风险。

3. 合理使用抗生素

抗生素是预防和治疗感染的重要药物，但不合理使用抗生素可能导致细菌耐药性的产生和患者体内菌群失调等不良后果。因此，在使用抗生素时，应根据患者的感染类型、病原菌种类和药敏试验结果等因素进行综合考虑，选择适当的抗生素种类和用药方案。同时，还应加强对抗生素使用情况的监测和管理，避免滥用和误用抗生素。

除了上述措施，还应加强患者的营养支持和免疫力提升等措施，以提高患者的抗感染能力。对于已经发生感染的患者，应及时采取有效的治疗措施，如清创、引流、使用敏感抗生素等，以控制感染的进展和减轻患者的痛苦。

（二）血栓形成与抗凝治疗

创伤患者由于卧床不动、血液高凝状态以及血管损伤等原因，易发生血栓形成。血栓的形成不仅影响患者的康复进程，还可能导致肺栓塞等严重并发症的发生。因此，采取适当的抗凝治疗措施是预防和处理血栓形成并发症的重要手段。

1. 评估血栓风险

对于创伤患者，应常规进行血栓风险评估。评估内容包括患者的年龄、性别、创伤类型、卧床时间、既往病史等因素。根据评估结果，将患者分为不同风险等级，并采取相应的预防措施以降低血栓发生的风险。

2. 适当抗凝治疗

对于高风险的创伤患者，应采取适当的抗凝治疗措施以预防血栓形成。常用的抗凝药物包括肝素、华法林等。在使用抗凝药物时，应根据患者的具体情况进行个体化用药方案的制定，并密切监测患者的凝血功能和出血风险等指标的变化情况。同时，还应加强对患者的宣教工作，提高患者对抗凝治疗的认识和依从性。

除了药物治疗，还应采取机械性预防措施如穿弹力袜、使用间歇充气加压装置等来促进下肢静脉回流和减少静脉淤滞的情况；对于已经发生血栓的患者，应及时采取有效的治疗措施如溶栓治疗、取栓手术等来消除血栓并恢复血管通畅性。

（三）营养支持与代谢管理

创伤患者往往处于高代谢状态，机体对能量和蛋白质的需求增加。同时，由于创伤引起的应激反应和炎症反应等因素的影响，患者可能出现营养不良和代谢紊乱等并发症。因此，提供充足的营养支持和进行有效的代谢管理是预防和处理这些并发症的关键措施。

1. 评估营养状况

对于创伤患者，应常规进行营养状况评估。评估内容包括患者的体重、身高、体质指数（BMI）、血清白蛋白等指标以及患者的饮食摄入情况等因素。根据评估结果，将患者分为不同营养风险等级，并采取相应的营养支持措施以满足患者的营养需求。

2. 制定个性化营养支持方案

根据患者的营养状况和代谢需求制定个性化的营养支持方案是预防和处理营养不良和代谢紊乱等并发症的关键措施之一。在制定方案时，应综合考虑患者的年龄、性别、创伤类型、病情严重程度等因素以及患者的饮食习惯和偏好等因素；同时，还应根据患者的实际情况进行动态调整和优化方案以确保营养支持的合理性和有效性。

常用的营养支持方式包括肠内营养和肠外营养两种。对于能够经口进食的患者应优先选择肠内营养支持方式；对于不能经口进食或存在胃肠道功能障碍的患者则应选择肠外营养支持方式以满足患者的营养需求。在实施营养支持过程中还应密切监测患者的营养指标和代谢状况等指标的变化情况，以便及时调整方案。

（四）心理干预与康复计划

创伤不仅对患者的身体造成损害还可能对患者的心理造成严重影响如焦虑、抑郁等负面情绪的产生以及创伤后应激障碍（PTSD）等心理疾病的发生。因此提供必要的心理干预和制订个性化的康复计划是帮助患者恢复身心健康的重要措施之一。

1. 心理评估与干预

对于创伤患者，应常规进行心理评估以了解患者的心理状态和需求。评估内容包括患者的情绪状态、认知功能、社会支持等因素。根据评估结果，采取相应的心理干预措施如心理疏导、认知行为疗法等来缓解患者的负面情绪和提高患者的心理适应能力；同时，还应加强对患者的心理宣教工作以提高患者对心理健康的认识和重视程度。

2. 制订个性化康复计划

根据患者的具体情况制订个性化的康复计划是帮助患者恢复身心健康的重要措施之一。在制订计划时，应综合考虑患者的年龄、性别、创伤类型、病情严重程度等因素以及患者的康复需求和目标等因素；同时，还应根据患者的实际情况进行动态调整和优化计划以确保康复计划的合理性和有效性。康复计划的内容包括康复训练、物理治疗、职业治疗等多个方面，旨在帮助患者恢复身体功能和提高生活质量。

在实施心理干预和康复计划过程中，医护人员应与患者建立良好的沟通关系，及时了解患者的心理变化和康复进展，并根据患者的反馈进行相应的调整和优化方案以确保干预和计划的有效性和可持续性。同时，还应加强对患者家属的宣教工作，以提高家属对患者心理健康和康复工作的认识和支持力度。

参考文献

[1] 张桂杰. 心脏瓣膜流动模型及其在心血管系统的应用和仿真[D]. 镇江: 江苏大学, 2017.

[2] 孙婧. 神经干细胞移植治疗脑出血的抗炎作用及其机制研究[D]. 长春: 吉林大学, 2017.

[3] 许和. 急性上消化道出血内镜诊断和治疗分析[D]. 南宁: 广西医科大学, 2017.

[4] 黄玲. 117例肠道神经内分泌肿瘤的临床分析[D]. 杭州: 浙江大学, 2017.

[5] 李星. 铅致阿尔茨海默症样变神经毒性及对相关通路蛋白表达的影响[D]. 郑州: 郑州大学, 2017.

[6] 邱伟. 针对多发性内分泌肿瘤-1型中的胰腺神经内分泌肿瘤的系统临床研究[D]. 长春: 吉林大学, 2017.

[7] 牛磊. 原发性中枢神经系统血管炎的影像及病理学研究[D]. 南京: 南京医科大学, 2017.

[8] 张先明, 桂坤, 杨文婷, 等. 探讨呼吸内镜在呼吸内科诊疗中的作用效果[J]. 中外医疗, 2017, 36 (10): 97-99.

[9] 赵爽. 神经调控在心脏性猝死预防中的作用及机制研究[D]. 北京: 北京协和医学院, 2017.

[10] 程捷瑶. 早期胃癌及癌前病变的分子特征及内镜治疗决策的研究[D]. 北京: 北京协和医学院, 2017.

[11] 韦庆. 呼吸内镜在呼吸内科诊疗中的应用进展[J]. 基层医学论坛, 2017, 21 (07): 869-870.

[12] 于丹. 189例急性上消化道出血的病因及诊疗分析[D]. 乌鲁木齐: 新疆医科大学, 2017.

[13] 卫晓婷. 胃肠动力性疾病多学科诊疗模式的研究及典型病例报告[D]. 大连: 大连医科大学, 2017.

[14] 张艳艳. 上消化道出血少见病因的临床特点及诊治分析[D]. 大连: 大连医科大学, 2017.

[15] 王朴, 雒晓甜, 张驰, 等. 全身振动训练对心肺功能影响的研究进展[J]. 中

国康复医学杂志，2017，32（01）：117-120.

[16]陆浩南,郑则广,刘妮,等.慢性阻塞性肺疾病网络辅助诊疗平台的应用探讨[J].中国全科医学，2016，19（31）：3799-3802.

[17]郝静.血液病住院患者医院感染危险因素的研究［D］.重庆：第三军医大学，2016.

[18]周波.胰腺神经内分泌肿瘤的临床病理特征及预后分析的研究［D］.杭州：浙江大学，2016.

[19]王晓鹏.心脑血管疾病治疗领域新药研究进展[J].中国新药杂志，2016，25（15）：1726-1732.

[20]陈杜鹃.肠易激综合征与幽门螺杆菌感染相关性的研究［D］.青岛：青岛大学，2016.

[21]贾茸茸.米曲菌胰酶片治疗胆囊切除术后消化不良的疗效观察［D］.太原：山西医科大学，2016.

[22]任红霞.慢性胃炎伴肠上皮化生与幽门螺杆菌感染的临床研究［D］.延安：延安大学，2016.

[23]张晓彤.基于中医传承辅助系统治疗消化性溃疡的用药规律分析［D］.济南：山东中医药大学，2016.

[24]尹德菲.中药联合抗抑郁药治疗功能性消化不良的Meta分析［D］.济南：山东中医药大学，2016.

[25]周敏.上消化道出血临床特点及死亡风险的初步探讨［D］.苏州：苏州大学，2016.

[26]梁景露.疏肝和胃方治疗肝胃不和型胃溃疡临床疗效研究［D］.广州：广州中医药大学，2016.

[27]刁文文.96例功能性消化不良病例分析［D］.苏州：苏州大学，2016.

[28]黎欣.50例消化系统神经内分泌肿瘤的临床分析［D］.南宁：广西医科大学，2016.

[29]江山.影像学在淋巴/血液疾病诊断及治疗价值初探［D］.天津：天津医科大学，2016.

[30]刘路.上消化道出血病因分析及临床预后相关危险因素的研究［D］.南昌：南昌大学，2016.

[31]安丽.清胆和胃汤治疗原发性胆汁反流性胃炎临床、病理的干预研究［D］.北京：北京中医药大学，2016.

[32]李正凯,吴文博.探讨血脂检验在心血管疾病诊断中的应用价值［J］.中国继

续医学教育，2016，8（08）：34-35.

[33] 程鸣. 影像学检查对上尿路梗阻性疾病诊断的价值 [D]. 芜湖：皖南医学院，2016.

[34] 李琦.57 例多系统受累的系统性硬化症临床病例分析 [D]. 长春：吉林大学，2015.

[35] 雷立锋. 呼吸内科临床诊疗中呼吸内镜的应用效果分析 [J]. 中国医学工程，2014，22（08）：128+130.

[36] 刘亚琪. 血液系统疾病患者输血体验的质性研究 [D]. 长沙：中南大学，2014.

[37] 高军舰. 关联规则在呼吸内科诊疗数据中的应用研究 [D]. 青岛：青岛科技大学，2014.

[38] 韩芳. 加强对睡眠呼吸障碍的诊疗促进我国睡眠医学的发展 [J]. 世界睡眠医学杂志，2014，1（01）：2-5.

[39] 陈志新. 浅谈神经肌肉疾病的临床诊疗措施 [J]. 世界最新医学信息文摘，2014，14（04）：92-93.

[40] 周银华. 急性呼吸衰竭的诊疗及进展分析 [J]. 内蒙古中医药，2013，32（26）：52-53.